Macht und Ohnmacht des Wortes
Ethische Grundfragen einer personalen Medizin

Festschrift zum 70. Geburtstag
von Dietrich von Engelhardt

Macht und Ohnmacht des Wortes

Ethische Grundfragen einer personalen Medizin

Herausgegeben von
Giovanni Maio

WALLSTEIN VERLAG

Inhalt

III. Medizin – Literatur – Geschichte

IV. Arzt und Patient

V. Ausblick

Vorwort

»Die Medizin zwischen Arzt und Patient muss zu einer personalen oder existentiellen Beziehung werden«, hat Dietrich von Engelhardt einst geschrieben (Engelhardt 2002, S. 33), und er ist diesem Credo in all seinen Schriften treu geblieben. Wie weitsichtig das Insistieren auf einer personalen Medizin war, zeigt sich gerade an den Fehlentwicklungen der modernen Medizin, die vor allem bedingt durch die Etablierung ökonomischer Leitbilder aber auch durch die Wiederkehr einer naturwissenschaftlichen Vereinseitigung zuweilen gar nicht mehr wiederzuerkennen ist als das, was sie sein sollte, nämlich ein personaler Dienst am Menschen, eine Disziplin der zwischenmenschlichen Hilfe (Engelhardt 2010). Mit seinem Œuvre, das mittlerweile fast 80 Monographien und Herausgeberschaften und nahezu tausend Einzelartikel umfasst, hat Dietrich von Engelhardt genau das unterstrichen, woran es heute am meisten mangelt. Insofern haben seine Schriften nicht nur etwas Visionäres, sondern ihnen haftet etwas überzeitlich Gültiges an.

Dietrich von Engelhardt ging und geht es um übergeordnete Fragen; ihm geht es um die existentiellen Fragen des ganzen Menschen, nicht um eine Ansammlung von Partikularsichten. Und so ist auch sein Œuvre gekennzeichnet durch den steten Versuch, das Ganze zu sehen, und das hat er dadurch geleistet, dass er immer wieder die Disziplinengrenzen überwandt und Brücken schlug zwischen ihnen. Indem er die Medizin verortete als eine Disziplin, die selbst zwischen den Disziplinen steht, hat Dietrich von Engelhardt Großes geleistet. Es lag und liegt im Bau der tragfähigen Brücken zwischen Naturwissenschaft, Philosophie, Literatur, Kunst und Geschichte. Wenn es um den ganzen Menschen geht, kann das Fragen nach dem Menschen nicht halt machen an der Grenze einer Disziplin. So wie Dietrich von Engelhardt schon in seinem bisherigen Leben die Grenzen der Disziplinen immer weiter überschritt, vom Philosophen und Literaturwissenschaftler über den Kriminaltherapeuten hin zum Wissenschafts- und Medizinhistoriker, um am Ende ein Pionier der Medizinethik in Deutschland zu werden, so hat er all die erarbeiteten und gelebten Disziplinen im Angesicht der modernen Herausforderungen der Medizin neu gebündelt und Zusammenhänge hergestellt, die keiner vor ihm erkannt hatte. Auf diese Weise entfalten seine Schriften immer wieder aufs Neue wertvolle Einsichten, die gerade für eine reflektierte Medizin der Zukunft von besonderer Bedeutung sein werden.

Das vor diesem Hintergrund außerordentlich anregende Lebenswerk von Dietrich von Engelhardt soll mit dieser vorliegenden Festschrift anlässlich seines 70. Geburtstages eine Würdigung erfahren. Eine Festschrift wollte Dietrich von Engelhardt nie haben, aber allen Autoren war es ein Bedürfnis, eine solche dennoch auf den Weg zu bringen. Angefangen hat das Vorhaben damit, dass seine Schüler im Mai 2011 ein Symposium in Lübeck zu seinen Ehren veranstalteten, welches Schüler, Weggefährten und thematisch ihm nahestehende Wissenschaftler zusammenführte. Es trug den Titel dieses Buches, weil sich in diesem Titel ein Grundanliegen von Dietrich von Engelhardt ausdrückt, und weil dieses Anliegen es wert war, einer Leserschaft Gedanken und Impulse vorzulegen, die ohne die Ausstrahlungskraft des Lehrers nicht möglich gewesen wären.

Diese Festschrift wäre nicht möglich gewesen, wenn nicht zwei namhafte Stiftungen sich bereit erklärt hätten, sie mit großzügigen Beiträgen zu unterstützen. Daher geht ein ganz besonderer Dank an die Possehl-Stiftung und die Reinhold-Jarchow-Stiftung in Lübeck, durch deren finanzielle Förderung das Projekt in der vorliegenden Form und in diesem namhaften Verlag erst realisierbar wurde.

Dank gilt allen Autorinnen und Autoren, die alle in einem bestimmten Bezug zu Dietrich von Engelhardt stehen und die keine Mühe gescheut haben, sich für diesen Band zu engagieren. Ein weiterer Dank geht an Raphael Rauh, der mit seiner sorgfältigen und unermüdlichen Durchsicht der Manuskripte einen wesentlichen Beitrag zu der Qualität des Buches geleistet hat. Auch für die Übersetzung eines Beitrages ins Deutsche sei Raphael Rauh und Boris Essmann sehr herzlich gedankt. Und nicht zuletzt sei auch dem Wallstein Verlag gedankt; Herrn Thedel von Wallmoden für die wohlwollende Aufnahme ins Verlagsprogramm und Herrn Stefan Diezmann, der mit seiner professionellen Betreuung dem Buch den letzten Schliff gegeben hat.

Möge diese Festschrift nun eine breite Leserschaft erreichen, die sowohl Dietrich von Engelhardt als auch das auf sein Lebenswerk zugeschnittene Thema verdient hätte.

Giovanni Maio
Freiburg im Frühjahr 2012

(Die zitierten Texte werden im Literaturverzeichnis des folgenden Beitrags nachgewiesen)

I.
Hinführung

Giovanni Maio

Wenn Prozesse wichtiger sind als Worte

Zur Gefährdung einer personalen Medizin durch die Übermacht von Naturwissenschaft und Ökonomie

Die moderne Medizin setzt auf Naturwissenschaften, auf Technik, auf Reparatur. So als wäre die Krankheit allein ein Defekt, den es zu beheben gälte. Innerhalb einer solchen Konzeption von Medizin wird alle Kraft auf das Machen, auf die Anwendung von Verfahren gerichtet und verkannt, dass dem kranken Menschen oft eher durch das Wort als durch Verrichtungen geholfen werden kann. Dass die moderne Medizin die heilsame Kraft des Wortes aus den Augen verloren hat, hängt damit zusammen, dass wir in einer Zeitepoche leben, in der die Zahl, das Messen, das Nachweisen, das Berechnen eine ganz neue und sehr wirkmächtige Bedeutung erlangt hat. Zwar versteht sich die Medizin schon seit 150 Jahren vornehmlich als angewandte Naturwissenschaft, hat das Credo des Messens ohnehin zu ihrer Tradition gemacht (Engelhardt 2001, Maio 2012), aber diese Orientierung an den Naturwissenschaften findet heute eine Verstärkung, weil sie sich paart mit einer neuen Orientierung, und das ist die folgenschwere Orientierung an der Ökonomie. Ökonomie und Naturwissenschaft bilden eine so starke Allianz, dass unter der Vorherrschaft dieser beiden Paradigmen die gesamte Medizin sich grundlegend verändert in diesen Jahren. So verändert, dass wir es kaum merken, weil die wesentlichen Veränderungen innerer Natur sind. Es sind Veränderungen, die das Bewusstsein der Medizin betreffen, ihre innere Identität vielleicht mehr betreffen als die äußeren Abläufe. Mit dieser sich verändernden inneren Identität der modernen Medizin wird sich dieser Beitrag beschäftigen, um darauf aufbauend für eine alternative Konzeption von Medizin zu plädieren, die das Wort in den Mittelpunkt stellt. Die Bedeutsamkeit des Wortes soll am Schluss am Beispiel des Umgangs mit schwerkranken Menschen verdeutlicht werden.

1. Denkschema einer ökonomisierten Medizin

Der Zeitgeist in der modernen Medizin weht heute eindeutig in Richtung Messbarkeit, in Richtung Naturwissenschaft, in Richtung Machbarkeit. All das, was wir früher als humanistisch bezeichnet haben, scheint heute obsolet geworden zu sein. Nicht der Mensch, wie im Humanismus, sondern die Ökonomie und die nackte Zahl stehen im Mittelpunkt, und diese Ökonomie hat alle Heilberufe so zentral erfasst, dass sie stellenweise nicht wiederzuerkennen sind als Heilberufe, als Teile einer sozialen Praxis. Sowohl die Ökonomie als auch die Naturwissenschaften gehen von der Annahme aus, dass es nichts gibt, was nicht in irgendein Verfahren gegossen, nichts, was nicht gemessen, strukturiert und einem »Management« unterzogen werden kann. Verrichten, Messen, Prüfen, Nachweisen – all das wird heute verlangt, und erstaunlicherweise nicht nur dort verlangt, wo tatsächlich nur Prozesse ablaufen wie in der Industrie, sondern auch dort, wo es ausschließlich um Menschen geht. Das Messen, das Überprüfen, das Nachweisen spielt heute eben genau deswegen eine so große Rolle, weil hier im Grunde versucht wird, ein aus der Betriebswirtschaft kommendes System auch auf die Medizin als genuin sozialer Bereich der Gesellschaft zu übertragen. In unserer Zeit werden die Denkkategorien der Ökonomie zu den Leitkategorien der gesamten Gesellschaft erklärt, und so wird der betriebswirtschaftliche Gesichtspunkt nicht nur Begleitumstand, sondern zunehmend zum Leitparadigma der gesamten ärztlichen Arbeit gemacht. Wenn dem so ist, dann werden bestimmte Denkschemata in die Medizin eingeführt, die sie grundlegend verändern. Im Folgenden seien diese ökonomisch infiltrierten Denkschemata in fünf Punkten zusammengefasst.

1.1. Standardisierung

Nach einer betriebswirtschaftlich vermittelten Vorstellung ist das, was von den Heilberufen geleistet wird, das Herstellen, es ist ein Herstellungsprozess, eine »poiesis«, wie Aristoteles es definiert hat, und eben nicht das, was Aristoteles als Praxis beschrieben hat. Für Aristoteles ist die Praxis dadurch charakterisiert, dass sie ihren Wert in sich trägt; das heißt, dass die Praxis allein dadurch, dass sie existiert, bereits Sinn macht. Anders ist es bei der »poiesis«, die man als herstellende Tätigkeit beschreiben könnte. Die »poiesis« bezieht ihren Sinn und Wert allein aus der Güte des Produktes, das hergestellt wird. Und in der modernen Medizin haben wir genau diesen Wandel vor uns, dass aus einer in sich sinnstiftenden Praxis nun eine »poiesis«, eine herstellende Tätigkeit werden soll, die eben nicht mehr in sich wertvoll zu sein hat, sondern nur insofern von Wert ist, als sie ein gutes Produkt produziert.

Wenn demnach die Heilberufe nur noch eine herstellende Tätigkeit repräsentieren, dann bleibt dies nicht ohne Folgen für die Bewertung dessen, was da »hergestellt« werden soll. Denn – und so lernen wir es im Zeitalter des Qualitätsmanagementsystems – das Herzustellende ist nicht etwas Einzigartiges, was nur von einem persönlichen Arzt hergestellt werden kann, sondern es muss etwas Austauschbares sein, etwas, was vom einzelnen Arzt unabhängig zu sein hat, etwas beliebig Wiederholbares, etwas Kontrollierbares und auch etwas Garantierbares, weil man eben nur die Produkte kauft, bei denen ein Garantiestempel mitgeliefert wird. Und so soll im Zuge der Industrialisierung der Heilberufe auch die Handlung des Arztes zu einem austauschbaren, ausschließlich objektiv beurteilbaren und abprüfbaren Herstellungsprozess werden, hinter dem nicht der einzelne persönliche Arzt steht, sondern ein Prozessmanagement, das sich an festgelegten Regeln orientiert. Das Resultat ist, analog zur Industrie, die Standardisierung.

Diese Standardisierungsbestrebungen laufen aber genau dem entgegen, was man als eine gute Behandlung von Patienten bezeichnen würde. Grundmoment einer jeden Behandlung von Patienten ist doch gerade, dass man sich der unverwechselbaren Person zuwendet und eine Therapieentscheidung fällt, die eben nur und gerade für diese Person die geeignete ist und die nicht eine Therapie »von der Stange« sein kann. Diese unabdingbare Ausrichtung auf den Einzelfall stört heute eher, weil sie aus Sicht der Ökonomie die Gefahr der Ineffizienz in sich birgt. In einem System, in dem es vor allem um Effizienz gehen soll, kann die Beachtung der Individualität eines Menschen eine Bedrohung sein, weil diese Beachtung den schnellen Fluss des standardisierenden Machens unterbricht und sozusagen den ganzen Betrieb aufhält.

Ebenso erkennen wir sofort, dass gerade der behandelnde Arzt nicht einfach austauschbar ist, weil es sich bei jeder Behandlung letztlich um eine Begegnung von Menschen handelt, die jeweils einmalig und in dieser Hinsicht gerade nicht wiederholbar ist. Kein anderer hat dies treffender ausgedrückt als Karl Jaspers in seiner Philosophie von 1932: »Immer ist der Mensch in seiner Lage als ein Einzelner vor die Aufgabe gestellt, mit seiner Krankheit in seiner Welt eine Lebensform zu finden, die nicht allgemein entworfen und nicht identisch wiederholt werden kann.« (Jaspers, 2008, S. 338) Die Situationen, in die der Patient gerät, sind stets einzigartige Situationen, Bestandteile eines Lebensvollzugs, die sich einer Kategorialisierung von Seiten eines Managementsystems entziehen und jeder standardisierten Behandlung widersetzen. Die Situationen, in die der Patient gerät, sind jeweils nur in ihrer Unverwechselbarkeit angemessen beschreibbar, und sie lassen sich daher nur schwer in Zahlen und in marktgängigen Termini ausdrücken. Zwar lassen sich bestimmte Tätigkeiten des Therapeuten überprüfen, vergleichen, manchmal gar messen, aber es wird vergessen, dass die therapeutische Behandlung sich immer in einer in sich unverwechselbaren Beziehung vollzieht und nicht ausschließlich als messbares Produkt einer Anwendung von Techniken oder von standardisierten Methoden betrachtet werden kann. Das Messen kann für viele Methoden wichtig sein, und das Problem ist ja nicht das Messen an sich, sondern die Vorstellung, dass mit dem Messen des Messbaren bereits das Ganze eingefangen werden kann. Vergessen wird dabei, dass in dem Versuch des Messens das Wesentliche der therapeutischen Behandlung dem Messenden sich entzieht. Je mehr die Medizin den Kategorien der zählenden Naturwissenschaft und der aufrechnenden Betriebswirtschaft folgt, desto mehr wird sie ihr Augenmerk vor allem auf die Anwendung der nachprüfbaren Techniken richten und vergessen, dass in diesen Verrichtungen der Kern ihrer therapeutischen Beziehung nicht wirklich aufgehen kann.

1.2. Beschleunigung

Die Ökonomie und mit ihr die Bestrebungen der Effizienzsteigerung zwingen unaufhaltsam zur Beschleunigung. Das Diktat des Marktes ist ein Diktat der Zeitökonomie; das heißt nichts anderes als dass alle Abläufe so beschleunigt werden sollen, dass am Ende das wegrationalisiert wird, worauf es bei der Gesundung von Menschen zentral ankommt, nämlich die Zeit, die Zeit für das wirkliche Verstehen, die Zeit für eine nachhaltige Behandlung, die Zeit für das Zulassen und Annehmen eines gemeinsamen Weges in mehreren Etappen. Das Gehen eines gemeinsamen Weges braucht Ruhe, Zuversicht und langen Atem; je mehr unter dem Zeitdiktat der rasche Erfolg sichtbar gemacht werden muss, desto mehr gerät die Beziehung unter einen Erfolgsdruck, der die langfristige und nachhaltige Hilfe geradezu verunmöglicht. Mehr noch: Solange man die Therapie im Zuge des Qualitätsmanagementdiktats als einen nach objektivierbaren Kriterien zu überprüfenden Therapieprozess betrachtet, wird man damit unweigerlich das ganze Augenmerk auf das Prozessuale, auf das Verrichten, auf das Machen richten. Therapie wird auf diese Weise zu einer Anwendung eines qualitätsgesicherten Verfahrens, bei dem Güte und Sinn der Therapie in dem aufgeht, was verrichtet wird. Die Gleichsetzung der Medizin mit einer industriellen Betätigung führt dazu, dass allein die Art und Weise der Verrichtung selbst zählt und alles andere absolut untergeordnet wird. Zu dem allen anderen, was hierbei geopfert wird, gehört nicht zuletzt die persönliche Zuwendung; diese Zuwendung, das einfühlende Anteilnehmen, das persönliche Engagement, all das wird in Zeiten des Qualitätsmanagements immer mehr als idealistische Beigabe betrachtet, als ein Sahnehäubchen, auf das man in unseren Zeiten auch verzichten kann, weil es eben Wesentlicheres gibt, nämlich die Einhaltung von Qualitätsstandards, zu denen die persönliche Zuwendung kaum zählen kann, weil sich diese schlecht messen lässt.

1.3. Entpersonalisierung

Zu wenig wird bedacht, dass die Behandlung von Menschen gerade nicht darin aufgehen kann, was getan wird, sondern die Güte einer Therapie bemisst sich auch und gerade danach, aus welcher persönlichen Einstellung und Motivation heraus, mit welchem Geist sie vollzogen wird (Maio 2012). Hier ist es eben nicht die Technik, nicht die Applikation einer bestimmten Methode, die ihre Wirkung entfaltet, sondern es kommt vor allem darauf an, in welchem Beziehungsgeschehen die Therapien erfolgen. Und diese Beziehung hat ganz wesentlich mit der Haltung und nicht mit der Handlung zu tun. Heilung ist auch als Resultat einer Begegnung zu verstehen; sie kann nicht adäquat allein als Produkt einer Anwendung erfasst werden. Das ökonomisierte System suggeriert in problematischer Weise, dass mit der Applikation des »Richtigen« die Behandlung erschöpft sei. Dabei ist damit ihr Kerngehalt noch gar nicht berührt. Mit dem ökonomisch durchgetrimmten System wird damit zunehmend aus dem sinnstiftenden Dienst am Menschen nicht mehr als eine »personennahe Dienstleistung« gemacht, nach ökonomisch-verwaltungstechnischen Vorgaben und nach Vorschrift. Damit wird genau das unterbewertet, was für viele Menschen der eigentliche Grund war, sich für den Helferberuf Arzt zu entscheiden. Erfüllung für den Arzt und echte Hilfe für den Kranken kann sich doch nur dann ergeben, wenn die ärztlichen Verrichtungen auf einer gesunden Basis stehen, und diese Basis kann nur die Grundhaltung der Wertschätzung für den Patienten, die Grundhaltung des authentischen Helfenwollens, die Grundhaltung der unhinterfragbaren Zuwendung sein. Als Ideale für die Medizin hatten bisher Werte gegolten wie Hilfe, Fürsorge, Begleiten, Beistand; all diese Werte gelten heute mehr und mehr als antiquiert, und mehr noch – solche Werte erscheinen heute geradezu störend für eine ärztliche Tätigkeit, die eine rein leistungsbezogene sein soll. Das, was ja der eigentliche Grund war, Arzt zu werden, wird manchmal gar zum lästigen Hindernis, das gelegentlich der Effizienzsteigerung und der Rentabilität im Wege steht. Daher muss deutlich gemacht werden, dass die Behandlung von Patienten nicht in der unpersönlichen Einhaltung von formalen Normen aufgehen kann, sondern nur dann, wenn die Handlungen eingebettet sind in authentische menschliche Beziehungen.

1.4. Hochschätzung des Vertragsverhältnisses

Der moderne Arzt in einer ökonomisierten Medizin verwandelt sich zunehmend zu einem Anbieter von Gesundheitsleistungen, der mit seinem Wissen und Können nicht mehr zugleich auch seine Person in den Dienst seiner Patienten stellt, sondern der nunmehr lediglich sein Wissen und seine Fertigkeiten in den Dienst einer Gesundheitsindustrie stellt. An die Stelle einer Fürsorgebeziehung tritt eine unverbindliche Dienstleistungsbeziehung. Der Dienstleister-Arzt soll innerhalb eines Industriekomplexes Gesundheitswesen nicht mehr anbieten als eine Sachleistung, die im Rahmen eines Vertrages sozusagen abgewickelt wird. Der Vertrag kann im Vorfeld genau gemustert werden, und man geht mit der Etablierung der Vertragskriterien keine Risiken mehr ein. Man ersetzt das eigentliche Vertrauensverhältnis, bei dem man in die Persönlichkeit emotional investiert, durch ein sichereres Verhältnis, bei dem man auf der sichereren Seite ist, weil man das vage und diffuse Vertrauenkönnen durch das evidenzgesicherte Überprüfenkönnen ersetzt. Dass man aber in der Ablösung des an die Persönlichkeit gebundenen Vertrauensverhältnisses durch ein sachlich-unpersönliches Vertragsverhältnis den Kerngehalt dessen aufgelöst hat, worauf der hilfesuchende Patient existentiell angewiesen ist, wird hier kaum bedacht. Ein Mensch in einer Krisensituation braucht eben keinen ausgewiesenen Ingenieur, bei dem alle Zahlen stimmen, sondern er wird angewiesen sein auf eine Persönlichkeit, bei der er sich aufgehoben fühlt. Dieses Angewiesensein auf Vertrauen ist für den Patienten sicher gefährlich, weil er sich damit in einer schwachen Position befindet, die natürlich auch ausgenutzt werden kann. Aber dieses Hoffenwollen auf eine Persönlichkeit, von der man menschlich verstanden wird, diese Sehnsucht des hilfesuchenden Menschen nach einer Vertrauensperson wird man nicht abstellen können durch die Lieferung eines noch so perfekten Produktes. Die Sehnsucht bleibt. Und das perfekte Funktionieren wird diese Hoffnung des Patienten nicht wirklich befriedigen können, weil es hier um die ganze Existenz geht, um existentielle Erfahrungen, die Persönlichkeiten erfordern und keine Techniker. Die Idealsituation, die angestrebt werden müsste, ist doch die Ermöglichung eines Vertrauensverhältnisses, das sich nicht nur auf einen persönlichen Eindruck stützt, sondern auch unabdingbar gestützt werden muss durch die Gewissheit um die Beherrschung der Kunst der Medizin. Das Können der Kunst und das Sein einer Persönlichkeit – in dieser Kombination liegt die eigentliche Verheißung einer guten Medizin. Der moderne Trend aber ignoriert vollkommen die Notwendigkeit der Persönlichkeit und reduziert die Kunst der Medizin auf eine modularisierte Fertigkeit, streng nach Leitlinie und streng nach naturwissenschaftlich erhobener Empirie. Die Verbindung von Ökonomie und Naturwissenschaft macht aus der ärztlichen Kunst ein Handwerk und erklärt die Persönlichkeit des Arztes für unerheblich. Aber das ist keine Medizin.

1.5. Verlust der Kreativität

Die betriebswirtschaftlich verordnete Prozessualisierung der modernen Medizin hat weitreichende Folgen und sie setzt sehr einseitige Werte voraus. Wenn das Produkt das einzige Ziel des Prozesses sein soll, dann ist der oberste Wert die Planbarkeit und Berechenbarkeit. Nur die Prozesse sind gut, die sozusagen stromlinienförmig und nach vorgegebenem Planungsraster ohne Umwege direkt das Ziel ansteuern. Erstickt wird in diesem Denken jede Form der Spontaneität und Kreativität. Die Kreativität wird ersetzt durch die Effizienz. Bedenken wir aber, dass Lebendigsein nichts anderes bedeutet als in stetem Vollzug zu sein, so werden wir bald erkennen, dass das große Credo der Planbarkeit und Berechenbarkeit im Grunde ein lebensnegierendes Credo darstellt. Es mag eben angemessen sein für das Produzieren von Gegenständen, aber für den Umgang mit Menschen ist es einfach das falsche Paradigma. Menschsein bedeutet doch nichts anderes als offen zu sein für das, was kommen wird. Diese Offenheit aber stört im Zeitalter der Ökonomie, weil bezogen auf vorgegebene Ziele Offenheit bedrohlich ineffizient sein kann. Die Ökonomie strebt nichts anderes an, als die Offenheit und Weite des Lebens einzugrenzen auf das Planbare und Berechenbare. Das Leben des Menschen kann aber nur gelingen, solange es durchdrungen ist durch Ergebnisoffenheit, durch das Bewusstsein, dass wir nicht festgelegt sind in einem vorstrukturierten Lebensvollzug, sondern dass wir offenbleiben müssen für das, was kommen wird. Daher müsste auch jede Medizin selbst offenbleiben für die Singularität eines Lebensvollzugs, die sich eben nicht in irgendeinem Raster einfangen lässt und einfangen lassen darf.

Fazit 1: Überbetonung der Ökonomie als Aushöhlung der Medizin

Die Medizin kann ihre Professionalität vor allem dadurch zur Geltung bringen, dass sie es schafft, eine gelingende Interaktion zu realisieren. Hierbei ist der Arzt unabdingbar darauf angewiesen, die verschiedenen Momente, die die Medizin braucht, in ein gesundes Verhältnis zu bringen und je nach Situation und je nach Patient die eine oder die andere stärker zu gewichten. Diese Momente, auf denen die Medizin ruht, sind Wissen, Fertigkeit, Verstehen und Kunst. Die Ära der Ökonomisierung möchte die Medizin nunmehr reduzieren auf Wissen und Fertigkeit. Das aber höhlt den Kern der Medizin aus. Mir geht es nicht um eine radikale Ablehnung von Methoden und Verfahren, sondern um die Sensibilisierung dafür, wie sehr sich die Maßstäbe verändert haben; die Methode sollte in den Dienst der nicht zu standardisierenden Leiderfahrung des einzelnen Menschen gestellt werden; die Professionalität des Arztes besteht darin, für jeden Patienten zum günstigen Zeitpunkt die richtige Mischung aus Methodik, Hermeneutik und Sinnstiftung zu finden. Das Credo unserer Zeit aber setzt nicht mehr auf diese gesunde Mischung, sondern erhebt allein das Verfahren zum alles überschattenden Instrument der Behandlung von Krankheiten. Damit behandelt die Medizin Krankheiten, aber sie hilft damit nicht immer auch dem Menschen. Das Problem liegt also nicht in der Anwendung von wissenschaftlichen Methoden, sondern in der Totalisierung der Methode, so als wären Menschen Maschinen, die durch bestimmte Verfahren von ihrem Defekt befreit werden könnten. Daher liegt eine zentrale Gefahr darin, Medizin auf einen einzigen Aspekt zu reduzieren.

2. Alternatives Konzept von Medizin

Vor dem Hintergrund dieser fünf Denkschemata, die eine Allianz von Ökonomie und Naturwissenschaft hervorbringt, plädiere ich für eine neue Grundhaltung in der Medizin, die im Folgenden abermals in fünf Punkten zusammengefasst werden soll.

2.1. Anteilnehmendes Verstehen statt bloße Objektivität

Medizin geht nicht im wissenschaftlichen Denken auf, denn Medizin ist eine Praxis, und als Praxis ist sie nicht primär auf die wissenschaftliche Erkenntnis, sondern auf die Hilfe für den Patienten ausgerichtet (Engelhardt 1983). Diese beiden Ziele können kongruent sein, sie gehen aber nicht ineinander auf. Wenn Medizin nur Wissenschaft wäre, so müsste der Patient nur Objekt sein. Daher greift eine Überbewertung der Schemata und der wissenschaftlichen Evidenz zu kurz (Engelhardt 2008). Damit würde man den Menschen als Mechanismus begreifen, bei dem man nur zu drehen braucht, um ein gutes Resultat zu bekommen. Medizin kann nicht in evidenzbasierten Studien ganz aufgehen, weil sie es mit Fragen zu tun hat, wie Sinnzuschreibung, weil sie es mit Bedeutung zu tun hat, und Sinn und Bedeutung lassen sich nicht in statistische Kurven gießen. Ab dem Moment aber, da der Mensch total verobjektiviert wird, gerät das

Eigentliche, um das es in der Medizin geht, automatisch aus dem Blick (Maio 2012).

Das Credo unserer Zeit lautet: Je mehr Wissenschaft, je mehr kodifizierte, vorgegebene standardisierte Verfahren, desto besser die Behandlung. Damit wird nicht die Vielfalt und Einmaligkeit des hilfesuchenden Menschen unterstrichen, sondern die Einheitlichkeit; es findet nichts anderes statt als eine Normierung. Und diese Normierung wird mit dem beschönigenden Wort der Objektivität eingeführt. Gepriesen wird heute der objektive Standard; damit wird aber implizit das Bild des Arztes als eines austauschbaren Technikanwenders vorausgesetzt, als eines Verfahrensanwenders, der sich nach nichts anderem richtet als nach Objektivität. Ist aber tatsächlich die Objektivität das zentrale Gut der Medizin? Bedeutet Objektivität nicht zugleich eine Blickrichtung ohne Perspektive? Bedeutet Objektivität nicht Vereinheitlichung? Bedeutet Objektivität nicht Ausblendung der Einzigartigkeit des Menschen und damit nichts anderes als Nivellierung? Objektivität schließt persönliche Anteilnahme aus; Letztere aber erwartet der Patient, nicht Objektivität allein. Die Professionalität des Arztes erfordert eine Neutralität, eine Abstinenz, ein Abstraktionsvermögen, aber sie erfordert nicht das Ablassen des Berührtseins, des Ergriffenseins. Ansonsten wäre der Arzt eher ein Automat, der seine Patienten nach Standards durchschleust, um am Ende ein funktionsfähiges Produkt herauszuwerfen.

Vor diesem Hintergrund plädiere ich dafür, Medizin grundlegend auf die Basis einer verstehenden Beziehung zu stellen (Engelhardt 2011). Auf dieser Basis kann sie zwar mit wissenschaftlichen Erkenntnissen operieren, aber Medizin als solche ist nicht mit Wissenschaft gleichzusetzen. Medizin ist eine soziale Praxis im Dienste des hilfesuchenden Menschen. Wenn Medizin eine soziale Praxis ist, die aus der Interaktion lebt, dann braucht sie mehr als nur verobjektiviertes wissenschaftliches »Wissen«. Medizin hat doch zum Ziel, den Menschen zu befähigen, sein Leben zu leben; sie ist also eine Art Lehre zum eigenen Leben, eine Lebenslehre. Und das kann sie nur sein, wenn sie auch hilft, Sinnzusammenhänge herzustellen, wenn sie erst einmal lernt, den Patienten in seinen Lebensvollzügen als ein menschliches Gegenüber in einem tieferen Sinn zu verstehen. Medizin als Kunst des Verstehens also.

2.2. Von der Unmessbarkeit des Eigentlichen

Begreift man Medizin als eine professionelle Form der verstehenden Zuwendung zum leidenden Menschen, so kann man den Erfolg der Medizin nicht als logisches Resultat einer Anwendung von Verfahren begreifen. Der sich einstellende Erfolg der Medizin wäre vielmehr eine Art Ereignis, das sich aus einer geglückten Interaktion ergibt. Dieses Erfolgs-Ereignis kann eben nicht über den Arzt einfach hergestellt werden, sondern es ist das, was gemeinsam sich vollziehen kann. Die Professionalität besteht darin, in der Berücksichtigung des Angemessenen etwas Gemeinsames auf den Weg zu bringen. Man könnte sagen, dass der Erfolg in einem gemeinsamen Weg gemeinsam zum Entstehen gebracht wird. Der Arzt ist also nicht der Macher, sondern derjenige, der ein neues Erleben zu ermöglichen hilft. Egal was bei diesem Erfolg gemessen werden würde, es ist immer irgendeine Abstraktion und immer eine von der wissenschaftlichen Methode vorgegebene Auswahl und Selektion, nie aber das Erleben selbst. Daher handelt es sich bei der Evidenzsicherung immer um einen Reduktionismus und um eine Reduktion der Komplexität einer Lebensgeschichte. Wittgenstein hat das in seinem *Tractatus logico-philosophicus* (1919) wie folgt auf den Punkt gebracht: »Wir fühlen, dass selbst, wenn alle möglichen wissenschaftlichen Fragen beantwortet sind, unsere Lebensprobleme noch gar nicht berührt sind.« (Wittgenstein 1999) Genau darum geht es: Die wesentlichen Belange des Menschen lassen sich nicht in Leitlinien abbildbar machen, ohne dass sie dadurch selbst entstellt werden. Der messende wissenschaftliche Zugang auf die Lebensprobleme, mit denen sich die Medizin beschäftigt, wird dem Lebensproblem nicht gerecht, weil das Problem durch diese messende Methode nicht eingefangen, allenfalls verstellt werden kann. Denn es geht bei der Therapie nicht allein um die rationale Erkenntnis, sondern vor allem um das Sich-Einfühlen-Können, um die Entdeckung der unvergleichlichen Situationslage des Patienten. Dazu bedarf es eben nicht nur der wissenschaftlichen Ratio, sondern auch der Intuition, der menschlichen Einfühlung, des Gespürs für das geeignete Wort zum geeigneten Zeitpunkt, der Erfahrung, ja gar der Ahnung. All das lässt sich nicht wissenschaftlich festlegen, sondern nur lebensweltlich erspüren. Meine Kritik richtet sich aber nicht nur auf die Verobjektivierung und Prozessualisierung. Sie geht noch tiefer und richtet sich gegen ein bestimmtes Grunddenken, das zu sehr von Machbarkeitsvorstellungen geleitet ist.

2.3. Von der Nichtmachbarkeit der Heilung

Heilung kann nicht mittels Methoden »gemacht« werden; sie ereignet sich vielmehr durch das Bereitmachen einer bestimmten Haltung zum Leben, einer Haltung, die nicht von dem Machbarkeitsdogma durchzogen, sondern getragen wird von einem Grundgefühl der Zuversicht und der Bereitschaft, das Gegebene als Gegebenes erst einmal anzunehmen und in das eigene Leben zu integrieren, anstatt es durch den Techniker Arzt »wegmachen« zu lassen. Das ist der größte Irrtum der von der Ökonomie geforderten Medizin: Die Therapie soll der Herstellung eines Zustandes dienen, der Produktion eines besseren Wertes, der Wiederherstellung – letztlich – der Funktionsfähigkeit und damit Arbeitsfähigkeit des Menschen. Damit wird aber ein Defizit nicht behoben, sondern geschürt, und das ist das Sinndefizit. Mit Hilfe einer prozessorientierten Medizin wird nicht der Sinn gesucht, sondern an dessen Stelle der Messwert eingeführt, die Zahl sozusagen als Ersatz für den Sinn. Sinnerfahrung kann aber nicht produziert werden, sondern sie kann nur entstehen, wenn man dazu angeleitet wird, in sich zu gehen und nach dem Wesentlichen zu suchen. Das Grundproblem der ökonomisierten Medizin ist insofern der Glaube an die Operationalisierbarkeit des gesamten Lebens, bis hin zur Sinnfrage, bis hin zu den letzten Fragen.

Das experimentelle Forschungsparadigma, wie es für die gesamte Medizin vorherrschend ist, wird unreflektiert auf die Medizin übertragen ohne erkennen zu wollen, dass die evidenzbasierte Medizin einseitig ist und unzulänglich bleiben muss, weil hier zwei Welten zusammenkommen, die nicht ineinander aufgehen können. Wirksamkeit wird immer verstanden als eine Wirkung in einem Mechanismus, der keine eigene Lebenswelt, keinen individuellen Kontext kennt. Der Kontext der Medizin ist der Mikrokosmos Mensch in seinem Makrokosmos Lebenswelt. Hier kann es keine schablonenartige Wirksamkeit geben, weil die Kriterien der Definition von Wirkung nur aus dem Patientenkosmos stammen können und nicht aus der verobjektivierten Experimentieranordnung im Labor (Engelhardt 1990).

Das Messen der Wirksamkeit setzt aber auch eine Fragmentierung voraus. Wer eine bestimmte Wirksamkeit messen will, muss einen Ausschnitt wählen, muss den Menschen in Fragmente aufteilen, um überhaupt etwas messen zu können. Der Mensch als Ganzes kann nicht gemessen werden, nur irgendeine herausgelöste Abstraktion. Diese numerische Abstraktion aber ist nicht mehr der Mensch, der leidet, sondern eine Schematisierung, die nur eine sehr lose Verbindung zum Kosmos Mensch hat. Wirksamkeit, die sich nur am Messbaren orientiert, wird am Ende ausgerichtet sein auf eine Beseitigung von »Störungen«. Sie wird die Gefühlswelt eines Menschen nehmen, diese Ist-Welt vergleichen mit einer Soll-Welt und die Differenz als Störung bezeichnen, die mittels einer Methode beseitigt werden muss. Schon die Definition dieser Störung erfordert Vorannahmen über das gute Leben, das eben nicht in Zahlen und nicht in objektivierten Fakten ausgedrückt werden kann. Darüber hinaus ist die Vorstellung, dass eine Störung weg muss, eine Vorannahme, die innerhalb eines naturwissenschaftlich-ökonomischen Paradigmas erst gar nicht problematisiert wird. Verkannt wird hier, dass es nur durch eine intensive Beziehungsarbeit gelingen kann, zu erfassen, ob die Beseitigung der Störung oder vielmehr das Erlernen eines Lebens mit der Störung oder gar das Zulassen eines Sinnzusammenhanges Hilfe sein wird. Diese alternativen Wege zur Hilfe werden innerhalb einer Dienstleistungsmedizin unterminiert und zu wenig zugelassen.

So wird man zuallererst den technologisch-industriellen Machbarkeitsglauben ablegen müssen, um sich überhaupt zu öffnen für die Tiefenschichten der Sinnkrise des Menschen. Die Bewältigung von Krisen wird vielmehr erst dann wirklich möglich, wenn ein globalerer Blick auf Krankheit und Gesundung eröffnet und ermöglicht wird. Die Chance dieses globaleren Blicks besteht vor allen Dingen in dem Durchsichtigwerden für die Grenze, die Grenze des Machbaren, die Grenze des Wissbaren, die Grenze des Verfügbaren. Medizin wäre nicht einfach das Wegmachende, sondern eine Hilfe, die das Wegmachen bedeuten kann, die aber auch eine Hilfe zur Bewältigung heißen kann (Engelhardt 1986).

2.4. Von der notwendigen Überwindung der Anspruchsdenkens

In einer ökonomisch-naturwissenschaftlichen Medizin wird viel zu sehr Machbarkeit und Lösbarkeit suggeriert, mit der schwerwiegenden Folge, dass im Patienten Erwartungen und Ansprüche geweckt werden, die ins Unermessliche gehen. Wenn eben die Therapie ein Herstellungsprozess sein soll, so wird die Garantie mitgeliefert, und diese Garantie ist der größte Stolperstein für den Patienten, weil über ein solches implizites Versprechen der Patient selbst dazu verführt wird, sich in unermessliche Ansprüche zu verlieren. Diese Ansprüche tauchen auf, weil über das suggerierte Prozesshafte der Therapie der Eindruck erweckt wird, als würde die Lösung der eigenen Probleme durch die Medizin frei Haus geliefert werden. Dass der Patient selbst beitragen muss und etwas in sich selbst in Gang setzen muss, wird dabei als Gedanke vernachlässigt. Je mehr die Medizin im Vermarktungszusammenhang gesehen wird, desto mehr entsteht der Eindruck, dass der adäquateste Umgang mit einer solchen Medizin das Konsumieren ist. Wenn es um die Herstellung von Produkten gehen soll, dann ist es nur folgerichtig, dass die Patienten glauben, sie könnten sich diese Produkte kaufen und bräuchten dafür selbst nichts weiter dafür zu tun als zu bezahlen oder bezahlen zu lassen. Die damit verstärkte Haltung des Konsumierenkönnens unterminiert aber genau das, was für das Gelingen der Therapie unabdingbar ist, nämlich die Anerkennung, dass die Arbeit der Bewältigung oft selbst zu leisten ist und dass der Behandler hier nur unterstützen und etwas lenken kann, aber nicht mehr.

Hier sehen wir eben, wie gefährlich es ist, wenn wir den leidenden Menschen zunehmend umdefinieren zum Kunden. Man wird dem wirklich hilfsbedürftigen und in Not befindlichen Menschen mit dem Kundenbegriff nicht nur gar nicht gerecht. Es ist ja mehr als das, denn indem wir ihn zum Kunden machen, verändern wir auch seine Einstellung zum Arzt. Er wird sich dann eben auch als Kunde geben, und das Charakteristikum des Kunden besteht genau darin, dass er wohlbegründete Ansprüche hat, Ansprüche, die er reklamieren kann, Ansprüche, die er meint sogar rechtlich einklagen zu dürfen. Der Kunde ist der zur Unzufriedenheit Neigende, derjenige, der das gelieferte Produkt erst kritisch beäugt, bevor er den Behandlungsvertrag definitiv abschließt. Der Kunde ist derjenige, der in seinem vermeintlichen Anspruch auf ein perfektes Produkt immer auch eine Rückgabegarantie beansprucht und damit diametral dem entgegensteht, was überhaupt heilsam sein kann, weil der Kunde grundsätzlich eines bestimmten Gefühls nicht fähig ist, und das ist das Gefühl der Dankbarkeit. Verkannt wird hier, dass man lediglich aus der Dankbarkeit heraus einen inneren Frieden finden kann. Verkannt wird hier, dass es die Dankbarkeit ist, die einen erst öffnet für den Wert des Seienden, dankbar für das, was das Leben, auch in den Stunden der Krise, bereithält, dankbar für die kleinsten Begebenheiten, die erst durch die Grundhaltung der Dankbarkeit zu etwas absolut Wertvollem verwandelt werden können.

2.5. Therapie als Hilfe zur Annahme seiner selbst

In einem ökonomisch-naturwissenschaftlichen Paradigma wird allzu oft der Gedanke vernachlässigt, dass das Heilsame der Therapie gerade in der zu mobilisierenen Kraft liegen kann, die Dinge der Welt, sein eigenes Leben anders zu sehen als zuvor. Diese neue Kraft, die Welt anders zu sehen, wäre so etwas wie eine tiefe Therapie. Tiefergehende Therapie wäre somit nicht die naturwissenschaftlich messbare Wirkung einer Methode, sondern sie wird am Ende gerade dadurch zur echten Lebensstütze, wo sie eine ganz andere Kraft erst hervorbringt, nämlich die Kraft, die aus einer akzeptierenden Grundhaltung zu sich und der Welt freigesetzt wird. Eine tiefgehende Therapie könnte man somit als Hilfe zur Annahme der eigenen Begrenztheit, zur Annahme der Welt in ihrem Sosein, zur Annahme seiner selbst betrachten. Ein Arzt in einem tieferen Sinne wird dem Patienten helfen, sich in ein gutes Verhältnis zu seinem Kranksein zu setzen; er wird ihm helfen, die Krankheit nicht nur wegmachen zu lassen, sondern sie selbst zu überwinden. Die Hilfe zur Annahme seiner Krankheit, die Hilfe zur Annahme seiner selbst ist wohl die am meisten unterschätzte Hilfe, die die Medizin anbieten können müsste.

Fazit 2: Die Sinnfrage als zentrale Herausforderung der Medizin

Das Krankwerden stürzt den Menschen in die Krise. Die Selbstverständlichkeit, mit der man bis dahin in Gesundheit lebte, wird gebrochen, alle bisherigen Perspektiven radikal in Frage gestellt. Krankwerden kommt nicht nur zum Sein hinzu, es verändert das gesamte Sein; es radikalisiert die Grunderfahrungen des Menschen und wirft letzte Fragen auf. Zu diesen Fragen gehört nicht zuletzt die Frage nach dem Sinn. Fragen nach dem Sinn des Leidens, nach dem Sinn des Lebens, nach dem Sinn des Ganzen. Gerät dieser krank gewordene Mensch nun in die Hände der ökonomisierten modernen Heilberufe, die sich zudem als angewandte Naturwissenschaften verstehen, wird er sich unweigerlich einem Prozess der Verobjektivierung unterziehen müssen. Er wird gemessen, durchleuchtet, gerastert. Krisen aber lassen sich nicht per se durch Raster und nicht durch Objektivierungen lösen. Die Krisen des Menschen stellen Fragen, auf die man nicht nur mit Standards und Schemata, sondern vor allen Dingen mit Antworten reagieren muss. Solange man die Lebenskrise mit der rein ökonomisch-naturwissenschaftlichen Lösung zu behandeln glaubt, sitzt man genau dem auf, was ich in Anlehnung an Heidegger als die ökonomische Verstelltheit des technisch-ökonomischen Zeitalters bezeichnen würde. Durch die Orientierung an der Ökonomie und die einseitige Aufwartung von Schemata wird der Blick verstellt auf die viel grundlegendere Problematik, die das Kranksein aufwirft, nämlich die Existenzfrage schlechthin. Und gerade weil es um die Existenzfrage und somit letzten Endes um die Sinnfrage geht, kommt in der Behandlung von kranken Menschen dem Wort eine ganz zentrale Bedeutung zu.

Die Zuwendung zum anderen mit dem Anliegen des Helfens ist der Kern dessen, was Medizin ausmacht. Das Heilsame der ärztlichen Behandlung liegt nicht in irgendeiner Wirksamkeit, die sich in messbare Parameter gießen ließe. Das Heilsame ist konstitutiv auf eine Begegnung angewiesen. Diese Begegnung lässt sich nicht standardisieren, sondern sie kann nur dann wirklich glücken, wenn realisiert wird, dass innerhalb dieser Begegnung sich Dinge ereignen, die nicht vorher planbar und skalierbar sind. Vielleicht liegt ein wesentlicher Sinn der Medizin gerade nicht darin, Leid wegzumachen, sondern darin, zu befähigen, sich zu dem unabänderlichen Schicksal einer Lebensgeschichte in ein gutes Verhältnis zu setzen (Engelhardt 2010).

3. Zur Notwendigkeit einer sprechenden Medizin

Diese Lebensbewältigung zu ermöglichen, so haben wir festgehalten, gehört zur Kernidentität der Medizin. Diese Kernidentität kann sie nur dann bewahren, wenn sie eine kritische Distanz zum ökonomisch-naturwissenschaftlichen Paradigma bewahrt und sich auf ihre therapeutische Basis besinnt, die nur in einer bedingungslosen, wertschätzenden und personalen Hinwendung zum ganzen Menschen liegen kann. Diese Basis vermittelt sich schon über die Erscheinung des Arztes, seine Körperhaltung, seine Mimik, seinen Tonfall, seine Gesten, seinen Blick. Aber sie vermittelt sich auch durch eine authentische Kommunikation, die eben mehr sein muss als eine Übermittlung korrekter Informationen. Denn genau darin liegt die Kurzschlüssigkeit einer auf Effizienz ausgerichteten Medizin, dass sie die Kommunikation nur funktionalistisch betrachtet und nicht anerkennt, dass sich über die Kommunikation die ganze Grundhaltung vermittelt. Durch die Ökonomisierung der Medizin und die damit verbundene Arbeitsverdichtung fällt das ungeplante und spontane Gespräch zwischendurch weg, das Gespräch, das nicht sein muss, das aber eine zentrale Bedeutung erlangen kann für den Patienten. Dieses Gespräch zwischendurch, das sozusagen supererogatorische Gespräch, wird Zug um Zug wegrationalisiert. Aber das ist nur die eine Seite der zunehmenden Sprachlosigkeit der modernen Medizin. Die andere Seite, die ebenfalls mit der Ökonomisierung eingeführt wird, ist die Reduzierung des Gesprächs auf eine zweckrationale Gesprächstechnik. Jungen Ärzten wird beigebracht, wie sie sprechen müssen, damit man durch gute Techniken ein gutes »Outcome« erhält; es wird ihnen beigebracht, mit welchen rhetorischen Mitteln man Empathie vermitteln kann. Ähnlich wie Verkäufer lernen, wie sie mit Kunden zu sprechen haben, um sie emotional auf den Kauf einzustimmen, so lernen Ärzte heute zuweilen, wie sie sprechen sollen, damit der Patient auf einen reibungslosen Ablauf vorbereitet werden kann. Ähnlich wie beim Kundengespräch wird auf diese Weise eine neue »Gesprächskultur« eingeführt, und das ist die Kultur des inszenierten Gesprächs, die Kultur des Gesprächsmanagements, was am Ende nichts anderes ist als die Kultur des unauthentischen Gesprächs, die Kultur der Fürsorge als bloßer Schein. Das Gespräch wird auf diese Weise zur Fassade, und hinter den geschickt verwendeten Worten verbirgt sich etwas anderes, als durch die Worte vermittelt werden soll, nämlich die Teilnahmslosigkeit. Das ist wohl der schwerwiegendste Effekt ökonomischer Rationalitäten in der Medizin, dass erstmals hinter geschickter Inszenierung und perfektem Service eine Grundhaltung salonfähig gemacht wird, die anstelle des empathischen Engagements eine gut maskierte, aber salonfähig gemachte Teilnahmslosigkeit zur Grundlage hat. Den Ärzten wird nicht beigebracht, wie sie Empathie empfinden können, sondern wie sie so tun können, als hätten sie Empathie. Das aber hat mit sprechender Beziehungsmedizin nichts zu tun.

Hinzu kommt, dass die eingeführte Kundenbegrifflichkeit in der Medizin die Ärzte in den Irrglauben fallen lässt, dass Patienten nichts anderes wären als souveräne mündige Konsumenten, denen man die Verantwortung für ihre Entscheidung dann auch ganz ihnen überlässt. Gerade deswegen meinen viele Ärzte, sie machen ihre Aufgabe dann korrekt, wenn sie den Patienten teilnahmslos aufklären und ihm alle weiteren Entscheidungen überlassen. In einer so verstandenen neuen, aufgeklärten Medizin droht damit die Fürsorge vernachlässigt zu werden. Der Arzt zieht sich moralisch zurück, sieht sich nur als Erfüller einer sachlichen Funktion und investiert nicht mehr in die Beziehung, sondern höchstens noch in die korrekte Erfüllung seiner vertraglich vereinbarten Dienstleistungspflichten. Wenn die Betonung des Gesprächs verloren geht und der Arzt davon ausgeht, dass der Patient ein souveräner Kunde ist, der nur mehr Informationen braucht, droht erst recht eine zur Gleichgültigkeit neigende Medizin Einzug zu halten.

Was die meisten Patienten brauchen, ist ein verstehendes Gegenüber, ist Hilfestellung und Begleitung, denn gerade bei ernsthaften Erkrankungen kann es dauern, bis Patienten aus der Phase der Hilflosigkeit herausfinden und wieder in die Lage versetzt werden, ihr eigenes Leben zu leben, die Kontrolle über ihr Leben zurückzugewinnen. Dass das lange dauern kann, hängt damit zusammen, dass Patienten sich erst ins Verhältnis mit ihrer Krankheit setzen müssen, um überhaupt zu realisieren, was die Diagnose für sie und für ihr weiteres Leben bedeutet (Engelhardt 2006). Die Diagnose ist eben nicht allein eine Tatsache. Die Diagnose geht mit einer Bedeutungzuschreibung einher, und genau das übersehen viele Ärzte, weil sie in einer Medizin arbeiten, die sich mehr mit objektiven und nachweisbaren Fakten beschäftigt als mit Hermeneutik. Dass aber gerade die Subjektivität, die die moderne Medizin ja methodisch ausklammern will, das Eigentliche ist, um einen guten Umgang mit dem Kranksein zu erlernen, wird nicht hinlänglich berücksichtigt. Gerade bei ernsthaft kranken Patienten, wie zum Beispiel in der Onkologie, ist diese subjektive Komponente von zentraler Wichtigkeit.

4. Das Wort zwischen Täuschung und Hoffnung

Gerade ernsthaft kranke Menschen sind auf eine sprechende Medizin angewiesen, weil gerade sie sich von Anfang an der Diagnosestellung in Grenzsituationen des Lebens bewegen. Indem ein Arzt dem Patienten zum ersten Mal die Diagnose mitteilt, dass er eine schwere Krankheit habe, bringt er diesen Patienten in eine Grenzsituation. Das Diagnosegespräch macht aus einem ehedem unversehrten Menschen mit großen Perspektiven einen besorgten Menschen, der um seine Perspektiven bangen und ringen muss. Eine Diagnose hat somit immer etwas Eingreifendes und etwas Erschütterndes, etwas Infragestellendes. Die Absolutheit, mit der die Diagnose plötzlich ihren Raum einnimmt, stürzt den Menschen in die Krise, auch wenn viele Patienten am Anfang die Diagnose nicht wahrhaben wollen. Was kann hier das Wort bewirken? Was ist der Sinn des Wortes im Umgang mit so ernsthaft kranken Menschen?

Der Patient möchte Hoffnung haben, und der Arzt hätte seinen Auftrag falsch verstanden, wenn er Hoffnungslosigkeit vermittelte, nicht nur weil die Prognose das Schwierigste ist in der Medizin, sondern weil man gerade über die Hoffnung dem Patienten eine Stütze bieten kann. Und doch kann das heilvolle Hoffnungspenden dort in eine unheilvolle Täuschung umschlagen, wo der Arzt wider besseren Wissens eine Therapie empfiehlt, von der er weiß, dass sie weitestgehend aussichtslos ist, diese aber dem Patienten gegenüber als Chance vermittelt, weil er befürchtet, dass der Patient das Verzichten etwa auf eine weitere Chemotherapie als Ausweglosigkeit deuten würde. Es ist die Scheu vor einem ernsten und klärenden Gespräch, aus der heraus so manche Entscheidung für die Chemotherapie gefällt wird. Das aber hat mit Hoffnung nicht mehr viel zu tun, sondern mit dem Ausweichen vor dem klärenden Gespräch. Es ist eben leichter und der Arzt macht sich beim Patienten zunächst auch beliebter, wenn er noch eine neue Therapieform aus dem Hut zaubern kann, als wenn man zugibt, dass die Möglichkeiten der medikamentösen Behandlung erschöpft sind. Der ernsthaft kranke Mensch ist ein absolut angewiesener Patient, ein vulnerabler Mensch, der nicht frei aussuchen kann, sondern der nach jedem Strohhalm greift, den man ihm anbietet, weil er eben keine andere Wahl hat. Umso größer das Gewicht, das auf dem Wort lastet.

Viele Ärzte gehen von der Annahme aus, dass sie dem schwerkranken Menschen nur dadurch Hoffnung geben können, dass sie ihm eine Therapie anbieten. Damit haben sie aber den tieferen Sinn der Hoffnung nicht wirklich verstanden. So lässt sich sagen, dass ein Mensch nicht zwangsläufig eine effektive Therapie braucht, um Hoffnung zu schöpfen, und dass eine fehlende Therapiemöglichkeit nicht zwangsläufig mit

Hoffnungslosigkeit einhergehen muss. Verkannt wird eben grundlegend, dass es zwei Formen der Hoffnung gibt; es gibt eine Hoffnung, die sich ausrichtet auf die Zukunft, auf das, was die Zukunft bringt oder nicht bringt. Und es gibt zugleich eine Hoffnung, die sich auf das richtet, was kommt, eine Hoffnung, die das umfasst, was auf uns zukommt (Ulrich 2010, S. 212). Auch ohne eine große Zukunft haben zu müssen, ist es daher möglich, das, was unweigerlich auf uns zukommt, dennoch mit einer Grundstimmung der Hoffnung zu empfangen. Wie aber lässt sich so eine Grundhaltung überhaupt erzielen? Wie kann eine solche Hoffnung gespendet werden? – Genau an diesem Punkt erkennen wir die Einseitigkeit der modernen Medizin. Sie richtet ihre Hoffnung auf die Verlängerung der Lebenszeit und auf die Zukunftszeit, die man gewinnen kann. Das ist auch wichtig, aber es ist nur eine Seite. Diese Form der modernen Medizin verkennt grundlegend, dass es zugleich auch eine Form der Hoffnung gibt, die sich nicht auf Fakten bezieht, sondern viel grundlegender auf ein Wort (Ulrich 2010, S. 213). Der Theologe Hans G. Ulrich hat das wie folgt auf den Punkt gebracht: »Diese Hoffnung richtet sich sehnlich auf ein Wort, das endlich die Ungewissheit auflöst, auf ein Wort, das den weiteren Weg zeigt, auf ein Wort, das zusagt, wie es im Guten weitergeht.« (ebd.) Selbst im Angesicht des Sterbenmüssens liegt immer noch ein Gutes, liegt der gute Weg dahin, ein Gutes, das dieses Sterben begleiten kann. Das ist doch die grundlegende Hoffnung, die sich auf ein lösendes Wort richtet. Es geht hier also um ein Wort, das dem Menschen dabei hilft, sich weiterhin getragen zu wissen, das Wort, das den Menschen auch im Angesicht eines enger gewordenen Horizonts noch zu tragen vermag, ihn immer noch in seinem Leben weiterbringt. Es geht letzten Endes um ein Wort, auf das der Mensch vertrauen kann, ein Wort, das Vertrauen einflößt, das Vertrauen spricht. Deswegen lässt sich sagen, dass ein entscheidendes Kennzeichen der Hoffnung für den Menschen das Hoffen auf ein Wort ist. Die Erwartung auf ein solches Wort der Hoffnung ist letzten Endes an alle Menschen gerichtet, aber in besonderer Weise muss diese Erwartung doch gerade den Arzt betreffen, weil es gerade sein Angesicht ist, mit dem der kranke Mensch unweigerlich in Berührung tritt.

Fazit: Das Wort als Weg zur Bewältigung der Not

Was aber kann nun dieses Wort der Hoffnung sein? Wenn der Arzt nur in Kategorien von Sollzuständen denkt und darin verharrt, so wird er den kranken Zustand immer lediglich als ein Defizit betrachten, als ein fehlendes Soll. Diese Blickrichtung auf den kranken Menschen lässt nicht nur den Menschen allein, sondern lässt auch die Potentiale verkümmern, die jeder Mensch hat. Denn auch und gerade im Angesicht einer enger gewordenen Zeit ist der Patient grundsätzlich befähigt, dieser Zeit einen Sinn zu verleihen. Er kann grundsätzlich ja sagen zu dieser Zeit. Er braucht aber in seiner Not jemanden, der ihm dabei hilft, ja zu sagen. Nicht nur ja zu sagen zu der Zeit, die da kommen wird und eng sein wird, sondern zugleich auch ja zu sich selbst, ja zu seinem Leben. Das Sterbenmüssen ist nicht bloß eine Form der Sterbensnot, es ist eine Form der Lebensnot; das Sterben verweist auf das Leben, das man gelebt hat und das sich nicht noch mal leben lässt. Hoffnung haben heißt befähigt werden, mit diesem stattgehabten Leben Frieden zu schließen, um daraus die Zuversicht zu erlangen, dass dann alles gut wird. Die Annahme des stattgehabten Lebens, das nicht noch mal gelebt werden kann, eine solche Annahme wäre der Weg zur Hoffnung und ein Weg zu einer Sterbekunst, mit der auch der sterbenmüssende onkologische Patient glücklich werden könnte. Aber dieser Patient bräuchte ein Gegenüber, das ihn aufschließt für diese Dimension.

Das Sprechen über ernste Diagnosen tut unweigerlich weh. Aber dieses Weh kann zu etwas Heilsamem werden, wenn über dieses Weh die Ressourcen des Patienten mobilisiert werden, der verbleibenden Zeit einen Sinn zu geben, dem eigenen Leben Sinn zu geben. Das Weh der Diagnose ist nicht das Ende des Lebens, sondern kann auch der Anfang eines neuen und bewussteren Lebens sein. Eine Medizin, die das Weh der Diagnose ausschließlich an die Verheißung einer neuen Chemotherapie knüpft, lässt den Patienten nicht nur alleine, sie versagt ihm die Chance, diese letzte Lebenszeit mit eigenem Leben zu füllen. Die Hoffnung, dass vielleicht alles bald besser wird, kann auch eine verblendende Hoffnung sein, die dem eigentlichen Leben in dieser letzten Zeit im Wege steht. Daher muss das Weh der Diagnose auch verstanden werden als eine Chance, ab diesem Weh das Leben in Krankheit bewusster denn je leben zu können. Angesichts dieser Potentiale ist es ein Vergehen, wenn Patienten entweder geblendet werden durch unrealistische Hoffnungen oder eben verblendet werden durch Worte der Hoffnungslosigkeit, weil es eben keinen Zustand gibt, in dem es nicht angebracht wäre, ein hoffnungsvolles Wort zu sprechen, ein Wort zur Hoffnung darüber, dass es gut wird. Ein Wort, das nichts mit Gesprächstechnik zu tun hat, sondern mit einer Grundhaltung einer tief verwurzelten Menschenliebe.

Literaturverzeichnis

Jaspers, Karl: Philosophie. Band II. Existenzerhellung, Berlin [4]1998.
Maio, Giovanni: Mittelpunkt Mensch. Ethik in der Medizin. Ein Lehrbuch, Stuttgart 2012.
Ulrich, Hans G.: Ethische Konturen der Hoffnung und ihre Bedeutung für die Betreuung und Heilung von Kranken, in: Andreas Frewer, Florian Bruns, Wolfgang Rascher (Hg.): Hoffnung und Verantwortung. Herausforderungen für die Medizin. Würzburg 2010, S. 209-220.
Engelhardt, Dietrich von: Zur Subjektivität und Ethik des Kranken in historischer Sicht, in: Hero Silomon (Hg.): Technologie in der Medizin. Folgen und Probleme, Stuttgart 1983, S. 105-117.
–: Mit der Krankheit leben. Grundlagen und Perspektiven der Copingstruktur des Patienten, Heidelberg 1986.
–: The Principle of subjectivity (V. v. Weizsäcker) in the anthropological medicine of the 20th century, in: Rudolf Käser u. Vera Pohland, (Hg.): Disease and medicine in modern German cultures, Ithaca 1990, S. 120-130.
–: Krankheitsbegriff, Behandlungsziel und Therapeut-Patienten-Beziehung im Wandel der Geschichte, in: Gunter Kruse u. Stefan Gunkel (Hg.): Psychotherapie in der Zeit – Zeit in der Psychotherapie, Hannover 2001, S. 139-156.
–: Aufklärung in der Medizin zwischen diagnostischer Information und Wahrheit am Krankenbett. In: Was soll der Mensch wissen? Ethik im Zeitalter der Technologie. Veröffentlichungen des Japanisch-Deutschen Zentrums Berlin 48 (2002), S. 31-41.
–: Lebenskunst (ars vivendi): Kunst des Krankseins (ars aegrotandi) und Kunst des Sterbens (ars moriendi), in: Zeitschrift für medizinische Ethik 52 (2006), S. 239-248.
–: Medizin zwischen Wissenschaft und Kunst, in: Wiener klinische Wochenschrift 120 (2008), S. 715-722.
–: Illusion Gesundheit – ein Plädoyer für das fragmentarische Leben aus medizinhistorisch-ethischer Sicht. In: Markus Höfner, Stephan Schaed und Günter Thomas (Hg.): Endliches Leben. Interdisziplinäre Zugänge zum Phänomen der Krankheit, Tübingen 2010, S. 3-24.
–: Erklären und Verstehen in der Psychiatrie. Genese und Bedeutung im Kontext der Medizin- und Philosophiegeschichte, in. Zeitschrift für medizinische Ethik 47 (2011), S. 99-112.
Wittgenstein, Ludwig: Tractatus logico-philosophicus [1919], Frankfurt a. M. 1999.

II.
Anthropologische Grundlagen

Karl Ludwig Kohlwage

Im Anfang war das Wort
Das Wort in Glaube und Theologie

Das Wort als Antithese des Nichtseins

Bevor wir ins Detail gehen, muss eines mit Nachdruck festgehalten werden: Wort und Leben gehören zusammen. Das Wort in Gestalt mündlicher Rede ist ein elementares Indiz des Lebens.

Gottfried Benn sagt: »Kommt, reden wir zusammen, / wer redet, ist nicht tot. / Kommt, öffnet doch die Lippen, / wer redet ist nicht tot.«

Dieses Dichter-Wort könnte ein Lebens- und Berufsmotto Dietrich von Engelhardts sein.

Das Wort, die Sprache als Antithese des Nichtseins – damit berühren wir ein Herzstück biblischer Theologie. Sie ist mit Recht Partnerin dieses Symposions. Sie muss es sein, sie beginnt mit dem schöpferischen Wort »Und Gott sprach« und sie endet mit der Verheißung des auferstandenen Christus »Ja, ich komme bald«. Das biblische Geschehen ist ein Wortgeschehen von äußerster Dramatik, Schönheit und Abgründigkeit. Die Heilige Schrift führt das Wort als Lebenselement ein, das in kreativer Potenz, in deutender und erhellender Kraft, in Zustimmung und Ablehnung, also in Macht und Ohnmacht, die Geschichte Gottes mit den Menschen bestimmt und vorantreibt. Diese zentrale Funktion des Wortes ist im Prolog des Johannes-Evangeliums in dem berühmten Satz festgehalten: »Im Anfang war das Wort« mit der Fortsetzung: »Und das Wort war bei Gott, und Gott war das Wort«. Ich werde darauf noch näher eingehen. Nur so viel schon hier: Diese Zuspitzung findet sich in keiner anderen Religion: Gott hat sein Sein im Wort. Die Göttlichkeit Gottes ist wortbestimmt. Der Apostel Paulus formuliert im Römerbrief anders, aber auch bei ihm ist das Wort Urprinzip des Seienden: »Gott ruft, was nicht ist, dass es sei« (4,17). Daraus leitet sich die lateinische Bestimmung ab: creatio ex nihilo – die Schöpfung aus dem Nichts durch die Macht des göttlichen Worts.

Diese schöpferische Macht ist kein biblisch-theologischer Sonderfall, sondern hat Entsprechungen in säkularen, in Alltagsereignissen. Für mich unvergesslich eine Lektüre vor vielen Jahren. Im ADAC-Magazin beschreibt ein Journalist seinen Autounfall auf vereister Straße. Er sieht den anderen Wagen auf sich zukommen, es gibt kein Ausweichen, er hört noch den schrecklichen knirschenden Aufschlag. Dann Stille, Bewusstlosigkeit, er kommt wieder zu sich, aus dem Wagen geschleudert, am Straßenrand liegend, unfähig sich zu bewegen. Menschen nimmt er wahr, die ihn aus der Entfernung anstarren. Es dauert lange, bis der Rettungswagen kommt.

Sein Bericht endet so: Wenn Sie jemanden so daliegen sehen sollten, gehen Sie hin zu ihm, knien Sie sich nieder, fassen Sie ihn nicht an, aber reden Sie mit ihm. Reden Sie ihm gut zu. Er braucht Ihre Ansprache. Lassen Sie ihn nicht im tödlichen Schock versinken.

Einmal habe ich diese Situation erlebt. Ich war der Erste bei einem schwer verunglückten Motorradfahrer. Mit dem Handy habe ich Hilfe mobilisiert, und dann habe ich mich bei ihm hingekniet. Er war ansprechbar, ich habe ihm zugeredet. Die Minuten werden sehr lang, bis dann endlich das Martinshorn zu hören ist.

»Reden Sie mit ihm, damit er nicht in die tödliche Starre abgleitet, halten Sie ihn am Leben« – das kann man nicht vergessen: das Wort eine lebenserhaltende Kraft, das Wort mehr als ein Medium des Nachrichtenaustauschs und der Verständigung, mehr als small talk und Vertreiben der Stille. Das Wort eine Macht gegen den Tod, das Wort als Präsenz des Menschen, der für den anderen eine Brücke zum Leben bleibt. Das klingt pathetisch, aber der Verunglückte hat es genau so empfunden in seiner Hilfslosigkeit und Einsamkeit, wie er mir später erzählte.

Also, wer wollte bestreiten, dass es Situationen gibt, in denen das menschliche Wort in die Nähe des göttlichen rückt. Oder anders gesagt: Situationen, in denen das menschliche Wort eine Ahnung davon vermittelt, warum die Bibel so nachdrücklich und durchgehend von der kreativen Kraft des göttlichen Wortes spricht. Im Wort ist Gott selbst gegenwärtig, schafft er Wirklichkeit, widersteht er dem Nichts.

Die kreative Kraft des göttlichen Wortes

In monumentaler Form wird diese Überzeugung im ersten Schöpfungsbericht im 1. Kapitel der Bibel entfaltet:

> Am Anfang schuf Gott Himmel und Erde. Und die Erde war wüst und leer [hebr.: tohu wabohu], und es war finster auf der Tiefe.

Aus dem Ungestalteten, Chaotischen und Finsteren schafft Gott Schritt um Schritt den Lebensraum für Pflanzen, Tiere und Menschen. Kühn und bedeutungsvoll der erste Schritt: »Und Gott sprach: Es werde Licht! Und es ward Licht.« Vor den Lichtträgern und Lichtquellen ist das Licht da. Gott spricht seine Schöpfungsworte ins Helle, er raunt nicht im Dunklen und Trüben. Ein einziger Satz nur, und schon hat die Schöpfung Gottes ein entscheidendes Signum bekommen: Sie ist kein undurchdringliches Verhängnis, sie ist kein dunkles Fatum, sie ist für Licht und Klarheit bestimmt. Wo Gott spricht und handelt, wird es hell. Aufklärung ist gleichsam der erste Schöpfungsakt.

Natürlich kennt die Bibel auch das Finstere, Verhangene und Undurchschaubare, das Böse, aber der erste Satz heißt: »Es werde Licht, und es ward Licht«. Unsere Sprache hat das übrigens wunderbar aufgenommen: Wenn ein Kind geboren wird, sagen wir: Es erblickt das Licht der Welt. Dunkles wird ihm nicht erspart bleiben, aber am Anfang heißt es: Es erblickt das Licht der Welt.

Der Licht-Leben-Zusammenhang ist ein zentrales Charakteristikum der biblischen Gotteserfahrung. Immer wieder begegnet es: »Der Herr ist mein Licht und mein Heil, vor wem sollte ich mich fürchten?« (Psalm 27,1). »Dein Wort ist meines Fußes Leuchte und ein Licht auf meinem Wege« (Psalm 119,105). Wohlgemerkt, das Wort nicht als Scheinwerfer, der alles in helles Licht taucht, aber mit genügender Helligkeit für die nächsten Schritte. Wunderbar die Verbindung von Licht und Leben in Psalm 36: »Bei dir ist die Quelle des Lebens und in deinem Lichte sehen wir das Licht« (V. 10).

Aus der gottesdienstlichen Lesung an Heiligabend ist bekannt: »Das Volk, das im Finstern wandelt, sieht ein großes Licht, und über denen, die da wohnen im finstern Lande, scheint es hell« (Jesaja 9,1). Dieses Prophetenwort weist schon auf den, der von sich sagen wird: »Ich bin das Licht der Welt. Wer mir nachfolgt, der wird nicht wandeln in der Finsternis, sondern wird das Licht des Lebens haben« (Johannes-Ev. 8,12). In ihm kommt das Schöpfungslicht des Anfangs zur Vollendung, in ihm findet es sein Ziel.

Nach dem Licht setzt sich das schöpferische Wort Gottes fort in strenger, lapidarer Diktion: »Und Gott sprach: es werde eine Feste zwischen den Wassern [...]. Und Gott sprach: es sammle sich das Wasser unter dem Himmel [...]. Und Gott sprach: es lasse die Erde aufgehen Gras und Kraut [...]. Und Gott sprach: es werden Lichter an der Feste des Himmels [...] Und Gott sprach: die Erde bringe hervor lebendiges Getier.« Nach jedem »Und Gott sprach« heißt es refrainartig »Und es geschah also«. So füllt sich in diesem Schöpfungsbericht, der durchaus naturwissenschaftliche Überlegungen seiner Zeit um 500 vor Christus aufnimmt, der Raum des Lebens.

Der Mensch als Ansprechpartner des göttlichen Wortes

In der Abfolge der Schöpfungswerke gibt es nun eine bedeutsame Zäsur. Nach der Erschaffung der Tiere hält Gott inne und ruft sich selbst zu einem neuen, von allem Vorangegangenen unterschiedenen Entschluss auf: »Und Gott sprach: Lasset uns Menschen machen, ein Bild, das uns gleich sei«. Und dann der Satz, der unser Menschenbild, unsere Kultur in der Tiefe geprägt hat bis hin zum 1. Artikel unseres Grundgesetzes: »Und Gott schuf den Menschen zu seinem Bilde, zum Bilde Gottes schuf er ihn, und er schuf sie als Mann und Frau« (1. Mose 1,26.27). Mit diesem Menschen, hier im 1. Schöpfungsbericht gleich in seiner Zweigeschlechtlichkeit eingeführt, tritt ein neues Wesen in den Raum des Lebens, mit einer besonderen Qualität und Würde ausgestattet, nämlich Bild, Ebenbild Gottes zu sein. Der Mensch ist das einzige Geschöpf, bei dem jemand Modell gestanden hat, und zwar Gott selbst. Gott schafft also den Menschen gleichsam als Geschöpf in Augenhöhe. Was bedeutet das? Die Kommentatoren sagen: Der Mensch ist Mandatsträger Gottes. Gott hat ihm das Mandat über die Schöpfung gegeben, nicht um sie auszubeuten und zu ruinieren, sondern um sie zu bebauen und zu bewahren, wie es im 2. Schöpfungsbericht heißt. Wir sind dabei, dieses Ursprungsmandat und seine Konsequenzen neu zu entdecken.

Aber die Ebenbildlichkeit bedeutet noch mehr: Der Mensch ist das Geschöpf, das Gott direkt anspricht: »Gott segnete sie und sprach zu ihnen [...]«, heißt es – eine zentrale Aussage des Schöpfungsberichtes. Im Menschen findet das Wort Gottes einen Partner. Gott schafft einen Ansprechpartner und erwartet Antwort. Der Mensch kann und soll reden, weil er von Gott angeredet worden ist.

Die ganze Schöpfung ist bestimmt von der Souveränität des kreativen Wortes Gottes: »Gott sprach und es geschah«, alles Geschaffene ist auf Gott hin bezogen, aber es bleibt eine Distanz, es bleibt ein Oben-Unten-Gefälle zwischen Schöpfer und Geschöpf. Beim Menschen ist es anders, natürlich steht er auch in dieser Distanz und diesem Gefälle, aber der Mensch hat eine besondere Position, und zwar in doppelter Hinsicht. Das Wortgeschehen der Schöpfung drückt sich auch darin aus, dass das Geschaffene uns »etwas sagt«, es redet, es ist nicht stumm. Und es ist der Mensch, der dieses Zeugnis der Schöpfung hören und darauf antworten kann – staunend und dankbar für die Majestät und Schönheit, erschrocken über das Unberechenbare der Schöpfung. Der Mensch ist der elementaren Verwunderung fähig, dass etwas ist und nicht das Nichts herrscht. Das ist das Eine. Das Andere ist noch fundamentaler und maßgeblicher für die besondere Stellung des Menschen:

er hat in einzigartiger Weise Anteil am göttlichen Wort. Er kann und soll es hören und darauf antworten. Das Ob und Wie des Hörens und Antwortens bestimmt die Qualität des Lebens.

Die Verweigerung gegenüber dem göttlichen Wort

Das ist das zentrale Thema des 2. Schöpfungsberichts im 2. und 3. Kapitel des 1. Buches Mose, bekannt als Paradiesgeschichte. Dieses Thema wird durchgespielt anhand der Grenze, die Gott im Garten Eden zieht. In diesem Garten ist alles in Fülle vorhanden, alles steht den Menschen zur Verfügung, aber Eines soll dem Menschen versperrt bleiben: der Baum der Erkenntnis des Guten und des Bösen. Gut und Böse sind hier mehr als moralische Kategorien, sie sind eine stehende Wendung für »alles«. Und Erkenntnis ist im Alten Testament nicht nur ein intellektueller Vorgang, sondern immer auch Herrschaftsausübung. Dieser besondere Baum in der Mitte des Gartens ist also ein Zeichen, eine Manifestation göttlicher Macht. Dem Menschen ist sie verschlossen. Der Mensch soll Mensch sein und nicht Gott. Das ist die ursprüngliche Schöpfungsidee.

Diese Idee muss Gott vermitteln. Deswegen muss er den Menschen anreden, er muss ihn gewinnen. Tiere braucht Gott nicht anzureden, dem Menschen gegenüber hat er sich an sein Wort gebunden. Wird er dieses Wort hören und ihm folgen? Das ist die Frage – und das ist das Risiko.

Wir sind hier bei den Zentralaussagen beider Schöpfungsgeschichten: Gott schafft im Menschen keine Marionette, sondern ein Wesen, dem er eine eigene Entscheidung einräumt und von dem er eine Antwort erwartet. Damit geht Gott ein Risiko ein, denn diese Antwort kann Eigenmächtigkeit bedeuten, Selbstsucht, Entfremdung von Gott, und sie schließt die Möglichkeit des Bösen und Verwerflichen ein.

Es ist faszinierend, zu verfolgen, wie dieser Grundgedanke vom Menschen als Risikogeschöpf erzählt wird. Die Paradiesgeschichte liefert einen besonderen Beitrag zum Thema Macht und Ohnmacht des Wortes. Der märchenhaft eingeführten verführerischen Schlange gelingt es, Widerstände und Bedenken über den Haufen zu werfen. Ihre Botschaft kommt an: Räumt die Verbote aus dem Weg! Nur Mensch sein genügt nicht. Ihr werdet sein wie Gott und alles im Griff haben. Befreit euch von der Fremdbestimmung »Ich bin der Herr, dein Gott«. Emanzipiert euch, seid souverän, macht Gebrauch von eurer Freiheit. Das zieht. Der Lockruf »Ihr werdet sein wie Gott, ihr könnt ein für alle Mal das Oben-Unten-Gefälle hinter euch lassen« erweist sich als unwiderstehlich, und beide, Adam und Eva, essen von der verbotenen Frucht, sie tun es aus sich, in freier Entscheidung, ohne Fremd- und Fernsteuerung.

Die Folge allerdings ist bittere Enttäuschung. »Da wurden ihnen beiden die Augen aufgetan, und sie wurden gewahr, dass sie nackt waren.« (1. Mose 3,7) Statt gottgleiche Macht und Erkenntnis zu erlangen, erkennen die Menschen nur ihre Nacktheit. Sie wollten sein wie Gott und entdecken sich als bedürftige, verletzliche, auf Schutz angewiesene Menschen. Das ist wie ein Blick in einen Abgrund, der vorher nicht da war und der nun den Menschen begleiten wird als Angst, nackt, nichts wert zu sein.

Es muss ans Tageslicht kommen, was geschehen ist. Adam versteckt sich, aber er kann nicht verborgen bleiben, denn Gott ruft ihn: Adam, wo bist du?

Es gibt viele Möglichkeiten, sich zu verstecken, in der Gleichgültigkeit, in der Überheblichkeit, im Schmerz, in der Pflicht, in Sachzwängen, im ökonomischen Druck. Und da ist es im Unglück ein Zeichen der Gnade, wenn die Stimme laut wird und der Ruf in unser Versteck dringt: Mensch, wo bist du? Gott hört ja nicht auf, nach uns zu fragen. Er überlässt uns nicht uns selbst, er schreibt uns nicht ab. Seine Stimme ist nicht klagend und anklagend, sondern suchend und bittend: Mensch, wo bist du denn?

Adam muss antworten auf die Frage: Hast du gegessen von dem Baum? Und dann die Antwort, die auch Geschichte gemacht hat: *Das Weib, das du mir zugesellt hast, gab mir von dem Baum, und ich aß.* Nicht ich habe Schuld, sondern sie. Eva macht dasselbe, auch sie schiebt die Schuld weiter: *Die Schlange betrog mich, so dass ich aß.*

Nicht ich, sondern die anderen – das wird eine beherrschende Devise. Es beginnt die große Einübung in der Kunst, es nicht gewesen zu sein. Die »Schwarze-Peter-Karte« wird weitergeschoben. Wer hat die Kraft, zur eigenen Tat zu stehen? Wer gibt, wenn er sich zu verantworten hat, eine Antwort, in der er selbst vorkommt?

Was Margot Käßmann so imponierend macht, ist ihr schnörkelloser Abgang: Ich war es, ich habe es getan, ich rede mich nicht raus! Wir kennen andere Reaktionen und wissen, dass es neben dem mächtigen und ohnmächtigen Wort auch das verhunzte Wort gibt, das nichts anderes ist als Nebelkerze.

Die Bibel ist voll von Erzählungen, wie Gott den Menschen auch auf ihren Irrwegen folgt und sie nicht aufgibt. Und seine Liebe zu uns kommt zur Vollendung in dem Einen, der auch in einem Garten seine Entscheidung fällt, im Garten Gethsemane (Lukas 22,39ff.), er kündigt nicht das Vertrauen zu Gott auf, sondern gewinnt es in ganz neuer

Weise: Nicht mein Wille, sondern dein Wille geschehe. Mit ihm beginnt etwas Neues. Er ist der Garant, dass auch jenseits von Eden das Wunder möglich ist, dass wir menschliche Menschen werden, die sich nicht mehr verstecken vor dem, der sie anspricht und ruft: Mensch, wo bist du? Wer an den Gott glaubt, der uns in Jesus Christus begegnet, braucht nicht Gott zu sein und nicht Gott zu spielen.

Die konstitutive Ohnmacht des Wortes

»Macht und Ohnmacht des Wortes« ist unser Thema. Gottes Wort, das sich an einen freien Partner wendet, sucht diesen Partner zu gewinnen, zwingt ihn aber nicht zur Annahme, es vereinigt also in sich Macht und Ohnmacht. Es exponiert sich, er setzt sich aus: der Annahme oder der Verwerfung. Man könnte mit Bischof Hemmerle von einer »konstitutiven Ohnmacht« des Wortes sprechen, die nicht durch Optimierung oder Redundanz des Wortes überspielbar ist. Jesus kannte den Begriff »konstitutive Ohnmacht« nicht, aber er kannte die Sache gut und hat sie in seinem Gleichnis vom Sämann, der das Wort aussät, wunderbar szenisch dargestellt (Lukas 8,4-15). Ich empfehle es zur Lektüre. Es gibt hohe Verluste bei der Aussaat des göttlichen Wortes, es gibt viele Mächte, die es hindern, in einer menschlichen Existenz Wurzeln zu schlagen: Gleichgültigkeit, die Umgebung, die Lebensverhältnisse, Armut oder Reichtum usw., aber die Gewissheit Jesu bleibt: Das Wort erreicht sein Ziel, es fällt auch auf guten Boden und wächst und bringt Frucht in Fülle. Es gibt die – so schließt er sein Gleichnis –, »die das Wort hören und behalten in einem feinen, guten Herzen und bringen Frucht in Geduld«. Darin gleicht Jesus dem Propheten Jesaja, den Gott sagen lässt: »Das Wort, das aus meinem Munde geht, wird nicht wieder leer zu mir zurückkommen, sondern wird tun, was mir gefällt, und ihm wird gelingen, wozu ich es sende« (Jesaja 55,11).

Der Prolog des Johannes-Evangeliums als Zentrum biblischer Worttheologie

Was die Bibel über das Wort zu sagen hat, findet seinen Höhepunkt und inhaltlich konzentriertesten Ausdruck im schon erwähnten Prolog des Johannes-Evangeliums, der in allen Jahrhunderten der Kirchengeschichte in Gottesdienst, Lehre, Frömmigkeit und Bildung eine zentrale Wirkung entfaltet hat. In Zeiten der Bedrängnis der evangelischen Kirche während der Nazizeit war es dieser Text, der zur Quelle der

Selbstvergewisserung über Wesen und Auftrag der Kirche wurde, er lieferte die Waffen zur Abwehr der theologischen Verwahrlosung und des Neuheidentums, das in die Kirche eingebrochen war. Goethe hat im *Faust* diesem Prolog nicht nur ein bleibendes Denkmal gesetzt, sondern auch eine aufschlussreiche inhaltliche Auseinandersetzung mit ihm aufgenommen.

Ich lese ihn in seinen wichtigsten Passagen, Johannes 1,1-5 und 9-14:

> Im Anfang war das Wort, und das Wort war bei Gott, und Gott war das Wort. / Dasselbe war im Anfang bei Gott. / Alle Dinge sind durch dasselbe gemacht, und ohne dasselbe ist nichts gemacht, was gemacht ist. / In ihm war das Leben, und das Leben war das Licht der Menschen. / Und das Licht scheint in der Finsternis, und die Finsternis hat's nicht ergriffen. [...] Das war das wahre Licht, das alle Menschen erleuchtet, die in diese Welt kommen. / Er war in der Welt, und die Welt ist durch ihn gemacht; aber die Welt erkannte ihn nicht. / Er kam in sein Eigentum; und die Seinen nahmen ihn nicht auf. / Wie viele ihn aber aufnahmen, denen gab er Macht, Gottes Kinder zu werden, denen, die an seinen Namen glauben, / die nicht aus dem Blut noch aus dem Willen des Fleisches noch aus dem Willen eines Mannes, sondern von Gott geboren sind. / Und das Wort ward Fleisch und wohnte unter uns, und wir sahen seine Herrlichkeit, eine Herrlichkeit als des eingeborenen Sohnes vom Vater, voller Gnade und Wahrheit.

Ich kann diesen großartigen Text nicht im Einzelnen auslegen. Er ist ein Christus-Hymnus, von dem anzunehmen ist, dass er in seinem Grundbestand schon vor Abfassung des Johannes-Evangeliums vorlag, er gibt also einen Einblick in Glauben, Lehre und Gottesdienstpraxis der allerersten Christen. Wir können feststellen, dass schon in den Eingangsversen alles zusammengefasst ist, was wir bei unserem Gang durch die Schöpfungsgeschichte über das göttliche Wort und seine schöpferische Kraft, über Wort und Leben, über Wort und Licht, auch über Licht und Finsternis, über Annahme und Verweigerung gehört haben. Alles personifiziert sich in Christus, er ist das schöpferische Prinzip, er ist das Leben und das Licht. Er ist das Wort, das die gesamte Schöpfung ins Sein gerufen hat. Und dieses Wort, diese Mitte der Welt, dieser Urgrund des Seins, eins mit dem Vater, ist Fleisch geworden. Das ist die Zentralaussage, das ist der Zielpunkt dieses Hymnus: die Urmacht des Seins hat eine irdisch-leibhafte Existenz in Jesus Christus angenommen und wohnte unter uns – und setzte sich denselben Widersprüchen und Ablehnungen aus, wie sie das göttliche Wort von Anfang an erfahren hat. Er kam als Licht in die Finsternis, aber die Finsternis sperrte sich.

Dieser Widerstand wird sehr grundsätzlich: »Er war in der Welt, und die Welt ist durch ihn gemacht; aber die Welt erkannte ihn nicht. Er kam in sein Eigentum; und die Seinen nahmen ihn nicht auf.« Das menschgewordene göttliche Wort war in seiner eigenen Welt, aber als Fremdling, draußen vor der Tür. Schon im Prolog zeichnet sich das Schicksal des Kreuzes, der Ausstoßung und Verwerfung ab.

»Wie viele ihn aber aufnahmen, denen gab er Macht, Gottes Kinder zu werden, denen, die an seinen Namen glauben, die nicht aus dem Blut noch aus dem Willen des Fleisches noch aus dem Willen eines Mannes, sondern von Gott geboren sind« – auch ein kühner Satz, der den Glauben, die Annahme des Menschgewordenen einbezieht in das Wunder der Schöpfung, die sich dem göttlichen Wort verdankt. Auch der Glaube ist ein Geschehen, das nicht im menschlichen Willen, sondern in Gott seinen Grund und Ursprung hat.

Faust hat seine Schwierigkeiten mit diesem Christus-Hymnus. Er nimmt sich in seiner Studierstube den Text vor und bleibt gleich am Anfang stecken.

> Wir sehnen uns nach Offenbarung, / Die nirgends würd'ger und schöner brennt / Als in dem Neuen Testament. / Mich drängt's, den Grundtext aufzuschlagen, / Mit redlichem Gefühl einmal / Das heilige Original / In mein geliebtes Deutsch zu übertragen. / Geschrieben steht: ›Im Anfang war das Wort!‹ / Hier stock ich schon! Wer hilft mir weiter fort? / Ich kann das Wort so hoch unmöglich schätzen, / Ich muß es anders übersetzen, / Wenn ich vom Geiste recht erleuchtet bin. / Geschrieben steht: Im Anfang war der Sinn. / Bedenke wohl die erste Zeile, / Daß deine Feder sich nicht übereile! / Ist es der Sinn, der alles wirkt und schafft? / Es sollte stehn: Im Anfang war die Kraft! / Doch, auch indem ich dieses niederschreibe, / Schon warnt mich was, daß ich dabei nicht bleibe. / Mir hilft der Geist! Auf einmal seh ich Rat / Und schreibe getrost: Im Anfang war die Tat!

Schade, dass Faust in seinem heißen Bemühen auch um die Theologie nicht das Alte Testament mit seiner Schöpfungsgeschichte herangezogen hat, er hätte dann, meine ich, ohne allzu große Anstrengung feststellen können, dass Sinn, Kraft und Tat keine Alternativen zum Wort sind, sondern umfasst werden vom göttlichen Logos, vom göttlichen Wort, das in Christus Mensch geworden ist.

Christus, das eine Wort Gottes, als Ruf zur Nüchternheit und zur Mitte des Glaubens

Die deutsche evangelische Theologie und Kirche haben eine Epoche erlebt, in der eben dieses Wort ein Ruf zur Nüchternheit und zur Mitte des Glaubens wurde.

Es war 1934. Deutschland wie im Rausch, die Machtergreifung der Nationalsozialisten ein Jahr zuvor wurde wie eine göttliche Offenbarung gefeiert: der Führer ein Messias und seine Stimme zentrale, alles andere überragende Autorität. Die Verwirrung der Geister war groß. Christlicher Glaube und nationalsozialistische Ideologie waren in den Köpfen und Herzen vieler Menschen eine unheilvolle Symbiose eingegangen. In Barmen bei Wuppertal sammelte sich dagegen eine kleine Schar und rief zur Unterscheidung der Geister auf. Es war und bleibt ein folgenreicher Schritt, dass die Bekenntnis-Synode von Barmen in der 1. These festhielt:

> Jesus Christus, wie er uns in der Heiligen Schrift bezeugt wird, ist das eine Wort Gottes, das wir zu hören, dem wir im Leben und im Sterben zu vertrauen und zu gehorchen haben.

Er, dieses eine Wort, das am Anfang war und bleiben wird, ist die Orientierung, die maßgebliche Instanz. Wer Ohren hatte zu hören, hörte, was gemeint war: nicht der Führer, nicht die Partei, nicht die völkische Bewegung, nicht der nationale Aufbruch, sondern ER. In der Fortsetzung wird es klar und unmissverständlich gesagt: »Wir verwerfen die falsche Lehre, als könne und müsse die Kirche als Quelle ihrer Verkündigung außer und neben diesem einen Worte Gottes auch noch andere Ereignisse und Mächte, Gestalten und Wahrheiten als Gottes Offenbarung anerkennen.« Damals war es nur eine schwache Stimme im Massenrausch, aber es war eine Stimme, die sich gegen das neue Heidentum erhob, das in die Gemeinden eingebrochen war. Es war eine Stimme der Hoffnung, dass nicht alle von allen guten Geistern verlassen waren. Es war ein Ruf zur Sache, der auch in Lübeck gehört wurde und in der zwischen nazitreuen Deutschen Christen und Bekennenden Christen gespaltenen Kirche einen bemerkenswerten Vorgang auslöste: die »Notkonfirmation« von 163 Lübecker Jungen und Mädchen in Mölln zu Palmarum 1937.

Über acht Pastoren der Bekennenden Kirche hatte damals die braune Kirchenleitung Hausarrest und Verbot jeglicher Amtstätigkeit verfügt, einer von ihnen saß sogar im Marstall-Gefängnis. Der Konfirmanden-Unterricht dieser Pastoren wurde von Diakonen und Ehrenamtlichen fortgeführt. Aber wer sollte konfirmieren, wer sollte einsegnen? Die vom Bischof angebotenen deutschchristlichen Pastoren wurden von den Eltern abgelehnt.

In einer großartigen Aktion geistlicher und auch politischer Selbständigkeit haben die Eltern dieser Konfirmanden mit Hilfe von Pastoren der Bekennenden Kirche aus Schleswig-Holstein und Mecklenburg eine »exterritoriale« Konfirmation in Mölln organisiert. Ihre Devise war: Wir lassen uns das Recht nicht nehmen, unsere Kinder von Pastoren konfirmieren zu lassen, die dem Evangelium, diesem einen Wort, und nicht einer Ideologie verpflichtet sind. Es war kein politischer Widerstand, aber ein Stück ziviler Ungehorsam, nicht ohne Risiko, nicht ohne Angst, ob das gutgeht. Dass unter den Konfirmanden-Eltern hohe Offiziere, Richter, Mediziner, angesehene Kaufleute waren, hat diesem Willen Nachdruck verliehen. Der Direktor der Lübeck-Büchener-Privateisenbahn, selbst Vater eines Konfirmanden, stellte unter den Augen der Gestapo, die nicht einschritt, für 1000 Menschen einen Sonderzug nach Mölln zur Verfügung.

Sie haben über ihre Zeit hinaus ein Beispiel gesetzt: selbstbewusste, artikulations- und handlungsfähige Christen, bereit und in der Lage, das Nichtselbstverständliche zu tun, nämlich Zivilcourage und Evangelium zu verbinden. Sie verkörpern ein im besten Sinne bürgerliches Christentum mit Rückgrat, das weiß, woran es glaubt, und sich nicht hinters Licht führen lässt. Nichts ist nötiger, damals wie heute, als dies: freie, verantwortliche Zeugen, die sich des Evangeliums nicht schämen und sich nicht für untauglich erklären oder unzuständig, für dieses eine Wort einzutreten.

Macht und Ohnmacht des Wortes im Martyrium

Fünf Jahre später, 1942, kommt es in Lübeck zu einer Manifestation von Macht und Ohnmacht des göttlichen und menschlichen Wortes, die jetzt eine besondere Würdigung erfahren hat. Es waren vier Lübecker Geistliche, drei katholische und ein evangelischer, die sich nicht nur zu einzelnen Akten zivilen Ungehorsams, sondern zu grundsätzlichem Widerstand gegen das Naziregime zusammenfanden und dafür mit ihrem Leben bezahlten. Die drei katholischen Kapläne Hermann Lange, Eduard Müller und Johannes Prassek wurden am 25. Juni 2011 in einem feierlichen Gottesdienst seliggesprochen unter Einbeziehung eines ehrenden Gedenkens des evangelischen Pastors Karl Friedrich Stellbrink.

Der Kern des Widerstands der vier bestand in der gemeinsamen Vervielfältigung und Verbreitung der berühmten Predigten des Bischofs von

Münster, Graf von Galen, im Sommer 1941. Der Bischof gab in diesen Predigten eine Antwort auf die Frage vieler katholischer Christen: Wann kommt endlich einmal »von oben« ein klares Wort gegen staatliches Unrecht und staatliche Gewalt? Die Lübecker schrieben diese mutigen Predigten des Bischofs ab und verschickten sie. Sie empfanden wie viele andere das Befreiende dieser Predigten, die das Schweigen brachen und laut aussprachen, was viele insgeheim dachten, besonders als die Aktion zur Vernichtung des »lebensunwerten Lebens« anlief, die Ermordung von unschuldigen Geisteskranken.

Was die Lübecker Geistlichen aus Münster hörten, ließ sie höchste Risiken auf sich nehmen, um es zu verbreiten, hier zwei Passagen aus der 3. Predigt vom 3. August 1941 in der Lambertikirche zu Münster:

> Wenn man den Grundsatz aufstellt und anwendet, daß man den ›unproduktiven‹ Mitmenschen töten darf, dann wehe uns allen, wenn wir alt und altersschwach werden! Wenn man die unproduktiven Mitmenschen töten darf, dann wehe den Invaliden, die im Produktionsprozeß ihre Kraft, ihre gesunden Knochen eingesetzt, geopfert und eingebüßt haben! Wenn man die unproduktiven Mitmenschen gewaltsam beseitigen darf, dann wehe unseren braven Soldaten, die als schwer Kriegsverletzte, als Krüppel, als Invaliden in die Heimat zurückkehren!
>
> Wenn einmal zugegeben wird, daß Menschen das Recht haben, ›unproduktive‹ Mitmenschen zu töten – und wenn es jetzt zunächst auch nur arme, wehrlose Geisteskranke trifft –, dann ist grundsätzlich der Mord an allen unproduktiven Menschen, also an den unheilbar Kranken, den arbeitsunfähigen Krüppeln, den Invaliden der Arbeit und des Krieges, dann ist der Mord an uns allen, wenn wir alt und altersschwach und damit unproduktiv werden, freigegeben. […] Dann ist keiner von uns seines Lebens mehr sicher.

In einer dieser drei aufwühlenden Predigten hatte Bischof von Galen das Bild von Hammer und Amboss gebraucht: »Es gibt Zeiten, wie die gegenwärtigen, da sind wir Amboss und müssen Schläge erdulden. Wir dürfen ihnen aber nicht nachgeben, wir müssen ihnen standhalten.« In Wahrheit aber war er selbst ohne Rücksicht auf sein persönliches Schicksal zum Hammer geworden mit Schlägen, die saßen. Was er in diesen Predigten aussprach, war ein befreiendes und unerhörtes Wort zugleich, eine Provokation für das Terrorregime, wie man sie bis dahin nicht vernommen hatte, tödlich für die Totschläger. Die Folge war, dass die Vernichtungsaktion abgebrochen wurde.

Graf von Galen war reif für KZ und Tod, aber die Pläne, ihn zu liquidieren, scheiterten an der Prominenz des Bischofs und am Zusammenhalt der Christen, die sich fest und unbeirrbar um ihren Bischof zusammengeschlossen hatten. Ihn umgab ein lebendiger Schutzwall, und dieser Wall hat gehalten. Die vier Lübecker Märtyrer dagegen hatten diesen Schutzwall nicht. An sie kamen staatliche Rechtlosigkeit und Brutalität heran.

In Lübeck konnten die braunen Machthaber zuschlagen und ein Exempel statuieren, die Kapläne einer kleinen, schwachen katholischen Gemeinde und der in der gespaltenen Lübecker Kirche schutzlos zwischen den Fronten der Nazihörigen und der Regimekritiker stehende Pastor Stellbrink stellten kein Risiko dar. Anlass zum Zugriff war Stellbrinks Predigt nach dem verheerenden Bombenangriff auf Lübeck im März 1942. Der Pastor hatte den Angriff als Zeichen und Einspruch Gottes gegen den Terror und die Gottlosigkeit gedeutet, die sich in Deutschland ausgebreitet hatten. Diese Predigt verlangte eine sofortige und unnachsichtige Reaktion. So wurde Pastor Stellbrink verhaftet und nach ihm die drei Kapläne, die mit ihrem evangelischen Amtsbruder im Urteil über das Regime und im Handeln dagegen übereinstimmten. Der Prozess über ein Jahr später vor dem Volksgerichtshof war eine Farce. Das Todesurteil gegen die vier stand von vornherein fest.

Die Gedenkstätte für Pastor Stellbrink in der Lübecker Lutherkirche, in der die Urne mit seiner Asche eingemauert ist, trägt das Bibelwort aus der Apostelgeschichte »Man muss Gott mehr gehorchen als den Menschen« (5,29). Das war die Orientierung der vier. Sie wollten keine Helden sein, aber sie wollten und mussten Zeugen sein der bindenden Kraft, der Macht dieses Wortes. Sie haben aus dem unpersönlichen »man« das persönliche »ich« gemacht: Ich muss Gott mehr gehorchen als den Menschen. Das sind Stunden tiefster Einsamkeit und härtester Gewissensprüfung, wenn aus dem »man« das »ich« wird. Es ist ein Ich, das immer wieder angefochten wird: Bin ich auf dem richtigen Weg? Kann ich es verantworten, gegenüber den mir anvertrauten Menschen? Gegenüber den 18 Mitgliedern der katholischen Gemeinde, die mit den Geistlichen zusammen verhaftet wurden, um sie als Druckmittel einzusetzen? Kann ich es verantworten gegenüber meiner Familie, meiner Frau, meinen Kindern?

Wir vermögen es nur von ferne zu ahnen, was es heißt, dem einmal für richtig und notwendig erkannten Weg treu zu bleiben und den Zweifeln, der Angst, den Diffamierungen standzuhalten: Ihr schäbigen Volksverräter! Ihr verächtlichen Psychopathen! Ihr Pfaffen! Der Volksgerichtshof war groß in der Verhöhnung seiner Opfer.

Die vier haben standgehalten, sie ließen sich beim Wort nehmen und wurden so Zeugen einer besseren Welt in einer Welt des Unheils. Sie sind Zeugen der Wahrheit gegen die Lüge, Zeugen der Menschenwürde gegen die Menschenverachtung, Zeugen des Glaubens in einer Zeit, als Menschen selbstherrlich den Thron Gottes beanspruchten.

In diesem Zeugnis, in dieser martyria, verbinden sich untrennbar Macht und Ohnmacht – wie im Kreuz Jesu Christi. In Macht und Ohnmacht wird das Wort geboren, das unser Herz und Gewissen erreicht.

Gian Franco Frigo

Animal loquens
Das Wort als anthropologische Unterscheidung

Die Creaturen sind des ewgen Wortes Stimme:
Es singt und klingt sich selbst in Anmuth und im Grimme.
Angelus Silesius: Der Cherubinische Wandersmann

Das Geheimnis des Wortes

Das Wort zu behandeln, ohne das Wort zu benutzen, ist nicht möglich, wie Augustinus im *De Magistro* erkannte, als er behauptete: »Mit Wörtern Wörter zu behandeln ist genauso verwickelt wie ein Verflechten und Reiben der Finger mit den Fingern: bis auf den, der es selber tut, kann einer kaum unterscheiden, welche Finger jucken und welche den juckenden helfen wollen.«[1] Auch für Novalis hatte die Sprache eine ganz besondere Natur, die sich uns entzieht: »Gerade das Eigentümliche der Sprache, daß sie sich bloß um sich selbst bekümmert, weiß keiner. Darum ist sie ein so wunderbares und fruchtbares Geheimniß, – daß wenn einer bloß spricht, um zu sprechen, er gerade die herrlichsten, originellsten Wahrheiten ausspricht.«[2] Walter Benjamin dehnte das Reich der Sprache nicht nur auf jeden Bereich unserer Tätigkeit aus, sondern auch auf jeden Vorfall, da er seine Kommunizierbarkeit vorsieht:

> Jede Äußerung menschlichen Geisteslebens kann als eine Art der Sprache aufgefaßt werden, [...] jede Mitteilung geistiger Inhalte ist Sprache, wobei die Mitteilung durch das Wort nur ein besonderer Fall [...] ist. Das Dasein der Sprache erstreckt sich aber nicht nur über alle Gebiete menschlicher Geistesäußerungen, der in irgendeinem Sinn immer Sprache innewohnt, sondern es erstreckt sich auf schlechthin alles. Es gibt kein Geschehen oder Ding weder in der

1 »Nam verbis de verbis agere tam implicatum est, quam digitos digitis inserere et confricare; ubi vix dignoscitur, nisi ab eo ipso qui id agit, qui digiti pruriant, et qui auxilientur prurientibus.« Augustinus, De magistro V, 14, Turnhout 1970, S. 171 f.

2 Novalis, Monolog, Darmstadt 1999, S. 438.

belebten noch in der unbelebten Natur, das nicht in gewisser Weise an der Sprache teilhätte, denn es ist jedem wesentlich, seinem geistigen Inhalt mitzuteilen.[3]

In Wirklichkeit findet sich im deutschen Terminus »Wort«[4] der semantische Geist des griechischen *Logos* wieder: und zwar die intime Beziehung zwischen Rede, Sprache und Vernunft.[5] Und mit *Logos* wird im Evangelium nach Johannes die zweite Person der Dreieinigkeit bezeichnet, die, welche Fleisch wird und in die menschliche Geschichte eintritt.[6] Genauso bedeutsam ist die Übersetzung von *Logos* mit *Verbum* in der *Vulgata*.[7] Von der Bedeutungsprägnanz des Terminus ausgehend, wird Augustinus einen Parallelismus zwischen dem Verbum Dei und dem verbum mentis anstellen, der einen großen Anklang erle-

3 Walter Benjamin, Über Sprache überhaupt und über die Sprache des Menschen, Frankfurt a. M. 1977, S. 140 f.

4 Etymologisch führt »Wort«, auf germ. *worđa- aus *u̯erdho- und außergerm. auf lat. verbum, während »unsicher bleibt die Verknüpfung mit einer Wurzel *u̯er in gr. eírein ›sagen‹, rhétor ›Redner‹«. (Friedrich Kluge, Etymologisches Wörterbuch der deutschen Sprache, Berlin/New York 1975, S. 868). Vgl. auch »Wort« in Karl E. Georges, Kleines deutsch-lateinisches Handwörterbuch, Hannover/Darmstadt 1999, Sp. 2737 ff. Vgl. auch »Wort«, in: Historisches Wörterbuch der Philosophie, Basel 2004, Sp. 1026.

5 Vgl. s. v. λόγος in: Henry G. Liddell u. Robert Scott (Hg.), A Greek-English Lexicon. Revised and augmented throughout by H. Stuart Jones, Oxford 1996, S. 1057 ff. Im archaischen Griechentum tritt λόγος neben ἔπος und μῦυος als Ausdruck für sprachliche Äußerung, Erzählung, Rede, aber mit der Zeit wird ἔπος »fast ganz auf die Bedeutung Vers eingeschränkt und μῦυος als (erfundene oder nicht gesicherte) Geschichte in den Gegensatz zu λόγος, der (venünftigmäßig gesicherte und aufgebaute) Rede gedrängt: der Sieg von λόγος ist die Folge des Durchdringens des rationalen Denkens beim Übergang vom ›heroischen‹ zum ›klassischen‹ Zeitalter.« Friedrich Debrunner, λέγω, in: Theologisches Wörterbuch zum Neuen Testament, Bd. 4, Stuttgart 1942, S. 74.

6 Εν άφχῆ ἦν ὁ λόγος, καὶ ὁ λόγος ἦν πφὸς τον θεὸς, καὶ θεὸς ἦν ὁ λόγος. [...] Καὶ ὁ λόγος σὰφξ ἐγένετο καὶ ἐσκὴνωσεν ἐν ἡμῖν [...] (Joh 1,1,14): in der Übersetzung von Martin Luther: »Im Anfang war das Wort, / und das Wort war bei Gott, / und das Wort war Gott. [...] Und das Wort ward Fleisch und wohnte unter uns.«

7 »In principio erat Verbum et Verbum erat apud Deum, et Deus erat Verbum. [...] Et Verbum caro factum est et habitavit in nobis.« (Joh 1,1,14). Für die Etymologie vgl. s. v. »verbum«, in: Alois Walde, Lateinisches etymologisches Wörterbuch, Heidelberg 1954, S. 756 f.; und in Alfred Ernout u. Alfred Meillet, Dictionnaire étymologique de la langue latine. Histoire de mots, Paris 1985, S. 723.

ben wird.[8] Aber schon im Alten Testament offenbart Gott seine Macht durch die Namengebung der Dinge: Der Name offenbart die Natur des benannten Dinges und die Macht dessen, der ihn gibt. Aus diesem Grund darf in allen Religionen der Name Gottes nicht vergebens genannt werden, sondern muss geehrt und respektiert werden,[9] wie Jahve seinen Propheten sagen lässt: »Denn vom Anfang der Sonne bis zu ihrem Untergang / steht mein Name groß da bei den Völkern, / und an jedem Ort wird meinem Namen ein Rauchopfer dargebracht / und eine reine Opfergabe«,[10] und wie Goethe wohl begriffen hatte, nach dem das göttliche Wort, von dem die Schrift redet, kein einfacher *flatus vocis* sein kann, sondern eine »Tat«.[11]

Und durch das Wort erreicht den Gläubigen die heilbringende Botschaft, wobei im jüdisch-christlichen Bereich ein Privileg des Hörorgans über das Sehorgan eingerichtet wird, anders als in der griechischen Welt, in der das Wort »Idee« selbst das Objekt der Sehkraft des Geistes be-

8 So in De trinitate IX, 7, 12: »In jener ewigen Wahrheit also, von der alles Zeithafte geschaffen wurde, erblicken wir in geistiger Schau die Form, nach der wir sind und nach der wir in uns oder in den Körpern in wahrer und richtiger Verständigkeit etwas wirken. Die von dort her empfangene wahrhafte Kenntnis der Dinge haben wir gleichsam als ein Wort bei uns, und indem wir sie innerlich sprechen, zeugen wir das Wort, und da es geboren wird, entfernt es sich nicht von uns.« (Des heiligen Kirchenvaters Aurelius Augustinus fünfzehn Bücher über die Dreieinigkeit, München 1935, Bd. 2, S. 57). Aber auch in De trinitate XV, 16, 26: »Nicht also heißt der Sohn Gottes Gedanke Gottes, sondern Wort Gottes. Unser Denken freilich ist, wenn es an einen Gegenstand gerät, den wir kennen, und wenn es von daher geformt wird, unser wahres Wort.« (Ebd., S. 294 f.)

9 Vgl. Hermann Güntert, Von der Sprache der Götter und Geister. Bedeutungsgeschichtliche Untersuchungen zur Homerischen und Eddischen Göttersprache, Halle (Saale) 1921; Walter F. Otto, Die Götter Griechenlands. Das Bild des Göttlichen im Spiegel des griechischen Geistes, Bonn 1929; und Hermann Usener, Götternamen. Versuch einer Lehre von der religiösen Begriffsbildung, Frankfurt a. M. 1948.

10 Mal 1,11.

11 »Geschrieben steht: Im Anfang war das Wort! / Hier stock' ich schon! Wer hilft mir weiter fort? / Ich kann das Wort so hoch unmöglich schätzen, / Ich muß es anders übersetzen, / Wenn ich vom Geiste recht erleuchtet bin. / Geschrieben steht: Im Anfang war der Sinn. / Bedenke wohl die erste Zeile, / Daß deine Feder sich nicht übereile! / Ist es der Sinn, der alles wirkt und schafft? / Es sollte stehn: Im Anfang war die Kraft! / Doch auch indem ich dieses niederschreibe, / Schon warnt mich was, daß ich dabei nicht bleibe. / Mir hilft der Geist! auf einmal seh' ich Rat / Und schreibe getrost: Im Anfang war die Tat!« (Johann W. Goethe, Faust I, in: Hamburger Ausgabe, Bd. III, V. 1224-1237).

zeichnete.[12] Die Gegenüberstellung von Auge und Ohr ist ein *topos*, der in unserer Kultur, die aus der fruchtbaren Verschmelzung von Athen (*visio*) und Jerusalem (*auditus*) entstand, ständig wiederkehrt.[13] Noch im ausgehenden 19. Jahrhundert heißt es in einer akademischen Rede von Jacob Grimm: »Das Licht ist stärker, edler, schneller als der erst hinter ihm ausbrechende, ihm nachfolgende Schall. Das Auge ist ein Herr, das Ohr ein Knecht, jenes schaut um, wohin es will, dieses nimmt auf was ihm zugeführt wird.«[14] Im christlichen Bereich müssen wir den Vergleich umdrehen: »Das Ohr ist ein Herr, das Auge ein Knecht«, da, wie der Apostel Paulus behauptet: »Der Glaube kommt aus dem

12 Ganz am Anfang der *Metaphysik* stellt Aristoteles fest: »Alle Menschen streben von Natur nach Wissen. Ein Indiz dafür ist die Wertschätzung der Wahrnehmungen; denn auch abgesehen von ihrem Nutzen werden sie um ihrer selbst willen geschätzt, und am meisten von allen die Wahrnehmung durch die Augen. Denn nicht nur um zu handeln, sondern auch wenn wir kein Handeln vorhaben, ziehen wir das Sehen sozusagen allem anderen vor. Der Grund ist, daß diese Wahrnehmung uns in höchstem Maß erkennen läßt und viele Unterschiede offenbart.« (metaph. 980, 21-27, Berlin 2003). Vgl. dazu auch sens. 437 a 5. Zum Thema »Idea« in geschichtlicher Perspektive vgl. Marta Fattori und Massimo L. Bianchi (Hg.): Idea. 6. Colloquio internazionale, Roma 1990; zum Thema »Auge« vgl. Ralf Konersmann, Die Augen des Philosophen. Zur historischen Semantik und Kritik des Sehens, in: ders. (Hg.), Kritik des Sehens, Leipzig 1997, S. 9-48; und Paul Virilio: Das Privileg des Auges, in: J.-P. Dubost (Hg.), Bildstörungen. Gedanken zu einer Ethik der Wahrnehmung, Leipzig 1994, S. 55-72.

13 Goethe selbst hat den wissenschaftlichen Wert des Hörens anerkannt: »Man schließe das Auge, man öffne, man schärfe das Ohr, und vom leisesten Hauch bis zum wildesten Geräusch, vom einfachsten Klang bis zur höchsten Zusammenstimmung, von dem heftgisten leidenschaftlichen Schrei bis zum sanftesten Worte der Vernunft ist es nur die Natur, die spricht, ihr Dasein, ihre Kraft, ihr Leben und ihre Verhältnisse offenbart, so daß ein Blinder, dem das unendlich Sichtbare versagt ist, im Hörbaren ein unendlich Lebendiges fassen kann.« Johann W. Goethe, Zur Farbenlehre, Frankfurt a. M. 1991, S. 12.

14 Jacob Grimm: Rede über das Alter (1860), Kassel 1963, S. 51. Hierzu auch einige Beispiele aus dem 20. Jahrhundert: »›Ganz Ohr‹ sind wir nur, wenn wir nicht ›ganz Auge‹ sind. Nur wer das Auge schließt, dem öffnet sich das Ohr. […] Nur wenn dem informationshungrigen Auge die Nahrung entzogen wird, erhält das Ohr sein Recht – Ohrenschmaus heißt Augendiät.« (Paul Utz, Das Auge und das Ohr im Text, München 1990, S. 7) Und Ernst Bloch hatte sich gewünscht: »Sollte aber nicht ein Hellhören, ein neues Sehen von innen im Anzug sein, das nun, wo die sichtbare Welt zu unkräftig geworden ist, den Geist zu halten, die hörbare Welt, die Zuflucht des Lichts, den Primat des Entbrennens statt des bisherigen Primats des Schauens herbeiruft, wann immer die Stunde der Sprache in der Musik gekommen sein wird?« (Ernst Bloch, Geist der Utopie, Berlin 1923, S. 193)

Hören, das Hören aber aus dem Wort« (*Röm* 10,17); und Luther verstärkt diesen Aspekt, wenn er sagt: »Und ist Christi Reich ein hör Reich, nicht ein sehe Reich. Denn die Augen leiten und füren uns nicht dahin, da wir Christum finden und kennen lernen, sondern die ohren müssen das thun, aber auch solche oren, die das wort hören aus dem mund der jungen kinder und seuglingen.«[15] Es wird vielmehr unterstrichen, dass das »in die Augen fallende Wunder [...] viel kleiner als in die Ohren eingehende« ist,[16] da der christliche Gottesglaube exklusiv am »*deus verbosus*« (»wortreichen Gotte«)[17] ausgerichtet wird: »Niemals nämlich hat Gott gehandelt oder handelt mit Menschen anders als durch das Wort der Verheißung«;[18] der Geist selbst ist »das Wort Gottes«.[19]

Der Mensch ist ein *animal loquens*

In der klassischen Auffassung, die den Menschen als *zoon logos echon* oder auch als *zoon politikon* definiert,[20] erhält das Wort eine grundlegende Bedeutung für die Bestimmung seiner Natur: Der Mensch kann sich nämlich nur dann vollständig verwirklichen, wenn er seinen *logos* ausübt, das heißt indem er in einer Gemeinschaft mit seinesgleichen lebt und handelt, mit denen er durch das Wort verbunden ist. Das klassische Ideal der Menschlichkeit ist deshalb nicht das des Einsiedlers, der allein lebt und sich selbst genug ist: Das menschliche Individuum braucht die Anderen, um das *telos* seiner Existenz zu erreichen; insbesondere muss er, wie Aristoteles behauptet, zu den Anderen nicht nur eine praktische

15 D. Martin Luthers Werke, Kritische Gesamtausgabe (Weimarer Ausgabe) (KGA), Bd. 51 (1914), S. 11.
16 KGA 44 (1915), S. 352.
17 KGA 39/II (1932), S. 199.
18 KGA 6 (1888), S. 516.
19 KGA 18 (1918), S. 695.
20 Exemplarisch stellt Aristoteles fest: »Nun hat der Mensch als einziges Lebewesen Sprache; die Stimme gibt zwar ein Zeichen von Schmerz und Freude, deswegen ist sie auch den übrigen Lebewesen verliehen, denn ihre Natur gelangte bis zu der Stufe, daß sie Empfindung von Schmerz und Lust haben und sich diese untereinander anzeigen, die Sprache dient aber dazu, das Nützliche und Schädliche, und daher auch das Gerechte und Ungerechte, darzulegen. Denn dies ist den Menschen gegenüber den anderen Lebewesen eigentümlich, allein ein Empfinden für Gut und Schlecht, Gerecht und Ungerecht und anderes zu haben. Die Gemeinschaft in diesen Dingen begründet aber Haushalt und Staatsverband.« Aristoteles, Politik, 1253 a, 9-19, Berlin 1991.

und wirtschaftliche Beziehung einrichten, sondern auch eine freundschaftliche, und das ist nur durch die Sprache möglich:

> Es ist auch gewiß unbegreiflich, den vollendet Glücklichen auf sein Ich zu beschränken, denn niemand wird es vorziehen, allein für sich alle denkbaren Güter zu besitzen. Denn der Mensch ist für die Gemeinschaft der Polis und von Natur für das Zusammenleben bestimmt. Und so ist das auch bei dem Glücklichen, denn er hat die natürlichen Güter. Außerdem ist es offenbar besser, sein Leben mit Freunden und guten Menschen als mit Fremden und zufälligen Bekannten zu verbringen. Und so ergibt sich, daß der Glückliche Freunde braucht.[21]

Die Sprache ist nämlich, ebenfalls laut Aristoteles, das bevorzugte Mittel für die Offenbarung unserer Gefühle und Gedanken.[22]

Nach Anbruch der Neuzeit wird auch die menschliche Natur mit der experimentellen Methode der neuen Wissenschaft untersucht, wie ein Organismus in der langen Kette der anderen Organismen und Naturwesen.[23] Nun ist die unterscheidende Eigenschaft, die nach den größten Naturforschern den Menschen von den anderen Tieren unterscheidet, denen er in vielerlei Hinsicht, was die selbständige Lebensfähigkeit in freier Natur betrifft, unterlegen ist, die Fähigkeit, verschiedenartig Laute zu bilden, sie miteinander zu verbinden und ihnen bestimmte Bedeutungen zuzuschreiben. Die Sprachfähigkeit würde also den Menschen über die anderen Tiere stellen, weil sie zeigt, dass sich seine Existenz nicht nur auf die biologischen Prozesse beschränkt, sondern auch das Bestehen eines Innenlebens bezeugt, das einzig und allein in Worte übersetzt werden kann.

Der große Naturforscher Buffon unterstreicht bei seiner Abhandlung des Menschen in der *Histoire naturelle* einerseits seine Nähe zu den anderen Tieren (»wenn es die Tiere gar nicht gäbe, wäre der Mensch noch

21 Aristoteles, Nikomachische Ethik, 1169 b, 16-19, Berlin 1964.

22 »Nun sind die (sprachlichen) Äußerungen unserer Stimme ein Symbol für das, was (beim Sprechen) unserer Seele widerfährt, und das, was wir schriftlich äußern, (ist wiederum ein Symbol) für die (sprachlichen) Äußerungen unserer Stimme. [...] Die seelischen Widerfahrnisse aber, für welche dieses (Gesprochene und Geschriebene) an erster Stelle ein Zeichen ist, sind bei allen (Menschen) dieselben; und überdies sind auch schon die Dinge, von denen diese (seelischen Widerfahrnisse) Abbildungen sind, (für alle) dieselben.« Aristoteles, De Interpretatione, 16 a, 3-7, Berlin 1994.

23 Dazu vgl. Arthur O. Lovejoy, Die große Kette der Wesen. Geschichte eines Gedankens, Frankfurt a. M. 1993.

unverständlicher«),[24] andererseits markiert er dessen Entfernung von ihnen dank seines Besitzes der Sprachfähigkeit:

> Der Mensch übersetzt in ein äußeres Signal das, was in seinem Inneren vorgeht, das heißt er kommuniziert seinen Gedanken mit dem Wort […]. [K]eins der Tiere hat dieses Gedankenzeichen, und das geschieht nicht, wie gemeinhin geglaubt wird, auf Grund eines Organmangels; die Sprache der Affen hat sich den Anatomisten so perfekt wie die der Menschen offenbart: der Affe würde also sprechen, wenn er denken würde.[25]

Die Frage nach dem Ursprung der Sprache

In seinem grundlegenden Aufsatz *Abhandlung über den Ursprung der Sprache* (1770)[26] setzt sich Johann Gottfried Herder (1744-1803) mit einem zu seiner Zeit viel diskutierten Thema auseinander, auch wegen der bedeutsamen anthropologischen und theologischen Kehrseiten, die es mit sich brachte: Was ist der Ursprung der Sprache?[27] Für Herder führt uns die Suche nach dem Ursprung nicht zu Gott, wie es die Theologen gerne hätten, sondern zur formenden Kraft der Natur, die wir mit den anderen Tieren gemeinsam haben:

> *Schon als Thier, hat der Mensch Sprache*. Alle heftigen, und die heftigsten unter den heftigen, die schmerzhaften Empfindungen seines

24 » […] s'il n'existoit point d'animaux, la nature de l'homme seroit encore plus incompréhensible.« Georges-Lous L. d. Buffon, Histoire naturelle des animaux. Discours sur la nature des animaux, Paris 1954, S. 317.

25 Ebd., S. 296.

26 Johann G. Herder, Abhandlung über den Ursprung der Sprache, welche den von der Königl Academie der Wissenschaften für das Jahr 1770 gesezten Preis erhalten hat, Berlin, bey Christian Friedrich Voß, 1772, München/Wien 1987.

27 Vgl. unter anderen Étienne B. de Mably de Condillac, Essai sur l'origine des connaissances humaines, Amsterdam 1746; Pierre-Louis Moreau de Maupertuis, Reflexions philosophiques sur l'origine des langues et la signification des mots, Paris 1747, und die Dissertation sur les différents moyens dont les hommes se sont servis pour exprimer leurs idées, Paris 1754; Denis Diderot, Lettre sur les sourds et muets à l'usage de ceux qui entendent et qui parlent, Paris 1751; Johann D. Michaelis, De l'influence des opinions sur le language et du language sur les opinions, Bremen 1762; Johann P. Süßmilch, Versuch eines Beweises, daß die erste Sprache nicht vom Menschen, sondern allein von Schöpfer erhalten habe, Berlin 1766; Johann N. Tetens, Über den Ursprung der Sprache, Bützow/Wismar 1772.

> Körpers, alle starken Leidenschaften seiner Seele äußern sich unmittelbar in Geschrei, in Töne, in wilde, unartikulirte Laute […]. Das war gleichsam der letzte, mütterliche Druck, der bildende Hand der Natur, daß sie allen das Gesetz auf die Welt mitgab: »empfinde nicht für dich allein: sondern dein Gefühl töne!«[28]

Der »mütterliche Druck« der Natur, der einheitlich auf die einzelnen Individuen einer Gattung wirkt, offenbart sich als »eine Sprache der Empfindung«,[29] die in der Lage ist, sich dann in Laute und immer komplexere Gefüge zu gliedern; aber der Ursprung dieser ›Sprache‹ ist *»nicht bloß nicht übermenschlich, sondern offenbar Tierisch: das Naturgesetz einer empfindsamen Maschine.«*[30] Aber das Tier ist ebenso an seine Sphäre der instinktiven Bedürfnisse gebunden wie der Mensch frei und gleichzeitig seiner Reaktionen zur Anpassung an seine Umwelt weniger sicher ist. Deshalb ist die *»Sprache dem Menschen so wesentlich, als – er ein Mensch ist«*: sie ist das Ergebnis der »ganze[n] Disposition seiner Kräfte«, die Herder »Besonnenheit« nennt.[31] Die erste Wirkung der Besonnenheit, die den Menschen kennzeichnet und von den anderen Tieren unterscheidet, ist die »Erfindung der Sprache«: die Sprache offenbart sich also als der *»würkliche […] Unterscheidungscharakter unsrer Gattung von außen […], wie es die Vernunft von innen ist«*.[32]

In der umfangreichen Abhandlung *Ideen zur Philosophie der Geschichte der Menschheit*[33] schreibt Herder der Gestalt des Menschen eine regulierende Funktion der gesamten Entwicklung des Kosmos und des tierischen Lebens auf der Erde zu: Sie ist nämlich das zentrale Feuer, zu dem die niederen Formen streben und von dem aus sich die höheren entwickeln. Seit seinem Erscheinen ist der Mensch »zu feinern Sinnen, zur Kunst und zur Sprache organisieret«.[34] Ausschlaggebend für das Er-

28 Johann G. Herder, Abhandlung über den Ursprung der Sprache, S. 253 f.
29 Ebd.
30 Ebd., S. 263.
31 Ebd., S. 271, S. 273.
32 Ebd., S. 276, S. 286.
33 Johann G. Herder, Ideen zur Philosophie der Geschichte der Menschheit, Riga/Leipzig, Hartknoch: Erster Teil 1784, Zweiter Teil 1785, Dritter Teil 1787, Vierter Teil 1791, München/Wien 2002.
34 Ebd., S. 126, wo die menschlichen Beschaffenheit präziser behandelt wird: »Nahe dem Boden hatten alle Sinnen des Menschen nur einen kleinen Umfang, und die niedrigen drängten sich den edlern vor, wie das Beispiel der verwilderten Menschen zeigt. Geruch und Geschmack waren, wie bei dem Tier, ihre ziehenden Führer. -- Über die Erde und Kräuter erhoben, herrscht der Geruch nicht mehr, sondern das Auge; es hat ein weiteres

reichen dieser wunderbaren Organisation ist der Übergang zum aufrechten Gang gewesen: eine ›unnatürliche‹, künstliche Haltung, aber dank ihr »wird er eingeweiht, alle [Künste] zu lernen und gleichsam eine lebendige Kunst zu werden«.[35] Aber diese revolutionäre Verwandlung des tierischen Körpers, die der aufrechte Gang in den verschiedenen Sinnen und Organen hervorgerufen hatte, wäre wirkungslos geblieben, wenn sie nicht durch »*das göttliche Geschenk der Rede*« in Bewegung gesetzt worden wäre: dank ihr

> [...] wird die schlummernde Vernunft erweckt, oder vielmehr die nackte Fähigkeit, die durch sich selbst ewig tot geblieben wäre, wird durch die Sprache lebendige Kraft und Wirkung. Nur durch die Rede wird Auge und Ohr, ja das Gefühl aller Sinne eins und vereinigt sich durch sie zum schaffenden Gedanken, dem das Kunstwerk der Hände und anderer Glieder nur gehorcht.[36]

Im Gegensatz zu dem, was in der naturalistischen Perspektive der *Abhandlung* geschah, unterstreicht Herder hier den Eingriff der göttlichen Handlung am Ursprung der Sprache (ein »Himmelsfunken«),[37] auch wenn er es nicht müde wird, das vorhergehende Werk der Natur bei der Verwandlung des Oberkörpers, des Brustkastens und der Sprachorgane in Hinsicht auf die Sprachfähigkeit hervorzuheben.[38]

Zu diesem Zweck reicht es nicht aus, Laute zu produzieren, etwas, das auch die Tiere können: Es ist notwendig, dass mit einem bestimmten Laut eine Bedeutung verbunden ist, eine Idee; und diese Fähigkeit ist laut Herder ein höchst kostbares Geschenk Gottes, weil es nur aus-

Reich um sich und übt sich von Kindheit auf in der feinsten Geometrie der Linien und Farben. Das Ohr, unter den hervortretenden Schädel tief hinuntergesetzt, gelangt näher zur innern Kammer der Ideensammlung, da es bei dem Tier lauschend hinaufsteht und bei vielen auch seiner äußern Gestalt nach zugespitzt horcht.«

35 Ebd. Der Mensch ist ein richtiges Wunder einer plastischen Natur: »Ein Wink der fortbildenden Natur in ihrem unsichtbaren organischen Reich; und der tierisch-hinabgezwungene Körper richtet sich auf: der Baum seines Rückens sproßt gerader und effloresciert feiner: die Brust hat sich gewölbet, die Hüften geschlossen, der Hals erhoben, die Sinne sind schöner geordnet und strahlen zusammen ins hellere Bewußtsein, ja zuletzt in Einem Gottesgedanken. Und das alles [...] durch Ein Machtwort der Schöpfung: Geschöpf, steh auf von der Erde!« (Ebd., S. 125 f.)

36 Ebd., S. 128.

37 »Man kann und muß also die feinen Sprachwerkzeuge als das Steuerruder unserer Vernunft und die Rede als den Himmelsfunken ansehen, der unsere Sinnen und Gedanken allmählich in Flammen brachte.« (Ebd., S. 129)

38 Ebd., S. 130.

gehend von der Sprache für den Menschen Vernunft und Kultur gibt: »denn nur durch sie beherrscht er auch sich selbst und wird des Nachsinnens und Wählens, dazu er durch seine Organisation nur fähig war, mächtig«.[39]

Im Gegensatz zu den anderen Geschöpfen, deren Intelligenz von der Sehkraft geweckt wird, übt für jenes Geschöpf der Erde, welches der Mensch ist, die Sprache diese Funktion aus; in der hier gezeichneten Perspektive ist der Mensch noch ein »Zögling des Ohrs«, denn

> nur mit der Organisation zur Rede empfing der Mensch den Atem der Gottheit, den Samen zur Vernunft und ewigen Vervollkommnung, einen Nachhall jener schaffenden Stimme zu Beherrschung der Erde, kurz, die *göttliche Ideenkunst*, die Mutter aller Künste.[40]

In der Entwicklung der Sprache erkennt Herder der Imitierung und der Fähigkeit, dem Merkmal eines Dinges ein Zeichen zuzuschreiben und es sich damit zu eigen zu machen, eine wichtige Rolle zu: Hieraus werden sich die Künste und Wissenschaften entwickeln, die Möglichkeit des Menschen, seine Intelligenz zu vervollständigen (»die Vernunft des Menschen ist *menschlich*«) und seine Freiheit zu entwickeln.[41] Denn laut Herder profitiert auch die Freiheit von der biologischen Organisation des Menschen, der im Gegensatz zum Tier (»ein gebückter Sklave«), das der Erde zugewandt ist und von den Instinkten beherrscht wird, aufrecht steht als »der erste *Freigelassene* der Schöpfung«.[42]

Hegel: Die vernichtende Kraft der Sprache

In den *Jenaer Systementwürfen I-III* (1803-1806) betrachtet Hegel das Zeichen als eine »*stumme Bezeichnung*«,[43] die entfernt werden muss, damit die Bedeutung hervortreten kann, die in seinem Verhältnis zum Bewusstsein steht. Das, das ideell auf sich gesetzt ist, ohne Bezug auf das Ding und auf das Subjekt, ist der Name: »Im *Namen* ist sein empirisches Sein, daß es ein Konkretes, in sich Mannigfaltiges, Lebendes und Seiendes ist, aufgehoben, es zu einem schlechthin in sich einfachen

39 Ebd., S. 131.
40 Ebd.
41 Ebd., S. 134.
42 Ebd., S. 135.
43 Georg W. F. Hegel, Jenaer Systementwürfe I. Das System der spekulativen Philosophie. Fragmente aus Vorlesungsmanuskripten zur Philosophie der Natur und des Geistes, Hamburg 1986 (JSE I), S. 200.

Ideellen gemacht.«[44] Die Macht, das Verhältnis des Namens zur sinnlichen Wirklichkeit zu unterdrücken, wird von Hegel beispielhaft in der Handlung gesehen, mit der Adam »seine Herrschaft über die Tiere konstituiert hat«, weil er, indem er ihnen einen Namen gegeben hat, »sie als Seiende vernichtete und sie zu für sich Ideellen machte«.[45] Aber für Hegel existiert der Name ausschließlich als Sprache, die »der existierende Begriff des Bewußtseins« ist: eine Wirklichkeit, die immer in Bewegung ist, weil sie in dem Moment, in dem sie festgesetzt wird, aufhören würde, eine solche zu sein.[46]

Die Sprache offenbart sich ursprünglich im Tier als »leere Stimme«[47] und weist auf die Existenz eines Inneren hin, das dazu neigt, ein sinnliches Äußeres zu werden. Das dialektische Verhältnis zwischen Innerem und Äußerem, das der Stimme eigen ist, hat dieselbe Struktur wie die »tierische Begierde«,[48] Ausdruck eines intimen Mangels, der in sich aufgehoben und in sich verwandelt werden muss: »In der Stimme kehrt der Sinn in sein Inneres zurück – er ist negatives Selbst – Begierde. – Es ist Mangel, Substanzlosigkeit an ihm selbst, er ist als bloßer Raum ideelles im Gegensatze gegen seine Erfüllung.«[49] Die ›vernichtende‹ Macht (des Besonderen) und gleichzeitig idealisierende Macht (des Allgemeinen), die der Stimme (und der Sprache) eigen sind, zeigen seine Gemeinsamkeit mit der des Todes; und deshalb hat »jedes Tier [...] im gewaltsamen Tode eine Stimme; spricht sich als aufgehobenes Selbst aus.«[50]

Dieselbe dialektische Bewegung kann man im Verhältnis zwischen Zeichen und Sprache beobachten: »Im Zeichen ist das Fürsichsein als Wesen des Gegenstandes Gegenstand, und er als aufgehobener seiner Totalität, seinem Inhalte nach«;[51] aber sein Wesen ist das Bewusstsein, das Ich. Durch den Namen wird das Objekt als Seiendes außerhalb des Ichs gesetzt, aber die Bedeutung (sein Wesen) bleibt im Inneren des Ichs:

44 Ebd., S. 201.

45 Ebd., S. 201. Und Hegel fährt fort: »Das Zeichen war vorhin als Zeichen ein Namen, der für sich noch etwas anderes als ein Namen ist, selbst ein Ding, und das Bezeichnete hatte sein Zeichen außer ihm; es war nicht gesetzt als ein Aufgehobenes, ebenso hat das Zeichen nicht an ihm selbst seine Bedeutung, sondern nur in dem Subjekte, man mußte noch besonders wissen, was es damit meine.«

46 Ebd.

47 Ebd.

48 Georg F. W. Hegel, Jenaer Systementwürfe III. Naturphilosophie und Philosophie des Geistes, Hamburg 1987 (JSE III), S. 156.

49 Ebd., S. 157f.

50 Ebd., S. 157.

51 Ebd., S. 174.

im Namen existiert das Objekt als wesenlos, in der Bedeutung ist das Wesen gegenwärtig aber nur für das Bewusstsein.[52]

In der *Phänomenologie des Geistes* untersucht Hegel die verallgemeinernde Macht der Sprache, die verhindert, die Unmittelbarkeit des »Dieses« oder des »Hier und Jetzt« auszudrücken, die uns die Vollständigkeit der Kenntnis des einzelnen sinnlichen Objektes zu garantieren scheinen.

> Als ein Allgemeines sprechen wir auf das Sinnliche aus; was wir sagen, ist: Dieses, d.h. das allgemeine Diese, oder: es ist; d.h. das Sein überhaupt. Wir stellen uns dabei freilich nicht das allgemeine Diese oder das Sein überhaupt vor, aber wir sprechen das Allgemeine aus; oder wir sprechen schlechthin nicht, wie wir es in dieser sinnlichen Gewißheit meinen. Die Sprache aber ist, wie wir sehen, das Wahrhaftere; in ihr widerlegen wir selbst unmittelbar unsere Meinung; und da das Allgemeine das Wahre ausdrückt, so ist es gar nicht möglich, daß wir ein sinnliches Sein, das wir meinen, je sagen können.[53]

Es ist die »göttliche Natur« der Sprache, die dem Meinen nicht gestattet, zum Wort und zur sinnlichen Gewissheit zu gelangen, das zu sagen, was es sieht, fühlt und hört.[54]

Die Sprache enthält in sich die negative Macht des Allgemeinen, das die Unmittelbarkeit der sinnlichen Gewissheit unterdrückt, da es zeigt, dass sie verlangt, das »Dieses« mit allgemeinen Begriffen zu sagen, aber auf diese Weise sichert sie dem Unmittelbaren einen Hintergrund der Unsagbarkeit zu: »Die Sprache drückt wesentlich nur Allgemeines überhaupt aus; was man aber meint, ist das Besondere, Einzelne. Man kann daher das, was man meint, in der Sprache nicht sagen.«[55]

52 Ebd., S. 175.

53 Georg W.F. Hegel, Phänomenologie des Geistes, Frankfurt a.M. 1970 (PDG), S. 85.

54 »Will ich aber dem Sprechen, welches die göttliche Natur hat, die Meinung unmittelbar zu verkehren, zu etwas anderem zu machen und so sie gar nicht zum Worte kommen zu lassen, dadurch nachhelfen, daß ich dies Stück Papier aufzeige, so mache ich die Erfahrung, was die Wahrheit der sinnlichen Gewißheit in der Tat ist: ich zeige es auf als ein Hier, das ein Hier anderer Hier oder an ihm selbst ein einfaches Zusammen vieler Hier, d.h. ein Allgemeines ist; ich nehme so es auf, wie es in Wahrheit ist, und statt ein Unmittelbares zu wissen, nehme ich wahr«. (PDG, S. 92)

55 Georg F. W. Hegel, Vorlesungen über die Geschichte der Philosophie I, Frankfurt a.M. 1970, S. 536f.

Heidegger: Der Stimme des Seins zuhören

Die Anthropologie Heideggers zielt ganz darauf ab, die Einzigartigkeit des Menschen gegenüber allen anderen irdischen Wesen zu behaupten: diese Einzigartigkeit gründet auf dem besonderen Verhältnis, das das Sein mit dem Dasein (in der Sprache Heideggers: dem Menschen) gebildet hat, ohne das das Dasein nicht existieren würde, aber ohne das sich das Sein auch nicht offenbaren würde. Das Dasein ist also das einzige Wesen, das in der Lage ist, die »Stimme des Seins« zu erfassen, die es dazu auffordert, sich in Einklang mit diesem Ruf zu bringen:[56] das Denken ist nämlich »die menschliche Antwort auf das Wort der lautlosen Stimme des Seins.« Diese Antwort ist auch »der Ursprung des menschlichen Wortes, welches Wort erst die Sprache als die Verlautung des Wortes in die Wörter entstehen läßt.«[57]

Im Gehorsam gegenüber dem Wort des Seins sucht das Denken das Wort, in dem sich die Wahrheit des Seins offenbaren kann; auf diese Weise behütet das Denken des Seins das Wort, und in dieser Behütung liegt seine Bestimmung. Das Sein gelangt nämlich im Denken zum Wort, und deshalb – wie Heidegger wirkungsvoll im *Brief über den ›Humanismus‹* sagen wird – ist »die Sprache [...] das Haus des Seins. In ihrer Behausung wohnt der Mensch.« In dieser Perspektive übernimmt die Sprache eine sozusagen heilige Funktion, zu deren Dienst die Denker und Dichter aufgerufen werden: beide sind auf unterschiedliche Weise »Priester« des Wortes:[58] Hierin liegt der tiefe Grund für Heideggers Hochschätzung der Dichter, die mit derselben Hingabe untersucht werden, die auch den großen Philosophen der Tradition zuteilwird.

Auch bei Heidegger, wie bei den vorangegangenen Autoren, wird die Sprache der Unterscheidungscharakter zwischen Mensch und Tier: ein Unterscheidungscharakter, der allerdings nicht mit seiner Natur oder biologischen Struktur verbunden ist, sondern einzig mit dem Privileg, das Wesen zu sein, an das das Sein sein Wort richtet, oder besser durch das die Sprache, die die Offenbarung des Seins ist, spricht:

56 »Einzig der Mensch unter allem Seienden erfährt, angerufen von der Stimme des Seins, das Wunder aller Wunder: daß Seiendes ist. Der also in seinem Wesen in die Wahrheit des Seins Gerufene ist daher stets in einer wesentlichen Weise gestimmt.« Martin Heidegger: Nachwort zu: »Was ist Metaphysik?« (1943), Frankfurt a.M. 1978, S. 305.

57 Ebd., S. 307f.

58 »Die Denkenden und die Dichtenden sind die Wächter dieser Behausung. Ihr Wachen ist das Vollbringen der Offenbarkeit des Seins, insofern sie diese durch ihr Sagen zur Sprache bringen und in der Sprache aufbewahren. Martin Heidegger: Brief über den »Humanismus« (1946), Frankfurt a.M. 1978, S. 311.

> Die Sprache ist in ihrem Wesen nicht Äußerung eines Organismus, auch nicht Ausdruck eines Lebewesens. Sie läßt sich daher auch nie vom Zeichencharakter her, vielleicht nicht einmal aus dem Bedeutungscharakter wesensgerecht denken. Sprache ist lichtend-verbergende Ankunft des Seins selbst.[59]

Heidegger lehnt also die traditionelle Charakterisierung des Menschen als *animal rationale* ab, wie auch die des Subjektes, die so typisch für die Moderne ist, da die erste den Menschen mit einer tierischen Natur verbindet, mit der er über den Anschein hinaus nichts gemeinsam hat, während die zweite die Rolle des Selbstbewusstseins absolut macht bis dahin, die Welt in seine Darstellung zu verwandeln: nach Heidegger hingegen ist »der Mensch [...] nicht der Herr des Seienden. Der Mensch ist der Hirt des Seins.«[60]

Die Behauptung Heideggers, nach der das Denken »das ungesprochene Wort des Seins« zur Sprache führt, kennzeichnet auch die Situation des Seins: Es ist konstitutiv »unterwegs zur Sprache«, zu jener enthüllenden »Lichtung«, auf die seinerseits »das ek-sistierende Denken« geführt wird: »Erst so *ist* die Sprache in jener geheimnisvollen und uns doch stets durchwaltenden Weise. [...] Die Ek-sistenz bewohnt denkend das Haus des Seins.«[61]

Aber die Sprache ist wesentlich mit einem anderen grundlegenden Aspekt verbunden, der die Existenz des Menschen kennzeichnet, sein Für-den-Tod-Sein: Es handelt sich um jenes »Wesensverhältnis zwischen Tod und Sprache«, das jedoch ungedacht bleibt. Wie Heidegger behauptet, sind die Sterblichen jene, die in der Lage sind, den Tod als Tod auszudrücken, während das Tier das nicht kann: das Tier »kann aber auch nicht sprechen.« Diese Tatsache kann uns ahnen lassen, »wie das Wesen der Sprache uns zu sich be-langt und so bei sich verhält, für den Fall, daß der Tod mit dem zusammengehört, was uns be-langt.«[62]

Indem er die ursprüngliche Bedeutung des Wortes als λόγος zurückholt, zeigt Heidegger, dass es bei den Griechen jenes Sagen bedeutete, das bei der Andeutung das Sein erscheinen lässt, aber λόγος war auch das Wort, wodurch man das Sein benannte, aufgefasst als »das Anwesen des Anwesenden«: Im Ursprung gehörten also Sagen und Sein, Wort und Ding verschleiert zueinander.[63]

59 Ebd., S. 324.
60 Ebd., S. 338.
61 Ebd., S. 358.
62 Martin Heidegger, Das Wesen der Sprache, Pfullingen 1975, S. 215.
63 Ebd. S. 237.

Die ursprüngliche Tat des λόγος ist in der Interpretation Heideggers »das Erscheinenlassen des Vorliegenden« und gleichzeitig die ursprüngliche Tat des Denkens, das heißt »die entbergende Dar-legung des Anwesenden«. Das ist die »Ortschaft«, an der den Griechen die Götter gegenwärtig waren und zu der das Denken zurückkehren muss.[64]

Fazit

Aus verschiedenen Perspektiven – theologischen, biologischen oder philosophischen – hat sich das Wort als der Unterscheidungscharakter offenbart, der den Menschen von den anderen Tieren trennt: mit anderen Worten macht der Besitz und der Gebrauch des Wortes den Menschen ›menschlich‹. Die neuesten Daten der Paläobiologie und der Genetik scheinen das zu bestätigen; so wie der *Homo sapiens* auf diese besondere Fähigkeit von ihm seine unglaublichen Erfolge in Verwandlung seiner selbst und der Welt gestützt hat.

Der philosophischen Reflexion kommt aber die Aufgabe zu, nicht nur zu unterstreichen, dass die Macht und die Wirkungen des Wortes nicht auf den alleinigen Bereich des instrumentalen und technologischen Wissens beschränkt werden dürfen, sondern auch, dass dem Wesen des Wortes eine offenbarende Macht über uns und die Welt innewohnt, die normalerweise nicht zum Thema gestellt wird. Weil, wie Hans-Georg Gadamer bemerkt hat:

> Das Wort ist nicht ein Weltelement, wie Farbe oder Formen es sind, die zu neuer Ordnung gefügt werden. Jedes Wort ist vielmehr selber schon Element einer neuen Ordnung und daher potentiell diese Ordnung selbst und ganz. Wo ein Wort erklingt, ist eine ganze Sprache aufgerufen und alles, was sie zu sagen vermag – und sie weiß alles zu sagen.[65]

64 Martin Heidegger, Grundsätze des Denkens. Freiburger Vorträge, Frankfurt a.M. 1994, S. 108f.

65 Hans-Georg Gadamer, Von der Wahrheit des Wortes, Tübingen 1993, S. 54.

Literaturverzeichnis

Aristoteles: Nikomachische Ethik, übers. von F. Dirlmeier, Bd. 6, Berlin 1964.
–: Politik, übers. von E. Schütrumpf, Bd. 9, Berlin 1991.
–: De Interpretatione, übers. von H. Weidemann, Berlin 1994.
–: Metaphysik, übers. von T. A. Szlezák, Berlin 2003.
Augustinus: De trinitate IX, Des heiligen Kirchenvaters Aurelius Augustinus fünfzehn Bücher über die Dreieinigkeit, aus dem Lateinischen übers. und mit Einl. versehen von M. Schmaus, Bd. 2, München 1935.
–: De magistro V, in: Corpus Christianorum Series Latina, Bd. 29, Turnhout 1970.
Benjamin, Walter: Über Sprache überhaupt und über die Sprache des Menschen, in: Gesammelte Schriften. II.1, hg. von R. Tiedemann und H. Schweppenhäuser, Frankfurt a. M. 1977, S. 140-157.
Bloch, Ernst: Geist der Utopie, Berlin 1923.
Buffon, Georges-Louis L. d.: Histoire naturelle des animaux. Discours sur la nature des animaux, in Œuvres philosophiques, Texte établi et présenté par J. Piveteau, Paris 1954.
Condillac, Etienne B. d. C.: Essai sur l'origine des connaissances humaines, Amsterdam 1746.
Debrunner, Friedrich: λέγω, in: Theologisches Wörterbuch zum Neuen Testament, in Verbindung mit O. Bauernfeind et al., G. Kittel (Hg.), Bd. 4, Stuttgart 1942, S. 74.
Diderot, Denis: Lettre sur les sourds et muets à l'usage de ceux qui entendent et qui parlent, Paris 1751.
Ernout, Alfred; Meillet, Alfred: Dictionnaire étymologique de la langue latine. Histoire de mots, Paris 1985.
Fattori, Marta; Bianchi, Massimo L. (Hg.): Idea. 6. Colloquio internazionale. Roma, 5-7 gennaio 1989, Roma 1990.
Gadamer, Hans-Georg: Von der Wahrheit des Wortes, in: Gesammelte Werke. Bd. 8: Ästhetik und Poetik I. Kunst als Aussage, Tübingen 1993.
Georges, Karl E.: »Wort«, in: Kleines deutsch-lateinisches Handwörterbuch. Hannover und Leipzig 1910, Nachdruck Darmstadt 1999, Sp. 2737-2739.
Goethe, Johann W.: Faust I, Hamburger Ausgabe, Bd. III, Hamburg 1972.
–: Zur Farbenlehre, hg. von M. Wenzel, Frankfurter Ausgabe, Bd. 23/1, Frankfurt a. M. 1991.
Grimm, Jacob: Rede über das Alter, in: Rede auf Wilhelm Grimm. Rede über das Alter, Kassel 1963.

Güntert, Hermann: Von der Sprache der Götter und Geister. Bedeutungsgeschichtliche Untersuchungen zur Homerischen und Eddischen Göttersprache, Halle (Saale) 1921.

Hegel, Georg W. F.: Phänomenologie des Geistes, Werke in zwanzig Bänden, Bd. 3, Frankfurt a. M. 1970.

–: Vorlesungen über die Geschichte der Philosophie I, Werke in zwanzig Bänden, Bd. 18, Frankfurt a. M. 1970.

–: Jenaer Systementwürfe I. Das System der spekulativen Philosophie. Fragmente aus Vorlesungsmanuskripten zur Philosophie der Natur und des Geistes, neu hg. von K. Düsing und H. Kimmerle, Hamburg 1986.

–: Jenaer Systementwürfe III. Naturphilosophie und Philosophie des Geistes, neu hg. von R.-P. Horstmann, Hamburg 1987.

Heidegger, Martin: Das Wesen der Sprache, in: Unterwegs zur Sprache, Pfullingen 1975.

–: Nachwort zu: »Was ist Metaphysik?« (1943), in: Wegmarken, 2. erweit. und durchges. Aufl., Frankfurt a. M. 1978.

–: Brief über den »Humanismus« (1946), in: Wegmarken.

–: Grundsätze des Denkens. Freiburger Vorträge, in: Bremer und Freiburger Vorträge, Frankfurt a. M. 1994.

Herder, Johann G.: Abhandlung über den Ursprung der Sprache, welche den von der Königl. Academie der Wissenschaften für das Jahr 1770 gesezten Preis erhalten hat, Berlin, bey Christian Friedrich Voß, 1772, in: J. G. Herder: Werke, hg. von W. Pross, Bd. 2, München/Wien 1987, S. 251-360.

–: Ideen zur Philosophie der Geschichte der Menschheit, Riga/Leipzig, Hartknoch: Erster Teil 1784, Zweiter Teil 1785, Dritter Teil 1787, Vierter Teil 1791, zitiert nach Werke, Bd. III/1: Text, III/2: Kommentar, München/Wien 2002.

Historisches Wörterbuch der Philosophie: Eintrag »Wort«, Basel 2004, Sp. 1026.

Kluge, Friedrich: Etymologisches Wörterbuch der deutschen Sprache, Berlin/New York 1975.

Konersmann, Ralf: Die Augen des Philosophen. Zur historischen Semantik und Kritik des Sehens, in: ders. (Hg.): Kritik des Sehens, Leipzig 1997, S. 9-48.

Liddell, Henry G.; Scott, Robert (Hg.): λόγος, in: A Greek-English Lexicon. Revised and augmented throughout by H. Stuart Jones, Oxford 1996.

Lovejoy, Arthur O.: Die große Kette der Wesen. Geschichte eines Gedankens, 2. Aufl., Frankfurt a. M. 1993.

Luther, Martin: Werke. Kritische Gesamtausgabe (Weimarer Ausgabe), 120 Bde., Weimar 1883-2009.

Maupertuis, Pierre-Louis M. d: Reflexions philosophiques sur l'origine des langues et la signification des mots, Paris 1747.
–: Dissertation sur les différents moyens dont les hommes se sont servis pour exprimer leurs idées, Paris 1754.
Michaelis, Johann D.: De l'influence des opinions sur le language et du language sur les opinions, Bremen 1762.
Novalis: Monolog, in: Werke, Tagebücher und Briefe, Bd. 2: Das philosophisch-theoretische Werk, hg. von H.-J. Mähl, Darmstadt 1999.
Otto, Walter F.: Die Götter Griechenlands. Das Bild des göttlichen im Spiegel des griechischen Geistes, Bonn 1929.
Süßmilch, Johann P.: Versuch eines Beweises, daß die erste Sprache ihren Ursprung nicht vom Menschen, sondern allein vom Schöpfer erhalten habe, Berlin 1766.
Tetens, Johann N.: Über den Ursprung der Sprache, Bützow/Wismar 1772.
Usener, Hermann: Götternamen. Versuch einer Lehre von der religiösen Begriffsbildung, Frankfurt a.M. 1948.
Utz, Peter: Das Auge und das Ohr im Text. Literarische Sinneswahrnehmung in der Goethezeit, München 1990.
Virilio, Paul: Das Privileg des Auges, in: J.-P. Dubost (Hg.): Bildstörungen. Gedanken zu einer Ethik der Wahrnehmung, Leipzig 1994, S. 55-72.
Walde, Alois: »Verbum«, in: Lateinisches etymologisches Wörterbuch, Heidelberg 1954.

Hans Werner Ingensiep

Kant und Singer über Grenzsituationen des Lebens

Über Sprache, Biographie und Biologie

Biologisch leben sie, aber nicht biographisch.
Peter Singer, Praktische Ethik, 1994, S. 245

I. Einleitung: Sprache und Ethik in Grenzsituationen des Lebens

Grenzsituationen des menschlichen Lebens – nach Karl Jaspers sind das Tod, Leiden, Kampf und Schuld[1] – sind für die Sprache und individuelle Sinnfindung des Menschen große Herausforderungen. Angesichts der existentiellen Dimensionen von Leben und Tod sind wir oft sprachlos und nicht selten wäre Schweigen angemessener als hilflose Rede und Aktion. Derartige Grenzsituationen sind nicht nur existentielle, sondern auch bioethische Herausforderungen und manchmal stehen Entscheidungen an. Dann sind es zunehmend anonyme »medizinische« oder »biologische« Tatsachen über Zustände von alten oder kranken Menschen, die jenseits ihrer persönlichen Biographie den Ausschlag geben. Entsprechend entschwindet in der Rede über diese Menschen die »biographische« Lage und die »biologische« Situation wird in der Rede und Kommunikation zum dominierenden Faktor. Der zunehmende Einfluss der Naturwissenschaften auf die Medizin sowie der »Strukturwandel der Medizin« (Wolfgang Wieland) insgesamt tragen zu dieser eigentümlichen Sprachlosigkeit bzw. zur Sprachreduktion, zur Verschiebung und »Anonymisierung« in der Beziehung zwischen Arzt und Patient bei, ferner die Verengung des ärztlichen Blicks auf physiologische Aspekte der Krankheit und des Leidens. Zudem überspielt die vermeintlich objektivierende bioethische Rede vom »moralischen Status« einer »Person« bzw. eines »Menschen« nicht selten die biographische Komplexität der Grenzsituation und Fachgespräche treten

1 Karl Jaspers, Philosophie II. Existenzerhellung, München/Zürich 1994, Kap. 7.

an die Stelle eines persönlichen Aufklärungsgespräches, wenn es um die »Wahrheit am Krankenbett« gehen sollte.[2]

Gleichwohl entdeckt man angesichts derartiger Kommunikationsmängel in der medizinischen Praxis die Bedeutung von Sprache und Kommunikation wieder, denn es ist von »sprechender Medizin« oder »narrative based medicine« die Rede, nicht zuletzt als ein wichtiges Element des »informed consent«. Angemessene Gespräche können eine heilende Funktion haben, was in der medizinischen Praxis die Achtung der Person und ihrer Würde voraussetzt. Kommunikations- und Sprachprobleme prägen auch die öffentlichen Debatten in den Medien über medizinische Grenzsituationen, in denen die Sprache des Patienten versagt, aber um so mehr ein öffentliches Ringen um Worte erfolgt. Exemplarisch zeigte dies im Jahr 2005 die öffentliche und mediale Behandlung des Falles der amerikanischen Wachkoma-Patientin Terri Schiavo. Immer geht es darum, »die rechten Worte« zu finden, um der komplexen persönlichen, ethischen, medizinischen und menschlichen Lage gerecht werden zu können, und eine Suche nach angemessenen Metaphern, Analogien und Ontologien, Beschreibungen und Bewertungen setzt ein.[3]

Als Hintergrund einer gelungenen Verständigung kann und muss die anthropologische und ethische Dimension der Sprache und Medizin nicht direkt thematisiert werden, aber die Art der Sprache kann kritikbedürftig sein.[4] Vielfältige Beispiele für eine besondere Sprache bieten Grenzsituationen, in denen man auf komplexe Metaphern stößt, welche die Wirklichkeit adäquat zu erfassen meinen wie die Rede über im Wachkoma »vegetierende« Menschen. Die sprachliche Darstellung der Wirklichkeit erfolgt aber immer im Rahmen von Begriffssystemen und Darstellungsformen, die nur bestimmte Aspekte der Realität beleuchten, neu »entdecken«, andere dagegen ausblenden und »verdecken« (Heidegger). Auch in den Naturwissenschaften, also auch in Biologie und Medizin, ist die sprachliche Beschreibung der Realität angewiesen auf Analogien, Metaphern und eine das gesamte Denken leitende »Hin-

2 Eugen Ansohn, Die Wahrheit am Krankenbett, München 1978.

3 Hans W. Ingensiep u. Theda Rehbock (Hg.): »Die rechten Worte finden …«. Sprache und Sinn in Grenzsituationen des Lebens, Würzburg 2009. Diverse Teilstudien des unter dem Direktorium von Herrn Prof. Dr. Dietrich von Engelhardt initiierten BMBF-Projektes am Institut für Medizin- und Wissenschaftsgeschichte der Universität zu Lübeck liegen dem nachfolgenden Beitrag zugrunde.

4 Vgl. Giovanni Maio, Das Menschenbild als Grundfrage der medizinischen Ethik, in: H.E. Blum u. R. Haas (Hg.), Über das Menschenbild in der Medizin, Stuttgart/New York 2004, S. 41-47.

tergrundmetaphorik« (Hans Blumenberg). Doch auch damit können immer nur begrenzte Gesichtspunkte und Perspektiven auf die menschliche Realität artikuliert werden, was in der Praxis allzu leicht vergessen wird. So ist der phänomenologische Sinnhorizont im Mensch-Pflanzen-Vergleich in der »biographischen« Situation eines »vegetierenden« Menschen im Wachkoma fundamental von der »biologischen« Situation einer »vegetierenden« Pflanze verschieden.

Im folgenden Beitrag werden zwei Arten von Rede im Umgang mit derartigen Grenzsituationen exemplarisch vorgestellt und analysiert. Die intensive Auseinandersetzung mit Kants Vorstellungen dient der Verdeutlichung der Funktion einer »biographischen« Rede, d.h. in diesem Fall einer Rede von anderen Menschen über die eigene persönliche Lage oder von der jeweiligen Person selbst über ihre persönliche Grenzsituation. In diesem Beispiel ringt der »Candidat des Todes« Kant letztlich um ein interpersonales öffentliches Verständnis, so im »Streit der Fakultäten« (Ak VII 114). Um besser zu verstehen, wie sich bei Kant Biopraxis und Biotheorie durchdringen, ist es hilfreich, vor dem zeitgenössischen Hintergrund tiefer auf sein philosophisches und medizinisches Verständnis vom Leben einzugehen. In anderer Weise thematisiert Peter Singer in »biologischer« Rede den »moralischen Status« einer »Person« in einer Grenzsituation, in einer Sprache, die auch in der angewandten Ethik gepflegt wird und exemplarisch in einer Behauptung zu Grenzsituationen kulminiert: »Biologisch leben sie, aber nicht biographisch« – so formulierte er es in seinem bioethischen Hauptwerk »Praktische Ethik« (1994, 244). Singer bezieht sich damit auf eine Grenzsituation im Leben oder am Ende des Lebens, in die jeder Mensch gelangen kann. In beiden Beispielen werden anthropologische und ethische Sinnhorizonte berührt und die Frage ist, welche Art von Rede angemessen ist. Es scheint, dass die »biographische« Rede von sich selbst über sich oder über andere Menschen einen vertieften Verständnishorizont eröffnen kann, während die »biologische« Rede in der praktischen Bioethik zwar schnelle Entscheidungen ermöglicht, aber zugleich auch zu einer reduzierten Wahrnehmung der persönlichen Lebenssituation beiträgt und der Komplexität der Grenzsituation nicht gerecht wird.

II. Kant über »Vegetieren«, Leben und Tod

»Der alte Kant« war im letzten Lebensjahrzehnt nicht nur zu einem philosophischen, sondern auch zu einem literarischen bzw. philologischen Thema geworden und wurde von Zeitgenossen wie seinem »Tischgenossen« Johann Gottfried Hasse im Todesjahr 1804 in

»Kants Letzten Äußerungen« aufs Peinlichste persönlich beobachtet und dokumentiert.[5] Wie war Kants Lage? Im achten Lebensjahrzehnt war der schwächliche Kant vergesslich, auf dem linken Auge blind, litt unter Schlaflosigkeit und Alpträumen, lallte am Essenstisch, irrte manchmal unstet und ziellos im Zimmer umher. Er stampfte beim Gehen in eigentümlicher Weise auf, um nicht umzufallen; fiel er dennoch – manchmal aus dem Stuhl – blieb er liegen bis Hilfe kam. Kurz: Der des Lebens manchmal überdrüssige Vernunftphilosoph war nur noch ein Schatten seiner selbst. Doch hatte er bis zuletzt helle Momente, die ihm seine Lage klar vor Augen führten. Dann bat er seine Freunde und Besucher, ihn doch als Kind anzusehen. Einer seiner Biographen, Wasianski, fasste diese Grenzsituation mit den Worten zusammen: »er vegetirte kaum mehr«.[6] Allerdings überraschte der alte Kant seinen Arzt, als er aus halbbewusstem Zustand erwachte oder beim Empfang stehen blieb mit der Begründung: »Das Gefühl der Humanität hat mich noch nicht verlassen.«[7] Kant starb wenig später, am 12. April 1804, mit den Worten: »Es ist gut.« – zwei Monate vor seinem 80. Geburtstag.

Was mag Kant über sein Altern gedacht haben? Im Jahre 1798 erschien die schon erwähnte, letzte von ihm selbst druckgelegte Spätschrift zum »Streit der Fakultäten« – mehr eine heterogene Aufsatzsammlung, in deren drittem Teil Kant auf die Makrobiotik-Schrift des Mediziners Hufeland reagiert. Außer den erwähnten eigenen Erfahrungen, sich durch eine Vernunftdiätetik vor Krankheiten zu schützen bzw. die Gesundheit zu bewahren, führt Kant im »Beschluß« dieser Schrift – gewollt oder ungewollt – Einsichten in seine Grenzsituation vor Augen. Hier schildert Kant, wie trotz aller guten Vorsätze eine Krankheit seine »Kopfarbeiten gleichsam desorganisirt, wenigstens geschwächt und stumpf gemacht hat und, da sich diese Bedrückung auf die natürliche Schwäche des Alters geworfen hat, wohl nicht anders als mit dem Leben zugleich aufhören wird«.[8] Diese öffentliche Eigenanamnese bietet ein Beispiel von seiner Zerstreutheit im sehr persönlichen Kampf um die Einheit seines Bewusstseins, was gerade den Philosophen in seinem

5 Johann G. Hasse, Der alte Kant. Hasse's Schrift: Letzte Äußerungen Kants, und persönliche Notizen aus dem opus postumum, hg. von Arthur Buchenau und Gerhard Lehmann, Berlin 1925.

6 E. A. Ch. Wasianski Immanuel Kant in seinen letzten Lebensjahren, Königsberg 1804, S. 202. Vgl. zur Biographie Kants auch Felix Gross (Hg.), Immanuel Kant. Sein Leben in Darstellungen von Zeitgenossen, Darmstadt 1993.

7 Ebd., S. 205.

8 Immanuel Kant, Der Streit der Fakultäten. Kants Werke. Akademie Textausgabe VII, Berlin 1968, S. 112 f. (Die gesamte Ausgabe wird nachfolgend zitiert als Kant, Ak).

Geschäft hart trifft. Denn, so Kant, der Geschäftsphilosoph müsse jederzeit »seinen Gegenstand in der Luft vor sich schwebend erhalten«, und zwar »in einem Ganzen des Systems« der reinen Vernunft »sich darstellen und prüfen«[9], weshalb es nicht verwundere, wenn ein Metaphysiker eher »invalid« werde als andere.

> Hieraus ist auch zu erklären, wie jemand *für sein Alter* gesund zu sein sich rühmen kann, ob er zwar in Ansehung gewisser ihm obliegenden Geschäfte sich in die Krankenliste musste einschreiben lassen. Denn weil das *Unvermögen* zugleich den Gebrauch und mit diesem auch den Verbrauch und die Erschöpfung der Lebenskraft abhält, und er gleichsam nur in einer niedrigeren Stufe (als vegetirendes Wesen) zu leben gesteht, nämlich essen, gehen und schlafen zu können, was für seine animalische Existenz gesund, für die bürgerliche (zu öffentlichen Geschäften verpflichtete) Existenz aber krank, d.i. invalid, heißt: so widerspricht sich dieser Candidat des Todes hiemit gar nicht.
>
> Dahin führt die Kunst das menschliche Leben zu verlängern: daß man endlich unter den Lebenden nur so geduldet wird, welches eben nicht die ergötzlichste Lage ist.[10]

Wollte man mit moderneren Worten Kants Einsichten zur Lage als »vegetierendes Wesen« wiedergeben, so zeichnet sich folgendes Bild ab – aus der anachronistischen Perspektive der medizinsoziologischen Lagebeschreibung eines Patienten mit den Worten eines Talcott Parsons: Was unter Gesundheit zu verstehen ist, ist relativ und z.B. auf das Alter zu beziehen. Der alte Philosoph ist arbeitsunfähig und geschäftsunfähig geworden und kann daher seiner institutionellen Rolle als Philosoph und Bürger nicht mehr gerecht werden. Dieser Philosoph müsste heute krank geschrieben werden, weil er seine Rolle in der Gesellschaft nicht mehr erfüllen kann. Aber diese soziologisch nüchterne Betrachtung aus der Sicht der Patientenrolle in der Gesellschaft erfasst nicht dessen besondere existentielle Grenzsituation als »Candidat des Todes« und Grenzlage, die Kant hier noch recht positiv als »vegetirendes Wesen« beschreibt. Denn dieser Zustand ähnelt gemäß Kant nicht demjenigen einer bewegungs- und empfindungslosen – vegetierenden – Pflanze, sondern einer gesunden »animalischen Existenz«, die immerhin zu essen, gehen und schlafen vermag. Aber der als Individuum »vegetirende« Kant wird durch die Gesellschaft als »Candidat des Todes« verortet und ist damit von der Duldung der Gesunden

9 Kant, Ak VII, S. 113.
10 Ebd., S. 114.

abhängig, »welches eben nicht die ergötzlichste Lage ist«.[11] Handelt es sich dabei nun für Kant um einen beklagenswerten Zustand, der in Selbstmitleid ausartet?

Auf diese sehr subjektive Frage gibt der letzte Abschnitt dieser letzten Schrift eine klare Antwort. Es ist wie so oft ein langer, in Kant-Manier verschachtelter Satz, der in eine abschließende Selbst- und Lageanalyse des Todeskandidaten einmündet. Kant setzt mit einer Kritik lebensverlängernder Maßnahmen ein, die auf Verzicht und stoische Selbstbeherrschung gründen, also mit einer ›Kritik der diätetischen Vernunft‹, doch endet der Satz mit einem großen Fragezeichen:

> Hieran aber habe ich selber Schuld. Denn warum will ich auch der hinanstrebenden jüngeren Welt nicht Platz machen und, um zu leben, mir den gewöhnten Genuß des Lebens schmälern: warum ein schwächliches Leben durch Entsagungen in ungewöhnliche Länge ziehen, die Sterbelisten, in denen doch auf den Zuschnitt der von Natur Schwächeren und ihre muthmaßliche Lebensdauer mit gerechnet ist, durch mein Beispiel in Verwirrung bringen und das alles, was man sonst Schicksal nannte (dem man sich demüthig und andächtig unterwarf), dem eigenen festen Vorsatz unterwerfen; welcher doch schwerlich zur allgemeinen diätetischen Regel, nach welcher die Vernunft unmittelbar Heilkraft ausübt, aufgenommen werden und die therapeutischen Formeln der Officin jemals verdrängen wird?[12]

Der »Candidat des Todes« übernimmt also als autonomes Vernunftwesen selbst die Verantwortung für seine lebensverlängernden Maßnahmen, die ja doch am Ende die Statistik durcheinanderbrächte. Man stemme sich – so Kant – einer Natur entgegen, der man sich einst demütig als heteronomer Schicksalsmacht unterwarf. Kants Kritik der diätetischen Vernunft zeigt der rationalen Autonomie angesichts des Todes und der Natur ihre Grenzen auf. Zudem wird die Effektivität der diätetischen Vernunft im Vergleich zur üblichen medizinischen Rezeptur in Frage gestellt. Zumindest äußert er Skepsis: Wohl niemals werde die

11 Diese Stelle zum Komplex »Vegetieren« im *Streit der Fakultäten* ist aus der Perspektive eines Mediziners etwas anders interpretiert worden. Der Arzt Hähnlein meint m. E. verkürzend, dass nach Kant Schwäche und Kraftlosigkeit im Alter als »Krankheit« anzusehen sei, da dann der Mensch »auf einer niederen Stufe zu leben verstehe«. (Viktor Hähnlein, Der Mut zur Gesundheit, Leipzig 1927, S. 167f.)

12 Kant, Ak VII, S. 114. Übrigens ließ sich der »alte Kant« in der Tat regelmäßig die »Sterbelisten« aus Königsberg vorlegen, um daraus Wahrscheinlichkeiten zu berechnen bzw. um sein Ziel, 80 Jahre alt zu werden, im Vergleich mit anderen älteren Mitbürgern numerisch verfolgen zu können.

diätetische Vernunft die therapeutische Formel der Medizin verdrängen. Die Lagebeschreibung endet jedenfalls mit einem Fragezeichen, wie auch immer dies zu bewerten ist, als Resignation oder Wissenschaftsgläubigkeit des alten Kant.

Man darf es hier wohl kaum als Kritik an einer lebensverlängernden Medizin verstehen oder als Arztkritik. Dies widerspräche auch Kants Selbstverständnis. Kant formuliert vielmehr eine vormoderne Selbstkritik der diätetischen Vernunft, die sowohl den Arzt als auch die Gesellschaft – im Angesicht des Naturschicksals – aus der Verantwortung entlässt. Die autonome Vernunft klärt sich selbst über die Grenzsituation ihres inkorporierten Lebens auf und stirbt insofern als »Individuum« ganz für sich allein.

Im handschriftlichen Nachlass Kants (Ak XV) finden sich weitere Überlegungen zum »Vegetieren« und zur »Lebenskraft«, welches die Lebenssituation bzw. deren theoretische Beurteilung durch Kant weiter erhellt. Folgende Reflexionen präsentiert der Nachlass im Kontext von Überlegungen zur Brown'schen Erregungslehre bzw. zu dessen Krankheitsbegriff. Die Art der Verschriftlichung durch Kant illustriert sein persönliches Ringen.

> Die 3 Actus der Lebenskraft.
> 1. Arbeiten. 2. Geniessen. 3. vegetiren a) mit Beschwerde b) mit Lust, c) mit Gleichgültigkeit in Ansehung seines Gefühls: ~~wo~~ ein Zustand,
> worinn die Lebenskraft mechanisch (ohne Beabsichtigung des Subjects) wirkt.[13]

Löw interpretierte diese Stelle dahingehend, dass Kant nun durch die drei Actus den Begriff der Lebenskraft in Anlehnung an Brown positiv bestimmt.[14] Schon die körperlichen Begehrungen seien Lebenskräfte. Lebenskraft könne als Generalisierung des Begehrungsvermögens begriffen werden. Lebenskraft könne »als Abstraktion der eigenen Grunderfahrung als begehrendes und handelndes Wesen begriffen werden«.[15] Nach Löw schlägt Kant hier also eine Brücke zwischen einem inhaltlich positiv bestimmten Lebenskraftbegriff und der ihm ansonsten zugeschriebenen Definition in der *Kritik der Praktischen Vernunft* von: »Leben als Vermögen eines Wesens, nach Gesetzen des Begehrungsvermögens zu handeln.«[16]

13 Kant, Ak XV, S. 964.
14 Reinhard Löw, Philosophie des Lebendigen, Frankfurt a. M. 1980, S. 160.
15 Ebd., S. 161.
16 Kant, Ak V, S. 9.

Doch bei näherem Hinsehen auf den Text zeigen sich nicht nur diese mehr moralanthropologischen Lichtseiten des Lebens, sondern auch die Schattenseiten, insbesondere auch in einer Differenzierung des »Vegetirens«. Während das »Arbeiten« aktive Lebensreize setzt und das »Genießen« zumindest auch Reize passiv aufnimmt, kann der Zustand des »Vegetirens« negativ (»mit Beschwerde«), positiv (»mit Lust«) oder indifferent ausfallen: »mit Gleichgültigkeit in Ansehung seines Gefühls«. Im letzteren, indifferenten Zustand wirkt nach Kant die Lebenskraft bloß mechanisch ohne Beabsichtigung des Subjekts. Dabei es handelt sich wohl um den Zustand eines Ausgeliefertseins.

Einen Schritt weiter zur Rolle der Lebenskraft im Sterben bringt Kants nachfolgende Überlegung zu »Krankheit« und »Gesundheit«.

> Krankheit aus Stärke ist eigentlich ein Wiederspruch. Denn sie ist ein für die animalische Functionen des Thiers oder auch die Vegetabilische des Gewächses ~~unvermögende~~ unzulangliches Vermögen. Die Gesetzmäßigkeit eines organischen Wesens, sich ~~durch~~ bey der Continuirlichen Wegschaffung seiner Theile und Ergänzung in derselben Form zu erhalten, ist die Gesundheit. Zu dieser Gesetzmäßigkeit des organisirten Wesens und der Veranderungen [sic!] der Lebenskraft gehört auch im Ganzen der organischen Natur überhaupt, dass das Geschöpf, nachdem es seines gleichen erzeugt hat, als Individuum sich mit der unorganisirten Materie vermische und nur die Species fortwähre. Das Altwerden und Sterben. Dieses ist nicht Krankheit, sondern Vollendung der Functionen der Lebenskraft.[17]

Gesundheit wird als fortwährende Aufrechterhaltung eines stofflichen Gleichgewichts verstanden, aber jenseits von ihrem Gegenteil »Krankheit« wird das »Altwerden und Sterben« in einen natürlichen Entwicklungsprozess eingebunden, an dessen Ende die Vermischung mit dem Unorganischen stehe, wobei nach Kant »nur die Species fortwähre«, was wohl nicht im platonischen Sinn gelesen werden darf, sondern als natürlicher Fortbestand der Spezies (hier Mensch) verstanden werden kann, während das Individuum aufgelöst wird. Anders formuliert: Dem Schwinden der Lebenskraft folgt das Verschwinden des Individuums.

Aber »Altwerden und Sterben« werden nicht als »Krankheit«, sondern als »Vollendung der Functionen der Lebenskraft« angesehen, was man vielleicht auch quasi-newtonisch im Sinne des Blumenbach'schen Bildungstriebes deuten kann, als ein kontinuierliches Nachlassen der die Organismen als Individuen hervorbringenden Kraft.

17 Kant, Ak XV, S. 964f.

Vor diesem Hintergrund von Kants Biotheorie kann ein letzter Blick auf seine Lebenspraxis kurz vor seinem Tode geworfen werden, wenn es nämlich darum geht, konkret mit dem »Vegetiren« umzugehen. Dass er zu sterben wisse, war ein bekanntes Diktum Kants und sicherlich geprägt von seiner Selbstverantwortung und moralanthropologischen Grundhaltung zum Leben und zum Tod. Was bedeutet das nun in seinem Fall konkret? Obgleich des Lebens überdrüssig, kam für Kant ein Selbstmord aus Selbstverpflichtungsgründen nicht in Frage. Doch stellt sich gegen Ende eine andere Haltung zur Selbstversorgung ein bis hin zur Essensverweigerung. Paradigmatisch dafür ist eine von seinem Betreuer Wasianski geschilderte Szene in der letzten Lebenszeit. Kant lädt zum Essen ein, immerhin noch zwei Gäste, setzt dann den Löffel an den Mund, nimmt aber nichts auf, legt den Löffel hin und geht unmittelbar zu Bett. Kein Stimulus mehr zum Leben will ihm mehr über die Lippen kommen. Dieser Lebensverdruss mag sich auch in seinen überlieferten letzten Worten doppeldeutig spiegeln: »Es ist gut« steht einerseits für die Ablehnung, mehr zu trinken, andererseits für einen bewusst rationalen Abschluss seines Lebens. – So stellte sich der Rationalist und Vernunftdiätetiker in Wort und Tat dem eigenen vergehenden Leben.

III. Singer über »Vegetieren«, Leben und Tod

Der Bioethiker Peter Singer hat eine durch seine utilitaristisch-naturalistische Gesamtkonzeption des Lebens geprägte Vorstellung vom »Vegetieren«, die eng mit seiner Vorstellung vom »Vegetativen«, d. h. zum Pflanzenleben, verknüpft ist; Singer kommt daher auch zu seiner besonderen bioethischen Bewertung von »human vegetables«, was nachfolgend deutlicher werden wird. Im Hinblick darauf ist vor allem ein Vergleich des »moralischen Status« von Mensch und Pflanze interessant. Die Singer'sche Grenzproblemsituation im Falle der »human vegetables« führt die Beschreibung eines Vaters vor Augen, der mit drastischen Worten die Lage seines schwerst geistig behinderten, bettlägerigen und hilfsbedürftigen Sohnes illustriert: »Er lebt wie eine Pflanze, aber da müssen sie schon an schlecht blühendes Unkraut denken!«[18] Singers sogenannter pathozentrischer Präferenzutilitarismus setzt bei einer Lagebeschreibung des Patienten ein, die ethisch betrachtet derjenigen einer

18 Christoph Anstötz, Schwerst geistigbehinderte Menschen und die Großen Menschenaffen. Ein Beitrag aus sonderpädagogischer Sicht, in: Paola Cavalieri u. Peter Singer (Hg.), Menschenrechte für die Großen Menschanaffen, München 1994, S. 243-264, hier S. 252.

Pflanze ähnelt. Singer will die Grundsituation von Mensch und Tier verdeutlichen, wenn er vorschlägt, sich fiktiv in ein Pflanzenleben einzufühlen. Singers Einfühlungstest:

> Angenommen, wir wenden den Test mit dem imaginären Leben auf das Leben des Unkrauts an, das ich in meinem Garten jäten will. Ich muss mir dann einbilden, ein Leben zu leben, das überhaupt keine bewussten Erlebnisse hat. Ein solches Leben ist völlig leer; ich würde es nicht im Mindesten bedauern, diese subjektiv unfruchtbare Form von Existenz zu vernichten. Dieser Test legt den Gedanken nahe, dass das Leben eines Wesens, das keine bewussten Erlebnisse hat, über keinen Wert an sich (*intrinsic value*) verfügt.[19]

Der Singer'sche Einfühlungstest illustriert, was im Prinzip nicht nur für Pflanzen, sondern auch für aktuelle Fälle von permanent vegetativen Zuständen von Menschen ohne Empfindung und Bewusstsein, d. h. für den Status des menschlichen »Vegetierens«, abzuwägen wäre. Unbeachtet sei die paradoxe Situation dieses vegetativen Empathietestes, denn es ist paradox, ein Subjekt möge eine Situation imaginieren, die für es als ein erlebendes Subjekt mit Bewusstsein unmöglich nachvollziehbar ist. Wie ist es möglich, ein »Leben« zu imaginieren, »das überhaupt keine Erlebnisse hat«? Jede Imagination wäre ja nichts anderes als die Imagination eines individuellen *Erlebnisses*, das ja gerade in Frage gestellt wird, oder es wäre gar keine Imagination eines Subjekts. Es wäre absurd, darauf eine ethische Argumentation zu gründen, die bedenkenlos darauf abzielt, »diese subjektiv unfruchtbare Form von Existenz zu vernichten«. Der Test ist psychologisch suggestiv, stellt aber für Singer keine ethische Begründung dar. Doch verdeutlicht der Test, dass es auf den aktuellen (!) Zustand ankommt – ob nun bei Pflanzen oder »human vegetables« –, d. h., ob in der Interessenkalkulation ein Wesen mit Empfindungsfähigkeit bzw. Bewusstsein ethische Berücksichtigung findet oder nicht. Handelt es sich um ein empfindungsfähiges Lebewesen, das aktuell empfindet, sind dessen Interessen nach Singer zu berücksichtigen. Minimale biologische Indikatoren für Empfindungsfähigkeit sind nach Singer ein funktionsfähiges höheres Nervensystem und diverse Verhaltensweisen.

Aufgrund dieser ontologischen Voraussetzung ist die Herangehensweise an die moralische Beurteilung von Pflanzen im Prinzip parallelisierbar mit der Herangehensweise an Menschen in »vegetativen« Zuständen. Wenn kein funktionsfähiges Nervensystem vorliegt wie bei Pflanzen, so gibt es auch in der embryonalen Frühphase vor der Her-

19 Peter Singer, Praktische Ethik, Stuttgart 1992, S. 127f.

ausbildung des menschlichen Nervensystems oder nach dessen Zerstörung in der Mitte oder am Ende des Lebens – durch Unfall, Krankheit oder im Alterungsprozess – ethisch nichts zu bewerten. Das aktuelle Vermögen der Empfindung von Leid und Lust ist für Singer der Ausgangspunkt jeder ethischen Bewertung. In diesem Punkt wären Pflanze und Menschen im »vegetativen« Zustand vergleichbar, denn beide Organismen verfügen aktuell über kein Bewusstsein ihres Zustandes.

Wie ist also die Lage der Pflanzen – und damit auch diejenige von »human vegetables«? Für Singer ist die biologische Grenze der Empfindungsfähigkeit ein notwendiges, aber noch kein hinreichendes Bestimmungsstück zur ethischen Beurteilung der Lage. Diverse äußere Verhaltensweisen wie Fluchtreaktion, Sprache oder Vorhandensein eines ZNS sind wichtige relevante Indikatoren für aktuelles Bewusstsein. »Pflanzen haben kein zentral organisiertes Nervensystem so wie wir.«[20] Daher ist klar, dass wir keinen berechtigten Grund zur Annahme von Empfindung oder Bewusstsein haben wie im Falle von höheren Tieren.

> Empfindungsfähige Lebewesen haben Bedürfnisse und Wünsche. [...] Indessen gibt es *nichts*, dass sich damit vergleichen ließe, wie es ist, ein Baum zu sein, der abstirbt, weil seine Wurzeln unter Wasser stehen. Wo finden wir Wert, wenn wir die Interessen empfindungsfähiger Lebewesen als Wertquelle hinter uns lassen? [...] Ein Problem hierbei ist, dass wir ohne bewusste Interessen, an denen wir uns orientieren können, über keine Möglichkeit zur Abschätzung des jeweiligen Gewichts verfügen, das dem Gedeihen verschiedener Lebensformen beizumessen ist.[21]

In ökologischer Hinsicht erkennt Singer daher allein menschliche Interessen bei der Beurteilung von Pflanzen an, z. B. ästhetische Gründe, die angeführt werden können, z. B. um einen alten Baum zu schützen. Dagegen sind anthropomorphe Projektionen von Durst- oder Hungerhaben auf ein Pflanzenleben für Singer ethisch irrelevant. »Pflanzen haben keine solche Erlebnisse«[22] und daher keinen »Wert an sich« (*intrinsic value*). Man kann beliebig über sie verfügen. Pflanzen rücken somit in die Nähe des Anorganischen, dass »rein physikalisch« erklärt werden kann und ohne Bewusstsein existiert. Deshalb kann es nach Singer auch keinen zwingenden Grund geben, »warum wir Wachstum und Absterben von lebenden Dingen bestimmende physikalische Vorgänge mehr

20 Peter Singer, Praktische Ethik, Stuttgart 1994, S. 100.
21 Ebd., S. 351 f.
22 Ebd., S. 354.

respektieren sollten als solche, die leblose Dinge bestimmen«.[23] Eine physikalische Reduktion ist erlaubt. Wie gestaltet sich diese Herangehensweise bei der Beurteilung von »vegetierenden« Menschen?

Im »Vegetieren« artikuliert sich kein Lebensinteresse. Handelt es sich um einen pathologischen menschlichen »vegetativen Zustand«, der durch lebensverlängernde Intensivtechnologie oder normale Pflege über lange Zeit aufrechterhalten werden kann – wie bei sogenannten »Wachkoma«-Patienten –, dann werden diese sich nach Singer unter der Kategorie »nichtfreiwillige Euthanasie« wiederfinden: »Wenn sie überhaupt keine Erlebnisse haben und auch niemals mehr welche haben können, dann hat ihr Leben keinen Wert an sich. Ihre Lebensreise ist an ein Ende gelangt. Biologisch leben sie, aber nicht biographisch.«[24] Dies ist der Fall, wenn wirklich ein *permanent* vegetativer Zustand erreicht worden ist. Dann gibt es sowenig etwas zu berücksichtigen wie bei einer Pflanze. Menschen in diesem Zustand »vegetieren« dann jenseits der Analogie, sind keine »Person«. »Vegetieren« wird dann primär biologisch erfasst, aber in die bioethische Bewertung eingebunden und als irrelevanter Daseinszustand ausgegrenzt: »Biologisch leben sie, aber nicht biographisch.«

Die letzte Äußerung Singers führt auf Überlegungen zum Ausdruck »biographisch« in diesem Kontext. Unter »Biographie« versteht man im Allgemeinen eine individuelle Lebensbeschreibung, die bekanntlich durch eine Person selbst aus erstpersonaler Perspektive (»ich«) in einer »Autobiographie« erfolgen kann oder durch andere Personen, die sich in drittpersonaler Perspektive (er, sie, es) mit einem Einzelleben beschäftigen. Für Singer ist nicht nur die narrative Selbst-, sondern auch die Fremdbeschreibung eines individuellen *bios* im Fall des »Vegetierens« obsolet. Singer fällt ein Lebensurteil vom Standpunkt des allgemeinen Prinzips, gemäß dem das Leben eines Individuums sinnlos geworden ist, wenn der Träger dieses Leben subjektiv nichts mehr erlebt. Doch kann dieses Leben noch von anderen Menschen aus drittpersonaler Perspektive erlebt werden. Daher wäre zu fragen, ob jemand, der sein *bios* nicht mehr bewusst erlebt, auch zwangsläufig seiner Biographie verlustig ist. Singer hat dies nicht wörtlich gemeint, wohl programmatisch, doch es zeigt an, dass die Daseinsform eines Einzellebens als singulärer sinnloser Existenz einem allgemeinen Prinzip geopfert wird. Für radikale Prinzipienethiker ist dieses Leben »biographisch« zu Ende.

Wer nichts mehr erlebt, kann zwar auch nichts mehr von sich erzählen, doch andere könnten es – was eine Beziehung voraussetzt. Eine solche

23 Ebd.
24 Ebd., S. 244.

Beziehung liegt vor, wenn Eltern ihr geistig schwerstbehindertes, »vegetierendes« Kind pflegen, aus Liebe oder aus einer ethischen Verpflichtung heraus. Auch eine Gesellschaft könnte sich verpflichten, diesen Menschen ihren Möglichkeiten gemäß ein *bios* zu bieten, nicht zuletzt auch um der ethischen Utopien in dieser Gesellschaft willen. Und auch Singer selbst weiß durchaus um die Schwierigkeit biographischer Entscheidungen, die ihm z. B. angesichts der Erkrankung seiner alternden Mutter bewusst sind. Derartige individuelle Selbstverpflichtungen oder eine gesellschaftliche Pflicht kann es eigentlich für Singer nicht geben, denn sie liegt nicht im Fokus utilitaristischer Beurteilungsprinzipien. Und doch hat Singer eine Biographie vorgelegt, nicht die eigene, sondern die seiner jüdischen Vorfahren, denen er wohl deshalb kaum ihr *bios* streitig machen würde, weil sie schon lange tot sind. Sie sind für ihn biographisch Personen geblieben, wenngleich sie biologisch als Personen mit Ichbewusstsein nicht mehr existieren. Umso weniger ist einsichtig, einem lebenden, »vegetierenden« Menschen sein *bios* und eine Biographie abzusprechen.

IV. Dilemmata zwischen Biographie und Biologie

Wie im Alltag und in der Wissenschaft biographische und biologische Sprache miteinander verwoben sind, zeigt abschließend ein medizinisches Fallbeispiel. Im *Journal der Canadian Medical Association* wurde dieser »Case Report« vorgestellt:
Ein 72-jähriger Mann war nach langer Krankheit auf fast vollständige Pflege angewiesen, konnte aber noch selbst Nahrung zu sich nehmen. Der Patient hatte vier Jahre zuvor schriftlich festgehalten, »that he did not wish to be maintained alive if he were a *vegetable*«, ebenso wie im Falle permanenter künstlicher Ernährung.[25] Niemand hatte ihn offenbar in dieser Zeit gefragt, was er mit »vegetable« eigentlich meine. Arzt und Pflegeteam waren daher unsicher, »emotionally and morally uncomfortable« angesichts der Frage, ob nun die Leben erhaltenden Maßnahmen zu stoppen seien. Das klinische Ethik-Komitee des Hospitals wurde also um Rat gefragt, vor allem um den ethischen und gesetzlichen Rahmen zu klären. Beraten durch Arzt und Team, beschloss das Komitee, der Wille des Patienten sei gültig und in der vorliegenden Situation relevant. Die »nasogastric feeding tube« wurde entfernt, die Antibiotikatherapie eingestellt, nicht aber das Beatmungsgerät – und der Patient verstarb.

25 Michael Gordon u. Dan Levitt, Acting on a living will: a physician's dilemma, Case Report, in: Canadian Medical Association Journal 155 (1996), H. 7, S. 893 ff., hier S. 893.

Ein spezielles Problem im vorliegenden »Fall« war, ob der »living will« des Patienten für seine klinische Situation zutraf bzw. ob der Terminus »vegetable« auch die mechanische Beatmung tangierte. »Vegetable« wurde dahingehend interpretiert, dass der Patient nicht wünsche, jede (!) Art von Leben zu diesem Zeitpunkt aufzugeben, weshalb die Beatmung weiter aufrechterhalten wurde. Doch als Dilemma wurde angesehen: »Unfortunately, the patient had not discussed such issues explicitly with his physician or relative and had not been asked to define the word ›vegetable‹. In the absence of such clarification, the ›reasonable person's‹ definition of being a ›vegetable‹ could be accepted.«[26] – Die Autoren dieses Beitrages danken Peter Singer in einer Fußnote für die Unterstützung bei der Verfassung des Manuskriptes.[27] Er dokumentiert beiläufig, wie aus einer biographisch geprägten Alltagssprache ein biologisches bzw. medizinisches Problem werden kann.

Was haben wir von Kant und Singer über die Rolle von »Biologie« und »Biographie« bei der Beurteilung von menschlichen Grenzsituationen, d.h. zur »biologischen« und »biographischen« Rede über solche Grenzsituationen gelernt? Die biographische Rede zielt primär auf persönliche Kommunikation und Verstehen der Gesamtsituation, in der sich das individuelle Leben befindet. Manchmal ist es schlicht auch ein Hilferuf einer einsamen Person, die auf ihr »Vegetieren« in Grenzsituationen aufmerksam machen möchte. Man muss daraus keine biologische Rede machen, um medizinische Zustände zu erklären, oder daraus einen »moralischen Status« ableiten, um damit fundamentale ethische Entscheidungen zu begründen. Wohl aber kann es geschehen, dass man sich in bioethischen Entscheidungen hinter solchen biologisch-medizinischen Aussagen und Analysen versteckt, um die eigene Hilflosigkeit angesichts der biographischen Grenzsituation und kaum überwindbarer ethischer Dilemmata nicht zutage treten zu lassen.

26 Ebd., S. 894.
27 Ebd., S. 895.

Literaturverzeichnis

Ansohn, Eugen: Die Wahrheit am Krankenbett, München 1978.
Anstötz, Christoph: Schwerst geistigbehinderte Menschen und die Großen Menschenaffen. Ein Beitrag aus sonderpädagogischer Sicht, in: Paola Cavalieri u. Peter Singer (Hg.): Menschenrechte für die Großen Menschenaffen, München 1994, S. 243-264.
Gordon, Michael; Levitt, Dan: Acting on a living will: a physician's dilemma. Case Report, in: Canadian Medical Association Journal 155 (1996), H. 7, S. 893-895.
Gross, Felix (Hg.): Immanuel Kant. Sein Leben in Darstellungen von Zeitgenossen, Darmstadt 1993.
Hähnlein, Viktor: Der Mut zur Gesundheit, Leipzig 1927.
Hasse, Johann Gottfried: Der alte Kant. Hasse's Schrift: Letzte Äußerungen Kants und persönliche Notizen aus dem opus postumum, hg. von Arthur Buchenau und Gerhard Lehmann, Berlin 1925.
Ingensiep, Hans Werner; Rehbock, Theda (Hg.): »Die rechten Worte finden«. Sprache und Sinn in Grenzsituationen des Lebens, Würzburg 2009.
Jaspers, Karl: Philosophie II. Existenzerhellung, München/Zürich 1994.
Kant, Immanuel: Der Streit der Fakultäten, Kants Werke, Akademie Textausgabe VII, Berlin 1968.
Wasianski, E. A. Ch.: Immanuel Kant in seinen letzten Lebensjahren. Königsberg 1804.
Löw, Reinhard: Philosophie des Lebendigen, Frankfurt a. M. 1980.
Maio, Giovanni: Das Menschenbild als Grundfrage der medizinischen Ethik, in: H. E. Blum u. R. Haas (Hg.): Über das Menschenbild in der Medizin, Stuttgart/New York 2004, S. 41-47.
Singer, Peter: Praktische Ethik, Stuttgart 1992.
–: Praktische Ethik, Stuttgart 1994.

Frederick Gregory

Der Preis der Verwissenschaftlichung

I.

Innerhalb der vielfältigen Interessen, die Dietrich von Engelhardt während seiner langen und bemerkenswerten wissenschaftlichen Laufbahn verfolgt hat, ist sein Name meines Erachtens am nachdrücklichsten mit seiner intensiven Beschäftigung mit der Medizin und Naturkunde in der Epoche der Romantik verbunden. Bereits seine frühe Auseinandersetzung mit Hegels Naturphilosophie und der in seinen Büchern und Aufsätzen häufig wiederkehrende Ausdruck »um 1800« deuten auf eine vertiefte Beschäftigung mit den aufregenden Entwicklungen der deutschen Naturphilosophie und Medizin in dieser so faszinierenden Epoche der Romantik hin. Es waren diese seine Interessen, die mich 1981 als Stipendiat der Alexander-von-Humboldt-Stiftung nach Heidelberg führten, um unter Dietrich von Engelhardt zu arbeiten. Seit dieser Zeit hat sich meine Überzeugung, dass die Romantik einen Wendepunkt der abendländischen Auffassung von Medizin und Wissenschaft markiert, stetig verstärkt. In diesem Aufsatz möchte ich ein Stück weit der Frage nachgehen, was verlorenging, als die Medizin die Romantik hinter sich ließ, um sich innerhalb eines wissenschaftlichen Selbstverständnisses neu zu formieren. Ich bin der Auffassung, dass das, was ich zu untersuchen vorhabe, tiefgreifende menschliche Anliegen zum Ausdruck bringt.

Wenn man sich die Jahrzehnte um die Jahrhundertwende zum 19. Jahrhundert ansieht, gewinnt man den Eindruck, dass in diesen Jahren – zumindest in der westlichen Welt – etwas Außerordentliches geschehen ist, das bis heute fortwirkt. Wir haben inzwischen genug über diese Epoche erfahren, um zu begreifen, dass es nicht leicht ist, genau auf den Punkt zu bringen, was dieses Außerordentliche war. Unter dem wenig aussagekräftigen Sammelbegriff der »Modernisierung« fassen wir Bestimmungen wie »Bürokratisierung«, »Industrialisierung«, »Urbanisierung« und die Entstehung einer neuen sozialen Ordnung zusammen. Wir verweisen auf das Aufkommen einer neuartigen Einstellung zum Wissen und zur Wissensgewinnung, und auch auf eine verwandelte Einstellung zur Menschheit und ihrer Geschichte. Trotz der damaligen Beschäftigung der Elite mit dem Begriff der »Aufklärung« – eine Idee, welche für sie den grundlegenden Unterschied zwischen ihnen und ihren Vorgängern markierte –, haben wir erkannt, dass die

Eliten nicht die einzigen wirkmächtigen Mitglieder der Gesellschaft waren, sondern dass die Erfahrungen derer, die außerhalb der Machtzentren standen, ebenso instruktiv für die Bedeutung von Geschichte sind. Aber obwohl die historische Landschaft ihre traditionelle Homogenität einbüßt, wenn man die diversen Charakteristika der Moderne konstatiert, erscheint es dennoch so, dass dies die Zeit war – insbesondere da, wo es um Krankheit und Gesundheit geht –, in der das von Foucault so genannte »solide Gewebe unserer Erfahrung« erstellt wurde.[1]

Ich möchte einen Moment bei Foucaults Analysen verweilen. Das obige Zitat über die Errichtung des soliden Gewebes der Erfahrung bildet den Abschluss seines berühmten Buches *Die Geburt der Klinik*. Foucault sah in den letzten Jahren des 18. Jahrhunderts die Zeit, in der die moderne Medizin geboren wurde. Er setzt die moderne Medizin gleich mit dem »anatomisch-klinischen Blick«, der dazu führt, dass der Arzt den Patienten durch dessen Körper ersetzt und Informationen über den Patienten nicht mehr mit Hilfe verschiedener Sinneswahrnehmungen, sondern so weit wie möglich mit Hilfe des Sehsinns allein gewinnt. Er lokalisiert den symbolisch genau bestimmten Ort dieser Entwicklung im Werk Xavier Bichats, der in seiner *Allgemeinen Anatomie* von 1803 die Ärzte wegen der anhaltenden Verwirrung rügte, die sie durch ihre veraltete Praxis, am Bettrand des Patienten Notizen zu machen, stifteten, während sie, wenn sie nur »einige Leichen« öffnen würden, auch die »Dunkelheit schwinden sehen [könnten], welche die bloße Beobachtung nicht vertreiben konnte«.[2] Innerhalb des anatomisch-klinischen Blicks besetzte die Krankheit ein unterirdisches Reich, unsichtbar für Beobachtungen der Lebendigen. Allein im Zustand des Todes konnte das Unsichtbare durch seine Sichtbarmachung der aufklärenden Erkenntnis zugeführt werden.

Trotz des Anspruchs des Buches, nicht kritisch die eine Medizin gegen die andere auszuspielen, sondern lediglich »die Bedingungen der Möglichkeiten der medizinischen Erfahrung, wie wir sie seit dem vorigen Jahrhundert kennen«[3] nachzuzeichnen (man wird davon ausgehen können, dass die Verwendung der kantischen Terminologie bewusst gewählt wurde), gibt es eine unverkennbare Wertung in Foucaults Charakterisierung der modernen Medizin. Es ist unverkennbar, dass Foucault besorgt ist bezüglich der Annahme der modernen Medizin, dass der Mensch sowohl als Subjekt als auch als Objekt des positiven Wissens angesehen werden können soll, eine Entwicklung, die, wie er

1 Michel Foucault, Die Geburt der Klinik, Frankfurt a. M. 2005, S. 210.
2 Ebd., S. 160f.
3 Ebd., S. 17.

feststellt, der klassischen Bedeutung der Endlichkeit zuwiderläuft. Damit meint Foucault, dass »Endlichkeit« früher negativ verstanden wurde – als die Negation des Unendlichen. Die moderne Medizin jedoch verlagerte den Fokus weg von der Endlichkeit als etwas Begrenztem und verlieh ihr die Macht des Positiven. Indem die moderne Medizin die hartnäckige Tatsache der Endlichkeit des Menschen feiert, bannt sie den Schrecken des Todes und spricht dabei zum modernen Menschen von »jener technischen Welt, welche die bewaffnete, positive, volle Form seiner Endlichkeit ist«.[4] Foucault warnt uns, dass dies die medizinische Erbschaft ist, »der wir noch nicht entronnen sind«,[5] dass dies »das *dunkle* aber solide Gewebe unserer Erfahrung bilde[t]«.[6]

Foucault bezieht sich vor allem (wenn auch nicht ausschließlich) auf die französische Medizingeschichte. Während vieles, was er sagt, *letztendlich* auch auf die deutsche Medizin angewandt werden kann, will ich dennoch behaupten, dass die Reaktion der Deutschen, die zur Zeit der Aufklärung mit Gesundheit und Heilverfahren zu tun hatten, deutlich weniger scharf ausfiel, als Foucault es annehmen würde. Da das Thema der Aufklärung in Deutschland stärker mit der Vorstellung des Verlusts einer *einheitlichen und umfassenden Naturdarstellung*[7] (um eine Wendung Dietrich von Engelhardts zu gebrauchen) in Verbindung gebracht wurde, habe ich mir selbst die Aufgabe gestellt, im Großen die Charakteristika der deutschen Heilkunst zu erfassen, als sie dabei war, den Übergang in die Moderne zu vollziehen. Ich will untersuchen, welchen Veränderungen diejenigen Begriffe unterworfen waren, die dazu dienten, die Erfahrungen von Krankheit, Gesundheit und Heilung zu beschreiben. Dabei will ich versuchen, verschiedene Weisen auszumachen, auf welche die deutsche Medizin ihr Interesse an der Vereinheitlichung ihrer Perspektive aufgab, zunächst während des 18. Jahrhunderts und dann während der ersten Jahre des 19. Jahrhunderts. Weil die später einsetzende »wissenschaftliche« Medizin eine Fokussierung auf das positive Wissen auf Kosten der subjektiven Komponenten von Erfahrung bedingte, möchte ich schließlich fragen, welcher Preis für den Verlust dieses vereinheitlichten Zugangs zur Heilkunst zu entrichten war.

4 Ebd., S. 208.
5 Ebd., S. 209.
6 Ebd., S. 210.
7 Dietrich von Engelhardt, Einheitliche und umfassende Naturstellungen in der Naturwissenschaft um 1800 und Hegels Philosophie der Natur, Hildesheim 1972.

II.

Bevor Ärzte ihr Handwerk als »wissenschaftlich« auswiesen, konnte der größere Rahmen der Heilkunst die verschiedensten menschlichen Erfahrungen integrieren, was später nicht mehr möglich sein sollte. Die individuelle Erfahrung des Krankwerdens gibt ein Mittel an die Hand, durch das wir den tiefgreifenden Unterschied zwischen dem vorwissenschaftlichen 18. Jahrhundert und den darauffolgenden Entwicklungen erfassen können. Jedoch soll zuvor noch eine Frage geklärt werden: Können wir das Individuum des 18. Jahrhunderts unhinterfragt voraussetzen? Sollten wir bei denen, die nach Heilung suchen, nicht nach Sozialstatus, Erziehung und der ökonomischen Lage differenzieren? Dies ist in der Tat eine wichtige Frage, dennoch gehe ich in Bezug auf meine Fragestellung davon aus, dass derlei Unterscheidungen nicht so stark ins Gewicht fallen, wie man denken könnte.

Zunächst muss festgehalten werden, dass Krankheit offensichtlich eine große Gleichmacherin ist. Was man an einer Krankheit fürchtet, ist, dass sie nicht vorübergehend und nicht behandelbar sein könnte. Trotz all seiner Macht hat ein König, der an einer unheilbaren Krankheit leidet, gegenüber einem armen Mann in derselben Situation keinen Vorteil. Außerdem ist die Perspektive, die ich erarbeiten möchte, eine fundamentale Reaktion auf die conditio humana, so dass sie tiefer als die eher oberflächlichen Kategorien liegt, die wir konstruieren, um Personen voneinander abzugrenzen. Dementsprechend möchte ich die grundlegendsten Dispositionen des Menschseins thematisieren – Thomas Söderqvist würde dies wohl als die »existentiellen« Faktoren der Biographien von Individuen bezeichnen,[8] oder Nicholas Jardine als den neuen Ort der geschichtlichen Entwicklung, den uns Foucault eröffnete und der »sich nicht an der Oberfläche, im Bereich der sichtbaren Ereignisse abspielt, sondern in den Tiefen, in den inneren Abläufe und Aktivitäten, die das Leben von Organismen konstituieren«.[9]

Und schließlich ist der wichtigste Punkt, dass in den jüngsten Forschungen der Medizingeschichte der Stellenwert sozialer Unterschiede zwischen Individuen an Bedeutung verliert, wenn es um die Wahrnehmung und das Verständnis von Krankheit und Heilung (obschon

8 Thomas Söderqvist, Existential Projects and Existential Choice in Science: Science Biography as an Edifying Genre, in: M. Shortland u. R. Yeo (Hg.), Telling Lives, Cambridge 1996, S. 45-84.

9 Nicholas Jardine, Inner History; or How to End the Enlightenment, in: W. Clark u. a. (Hg.), The sciences in Enlightened Europe, Chicago 1999, S. 477-494, hier S. 478 (Übersetzung: R. R.).

nicht um die Verfügbarkeit von Behandlungsmöglichkeiten) geht. Zahlreiche Arbeiten haben traditionelle Unterscheidungen zwischen der sogenannten Schul- und der Volksmedizin untergraben, die davon ausgingen, dass diese Unterscheidungen direkt den Unterscheidungen zwischen approbierter bzw. nicht approbierter Tätigkeit oder auch einer legitimierten Medizin und Quacksalberei entsprechen würden. Wir haben immer wieder gesehen, dass Menschen den Grenzlinien, die legitime und illegitime Praxis unterscheiden – und von denen wir annahmen, dass sie ihre Wahlmöglichkeiten in Bezug auf medizinische Maßnahmen strukturierten –, nur wenig Aufmerksamkeit schenkten. Mary Lindemann zitiert in ihrem Standartwerk über Gesundheit und Heilkunst im Braunschweig-Wolfenbüttel des 18. Jahrhunderts eine Einschätzung medizinischer Praxis aus dem frühen 19. Jahrhundert, das ein verblüffendes Aufgebot von Heilkünstlern aufdeckt, wobei die meisten von ihnen vorgaben – und viele konnten dies tatsächlich nachweisen –, eine Berechtigung zur Behandlung zu haben. Da gab es

> Gewöhnliche Zunftchirurgen; concessionierte Bader; Empiriker in der Thierarzneikunde, wofür sich Machrichter, Hirten und Schäfer auszugeben pflegen; Arzneifabrikanten und ihre Unterhändler, Arzneiträger, Olitätenkrämer, Wurmsamenhändler; Noth- oder eigentlich Winkelapotheker; Leute, die mit Schönheitsmitteln handeln – Arcana feilbieten und ausgeben; festsitzende und herumziehende Operateurs, als Starstecher, Bruch- und Stein-Schneider, Zahnbrecher, Hühneraugenschneider; Laien, welche Kuhpocken impfen, oder Buckel, krumme Glieder und Klumpfüße heilen zu können vorgeben; so wie endlich alle Experimentenmacher, welche die Elektrizität, das galvanische Fluidum und den Magnetismus bei Kranken anwenden, durch Sympathie, Berührung mit der Hand zu heilen sich einbilden u. dgl.[10]

Natürlich gab es zusätzlich auch an der Universität ausgebildete Mediziner verschiedenen Rangs. Die Patienten liefen in ihrer Suche nach Heilung kreuz und quer über diese Grenzlinien, dabei oftmals Quacksalberei-Vorwürfe auslösend. Lindemann zeigt allerdings, dass der Ausdruck »Pfuscherey« nicht zwangsläufig benutzt wurde, um jemanden der »Inkompetenz« zu bezichtigen; eher hatte man, wenn man jeman-

10 Mary Lindemann, Health and Healing in Eighteenth Century Germany, Baltimore 1996, S. 150. Lindemann zitiert an dieser Stelle Johann Stolls *Staatswissenschaftliche Untersuchungen und Erfahrungen über das Medicinalwesen nach seiner Verfassung from 1812-1814*. Für ihre Erörterung bezüglich der Gewährung von Ausnahmen vgl. S. 156ff.

den als »Quacksalber« bezeichnete, die Absicht, ihn als Schleichhändler auszuweisen. »Quacksalber« waren Leute, die einen um den Lebensunterhalt brachten.[11] Auch Ärzte waren nicht sicher vor diesem Vorwurf. Ein Arzt namens Othmer wurde im Jahr 1795 beschuldigt, »operative Pfuscherey« begangen zu haben, weil er ein gebrochenes Bein richtete, Blutergüsse abmilderte und geschwollene Drüsen aufschnitt.[12]

Aufgrund der Erfahrung und Wahrnehmung von Krankheit der Deutschen des 18. Jahrhunderts entsprang deren »Blick« – um einen Foucault'schen Terminus bewusst falsch zu verwenden –, von einem tieferen Standpunkt als dem der sozialen Klasse. Foucault führt den Begriff »Blick« ein, um die veränderte Wahrnehmung des neuen Klinikers zu charakterisieren, der sein schärferes Sehen bereits bei der vormodernen Bettrand-Beobachtung des Patienten im Schlummer wähnte, doch glaubte, dass es dermaßen von ständig sich verändernden Spekulationen verschleiert wurde, so dass es nicht zu lichter Deutlichkeit erhoben werden konnte.[13] Natürlich ist jede Beschreibung eines *vormodernen* Blicks, den die Heilkünstler des 18. Jahrhunderts gemeinsam hatten, verzerrt durch unsere Meta-Narrative, von denen wir vielleicht einige identifizieren können, andere aber erst durch andere Historiker erhellt werden können. Ob nun befangen oder nicht, es ist erforderlich zu versuchen, die Konturen des vormodernen Blicks herauszuarbeiten, um sich ein klareres Bewusstsein davon machen zu können, was die Medizin auf dem Wege ihrer Verwissenschaftlichung für einen Preis zu entrichten hatte.

Nur allzu oft haben Medizinhistoriker begriffliche Unterscheidungen bezüglich offiziell gebilligter und nicht gebilligter Heilpraktiken, die aus unserer Zeit stammen, gewaltsam auf das 18. Jahrhundert angewandt. Könnte es sein, dass die Zeit gekommen ist, das Blatt zu wenden, dass wir unser Einfühlvermögen durch Wissen vom Vergangenen bereichern können? Könnte es sein, dass – zumindest da, wo es um Gesundheit und Heilverfahren geht – diese Zurückweisung der Unterwerfung durch Kategorien wie »zugelassene« vs. »nicht zugelassene« oder »schulmedizinische« vs. »alternative« medizinische Verfahren eine unaustilgbare Bestimmung des Menschen ist? Und wenn ja, ist das Scheitern unserer diesbezüglichen Erkenntnis nicht gerade begründet in der Verwissenschaftlichung der Medizin?

11 Ebd., S. 15. Für die ausführliche Betrachtung der Quacksalberei vgl. Kapitel 3.

12 Ebd., S. 166. Ein Jahrhundert zuvor, bevor das Collegium medicum in Braunschweig-Wolfenbüttel eingerichtet wurde, hatte der Geheimrat Ärzte dazu ermahnt, keine Medikamente auszugeben, um die »Ruinierung« der Apotheken zu vermeiden, vgl. S. 162.

13 Michel Foucault, Die Geburt der Klinik, S. 67f.

III.

Wie bereits erwähnt, wird die Betonung der akademischen Medizin als einer Kunst und Praxis eher in denjenigen Arbeiten unverkennbar, die sich an ein breiteres Publikum wenden, als in denen, die sich an Fachkollegen richten. Zum Beispiel hat Christoph Wilhelm Hufeland im Vorwort seiner äußerst erfolgreichen Arbeit über die Verlängerung des Lebens ausdrücklich bemerkt, dass sein Buch, weil er es »für das ganze Publikum« geschrieben hat, an gewissen Stellen wenig detailliert ausgearbeitet wurde, was allerdings vermeidbar gewesen wäre, wenn er es für einen engeren Kollegenkreis verfasst hätte. Im Grunde genommen unterläuft Hufeland auf diese Weise sein Bekenntnis zum aufklärerischen Ideal der Nützlichkeit, tröstet sich jedoch über diese Tatsache, die von einigen als Mangel angesehen werden könnte, hinweg, indem er darauf hinweist, dass sein Werk aufgrund seiner hohen Prägnanz besonders großen Nutzen stiften wird.[14]

Hufeland ist ein ausgezeichnetes Beispiel für solche Ärzte, die angesichts des Rechtfertigungszwangs ihrer Profession keinen besseren Weg wussten, als ihre verbindliche Hingabe als aufgeklärte Fachmänner zur Medizin als Kunst zu beteuern. Dadurch grenzten sich diese Ärzte zwar von ihren Vorgängern ab, identifizierten ihre Überlegenheit dabei aber nicht einfach mit ihrem Wissensschatz. Es war vor allem das »savoir faire«, welches zählte, eine undefinierbare Fähigkeit, die nur solche mit spezifischen Talenten perfektionieren konnten.[15]

Die Versuche von Ärzten wie Hufeland, Marcus Hertz, Samuel Vogel, Friedrich Hildebrandt und anderen, ihren unschätzbar privilegierten Platz innerhalb der deutschen Gesellschaft zu bestärken und zu festigen, gründete letztlich weniger auf einem wissenschaftlichen Diskurs, als vielmehr auf einem Diskurs über Kunstfertigkeit. Sie mochten durchaus absolut davon überzeugt gewesen sein, dass sie die aufgeklärte Zukunft der deutschen Medizin repräsentierten; allerdings liefen ihre Versuche, die Rolle des Arztes zu rechtfertigen, eher darauf hinaus, sich zu den traditionellen Werten der deutschen Mittelklasse zu bekennen, als

14 Christoph W. Hufeland, Die Kunst das Menschliche Leben zu verlängern, Jena 1797, S. XIII und XVf.

15 Thomas Broman zitiert einen Beitrag zu Hufelands *Journal der praktischen Heilkunde* von 1795 von einem gewissen Samuel Vogel, mit dem Titel *Einige Bemerkungen über das Savoir faire in der medicinischen Praxis*, in dem der Autor die Auffassung ablehnt, dass »savoir faire« entweder mit dem bloßen Besitz medizinischen Wissens oder mit bloßer ausgiebiger praktischer Erfahrung gleichgesetzt werden könne, vgl. Thomas Broman, The Transformation of Academic Medicine, Cambridge 1996, S. 119-120.

ihre Einzigartigkeit als Experten aus der wissenschaftlichen Theorie abzuleiten. Hufeland mochte wohl die Notwendigkeit gespürt haben, den Professionsstatus des Arztes zu rechtfertigen, doch er orientierte sich bei seinen Rechtfertigungsversuchen eher an den alten Zeiten, anstatt die Zukunft in den Blick zu nehmen. Die Beschreibung des Arztes als eines künstlerischen Fachmanns war jedenfalls mangels eines explizit theoretisch-wissenschaftlichen Rahmens zum Scheitern verurteilt.

Ein vertiefender Blick auf Hufelands Werk über Lebensverlängerung wird das genauer erhellen. Durch das ganze Werk hindurch erkennt man Hufelands Bemühung, sich als aufgeklärten Arzt darzustellen, indem er sich von den »Charlatans« abgrenzt – eine Kategorie, die ihm selbst vollkommen verständlich war, egal wie problematisch sie auch für einen Leser aus dem Jahr 2012 geworden ist. Oft meinte er einfach nur die, welche sich auf die Hilfe von geistigen Kräften beriefen oder humoralpathologische Konzepte heranzogen, andernorts schließt er allerdings auch die ein, die sich auf okkulte Eigenschaften beriefen, die Universalheilmittel versprachen, oder selbst die, die wie Mesmer den Magnetismus als magische Kraft verstanden.[16] Das Porträt des Arztes, das Hufeland nachdrücklich befürwortete, war das eines Bürgers der deutschen Mittelklasse. Hufelands Arzt hatte keine der üblichen Laster wie Gier und Ehrgeiz; er hatte vielmehr einzig die Gesundheit des Patienten im Blick. Er verschrieb keine geheimen oder übermäßig starken Medikamente. Kurz, weil dem Arzt das Leben der Patienten anvertraut ist, musste er ein Mann von herausragender Sittlichkeit sein. »Ein Arzt ohne Moral«, schrieb Hufeland, »ist nicht nur ein Unding – er ist ein Ungeheuer.«[17]

Die Beschreibung des Umfangs der deutschen Medizin ist in Hufelands Werk sicherlich ganzheitlicher angelegt, als es später innerhalb der wissenschaftlichen Medizin möglich sein wird. In einem Aufsatz mit dem Titel *Diät für die Seele* (der zufälligerweise Dietrich von Engelhardt zu seinem 60. Geburtstag gewidmet ist) legt Ortrun Riha nahe, dass Hufelands berühmtes Buch gerade wegen seines ganzheitlichen Anliegens solchen Erfolg hatte. In der dritten Auflage von 1805 änderte Hufeland den Titel seines Werks, es hieß jetzt *Makrobiotik; oder, Die Kunst das menschliche Leben zu verlängern*. Das Wort »Makrobiotik«, das er im Vorwort der Ausgabe von 1798 verwendete, wurde gewählt, um den Gehalt zu vermitteln, den einst das Wort »Diätetik« in seiner hippokratischen Bedeutung hatte – eine ganzheitliche Lebensweise, die

16 Vgl. Christoph W. Hufeland, Die Kunst das Menschliche Leben zu verlängern, S. 6, S. 13-24, S. 33 f.
17 Ebd., S. 664; siehe außerdem S. 661 ff.

ein gesundes Leben ermöglichen sollte. Weil sich aber im Laufe des 18. Jahrhunderts die Bedeutung des Wortes »Diätetik« auf Essen und Trinken verengte, versuchte Hufeland mit der Prägung des Wortes »Makrobiotik« zu einer umfänglicheren Perspektive auf Leben und Gesundheit zurückzukommen.[18]

Bereits die ersten Zeilen des Werks, in denen die Naturkräfte aufgerufen werden, verraten, dass dies kein Franzose geschrieben haben kann. Hufeland bekennt offen, dass die Verwendung des Wortes »Kraft« Erklärungen eher erschwert als befördert, was zeigt, dass sein Grundempfinden wesentlich verschieden ist von Autoren wie etwa Bichat. Während Bichat kühn die verborgenen Wahrheiten des Körpers durch das Sezieren von Leichen lichten wollte, wollte uns Hufeland zwar zu neuem Wissen anspornen, gleichzeitig aber die letztendliche Unergründlichkeit der Natur einräumen. Kräfte wie Schwerkraft, Elektrizität und Magnetismus sind unleugbar gegeben, jedoch war ihre Wirkweise unverständlich. In einer für Ohren des 21. Jahrhunderts fast new-age klingenden Sprache erklärt er, dass das Leben vom Gedeihen einer »Lebenskraft« abhinge, die er als das »Allerheiligste der Natur« bezeichnete, den großartigen Grund des Lebens, der uns von überall her umringt:[19]

> Alle Eindrücke werden in einem belebten Körper anders modifizirt und reflectirt, als in einem unbelebtem. Daher ist auch in einem belebten Körper kein bloß mechanischer oder chemischer Prozeß möglich, und alles trägt den Karakter des Lebens.[20]

Die Lebenskraft, die zweifelsohne »die allgemeinste, die unverständlichste und die mächtigste aller Naturkräfte« ist, war zugleich die feinste, unsichtbare und alles durchdringende Mittlerin der Natur.[21] Die Kunst der Lebensverlängerung hängt ab von der Sorge darum, was die Lebenskraft nährt, und der Vermeidung dessen, was sie schwächt.

Trotz der Warnungen vor den Geister beschwörenden Heilkünstlern zögerte Hufeland nicht im Geringsten, die innige Verbindung zwischen Leib und Seele hervorzuheben. Schon im Vorwort wies er unmissverständlich darauf hin, wie wichtig ihm dieser Gedanke ist. »Nach dem Standpunkt, den ich bei Betrachtung meines Gegenstandes neh-

18 Ortrun Riha, Diät für die Seele. Das Erfolgsrezept von Hufelands Makrobiotik, in: Internationale Zeitschrift für Geschichte und Ethik der Naturwissenschaften, Technik und Medizin 9 (2001), S. 80f.

19 Christoph W. Hufeland, Die Kunst das Menschliche Leben zu verlängern, S. 41 f.

20 Ebd., S. 49, vgl. außerdem S. 51 ff.

21 Ebd., S. 47; vgl. außerdem S. 41-46.

men mußte«, schrieb er, »war es natürlich, daß ich ihn nicht bloß medizinisch, sondern auch moralisch behandelte. Wer kann vom menschlichen Leben schreiben, ohne mit der moralischen Welt in Verbindung gesetzt zu werden, der es so eigenthümlich zugehört?«[22]

So schärfte er ein, dass der Arzt, genau wie die größten Philosophen, nie vergessen dürfe, dass Körper und Seele Komplemente seien, von denen keines ignoriert oder überbewertet werden dürfe. Es war in der Tat der Besitz einer geistigen Dimension, der den Menschen vom Rest der Schöpfung abgrenzte und ihn allein zu einer amphibischen Kreatur höherer Art machte, da er in zwei verschiedenen Welten lebte. Da der Mensch Zugang zu einer gänzlich neuen Klasse von Nahrungs- und Erweckungsmitteln der Lebenskraft hatte – Hufeland spricht von feineren sinnlichen und höheren moralischen Gefühlen und Berührungen[23] – waren sie den niedrigeren Tieren gegenüber im Vorteil. Solche moralischen Betrachtungen nehmen in seiner Erörterung einen gleichberechtigten Platz neben den physischen Hilfsmitteln ein, die zur Beeinflussung der Gesundheit diskutiert werden.

> Ich kann hier die Bemerkung nicht unterdrücken, wie sichtbar auch hierin der moralische Zweck, die höhere Bestimmung des Menschen mit seiner physischen Existenz verwebt ist, und wie also das, was ihn eigentlich zum Menschen macht, Vernunft und höheres Denkvermögen, nicht bloß seine moralische, sondern auch seine physische Vollkommenheit erhält; folglich eine gehörige Kultur seiner geistigen Kräfte, besonders die moralische, ihn unleugbar nicht bloß moralisch sondern auch physisch vollkommener macht, und seine Lebenskapacität und Dauer (wie wir in der Folge ausführlicher sehen werden) vermehrt. –[24]

Infolge dieser Sichtweise war Hufeland ebenso vertraut damit, die Rolle des Temperamentes und der Gemütsruhe zu erörtern, wie die Rolle von Diät, Reinlichkeit und Übungen zur Förderung der Lebenskraft. Gleichzeitig warnte er mit derselben Vehemenz vor einer Überbeanspruchung der geistigen Fähigkeiten wie vor Giften, körperlichem Exzess und Völlerei.

Die entscheidende Botschaft seines Buches war, dass die Natur Mäßigung belohnte. Dieser zentrale Belang verband alle Faktoren, welche

22 Ebd., S. XII.
23 Ebd., S. 248.
24 Ebd., S. 250f., siehe auch S. 294f. Man sollte nicht anstreben, Geist zu werden. Menschen sind Zwischenwesen; demgemäß sollte man animalische wie geistige Kräfte auf denselben Stand bringen. Siehe auch S. 558.

die Länge des Lebens beeinflussten, zu einem diese Faktoren verschränkenden System. Omnia mediocria ad vitam prolongandam sunt utilia: Alle Dinge – physische, spirituelle, geistige, moralische – nützen einem langen Leben. Es waren nicht Könige, oder »die Großen dieser Welt«, die lange lebten; vielmehr waren es die, »denen es vielleicht in ihrem ganzen Leben nicht eingefallen ist, wie mans machen müsse, um alt zu werden, [...] bei denen man die erstaunlichsten Beispiele antrifft«.[25] Ortrun Riha schließt, dass »Hufelands Bevorzugung des seelischen Aspekts von Gesundheit eine positive epochenübergreifende Rezeption seines Werks [ermöglichte], wobei seine begeisterten Adepten immer hinter dem Zeitbedingten das Überzeitliche herauszufiltern suchten.«[26]

Dieser einfache und fast unschuldige Versuch, die Autorität des Arztes mit dem Ideal der Mäßigung zu identifizieren, das in der Gesellschaft des frühen 19. Jahrhunderts weitgehend geschätzt wurde, mochte in den Augen Hufelands und seiner Zunftgenossen ein Entgegenkommen auf das neuerliche Aufkommen des Bedürfnisses sein, Medizin als Profession zu rechtfertigen. Für andere allerdings gab es diese unwillkürliche oder direkte Verbindung solcher Werte mit dem Arzt nicht. Der Klerus, der selbst in steigendem Maße – und mit dem Segen von Ärzten wie Hufeland[27] – auch medizinische Pflichten übernahm, war sicherlich ebenso um die Moral und das Seelenheil besorgt, wie Hufelands Arzt; und auch der Klerus, genau wie die ansässigen politischen Autoritäten, schätzte die Mäßigung als ein Prinzip, das Verhalten regulieren konnte. Es gab innerhalb der gesellschaftlichen Spektrums viele, die eine Bindung an diejenigen Werte behaupten konnten, die Hufeland für seinen Arzt reservieren wollte. Eine derartige Begründungsstrategie hatte daher nicht die Überzeugungskraft, den Professionsstatus des Arztes abzusichern. Die deutschen Ärzte bedienten sich anderer Mittel, um sich als Berufsstand zu kennzeichnen – nämlich der Mittel der Wissenschaft. Sie liefen dabei jedoch Gefahr, auf diesem Weg den Verlust derjenigen Werte zu erleiden, auf denen sie zuvor bestanden hatten. Die erste Art von Wissenschaft, zu der die Ärzte neigten, war jedoch gerade deswegen so interessant, weil durch sie derartige Verluste nicht in Kauf genommen werden mussten. Es ist die Rede von Friedrich Schellings Naturphilosophie.

25 Ebd., S. 154, S. 198.
26 Ortrun Riha, Diät für die Seele, S 87.
27 Siehe Thomas Broman, The Transformation of Academic Medicine, S. 107f. Zu Hufelands 1809 ausgesprochener Befürwortung des ländlichen Klerus als medizinische Ressource vgl. sein Journal der praktischen Heilkunde, Nr. 15.

IV.

Unser Verständnis von Aufklärung hat, wie oben bemerkt, eine tiefgreifende Umdeutung erfahren. Das Ergebnis war eine Verwischung der vormals klaren Unterscheidungen zwischen der sogenannten Aufklärung und romantischen Auffassungen. Man kann in der Tat die Bemühungen Schellings und anderer Autoren der ersten Jahrzehnte des 19. Jahrhunderts als Versuche darstellen, an die Erfolge der deutschen Philosophie der Aufklärung, insbesondere derer Immanuel Kants, anzuknüpfen oder sie gar zu vollenden. Die Frage, welche die nachkantianischen deutschen Philosophen umtrieb, war keine geringere als die nach dem Schicksal der Vernunft als solcher, wie Frederick Beiser die Situation im Anschluss an die Errungenschaften des großen Königsbergers charakterisierte.[28] Für manche der Nachfolger Kants kam seine Einklammerung der Macht der Vernunft dem Eingeständnis gleich, dass sein Vernunftverständnis selbst der Hilfe bedurfte. Das zeigt sich in zwei Herangehensweisen, anhand derer Kants Nachfolger versuchten, den Bereich dessen, was durch Wissenschaft ausgesagt werden kann, zu erweitern: 1) in den fortgesetzten Versuchen, die Grenzen der Vernunft neu zu bestimmen, und 2) in den Bemühungen, den Umfang der Vernunft neu zu definieren. Das erste Programm beschäftigte vor allem Neukantianer wie Jacob Fries, der unzufrieden damit war, dass Kant Disziplinen wie der Chemie und der Biologie den Status »eigentlicher« Wissenschaft absprach. Das zweite Unternehmen war das der Jenaer Frühromantik, in der Denker wie Schelling davon überzeugt waren, dass dem Erkenntnisvermögen eine ästhetische Dimension zuerkannt werden musste. In beiden Fällen ging es darum, ein Verständnis von »Wissenschaft« zu begründen, dass es einem gestatten würde, sich selbst mit deren zunehmender Bedeutung für die gesellschaftliche Sphäre in Zusammenhang zu bringen.[29]

Vor etwa 40 Jahren hat der Medizinhistoriker Günter Risse behauptet, dass es in den ersten Jahrzehnten des 19. Jahrhunderts Ärzte gab, die sich an die Philosophie wandten, um die Medizin als Wissenschaft zu etablieren und dadurch größere medizinische Gewissheit zu ermög-

28 Frederick Beiser, The Fate of Reason: German Philosophy from Kant to Fichte, Cambridge 1987, S. 1-15.

29 Für eine Erörterung des aufsteigenden Sterns der philosophischen Wissenschaft und der zunehmenden Entwicklung einer »Wissenschaftsideologie« vgl. meinen Artikel Kant, Schelling, and the Administration of Science in the Romantic Era, in: Osiris 5 (1989), S. 17-35.

lichen.[30] Der eindeutigste Beleg für diese Einschätzung zeigt sich in der Kontroverse, die 1795 durch den wütenden Angriff des Kantianers Johann Benjamin Erhard vom Zaun gebrochen wurde, der das medizinische Wissen als ungewiss und nicht des Attributs »wissenschaftlich« wert brandmarkte.[31]

Drei Jahrzehnte später waren die Historiker weniger davon überzeugt, dass das Interesse von Ärzten an der Naturphilosophie besonders viel mit der Problematik des Erkenntnisvermögens und der Gewissheit zu tun hatte, als vielmehr mit Legitimierungsfragen der Rolle des Arztes in der deutschen Gesellschaft. Nach Thomas Broman ging es nicht so sehr darum, dass deutsche Ärzte »wissenschaftlich« werden wollten, weil es deren Wissen als gewiss zertifizieren würde, sondern vielmehr darum, durch eine Laufbahn als »Wissenschaftler« umstandslosen Anschluss an einen bereits bestehenden Diskurs finden zu können, der ihren Professionalitätsstatus in der deutschen Öffentlichkeit überzeugend legitimieren würde.[32]

Unbestreitbar bleibt, dass die Naturphilosophie auf gewisse Ärzte eine enorme Anziehungskraft ausübte. Aus der vorteilhaften Perspektive der Rückschau wissen wir, dass die Ärzte, die sich der Naturphilosophie anschlossen, darin scheiterten, die so sehr erhoffte Legitimation ihres Professionalitätsstatus zu erreichen – genauso wie Hufeland und seine Kollegen mit ihrem Appell, die Medizin als Heilkunst zu verstehen. In beiden Ärztegruppen gibt es eine Gemeinsamkeit, die helfen könnte zu verstehen, warum keine der beiden Strategien aufging. Ich schlage vor, dass die von beiden Seiten geteilte entschiedene Überzeugung, die Medizin müsse ihren – wie wir heute sagen würden – holistischen Geltungsbereich bewahren, letztlich mit der restringierteren Bedeutung von *Wissenschaft* kollidierte, die sich in der Öffentlichkeit ausbildete. Es gab mit anderen Worten einen Preis, der für die Verwissenschaftlichung zu entrichten war.

Beide Gruppen waren davon überzeugt, dass ein theoretisches und/oder praktisches Verständnis der Medizin notwendig Aspekte mensch-

30 Guenter B. Risse, Kant, Schelling, and the Early Search for a Philosophical ›Science‹ of Medicine in Germany, in: Journal of the History of Medicine and Allied Sciences 27 (1972), S. 145-158. Für eine weitere frühe Arbeit, die sich mit diesem Thema auseinandersetzt, vgl. Nelly Tsouyopoulos, Die neue Auffassung der klinischen Medizin als Wissenschaft unter dem Einfluß der Philosophie im frühen 19. Jahrhundert, in: Berichte zur Wissenschaftsgeschichte 1 (1978), S. 87-100.

31 Zur Diskussion dieser Kontroverse vgl. Thomas Broman, The Transformation of Academic Medicine, S. 129ff.

32 Ebd., S. 9-12.

licher Erfahrung einbeziehen müsse, die jenseits der Wahrnehmung und der Erkenntnis kausaler Wechselwirkungen des Physischen liegen. Was die *Naturphilosophie* angeht, lag ihre Anziehungskraft für Ärzte zweifelsohne darin, dass ihr Hauptvertreter und Wortführer darauf beharrte, dass die lebendigen Dinge – an deren Spitze gerade diejenigen Organismen standen, zu deren Erhaltung Ärzte verpflichtet waren – die integrierende Perspektive boten, die benötigt wurde, um den Bruch in der *Wissenschaft* zu reparieren, den Kants Philosophie verursacht hatte.

Eine der Aufgaben der *Naturphilosophie* war es, eine Wissenschaft zu begründen, die Subjekt und Objekt so vereinte, dass »von nun an zwischen Erfahrung und Spekulation keine Trennung mehr [ist]. Das System der Natur ist zugleich das System unsers Geistes«[33], wie Schelling es in seinem ersten Buch *Ideen zu einer Philosophie der Natur* von 1797 darstellte. In diesem Buch stellte Schelling fest, dass ein Mechanismus allein noch lange nicht konstituierte, was mit »Natur« bezeichnet ist, dass »auch in der bloß organisierten Materie [...] Leben [sei]; nur ein Leben eingeschränkterer Art«[34]. Ein Jahr später, in seinem nächsten Buch, erkannte Schelling, wie zentral es für sein Anliegen war, sich auf den Organismus zu konzentrieren. Aus seiner Sicht gab sich der Dogmatiker mit Ursache-Wirkungs-Erklärungen zufrieden, weil sie sich auf eine Weise auf die externe Natur bezogen, die von uns als Beobachtern unabhängig zu sein schien. Ein Organismus erlaubte diese Perspektive nicht; er zwang einen notwendigerweise dazu, über mechanische Ursache-Wirkungs-Ketten hinauszugehen, weil jedes organische Produkt, wie selbst Kant behauptet hatte, Ursache und Wirkung seiner selbst ist. Wir sind Organismen, wir *haben teil an* Ursache und Wirkung und können deshalb nicht allein durch die Bezugnahme auf eine Welt außer uns diese Teilhabe erklären.

Schellings Schicksal sollte sich mit der Veröffentlichung des Buches *Von der Weltseele* im Jahr 1798 wenden. Auf den ersten Blick hätte es scheinen können, als würde das Buch wiederum Reflexionen über die empirische Welt enthalten, diesmal bereichert um die organischen Phänomene, die in den *Ideen* unberücksichtigt geblieben waren. Nähere Betrachtung zeigte jedoch, dass hier im Vergleich zum ersten Buch ein andersartiger Vorstoß unternommen wurde. Sein Ausgangspunkt war wieder die Welt der Natur, sein Ziel allerdings bestand offensichtlich nun darin, der Physik gewissermaßen Flügel zu verleihen. Er interpretierte nun die empirische Welt im Lichte des neuen Reiches, das er am

33 Friedrich W. J. v. Schelling, Ideen zu einer Philosophie der Natur, Stuttgart/Augsburg 1857, S. 39.

34 Ebd., S. 40, S. 46.

Ende der *Ideen* hervorgehoben hatte, ein Reich, das Geist und Natur verband.

Schelling nannte seine einheitgebende Konzeption »Weltseele« und kennzeichnete diese als eine »Hypothese höherer Physik«. Damit deutete er etwas an, was in seinem späterem *System des transzendentalen Idealismus* ausdrücklich benannt werden sollte: Die Einheit, die er anstrebte, hatte zwar die Form eines Prinzips, besaß jedoch keinen adäquaten Ausdruck in der gebräuchlichen philosophischen Terminologie. Antike Denker, so Schelling, hatten sich hierbei mit poetischen Ideen beholfen, allerdings ließ er die Frage relativ offen, ob die moderne Philosophie alternative Ausdrucksformen finden würde.[35] Als er zum *System des transzendentalen Idealismus* kam, erklärte er, dass die moderne Philosophie es nicht weiterbringen könnte als die antiken Autoren; auch sie müssten sich der Einheit poetisierend annähern. Als Ergebnis seines integrierenden Gebrauchs des Begriffs der »Weltseele« versicherte Schelling, dass er in seinem neuen Werk anders vorgehen würde als in den *Ideen*; die *Weltseele* sollte nicht als eine Fortsetzung des früheren Buches angesehen werden.[36]

Wenn es ein wiederkehrendes Thema im Buch gab, dann war es nicht allein die Behauptung, die Natur sei organisch, sondern dass, eben weil die ganze Natur organisch ist, sie ein organisiertes Ganzes sei. Folglich musste man die Natur anhand des Prinzips verstehen, das sie organsierte, dem Prinzip der Weltseele. Schellings Hinwendung zum Begriff des Organismus in der Einleitung ergab sich, wie er erklärte, daraus, dass er die Natur als Ganzes, in ihrer Totalität betrachtete. Ein vermeintlicher Gegensatz zwischen Mechanismus und Organismus wäre unmöglich, wenn man das Große Ganze in den Blick nähme; außerdem hatte die Entgegensetzung von Mechanismus und Organismus schon zu lange den Fortschritt der Naturwissenschaften aufgehalten. Viele, einschließlich manch junger Kantianer, waren zugleich überrascht und fasziniert von Schellings Behauptung, dass Organisation und Leben nicht durch natürliche Prinzipien als »eine alte Illusion« abgetan werden können. Schelling hob hervor, dass die oft vernommene Erklärung der physikalischen Unergründlichkeit des Ursprungs der organischen Natur nicht bewiesen wurde; diese Behauptung habe lediglich als Entschuldigung dazu gedient, es nicht zu versuchen. »Es wäre wenigstens Ein Schritt zu jener Erklärung gethan«, so erklärte er, »wenn man zeigen könnte,

35 Vgl. Friedrich W. J. v. Schelling, Weltseele, Stuttgart/Augsburg 1857, S. 347.
36 Vgl. ebd., S. 351.

daß die Stufenfolge aller organischen Wesen durch allmähliche Entwicklung Einer und derselben Organisation sich gebildet habe.«[37]

Die Welt als organisch anzusehen war für Schelling wichtig, weil er den allgemeinen Organismus als eine umfassendere Vorstellung sah, die den Bruch, an der Kants Philosophie scheiterte, heilte. Hier war die Möglichkeit gegeben, den Vernunft-Begriff zu retten, woran Kant noch gescheitert war. Schellings Versuch, die Autorität der Vernunft zu retten, würde allerdings im Vergleich zu dem Ansatz Kants und den metaphysischen Rationalisten vor ihm eine fundamentale Neudefinition der Vernunft beinhalten. Nach Kant musste die Naturwissenschaft die Natur als einen Mechanismus begreifen, wobei Lebewesen durch die bloß regulative Idee ausgenommen waren, dass sich die organische Welt so verhält, *als ob* sie eine Absicht verfolgte. Schelling ging den Weg derer, die darauf bestanden, dass es für das Verständnis der Naturphänomene notwendig sei, sie sowohl am Prüfstein der Handlungsfähigkeit zu messen als auch daran, dass sie den Kausalgesetzen konform gehen. Die Qualitäten, welche die Handlungsfähigkeit definieren, müssten alle Fähigkeiten umfassen, welche die höchste organische Form besitzt. Die Qualitäten würden, um es anders auszudrücken, sich nicht allein in kognitiver Intelligenz erschöpfen, die verlangte freie Handlungsfähigkeit müsste außerdem moralische und ästhetische Fähigkeiten umfassen. Die Qualitäten wären, näher bestimmt, die Qualitäten einer Seele.

Die Naturphilosophie würde die wesentlichen Probleme der Naturwissenschaft beeinflussen, indem sie die Fragen veränderte, die der Wissenschaftler fragte. Man könnte nicht zufrieden sein mit dem einfachen »Puzzle-Solving«, um eine Wendung von Thomas Kuhn bezüglich der konventionellen wissenschaftlichen Arbeit zu verwenden; man müsste außerdem die umfassendere Bedeutung des Rätsels, das man gelöst hat oder an dessen Lösung man sich macht, in die Verantwortung des Wissenschaftlers einbeziehen. Daher widersprach Schelling völlig der sklavischen Ehrerbietung gegenüber dem aufklärerischen Ideal der Nützlichkeit, die um ihn herum mehr und mehr das Schema bildete, anhand dessen sich *Wissenschaft* selbst verstand. Er opponierte gegen jene, welche er als »Apostel der Nützlichkeit« bezeichnete und die seiner Auffassung nach nicht die Tiefe der Verantwortung des Wissenschaftlers erkannten. Schelling bedauerte die wachsende Faszination für utilitaristische Naturwissenschaft, weil sie die Öffentlichkeit zu dem Glauben verführte, dass sich das Wesen der Wissenschaft an ihrem prakti-

37 Ebd., S. 348.

schen Erfolgen messen ließe.[38] In diesem Sinne bestand der Preis der Verwissenschaftlichung darin, dass Sinnfragen zu Gefangenen unserer technischen Fähigkeiten wurden.

Es ist also klar, warum Schelling und die von seiner Botschaft Angezogenen darauf kommen sollten, dass die ihnen bevorstehende Herausforderung als etwas eng mit einer höheren Naturwissenschaft Verwobenes anzusehen sei. Die Frage nach dem Schicksal der Vernunft war derart drängend, dass die Naturwissenschaft selbst nicht einfach eine bloße Anhäufung von neuen Kausalrelationen bleiben konnte, so faszinierend diese kausalen Beziehungen auch sein mochten und so zweckdienlich sie, selbst in der Medizin, auch eingesetzt werden konnten. Medizin und Naturwissenschaft mussten im weiteren Sinne wissenschaftlich werden: Sie mussten Teil des umfassenderen Vernunftprogramms sein, eines Programms, das seinerseits allein durch den Einschluss der Natur und des Empirischen als gerechtfertigt und als erfolgreich bewertet werden konnte. Kants Versuch, die Vernunft zu retten, scheiterte teilweise deswegen, weil die äußere Welt (das Ding an sich) letztlich nicht als vollends erkennbar angesehen werden konnte; jeder Erfolg, den eine Theorie verzeichnen durfte, musste aus der Perspektive des kantischen Anti-Realisten bewertet werden – und konnte damit nur als Wunder erscheinen. Dies allerdings war für Schelling oder die Ärzte, die von der Zelebration des Lebens in dessen System angetan waren, nicht genug. Von Anfang an insistierte er darauf, dass unsere Fortschritte in der Medizin und der Naturwissenschaft Sinn haben müssen. Dies war der Grund, warum Schelling bereits in den *Ideen* schreiben konnte: »[…] meine Philosophie ist selbst nichts anders, als Naturwissenschaft«, und vielleicht auch dafür, warum Schelling die Medizin später als »Krone und Ruhm der Naturwissenschaften« feierte.[39] So konnten sich Ärzte als Naturwissenschaftler bezeichnen und gleichzeitig den ganzheitlichen Sinn bewahren, den ihrer Ansicht nach die Medizin bedurfte; und tatsächlich wagten sie im Anschluss an Schellings Versuch der Revitalisierung der Naturwissenschaft zu hoffen, dass die Medizin den Weg weisen würde. Sie hätten dann die Früchte ernten können, die durch den neuen Status ihrer Disziplin abfielen.

38 Vgl. hierzu seine Vorlesung über die Methode des akademischen Studiums, Stuttgart/Augsburg 1857, S. 221 und 218-221.

39 Friedrich W. J. v. Schelling, Ideen zu einer Philosophie der Natur, S. 6 und Jahrbücher der Medizin als Wissenschaft von 1805, S. VI.

V.

Wie wir alle gut wissen, waren alle derart gelagerten Hoffnungen zum Scheitern verurteilt. Schellings Stern, und der der *Naturphilosophie* überhaupt, leuchtete nicht lange. Der hochgestufte Status, den die Mediziner suchten, sollte nicht von denen erlangt werden, die darauf beharrten, dass der ganzheitliche Sinn bewahrt werden müsste; es sollte vielmehr zu einer Identifizierung der Medizin mit der mechanistischen Naturwissenschaft kommen, was – obschon in den ersten Jahrzehnten des 19. Jahrhunderts in die Wege geleitet – beträchtliche Zeit in Anspruch nehmen sollte. Die sich aufdrängende Frage lautet natürlich: warum? Warum strebten Ärzte danach, Heilung und Krankheit gänzlich mechanistisch zu verstehen, wobei sie den Maßstab der Handlungsfähigkeit, der auch moralische und ästhetische Fähigkeiten beinhaltete, preisgeben mussten? Warum war der Preis der Verwissenschaftlichung Anlass für die Ärzte, die Qualitäten des Seelischen aus ihrer Perspektive zu verdrängen? Mein Anliegen war es, den Preis der Verwissenschaftlichung zu untersuchen, nicht, auf die Frage zu antworten, warum die Medizin danach trachtete, durch und durch mechanistisch zu werden – oder gar, ob dieser Preis gerechtfertigt war. Dies zu erfassen würde eine große Anzahl komplexer Fragen aufwerfen, was uns in eine andere Richtung bringen würde. Vielleicht reicht Ortrun Rihas Urteil über die moderne Medizin. Im Lichte dessen, was sie als das Beharren Hufelands auf »den Blick aufs Ganze« bezeichnet, bemerkt sie, »je mehr die Medizin auf Grund von naturwissenschaftlichem und technischem Fortschritt Triumphe feiern konnte, desto deutlicher wurden die bereits in der *Makrobiotik* beklagten Defizite dieser ausschnittartigen Sicht des Menschen«.[40]

Aus dem Englischen von Raphael Rauh und Boris Eßmann

40 Ortrun Riha, Diät für die Seele, S. 87.

Literaturverzeichnis

Beiser, Frederick: The Fate of Reason: German Philosophy from Kant to Fichte, Cambridge 1987.
Broman, Thomas: The Transformation of Academic Medicine, 1750-1820, Cambridge 1996.
Engelhardt, Dietrich v.: Einheitliche und umfassende Naturstellungen in der Naturwissenschaft um 1800 und Hegels Philosophie der Natur, Hildesheim 1972.
Foucault, Michel: Die Geburt der Klinik. Eine Archäologie des ärztlichen Blicks. Aus dem Französischen von Walter Seitter, Frankfurt a.M. 2005.
Gregory, Frederick: Kant, Schelling, and the Administration of Science in the Romantic Era, in: Osiris 5 (1989), S. 17-35.
Hufeland, Christoph W.: Die Kunst das Menschliche Leben zu verlängern, Jena 1797.
Jardine, Nicholas: Inner History; or How to End the Enlightenment, in: William Clark, Jan Golinski u. Simon Schaffer (Hg.): The Sciences in Enlightened Europe, Chicago 1999, S. 477-494.
Lindemann, Mary: Health and Healing in Eighteenth Century Germany, Baltimore 1996.
Riha, Ortrun: Diät für die Seele. Das Erfolgsrezept von Hufelands Makrobiotik, in: Internationale Zeitschrift für Geschichte und Ethik der Naturwissenschaften, Technik und Medizin 9 (2001), S. 80-89.
Risse, Guenter B.: Kant, Schelling, and the Early Search for a Philosophical ›Science‹ of Medicine in Germany, in: Journal of the History of Medicine and Allied Sciences 27 (1972), S. 145-158.
Schelling, Friedrich Wilhelm Joseph v.: Ideen zu einer Philosophie der Natur, in: Sämtliche Werke, Stuttgart/Augsburg 1857.
–: Weltseele, in: ebd.
–: Vorlesung über die Methode des akademischen Studiums, in: ebd.
–: Jahrbücher der Medizin als Wissenschaft, in: ebd.
Söderqvist, Thomas: Existential Projects and Existential Choice in Science: Science Biography as an Edifying Genre, in: Michael Shortland u. Richard Yeo (Hg.): Telling Lives: Essays on Scientific Biography, Cambridge 1996, S. 45-84.
Tsouyopoulos, Nelly: Die neue Auffassung der klinischen Medizin als Wissenschaft unter dem Einfluß der Philosophie im frühen 19. Jahrhundert, in: Berichte zur Wissenschaftsgeschichte 1 (1978), S. 87-100.

Federico Vercellone

Der Untergang der Romantik in der Renaissance

Zu den ästhetischen Paradigmen der Frühromantik

1. Vorüberlegungen

Wenn wir die deutsche Romantik von ihren Voraussetzungen bis zu ihrer vollendeten Reife überblicken, stellen wir eine bemerkenswerte Veränderung ihrer ästhetischen Paradigmen fest. Wir erkennen mit anderen Worten eine sehr bedeutsame Veränderung ihrer Bezugspunkte, einen Übergang von der bildenden Kunst zum Roman. Dieser sollte der eigentliche Endpunkt der deutschen Romantik sein. Doch bei genauerem Hinsehen ist der Roman nur ein vorübergehendes Paradigma zwischen zwei Paradigmen der bildenden Kunst. Schematisch lässt sich diese Entwicklung in folgende Phasen untergliedern:

a) Eine erste Phase kann als hegelsche bezeichnet werden, insofern sie Hegels Diagnose aus den *Vorlesungen über die Ästhetik* bekräftigt, wonach das Vorbild antiker Kunst, von dem die Modernen (die Romantiker) sich mühsam emanzipieren, die Skulptur ist. Dieses Paradigma wurde den Romantikern nicht nur durch Winckelmann, sondern auch durch unmittelbare Erfahrung vermittelt. Vielleicht sollte man daran erinnern, dass Friedrich Schlegel 1792 in Dresden die Mengs'sche Abgusssammlung besichtigte und so sehr von dem dort herrschenden Geist durchdrungen war, dass er Raffael und Mengs beinahe mit denselben Augen sah.[1]

Sinnvoll erscheint in diesem Zusammenhang ein Hinweis auf den Status des entstehenden ästhetischen Bewusstseins, das durch die ausschließliche Konzentration auf die Merkmale seines Gegenstands in einen Verwirrungszustand gerät. Wenn nämlich das ästhetische Bewusstsein – um einen Gedanken von Hans Georg Gadamer aufzugreifen – daraus entspringt, dass das Werk aus dem lebendigen Kontext herausgelöst wird, in den es eingebettet ist,[2] dann verliert die Welt der Kunst und vor

1 Vgl. Hans Eichner, Einleitung, in: Friedrich Schlegel, Kritische Friedrich-Schlegel-Ausgabe, Paderborn 1959ff., S. XII f.

2 Vgl. Hans-Georg Gadamer, Wahrheit und Methode, Tübingen 1986, insbes. S. 94-106.

allem die der Bilder zusammen mit dem Kontext auch eines ihrer Ordnungsprinzipien und geht einer absoluten Gegenwart entgegen. Aus seinem ursprünglichen Kontext gerissen, kann ein Werk im Prinzip in jeden möglichen Kontext eingehen. Es ist der ideelle Beginn der »Ästhetisierung der Lebenswelt«. Um diesem Durcheinander sich häufender Bilder Einhalt zu gebieten, die sich in absoluter Gleichzeitigkeit überlappen wie in einer ewigen Gegenwart, muss mit Hilfe der Aufeinanderfolge, das heißt mit Hilfe der Geschichte, ein neues Ordnungsprinzip eingeführt werden. In diesem Rahmen wird das Museum das Gefäß bzw. die Einrichtung, die die neue vom historischen Bewusstsein geschaffene Ordnung bewahrt. *Das ästhetische Bewusstsein erzeugt hier das historische.*

Doch kehren wir zur Frage der ästhetischen Paradigmen der Frühromantik zurück, um die folgende Phase zu betrachten, die emphatisch als die eigentlich ›romantische‹ definiert werden kann.

b) Es ist eine lange Entwicklungsphase, die uns schließlich zu Friedrich Schlegels Aufsatz *Über das Studium der griechischen Poesie* (1797) führt und uns bis zur eigentlichen Ausarbeitung einer Romantheorie begleitet. Diese Ausarbeitung kommt, wie sehr die Feststellung überraschen mag, mehr Novalis als Schlegel zu. Jedenfalls wird in dieser Phase, die beide als Theoretiker und Erzähler einschließt, das oben angesprochene Miteinander von ästhetischem und historischem Bewusstsein definiert. Der Roman bildet in diesem Rahmen eine Art große Werkstatt für die Schaffung des historischen Bewusstseins. Genauer gesagt kann man behaupten, dass das historische Bewusstsein – durch das Medium des Romans – die Aufgabe eines Ordnungsprinzips in dem entstehenden chaotischen Werden übernimmt, das unter vielen Namen läuft, so etwa unter dem der Moderne, der selbstbewussten Moderne oder der ästhetischen Moderne. Wie weiter unten noch genauer zu zeigen sein wird, begegnen wir bei Novalis einer philosophischen und poetologischen Option, die sich von der in Schlegels *Brief über den Roman* dargelegten stark unterscheidet. Schlegel öffnet im *Gespräch über die Poesie* – wovon der *Brief über den Roman* bekanntlich ein Baustein ist – einer Historisierung der Epochen der Dichtkunst den Weg, die dank des Romans in der oben genannten Verbindung von Ästhetik und historischem Bewusstsein gipfelt. Dagegen repräsentiert Novalis eine Alternative, die einen klug vorherbestimmten Zusammenhang entschieden sprengt.

So führt Novalis eine messianische Dimension im Roman ein, die in klarem Kontrast steht zum historischen Bewusstsein, zu den *Epochen der Dichtkunst*, die im *Gespräch über die Poesie* dem *Brief über den*

Roman vorausgehen. In Novalis' Augen erklärt sich der Roman nicht aufgrund einer historischen Theorie der literarischen Gattungen, wie hingegen für Schlegel. Der Roman ist seines Erachtens nicht die letzte Gattung und auch in diesem Sinn ist er die ›moderne‹ Gattung par excellence. Er lässt sich nicht hauptsächlich durch den Vergleich mit der Vergangenheit erkennen, sondern vor allem an seiner Öffnung auf die Zukunft.

Dieses Prinzip durchzieht den *Heinrich von Ofterdingen* und macht ihn zu einem philosophisch bedeutsamen literarischen Werk. Der Messianismus, der in Novalis' Perspektive zutage tritt, besonders offen im *Heinrich von Ofterdingen*, steht also im Widerstreit zu dem in Schlegels *Brief über den Roman* angelegten Historizismus und noch mehr zu den späteren, aber nicht widersprüchlichen Entwicklungen von dessen Denken.

c) Ich beziehe mich auf das Aufkommen eines bildlichen und dennoch antiklassizistischen ästhetischen Paradigmas, das in Schlegels »Europa« Gestalt annimmt und nicht mehr von der Skulptur oder dem Roman, sondern von der Malerei bestimmt ist. Friedrich Schlegels Denkweg scheint so im Verlauf von rund zwanzig Jahren eine ganze ästhetische und philosophische Entwicklung in den Paradigmen der Frühromantik zu resümieren. Der Pariser Schlegel, der dank der Brüder Boisserée die Gothik entdeckt und in Paris seine Interessen für die italienische und altdeutsche Malerei pflegt, und vor allem der spätere Schlegel, der in den Jahren der Restauration wohlwollend auf die Malerei der Nazarener blickt und sie fördert, scheint, wie wir noch genauer sehen werden, eine wahre melancholische Vollendung darzustellen. Es ist eine Vollendung der Frühromantik, die hinsichtlich ihres eigentlich ›romantischen‹, ursprünglichen Aspekts verfällt, um sich stattdessen auf ein neues bildliches Paradigma zu stützen, das sich an der römisch-katholischen *civitas* inspiriert. Dieses Paradigma ist zur Stabilität in der Zeit bestimmt und steht damit im entschiedenen Gegensatz zu dem vorausgegangenen, dem messianisch geprägten des Romans (nebenbei sei daran erinnert, dass auch die Kritiken von Friedrich Schlegel und Novalis an Goethes *Wilhelm Meister* sich auf den ›bürgerlichen‹, das heißt nichtmessianischen Charakter dieses Romans richteten).[3]

3 Vgl. dazu Frederico Vercellone, Nature del tempo, Milano 1998, S. 129-152. Auf diese Arbeit beziehe ich mich auch für die Rekonstruktion des Romans von Novalis.

2. Auf dem Weg zum Roman

Wenn ein Roman, wie Friedrich Schlegel im *Gespräch über die Poesie* feststellt, »ein romantisches Buch« ist,[4] dann entspricht dieser paradoxen Feststellung kein Roman mehr als der *Heinrich von Ofterdingen* von Novalis. Es ist nicht nur deshalb ein romantisches Buch, weil darin ein märchenhaftes Mittelalter evoziert wird, und nicht nur, weil es von Liebe und Dichtkunst handelt, sondern vor allem, weil es eine messianische Lösung für den Gang seiner Handlung und die darin enthaltenen Konflikte sucht. Im *Ofterdingen* beginnt genau besehen alles mit der *Erfüllung*, die sich somit als *usteron proteron*, als der unbewegliche Motor oder besser, als der Anziehungspunkt des ganzen Romans präsentiert. Sicher stimmt es, dass Novalis keine Zeit blieb, um die *Erfüllung* abzuschließen. Aber es stimmt auch, dass die Lösung der Konflikte in jener Rückkehr zu den Ursprüngen liegt, die viel mehr ist als der Ursprung selbst und die wenigstens ansatzweise in dem *Astralis*-Gedicht ausgedrückt wird, mit dem dieser zweite Teil anhebt.

Der Roman ist mit anderen Worten von Anfang an durch sein Ende orientiert und von ihm angezogen, von jener Auflösung des letzten Grundes in der Vielheit des Seienden, die sich mit dem Ende der Trennung zwischen Sein und Seiendem deckt. Wonach Novalis auf den Seiten des *Heinrich von Ofterdingen* strebt, ist eine philosophische Apokatastase, die der realen vorausgeht. In diese Richtung geht nicht nur der Roman, sondern die ganze philosophische Produktion von Novalis. Seine philosophische Reflexion, einschließlich der Naturphilosophie, die insbesondere im *Allgemeinen Brouillon* dargelegt wird, ist dieser Richtung verpflichtet, die auf ein denkbar klassisches Finale zugeht: auf die gegenseitige Erkennung der Personen. Nur dass die realen, psychologisch konnotierten Personen, die Männer und Frauen, in diesem Fall nicht weniger an der Handlung teilhaben als die Elemente der Natur. Alle sind aufgerufen, vor dem anderen von sich selbst Rechenschaft abzulegen, mit Blick auf die abschließende Erlösung.

Die Struktur von Novalis' Roman lässt sich ohne Bezugnahme auf die *Naturphilosophie* nicht erfassen. Die Natur wird darin als zeitlich konnotiert aufgefasst und drängt sogar auf die Überwindung ihrer selbst hin. Novalis spricht in diesem Zusammenhang von einem Fortschreiten der Natur zur Moralität. Dies geht weit über die Subjektivierung der Natur hinaus, die zur selben Zeit einen sehr wichtigen Ausdruck in Schellings Schriften zur *Naturphilosophie* und im *System des transzendentalen Idealismus* fand. Nicht allein bildet die Natur in diesem Fall

4 Friedrich Schlegel, Brief über den Roman, Paderborn 1959ff.,S. 335.

nicht das letzte Element, den Boden, von dem ausgegangen werden und auf den alles zurückgeführt werden muss, wie beispielsweise im französischen Materialismus des 18. Jahrhunderts, sondern sie geht hier in die Richtung ihrer eigenen Überwindung. Als letzter Grund des Seins ist sie ein Chaos, das jegliche Entwicklung nehmen kann, aber nur insofern sie noch keine Definition gefunden hat.[5] Im *Allgemeinen Brouillon* schreibt Novalis:

> Die Natur fängt, um mich so auszudrücken, mit dem Abstracten an. Der Grund der Natur ist, wie Mathematik, durchaus notwendige Hypothese. Die Nat[ur] geht auch a priori ad posterius – wenigstens für uns. Die Personalität ist ihr entgegen. Sie ist ein gehemmter Personificationsprocess. Je gehemmter desto *natürlicher*.[6]

Vor dem historisch-philosophischen Hintergrund steht – wie für viele jener Zeit – die Gestalt Jakob Böhmes, der von Ludwig Tieck unter den Romantikern eingeführt wurde.[7] Die chaotische Natur ist eine ganz und gar potentielle Dimension, die auf dem Individuationsprinzip basiert. Auf dieser Grundlage vollzieht sich der Fortschritt der Natur, den Novalis ihre ›Moralisierung‹ nennt, ihr Fortschreiten hin zur Individualität:

> Die Natur kann nicht stillstehend, sie kann nur *fortgehend* – zur Moralität – erklärt werden.
>
> Einst soll keine Natur mehr seyn – In eine Geisterwelt soll sie allmählich übergehn. Sollten die unabänderlichen Gesetze der Natur nicht Täuschung – nicht höchst unnatürlich seyn.[8]

Es ist ein Weg der Überwindung der Natur, wenigstens insofern sie als Bestand begriffen wird, der schließlich zu ihrer ›Psychisierung‹ führt. Es kündigt sich damit ein Prozess an, der von der Natur zur Kunst verläuft. Gerade in ihrer Übereinstimmung mit der Natur ist die Kunst hier nicht nur als Erzeugnis, als Endergebnis eines künstlerischen Han-

5 Vgl. u.a. Novalis, Das Allgemeine Brouillon, Stuttgart 1983, S. 246ff. [50], u. S. 280f. [234].

6 Novalis, Fragmente und Studien 1799-1800, Stuttgart 1983, S. 667 [607].

7 Vgl. dazu den Brief an Ludwig Tieck vom 23. Februar 1800 in Novalis, Stuttgart 1977, S. 322f.: »Jacob Böhm les ich jetzt im Zusammenhange, und fange ihn an zu verstehn, wie er verstanden werden muß. Man sieht durchaus in ihm den gewaltigen Frühling mit seinen quellenden, treibenden, bildenden und mischenden Kräften, die von innen heraus die Welt gebären – Ein ächtes Chaos voll dunkler Begier und wunderbaren Lebens – einen wahren auseinandergehenden Microcosmus.«

8 Novalis, Fragmente und Studien 1799-1800, S. 601 [291].

delns zu verstehen, sondern auch als mythopoetisches Prinzip des Seins selbst. Vor diesem Hintergrund wird der vielschichtige Weg des *Ofterdingen* verständlich. Die Natur vollzieht eine paradoxe Entwicklung. Sie verwirklicht sich selbst historisch und befreit sich so von der nomologischen Dimension, die sie ans Universum der Andersheit bindet. Die Schwerkraft wird in diesem Rahmen das Paradigma der »unnatürlichen« Gesetzmäßigkeit. Sie ist die Kraft, die trennt und die psychische Ausdehnung der Natur behindert:

> Sollte die Schwere unser Isolator seyn – Was die freye Evolution unsers Geistes – unsre *Einwirkung* aufs Universum – unsre Brechung in *unendliche Sinne* hindert.
> Fantasieen über andere Sinne.[9]

Ohne eine eingehende Analyse von Novalis' Roman vorzulegen, muss in groben Zügen die theoretische Struktur angedeutet werden, die sich im Aufbau des *Ofterdingen* widerspiegelt und zum Großteil aus der *Naturphilosophie* entlehnt ist. Es geht darum, die erzählerische Gestaltung jener zeitlichen Struktur der Natur zu erkennen, von der oben die Rede war. Diesbezüglich muss auf Fichte Bezug genommen werden, der bekanntlich einen entscheidenden Einfluss auf Novalis' Bildungsweg ausgeübt hat. Eine besondere Rolle spielt in diesem Zusammenhang die Einbildungskraft, die nach Fichte die Dimension der Verzeitlichung des Bewusstseins ist. Für Novalis stellt sie sich sogar als Medium dar, in dem die poetische Form sich verzeitlicht, die somit als Äquivalent des Selbstbewusstseins auftritt. Auf diese Weise bahnt Novalis sich einen Weg, auf dem er von Fichte Gebrauch macht und zugleich über ihn hinausgeht.[10]

Die theoretische Struktur des Romans zeichnet sich gleich am Anfang ab, schon in Heinrichs Traum, in dem die blaue Blume auftaucht. Sein Vorspiel hat er in der Erinnerung an alte Zeiten, in denen »die Tiere und Bäume und Felsen mit den Menschen gesprochen hätten«.[11] Nach dem Erwachen, als sein Vater ihn für sein langes Schlafen rügt, verteidigt Heinrich sein Recht als Träumer und sagt:

9 Ebd., S. 597.

10 Vgl. dazu Federico Vercellone, Nature del tempo, S. 57-81, mit weiterführenden Literaturangaben. Für eine erste Vertiefung sei aus der umfänglichen Bibliografie zum Thema verwiesen auf Manfred Frank, Einführung in die frühromantische Ästhetik, Frankfurt a.M. 1989, S. 248-261; Giampiero Moretti, L'estetica di Novalis, Torino 1991, S. 11-81.

11 Novalis, Heinrich von Ofterdingen, Stuttgart 1977, S. 195.

> Mich dünkt der Traum eine Schutzwehr gegen die Regelmäßigkeit und Gewöhnlichkeit des Lebens, eine freie Erholung der gebundenen Phantasie, wo sie alle Bilder des Lebens durcheinanderwirft, und die beständige Ernsthaftigkeit des erwachsenen Menschen durch ein fröhliches Kinderspiel unterbricht. Ohne die Träume würden wir gewiß früher alt, und so kann man den Traum, wenn auch nicht als unmittelbar von oben gegeben, doch als eine göttliche Mitgabe, einen freundlichen Begleiter auf der Wallfahrt zum heiligen Grabe betrachten. Gewiß ist der Traum, den ich heute Nacht träumte, kein unwirksamer Zufall in meinem Leben gewesen, denn ich fühle es, daß er in meine Seele wie ein weites Rad hineingreift, und sie in mächtigem Schwunge forttreibt.«[12]

Der Traum ist also nicht zufällig. Er hängt vielmehr mit dem phantasievollen Schwingen der Seele zusammen, einem Schwingen, das semantisch dem Schweben verwandt ist, das nach Fichte das Bewusstsein verzeitlicht und die Wirklichkeit hervorruft.[13] In Novalis' Sicht bildet dieses Schwingen den ersten Keim zur Entstehung der poetischen Form, in einem ganz und gar immanenten Prozess, in dem Heinrichs Erkenntnis seiner selbst mit der Entwicklung der Romanhandlung in eins fällt. Novalis wollte im Übrigen mit dem *Ofterdingen* eine authentisch philosophische Perspektive im Gewand des Märchens bieten, wie mehrfach belegt ist. Er selbst schreibt in den *Paralipomena zum Heinrich von Ofterdingen* zum Beispiel: »Das ganze Menschgeschlecht wird am Ende poëtisch. Neue goldne Zeit. Poëtisirter Idealism.«[14]

Auch von Tieck wird dies im *Bericht über die Fortsetzung* bestätigt, wo er in Bezug auf die von Novalis geplante, durch seinen frühzeitigen Tod jedoch verhinderte Fortsetzung des Romans erläutert, dass der *Ofterdingen* sich in einen systematischen Plan einfügt, nach dem weitere sechs Romane auf den ersten folgen sollten. Sie sollten Novalis' Sicht der Physik, des bürgerlichen Lebens, der Handlung, der Geschichte, Politik und Liebe gewidmet sein, so wie der *Ofterdingen* der Poesie, die als wahre metaphysische Tätigkeit begriffen wird:

> Denn es war ihm nicht darum zu tun, diese oder jene Begebenheit darzustellen, eine Seite der Poesie aufzufassen, und sie durch Figuren und Geschichten zu erklären, sondern er wollte, wie auch schon im letzten Kapitel des ersten Teils bestimmt angedeutet ist,

12 Ebd., S. 199.

13 Vgl. diesbezüglich z.B. Johann Gottlieb Fichte, Grundlage der gesamten Wissenschaftslehre, Stuttgart/Bad Cannstatt 1965, S. 357ff., 368f.

14 Novalis, Paralipomena zum ›Heinrich von Ofterdingen‹, Stuttgart 1977, S. 347.

> das eigentliche Wesen der Poesie aussprechen und ihre innerste Absicht erklären. Darum verwandelt sich Natur, Historie, der Krieg und das bürgerliche Leben mit seinen gewöhnlichsten Vorfällen in Poesie, weil diese der Geist ist, der alle Dinge belebt.[15]

Auf das metaphysische Wesen der Poesie hebt Novalis an verschiedenen Stellen ab, wie auch in diesem Fragment: »Poesie ist wahrhafter Idealismus – Betrachtung der Welt, wie Betrachtung eines *großen Gemüths* – Selbstbewußtseyn des Universums.«[16] Wir kommen sofort zum zentralen Punkt. Schon in den *Fichte-Studien* war es Novalis' Anliegen, eine plurale Sicht des Seins darzutun. Seine wahre eschatologische Absicht bestand darin, das Sein als Grund im Seienden, das heißt in der Welt aufzulösen. So wird in der Welt ein poetisches Gesetz eingeführt, das allem Einzelnen seine Autonomie verleiht. Damit deutet sich eine Autonomie des Seins ohne Logos an, die in mancher Hinsicht den Ergebnissen von Eckarts Mystik gleicht.[17] Das lässt sich vor allem aus dem Gedicht *Astralis* entnehmen, mit dem der zweite Teil des *Ofterdingen* beginnt, den Novalis nicht zu Ende führen konnte. Das Gedicht – eine umfassende Apologie der Liebe als einende Kraft – fasst die spekulativen Ergebnisse des Romans zusammen. Ein einziges Gesetz durchdringt die Schöpfung und erstreckt sich auf all ihre Glieder:

> Nicht einzeln mehr nur Heinrich und Mathilde / Vereinten beide sich zu Einem Bilde. – / Ich hob mich nun gen Himmel neugeboren, / Vollendet war das irdische Geschick / Im seligen Verklärungsaugenblick, / Es hatte nun die Zeit ihr Recht verloren / Und forderte, was sie geliehn, zurück. / Es bricht die neue Welt herein / Und verdunkelt den hellsten Sonnenschein […] Und was vordem alltäglich war, / Scheint jetzo fremd und wunderbar. »Eins in allem und alles im Einen / Gottes Bild auf Kräutern und Steinen / Gottes Geist in Menschen und Tieren, / Dies muß man sich zu Gemüte führen. / Keine Ordnung mehr nach Raum und Zeit / Hier Zukunft in der Vergangenheit[.]« / Der Liebe Reich ist aufgetan, / Die Fabel fängt zu spinnen an. […] / Alles muß ineinander greifen, / Eins durch das andre gedeihn und reifen; / Jedes in Allen dar sich stellt, […] Die Welt wird Traum, der Traum wird Welt.«[18]

15 Tiecks Bericht über die Fortsetzung, in: ebd., S. 359.
16 Novalis, Fragmente und Studien 1799-1800, S. 640.
17 Ich beziehe Schürmanns Heidegger-Interpretation auf Novalis. Vgl. Le Principe d'anarchie. Heidegger et la question de l'agir, Paris 1982.
18 Novalis, Heinrich von Ofterdingen, S. 318 f.

Was sich hier ausspricht, kann als Höhepunkt der deutschen Romantik in ihrer messianischen Berufung definiert werden. Wollen wir es den Höhepunkt der deutschen Romantik in ihrer ›Berufung zum Roman‹ nennen? Zum Roman als dem höchsten Ausdruck des romantischen Messianismus? Endgültig verkörpert sich darin die Vorstellung von einem absoluten Buch, das aus dem Buchstaben Geist und aus dem Geist Welt macht.[19]

3. Nach dem Roman

Was kommt *nach* dem Roman? Denn auch das stärkste Paradigma geht schließlich einer mehr oder weniger notwendigen Katastrophe entgegen. Der Verkünder des neuen Entwicklungsschritts ist wiederum – es sollte nicht überraschen – Friedrich Schlegel, der den *Brief über den Roman* verfasst hat. Seit diesem zentralen Text für die Ästhetik und die Poetik sind kaum zwanzig Jahre vergangen, als erneut ein bildliches Paradigma auftaucht, welches das literarische und messianische ablöst, das der Roman verkörperte. Derselbe Verfasser, der die Jugendschrift *Über das Studium der griechischen Poesie* geschrieben und ein literarisches Paradigma für die Bewertung der Kunstgeschichte und der Schönheit durchgesetzt hatte, kehrt – nicht zuletzt nach seiner Konversion zum Katholizismus – zu einem Paradigma der bildenden Kunst zurück. Handelt es sich also um eine Rückkehr zur Antike? Zum klassischen Altertum? Um es mit einer Metonymie zu sagen: um eine Rückkehr zu Mengs, den Friedrich Schlegel am Anfang der neunziger Jahre des 18. Jahrhunderts so sehr bewundert hat? Nicht darum freilich handelt es sich, sondern um eine Wende hin zu einer anderen Art von Malerei, von ›christlicher‹ Malerei, nämlich um ein Eintreten für die Nazarener, wie aus dem letzten großen Aufsatz Schlegels über die Malerei, *Über die deutsche Kunstausstellung in Rom, im Frühjahr 1819, und den gegenwärtigen Stand der deutschen Kunst in Rom*, ersichtlich wird. Die Schrift erschien ursprünglich im Oktober 1819 in den »Wiener Jahrbüchern der Literatur«. Schlegel vollzieht darin zwei Schritte, einen für Leser der romantischen Poetiken gewohnten und einen versteckteren, neueren. Den ersten Schritt hatte schon sein Bruder August Wilhelm in dem Aufsatz *Die Gemälde* getan, der 1799 in der Zeitschrift »Athenäum« erschien. Er beschreibt in der Einführung eine Kluft innerhalb der bildenden Künste, insbesondere zwischen Architektur und Bildhauerei auf der einen und Malerei auf der anderen Seite. Gemäß einem Schema,

19 Vgl. dazu Hans Blumenberg, Die Lesbarkeit der Welt, Frankfurt a.M. 1979. Zur Beziehung des Romans zur Philosophiegeschichte vgl. Sergio Givone, Il bibliotecario di Leibniz. Filosofia e romanzo, Torino 2005.

das auch Hegel übernahm, emanzipiert sich die Malerei aufgrund ihrer autonomen Fähigkeit zur Gestaltung des Bildraums durch die Farbe von den anderen beiden Künsten. Die Malerei ist unter diesem Gesichtspunkt mehr als eine mimetische Kunst. Sie verfügt über eine ›reflexive‹ Bestimmung, die der Kunst der christlichen Moderne eigen ist und sie von den anderen zwei bildenden Künsten, namentlich von der Skulptur, unterscheidet, die dank ihrer mimetischen Bestimmung die antike bzw. klassische Kunst schlechthin ist.[20]

Als handele es sich um Altbekanntes, erinnert auch Friedrich Schlegel bei seinem Lob der Nazarener in seiner letzten großen Schrift über Kunstfragen daran, dass die Anerkennung der Überlegenheit der Alten in Sachen Skulptur nicht auf die Malerei ausgedehnt werden kann.[21] Was Letztere angeht, sind die Modernen seines Erachtens vielmehr überlegen, doch dürfen sie nicht in Missverständnisse verfallen. Sie sollen sich nicht auf Vorbilder wie das von Mengs beziehen, wenngleich es von höchstem Niveau ist, und vor allem sollen sie sich nicht durch klassizistische und republikanische Vorbilder wie das David'sche bestricken lassen. Dahinter steht selbstverständlich die Lehre von Wilhelm Heinrich Wackenroders *Kunstliebendem Klosterbruder*, vor allem aber die der Brüder Broisserée. Im Lichte der Nazarener-Ausstellung von 1819 im Palazzo Caffarelli in Rom wird die christliche Inspiration der modernen Kunst aufgewertet, weil die Malerei – entsprechend Wackenroders Lehre – aus der Innerlichkeit entspringen muss. Außerdem muss sie sich an die alten Meister der italienischen Renaissance, von Raffael über Leonardo bis zu Michelangelo, anlehnen.[22] Mit dieser Stellungnahme zugunsten der christlichen Kunst findet die messianische Berufung der Romantik ihr Ende, das sich in gewisser Hinsicht mit Friedrich Schlegels Konversion zum Katholizismus deckt. Sie führt dazu, dass er innerhalb der christlichen Tradition dem Renaissance-Motiv vor dem eigentlich messianischen, oder wenn man so will, dem mittelalterlichen bzw. altdeutschen den Vorrang einräumt. Der Versuch, die Zeit erneut in den Formen zu bannen, nicht mehr in denen der antiken Skulptur, sondern in denen der Renaissance-Malerei, beschließt das revolutionärste Kapitel der deutschen Romantik und macht den Weg zur zweiten Romantik frei. Diesen Übergang können wir als Untergang des Romans – und folglich des messianischen Ursprungs der Romantik – in der Renaissance bezeichnen.

Aus dem Italienischen von Leonie Schröder

20 Vgl. Friedrich Schlegel, Über die deutsche Kunstausstellung in Rom, im Frühjahr 1819, Paderborn 1959, S. 261 f.

21 Ebd., S. 255 f.

22 Ebd., S. 243.

Literaturverzeichnis

Blumenberg, Hans: Die Lesbarkeit der Welt, Frankfurt a.M. 1979.
Eichner, Hans: Einleitung, in: F. Schlegel, Kritische Friedrich-Schlegel-Ausgabe, begr. und hg. von E. Behler u.a., fortgef. von Andreas Arndt, Paderborn 1959ff.
Fichte, Johann Gottlieb: Grundlage der gesamten Wissenschaftslehre, in: ders., Gesamtausgabe der bayrischen Akademie der Wissenschaften, hg. von R. Lauth und H. Jacob, I/2, Stuttgart/Bad Cannstatt 1965.
Frank, Manfred: Einführung in die frühromantische Ästhetik, Frankfurt a.M. 1989.
Gadamer, Hans-Georg: Wahrheit und Methode. Grundzüge einer philosophischen Hermeneutik, in: ders., Gesammelte Werke I, Tübingen 1986.
Givone, Sergio: Il bibliotecario di Leibniz. Filosofia e romanzo, Torino 2005.
Moretti, Giampiero: L'estetica di Novalis, Torino 1991.
Novalis: Das Allgemeine Brouillon, in: ders., Schriften, hg. von P. Kluckhohn u. R. Samuel, Bd. III, Stuttgart 1983.
–: Brief an Ludwig Tieck vom 23. Februar 1800, in: ders., Schriften, Bd. IV, Stuttgart 1977, S. 322f.
–: Fragmente und Studien 1799-1800, in: ders., Schriften, Bd. III.
–: Heinrich von Ofterdingen, in: ders., Schriften, Bd. I, Stuttgart 1977.
–: Paralipomena zum »Heinrich von Ofterdingen«, in: ders., Schriften, Bd. I.
Schlegel, Friedrich: Brief über den Roman, in: ders., Gespräch über die Poesie, Kritische Friedrich-Schlegel-Ausgabe, Bd. II, Paderborn 1959.
–: Über die deutsche Kunstausstellung in Rom, im Frühjahr 1819, in: Kritische Friedrich-Schlegel-Ausgabe, Bd. IV, Paderborn 1959.
Schürmann, Reiner: Le Principe d'anarchie. Heidegger et la question de l'agir, Paris 1982.
Vercellone, Frederico: Nature del tempo. Novalis e la forma poetica del romanticismo tedesco, Milano 1998.

III.
Medizin – Literatur – Geschichte

Horst-Jürgen Gerigk

»Mutabor«

Wilhelm Hauffs Zauberwort in seiner *Geschichte von Kalif Storch*

So lernt ich traurig den verzicht:
Kein ding sei wo das wort gebricht.
Stefan George: Das Wort (1919)

Worte können verletzen. Sie können aber auch heilen. Auf Sigmund Freuds legendärer Couch wird der Patient zum Sprechen gebracht. Nennung ist Bannung. Keine Medikamente, aber Bewusstmachung durch provozierte Sprache. Autobiographien können Selbstheilung bedeuten. Verwindung seelischer Wunden durch Verbalisierung des Geschehenen. Zaubersprüche dunkler Bedeutung vertreiben die bösen Geister. »Abracadabra« soll das Gewünschte herbeizitieren und das Unerwünschte fernhalten. Der »Exorzismus« treibt den Teufel aus und heilt den Besessenen von seiner Besessenheit. Immer ist das ausgesprochene Wort das Medium der Beschwörung.

In Wilhelm Hauffs Märchen *Die Geschichte von Kalif Storch* begegnen wir einer dichterischen Wirklichkeit. In der Dichtung ist alles Metapher, ob der Autor das will oder nicht. Auch ein naturalistischer Roman wie Émile Zolas *Nana* kann solchem poetischen Automatismus nicht entkommen. »Nana« ist die Metapher für Paris, sein Wesen, seine Inkarnation. Um den Roman adäquat zu deuten, ist der Überstieg auf die Ebene der »übertragenen« Bedeutung notwendig. In Hauffs Märchen *Kalif Storch* ist es genau umgekehrt: Gegeben ist die übertragene Bedeutung: Menschen sind hier plötzlich Störche. Das sieht und versteht auch jedes Kind und freut sich daran. Zu suchen aber ist die »realistische« Bedeutung als der verschwiegene Klartext. Die übertragene Bedeutung ist rückgängig zu machen. Was wird hier verwandelt? Und warum ist die Verwandlung von den Betroffenen nicht auf Dauer zu ertragen? Warum wird die Rückverwandlung notwendig? Was bedeutet »Mutabor«? Das Wort aus dem Lateinischen zu übersetzen (»Ich werde verwandelt werden«), reicht nicht aus, um die Bedeutung von Verwandlung und Rückverwandlung zu erschließen. Warum vergessen der Kalif Chasid zu Bagdad und sein Großvezier Mansor das Zauberwort, nachdem sie es zuvor erfolgreich angewendet hatten?

Und das literarische Bewusstsein unserer Zeit fragt sich: Ist »Mutabor« womöglich auch der Schlüssel zu Kafkas *Verwandlung*? Hat Gregor Samsa sein Zauberwort vergessen und kann nicht mehr zurück in seine menschliche Gestalt? Von Kafka soll hier allerdings nicht die Rede sein.

Worum geht es in Hauffs *Geschichte von Kalif Storch*? Der erste Satz lautet:

> Der Kalif Chasid zu Bagdad saß einmal an einem schönen Nachmittag behaglich auf seinem Sofa; er hatte ein wenig geschlafen, denn es war ein heißer Tag und sah nun nach seinem Schläfchen recht heiter aus. Er rauchte aus einer langen Pfeife von Rosenholz, trank hie und da ein wenig Kaffee, den ihm ein Sklave einschenkte und strich sich allemal vergnügt den Bart, wenn es ihm geschmeckt hatte.

Das ist Exotik so nah gerückt, wie es näher gar nicht geht. Kaffee und Sklave veranschaulichen den Söhnen und Töchtern gebildeter Stände, wie es einst in Bagdad zuging: nämlich, wie man sieht, nicht viel anders als heute, im Jahre 1826, bei uns in Stuttgart und anderswo. Hauff spurt den Leser in den Alltag einer Oberschicht ein. Und das ganz wie im Märchen. Der Tonfall, launisch und durchaus auf Komik bedacht, setzt Eintracht der Maßstäbe zwischen dem Erzähler und seinem Publikum voraus, den »Söhnen und Töchtern gebildeter Stände«, an die sich Hauff mit seinem »Almanach« explizit wendet. Seine Märchensammlung, in der *Kalif Storch* an erster Stelle steht, nennt er *Die Karawane*. Karl May scheint bereits zu grüßen, wenn auch Hauff ihm nicht nur die Kürze voraus hat.

Die idyllische Situation der ersten Sätze ändert sich schlagartig, als der Großvezier meldet, unten am Schloss stehe ein Krämer mit so schönen Sachen, dass er sich ärgere, »nicht viel überflüssiges Geld zu haben«. Der Kalif lässt den Krämer von seinem Sklaven heraufholen und kauft dem »kleinen, dicken Mann, schwarzbraun im Gesicht und in zerlumptem Anzug« neben anderem eine »Dose« ab mit »schwärzlichem Pulver« und einem »Papier mit sonderbarer Schrift« darin, die weder der Kalif noch der Großvezier lesen können. Der Krämer geht wieder, und der Kalif lässt Selim, den Gelehrten, kommen, der alle Sprachen kann. Und Selim sagt: »Das ist lateinisch, o Herr« und übersetzt den Text:

> Mensch, der du dieses findest, preise Allah für seine Gnade. Wer von dem Pulver in dieser Dose schnupft, und dazu spricht: Mutabor, der kann sich in jedes Tier verwandeln, und versteht auch die Sprache der Tiere. Will er wieder in seine menschliche Gestalt zurückkehren, so neige er sich dreimal gen Osten, und spreche jenes Wort, aber

> hüte dich, wenn du verwandelt bist, dass du nicht lachest, sonst verschwindet das Zauberwort gänzlich aus deinem Gedächtnis und du bleibst ein Tier.

Damit hat Hauff seinen Knoten für ein spannendes Stück Kurzprosa (insgesamt zehn Seiten) geschürzt, und die Geschichte nimmt ihren Lauf. Man ahnt sofort, hier wird es eine böse Überraschung geben, und der Text erhält aus den vorauseilenden Vermutungen seines Lesers seine Lebendigkeit. Der Kalif lässt den Gelehrten schwören, niemandem etwas von dem Geheimnis mitzuteilen, schenkt ihm ein schönes Kleid und entlässt ihn. Dem Großvezier aber sagt er: »Morgen früh kommst du zu mir; wir gehen dann miteinander aufs Feld, schnupfen etwas weniges aus meiner Dose und belauschen dann, was in der Luft und im Wasser, im Wald und Feld gesprochen wird!« So endet das erste Kapitel.

Die Sprache der Tiere zu verstehen, das bedeutet einen entscheidenden Erkenntnisgewinn. Das schwarze Pulver ist also ein Mittel der Erkenntnis. Allerdings nicht ohne einzuhaltende Bedingungen.

Und so geschieht genau das, was ja kommen musste: Kalif und Großvezier gehen am nächsten Tage miteinander aufs Feld, schnupfen etwas aus der Dose und werden zum Zeugen eines Flirts zweier Störche. »Guten Morgen, Frau Langbein, so früh schon auf der Wiese?«, sagt er. Und sie antwortet: »Vielen Dank, lieber Klapperschnabel, ich habe mir nur ein kleines Frühstück geholt. Ist Euch vielleicht ein Viertelchen Eidechs gefällig, oder ein Froschschenkelchen?« Und dabei schreitet die »junge Störchin in wunderlichen Bewegungen durch das Feld«. Kalif und Großvezier, inzwischen ja selber in Störche verwandelt, brechen in ein unaufhaltsames Gelächter aus, von dem sie sich kaum erholen können. Plötzlich aber wird beiden klar, dass ihnen damit das Zauberwort entfallen ist. Nur noch »Mu« fällt dem Vezier ein. Den Rest des Wortes haben beide vergessen. Umsonst verneigen sie sich gegen Osten. Nun bleiben sie Störche. So endet das zweite Kapitel.

Und als Störche brechen sie auf nach Bagdad. Ihr einziges Vergnügen in ihrer traurigen Lage besteht darin, dass sie fliegen, und deshalb können sie jetzt von den Dächern Bagdads beobachten, was unten auf der Straße vorgeht. Hauff hat plötzlich den Spielraum gewechselt: Kalif Storch sieht, wie sein Widersacher, der Sohn seines Todfeindes, die Macht ergreift und weiß nun, warum er verzaubert wurde. Den Händler mit Dose und Pulver hatte sein Todfeind geschickt. Wir befinden uns plötzlich auf der politischen Bühne.

Auf zum Grabe des Propheten, damit an heiliger Stätte der Zauber gelöst werden kann. Hauff nutzt virtuos alle nur erdenklichen Klischees des Orients. Mit dem Fliegen der beiden will es nicht richtig klappen.

Auch wird es Nacht. Also hinunter ins Tal, wo eine Ruine sich als Unterkunft anbietet. Hier treffen die Verwandelten auf eine Nachteule, in der ein weibliches Wesen steckt, das genau wie sie aus seiner Verwandlung nicht heraus kann. Wie mag die hässliche Nachteule in Wirklichkeit aussehen? Wieder versetzt Hauff den Leser in eine ganz bestimmte Erwartungshaltung. Haben wir es mit der künftigen Braut des Kalifen zu tun? So endet das dritte Kapitel.

Der Kalif hat der Eule, auf deren Bitte, seine Geschichte erzählt: all das, sagt Hauffs Erzähler, »was wir bereits wissen«. Und nun trägt ihrerseits die Eule ihre Geschichte vor, mit der Hauff das weibliche Gegenstück zur Geschichte des Kalifen präsentiert:

> Mein Vater ist der König von Indien, ich, seine einzige, unglückliche Tochter, heiße Lusa. Jener Zauberer Kaschnur, der euch verzauberte, hat auch mich ins Unglück gestürzt. Er kam eines Tags zu meinem Vater und begehrte mich zur Frau für seinen Sohn Mizra. Mein Vater aber, der ein hitziger Mann ist, ließ ihn die Treppe hinunterwerfen. Der Elende wusste sich in einer anderen Gestalt, wieder in meine Nähe zu schleichen, und als ich einst in meinem Garten Erfrischungen zu mir nehmen wollte, brachte er mir, als Sklave verkleidet, einen Trunk bei, der mich in diese abscheuliche Gestalt verwandelte. Vor Schrecken ohnmächtig, brachte er mich hierher und rief mir mit schrecklicher Stimme in die Ohren:
>
> »Da sollst du bleiben, hässlich, selbst von den Tieren verachtet, bis an dein Ende, oder bis einer aus freiem Willen dich, selbst in dieser schrecklichen Gestalt, zur Gattin begehrt. So räche ich mich an dir und deinem stolzen Vater.«
>
> Seitdem sind viele Monate verflossen. Einsam und traurig lebe ich als Einsiedlerin in diesem Gemäuer, verabscheut von der Welt, selbst den Tieren ein Gräuel; die schöne Natur ist vor mir verschlossen, denn ich bin blind am Tage, und nur, wenn der Mond sein bleiches Licht über dies Gemäuer ausgießt, fällt der verhüllende Schleier von meinem Auge.

Der Kalif versinkt bei dieser Erzählung in tiefes Nachdenken, spricht von einem »geheimen Zusammenhang« zwischen »unserem Unglück«. Wo aber ist der Schlüssel zu diesem Rätsel zu finden? Die Eule sieht das auch so und antwortet:

> O Herr! auch mir ahnet dies; denn es ist mir einst in meiner frühesten Jugend von einer weisen Frau prophezeit worden, dass ein Storch mir ein großes Glück bringen werde, und ich wüsste vielleicht, wie wir uns retten können.

Denn:

> Der Zauberer, der uns beide unglücklich gemacht hat, kommt alle Monate einmal in diese Ruinen. Nicht weit von diesem Gemach ist ein Saal. Dort pflegt er dann mit vielen Genossen zu schmausen. Schon oft habe ich sie dort belauscht. Sie erzählen dann einander ihre schändlichen Werke, vielleicht, dass er dann das Zauberwort, das ihr vergessen habt, ausspricht.

Hauff hat nun alle Elemente beisammen, die er für das Happy End braucht. Allerdings schaltet er noch eine leichte Verzögerung dazwischen. Dem Kalifen ist die Sache nicht ganz geheuer, weil die Eule offen ausspricht, wo sich der Saal befindet, werde sie nur unter einer Bedingung verraten: »wenn einer von euch mir seine Hand reicht.«

Der Kalif nimmt seinen Vezier beiseite. Wer weiß, wie sie aussieht? Deshalb solle der Vezier ihr seine Hand antragen. Der aber lehnt brüsk ab: Seine Frau würde ihm die Augen auskratzen. Außerdem: Er, der Kalif, sei noch ein junger Mann und unverheiratet, während er, der Vezier, ein alter Mann sei. Und der Kalif lässt sich überreden, »eine Katze im Sack« zu kaufen, während der Vezier »lieber Storch bleiben als die Eule heiraten« will.

Zu dritt, zwei Störche und eine Eule, belauschen sie nun im benannten Saale die Zusammenkunft von acht Männern, unter ihnen auch »jener Krämer«, der das Pulver verkauft hat. Er erzählt unter anderem auch die Geschichte des Kalifen und seines Veziers. »Was für ein Wort hast du ihnen denn aufgegeben?«, fragt ihn ein anderer Zauberer. Und er antwortet: »Ein recht schweres, lateinisches, es heißt: Mutabor.«

Den Schluss könnte sich der Leser jetzt selber zusammenreimen. Aber das kann natürlich Hauff immer noch am besten.

> Als die Störche an ihrer Mauerlücke dieses hörten, kamen sie vor Freuden beinahe außer sich. Sie liefen auf ihren langen Füßen so schnell dem Tor der Ruine zu, dass die Eule kaum folgen konnte. Dort sprach der Kalif zu der Eule: »Retterin meines Lebens und des Lebens meines Freundes, nimm zu ewigen Dank für das, was du an uns getan, mich zum Gemahl an.«

Die Störche rufen »Mutabor« und im Nu sind sie verwandelt. Wer beschreibt aber ihr Erstaunen, als sie sich umsahen. »Eine schöne Dame, herrlich geschmückt stand vor ihnen. Lächelnd gab sie dem Kalifen die Hand: »›Erkennt Ihr Eure Nachteule nicht mehr?‹ sagte sie. Sie war es; der Kalif war von ihrer Schönheit und Anmut so entzückt, dass er ausrief: es sei sein größtes Glück, dass er Storch geworden sei.«

In solchen Sätzen feiert Hauffs Märchen-Kunst ihre Triumphe. Sein Stil genießt sich in solchen Sätzen selbst; und der Leser freut sich, mit dabei zu sein. Die drei begeben sich nun miteinander nach Bagdad: es folgt der Abspann. Das Volk ist glücklich, seinen geliebten Herrscher wiederzuhaben. Er war von seinen politischen Gegnern totgesagt worden. Den alten Zauberer lässt der Kalif in demselben Gemach der Ruine, das die Prinzessin als Eule bewohnt hatte, aufhängen. Dem Sohn Mizra aber lässt er die Wahl, ob er sterben oder »schnupfen« wolle. Er schnupft, und das Zauberwort des Kalifen verwandelt ihn in einen Storch, den er in einen Käfig sperren und in seinem Garten aufstellen lässt. Rache muss sein.

Lange und vergnügt lebte der Kalif Chasir mit seiner Frau. Und wenn ihn der Großvezier nachmittags besuchte, dann sprachen sie oft von ihrem »Storchenabenteuer«. Der Kalif nahm sich heraus, zur großen Freude seiner Frau und ihrer beider Kinder seinen Großvezier nachzuahmen, wie dieser sich immer wieder vergeblich nach Osten geneigt und dazu »Mu-Mu« gerufen hatte. Wenn der Kalif aber dabei zu lange klapperte, nickte und »Mu-Mu« schrie, drohte ihm der Großvezier lächelnd, er werde der Frau Kalifin das erzählen, was sie beide einst vor der Tür der Prinzessin Nachteule besprochen haben. So endet die Geschichte vom Kalif Storch.

Wilhelm Hauff komponiert sein Märchen um das Zauberwort »Mutabor«. An diesem einen Wort hängen Charaktere und Handlung. Es verwandelt und es erlöst von der Verwandlung. Durch die Verwandlung verfremdet sich die Welt des Verwandelten. Die Rückverwandlung vom Storch zum Menschen stellt die alltägliche Welt wieder her.

»Mutabor« ist in unserem Kontext auch hermeneutisches Zauberwort: Es beschwört den Klartext hinter der realisierten Metapher. Der Klartext erzählt eine romantische Liebesgeschichte von zwei Partnern, die füreinander bestimmt sind, dies aber erst im Nachhinein realisieren. Der durchgehend parodistische Unterton ist allerdings nicht zu überhören. Die Erstbegegnung findet in Verkleidung statt: als Storch und Nachteule. Der Leser hat also den wörtlichen Sinn in den verschwiegenen Klartext zu verwandeln, der allerdings nur aus Grundtatsachen des menschlichen Zusammenlebens besteht. Erzählt wird neben der Liebesgeschichte ein gescheiterter Putschversuch des politischen Feindes. Auch die »Fakten« des politischen Klartextes sind so allgemein gefasst, dass sie für immer überzeugen. Der Kalif wurde von seiner Neugier irregeführt, woraufhin sein politischer Gegner die Machtübernahme vollziehen konnte.

Natürlich ist die hier vorliegende »märchenhafte« Oberfläche viel interessanter als die Liebesgeschichte und die politische Nebenhandlung.

Und natürlich ist in Wahrheit gar nicht von Bagdad die Rede, sondern von den zeitgenössischen Verhältnissen, so dass die »Söhne und Töchter gebildeter Stände« etwas über sich selber lernen können. Die Einbildungskraft unseres Autors ist von geradezu tänzerischer Konstruktionsfreudigkeit, und naiv ist das alles auf keinen Fall. Poetologisch geht es ausschließlich um die Macht des »Mutabor.« Es kommt darauf an, mit dem Zauberwort richtig umzugehen: an der richtigen Stelle zur rechten Zeit. Einmal nicht aufgepasst, und schon ist man dem Schicksal ausgeliefert, das es aber auch gut mit einem meinen kann. Das ist die freundliche Botschaft der *Geschichte von Kalif Storch*.[1]

1 Zum Text vgl. Wilhelm Hauff, Sämtliche Werke in drei Bänden. Nach den Originaldrucken und Handschriften. Textredaktion und Anmerkungen von Sibylle von Steinsdorff. Mit einem Nachwort und einer Zeittafel von Helmut Koopmann, München 1970. Darin: Die Geschichte von Kalif Storch, Bd. 2: Märchen, Novellen, S. 14-25. Helmut Koopmann liefert mit seinem »Nachwort« (Bd. 3, S. 491-510) eine detaillierte und sehr kritische Einschätzung der Position Wilhelm Hauffs (1802-1827) innerhalb der deutschen Literaturgeschichte, sieht ihn nicht als bloßen Nachfahren der Romantik, sondern als Vorbereiter der realistischen Gesellschaftskritik. Man dürfe »bei aller Abhängigkeit, bei allem virtuosen Umgang mit fremden Stoffen, fremden Motiven, fremden Erzähltechniken« Hauffs »Eigentümlichkeit« nicht übersehen. In ihm kündige sich »etwas Neues an, was das ganze weitere 19. Jahrhundert prägen sollte« (S. 510). Vgl. in diesem Zusammenhang auch die Analysen von Hauffs Märchen *Der Affe als Mensch* und des darauf beruhenden Librettos von Ingeborg Bachmann zur Oper *Der junge Lord* von Hans Werner Henze in: Horst-Jürgen Gerigk: Der Mensch als Affe in der deutschen, französischen, russischen, englischen und amerikanischen Literatur des 19. und 20. Jahrhunderts, Hürtgenwald 1989, S. 41-51.

Luis Montiel

Das Wort des Patienten im Rahmen des animalischen Magnetismus

Der Fall Lincoln

Ein wiedergefundenes Dokument

Am 3. Februar 1899 übergab eine unbekannte Person der französischen Nationalbibliothek in Paris ein 209 Seiten starkes Manuskript, das 63 Jahre zuvor in Paris datiert war, mit dem Titel *Histoire sommaire de la maladie et du somnambulisme de Lady Lincoln, fille du Duc d'Hamilton et belle fille du Duc de Newcastle*. Damals merkte wahrscheinlich niemand, dass es sich um ein außergewöhnliches Dokument handelte, das einen Fall beschrieb, der in ganz Frankreich, wenn nicht sogar, wie ein Zeitgenosse[1] behauptete, in ganz Europa Furore gemacht hatte. Jetzt wurde das Manuskript von der französischen Historikerin Nicole Edelman hervorgeholt, um es zusammen mit dem Historiker Jean-Pierre Peter und dem Autor dieser Seiten zu untersuchen und herauszugeben.[2] Der bekanntere der beiden Ärzte, die Lady Lincoln magnetisch behandelten, und wahrscheinlich auch Verfasser des Manuskriptes, war der deutsche Arzt und Magnetisierer David Ferdinand Koreff (1783-1851). Im folgenden Beitrag möchte ich mich auf den Aspekt konzentrieren, der schon im Titel angedeutet ist: das Eingehen auf das Wort des Patienten, in diesem Falle der Patientin.

Der Fall der Lady Lincoln ist in dieser Hinsicht gerade wegen seines katastrophalen Ergebnisses besonders aufschlussreich; und damit meine ich selbstverständlich nicht etwa den vermeintlich exemplarischen Wert des Misstrauens, das gegenüber den Erklärungen Kranker geboten ist, sondern vielmehr die Kühnheit – manch einer würde sagen Tollkühnheit – zweier Ärzte, die es wagten, diesen gefährlichen Pfad

1 Heinrich Steffens, Was ich erlebte, Bd. VIII, Breslau 1843, S. 332f. Zitiert nach dem Faksimiledruck, Stuttgart 1996: »die Rolle, die er [in Paris] spielte, und die Art und Weise, in der er vor wenigen Jahren durch einen seltsamen Prozess Aufsehen erregte, ging durch alle europäischen Zeitungen«.

2 Nicole Edelman, Luis Montiel u. Jean-Pierre Peter, Histoire sommaire de la maladie et du somnambulisme de Lady Lincoln, Paris 2009.

zu beschreiten, der, wie wir heute wissen, in unerforschte Regionen des Menschlichen führt. Die Geschichte, die ich erzählen werde, ist in vielerlei Hinsicht tragikomisch; trotzdem bin ich außerstande, über die Beteiligten zu lachen, hinter deren bürgerlicher Fassade meines Erachtens Kenntnisse stecken, deren Bedeutung ihnen in ihrer ganzen Tragweite noch verschlossen blieb, die das Dokument aber für all jene außerordentlich wertvoll machen, die wir uns heute für die Geschichte der Psychologie und der Psychiatrie interessieren.

Ein unheilvolles Zusammentreffen

Anfang Februar 1837 erleidet eine junge Mutter von 22 Jahren aus einer englischen Adelsfamilie, namens Susan Harriet Catherine Hamilton (1814-1889), Tochter des gleichnamigen Herzogs und Gattin des Henry Pelham Fiennes Pelham-Clinton, des zwölften Grafen von Lincoln, ein Rezidiv des sich in Ohnmachtsanfällen und Krämpfen äußernden seltsamen Leidens, das sie 1834 anlässlich der Geburt des ersten ihrer beiden Kinder befallen hatte. Diesmal sind die Symptome jedoch stärker und beharrlicher, was zusammen mit anderen Umständen, die den sie behandelnden Ärzten niemals bekannt werden sollten, aus der Sicht der Familie ihre Übersiedlung nach Paris ratsam erscheinen lässt, um die Behandlung dort fortzusetzen. Der Vater der Kranken, der Herzog von Hamilton, ist bereits Patient des Erfinders der Homöopathie, Samuel Hahnemann, der zum damaligen Zeitpunkt über achtzigjährig seit 1835 in der französischen Hauptstadt lebt. So macht sich Lady Lincoln am 11. März jenen Jahres in Begleitung ihrer Eltern auf die Reise nach Paris, wo die Familie eine Woche später im Hôtel de Montmart absteigt. Am 20. und 22. März wird sie erfolglos von Dr. Hahnemann behandelt, so dass sie am 24., nachdem sie unter Krämpfen den erschreckenden Satz *»ich sterbe«* auf einen Zettel notiert hatte, schließlich verlangt, von dem »Retter des Marquis de Villeneuve«, einem polnischen Arzt, behandelt zu werden, von dem wir nichts als seinen Namen – Wolowski – und die in dieser Geschichte beschriebenen Begebenheiten kennen.[3] Aus uns unbekannten Gründen erscheint zur gleichen Zeit Koreff, der trotz der stärkeren Beteiligung des Polen an der Behandlung von Anfang an eine führende Rolle zu spielen scheint.[4] Auf einer der Seiten des

3 Sowie dass er für seine Arbeit an den Opfern der Cholera von 1832 ausgezeichnet wurde.

4 Der erste Biograph Koreffs, sein Freund Karl August Varnhagen von Ense, behauptet aufgrund einer Mitteilung von Koreff selbst, Wolowski sei wenigs-

Manuskriptes ist von einem früheren Zusammentreffen die Rede, das 1829 oder 1830 zwischen Lady Lincoln und Koreff anlässlich einer Behandlung der jungen Frau wegen eines Gichtleidens stattgefunden haben soll.[5] Im Unterschied zu jener früheren Gelegenheit sollte der nun wiederaufgenommene Kontakt allerdings für beide Beteiligte, vor allem aber für den Arzt, besser gesagt, für die beiden Ärzte, ein unglückliches Ende haben.

Zum besseren Verständnis des weiteren Hergangs muss ich vorausschicken, wer Koreff eigentlich war. Als Sohn eines berühmten jüdischen Arztes in Breslau studierte er selbst auch Medizin und wurde im Alter von zwanzig Jahren von seinem Vater zunächst nach Berlin und im Jahr darauf nach Paris geschickt, um seine Ausbildung abzuschließen. Anstatt das zu tun, was ihm aufgetragen war, oder zumindest anstatt die Weisungen seines Vaters in der erwarteten Form zu befolgen, frequentierte er in beiden Städten literarische Zirkel und veröffentlichte sogar selbst mehrere Gedichte und Übersetzungen von Gedichten klassischer Autoren. Später sollte er auch zwei Opernlibrettos verfassen. Kaum war er in Paris angekommen, starb sein Vater und hinterließ ihm ein beträchtliches Vermögen, das es ihm für gewisse Zeit ermöglichte, auf großem Fuß zu leben und kostenlos an reichen und armen Leuten die Medizin zu praktizieren, wodurch er dank seiner außerordentlichen gesellschaftlichen Gewandtheit bald als Arzt in Mode kam. Dadurch konnte er, nachdem die Hinterlassenschaft seines Vaters erschöpft war, mit einer ärztlichen Praxis, die stets gut besucht und ausgezeichnet belohnt war, seine Position halten. Obschon er einen gewissen therapeutischen Eklektizismus betrieb, war er stets von den Möglichkeiten des animalischen Magnetismus überzeugt und erwarb sich schließlich einen ausgezeichneten Ruf als Magnetisierer.[6]

tens in diesem Falle sein Assistent gewesen. Karl August Varnhagen von Ense, »Koreff«, in: ders., Biographische Portraits, Leipzig 1871, S. 1-58, hier S. 22. Zitiert aus der Faksimileausgabe, Bern 1971. Sonstige Biographien, die zu diesem Thema konsultiert wurden: Marietta Martin, Un aventurier intellectuel sous la Restauration et la Monarchie de Juillet. Le docteur Koreff (1783-1851), Genf 1977; Friedrich Oppeln-Bronikowski, David Ferdinand Koreff. Separationsbruder, Magnetiseur, Geheimrat und Dichter. Der Lebensroman eines Vergessenen. Berlin/Leipzig 1928.

5 Schwer zu glauben, wenn wir nicht bedenken, dass der Herzog von Hamilton mit Sicherheit gichtkrank war.

6 In diesem Zusammenhang sind seine eigenen Erklärungen über seine Tätigkeit sehr aufschlussreich, die uns in einem anonymen Dokument vorliegen, das ohne Zweifel von ihm stammt: Der Lettre d'un médecin étranger à M. Deleuze au sujet de son Instruction Pratique sur le magnétisme animal, etc.

Die Napoleonischen Kriege, die seine beneidenswerte Lage in Gefahr brachten, zwangen ihn zur Rückkehr nach Deutschland, wo ihn seine sprichwörtliche Gewandtheit abermals rettete, und mehr als das: Über Beziehungen avancierte er zum Kammerarzt des Friedrich von Gentz, Metternichs rechter Hand im Wiener Kongress, und von diesem Posten aus schaffte er schließlich den spektakulärsten Streich seines Lebens, indem er als Kammerarzt und politischer Ratgeber in die Dienste des mächtigsten Mannes von Preußen trat, dem Kanzler Fürst von Hardenberg. Diese Berliner Etappe, die von 1816 bis 1823 dauerte, ist unzweifelhaft die brillanteste seines Lebens. Neben Hardenberg entwickelte er eine bemerkenswerte politische Tätigkeit im Rahmen der Neuorganisation Deutschlands unter der preußischen Hegemonie und schaffte es allen Widerständen zum Trotz, zum Professor für Physiologie an der erneuerten Universität der Hauptstadt ernannt zu werden und sogar zwei namhaften Magnetisierern zu Lehrstühlen zu verhelfen: Wolfart in Berlin und Ennemoser in Bonn. Aus dieser Zeit stammt auch sein erfolgreichstes Auftreten in der Welt der Literatur, wenn auch nicht als Autor. Über einen gemeinsamen Freund, Julius Eduard Hitzig, schloss er Freundschaft mit E. T. A. Hoffmann, der ihn schließlich mochte und ihm außerordentlichen Respekt entgegenbrachte. Dank seiner regelmäßigen Teilnahme an den berühmten *Serapionsabenden* verewigte ihn der Schriftsteller in seiner großen Sammlung von Erzählungen *Die Serapionsbrüder* in dem literarischen Stammgast Vinzenz.

Mehrere Jahre lang hatte Hardenberg vollstes Vertrauen in seine Begabung als Arzt und seine Befähigung zum politischen Vermittler; am Ende seines Lebens jedoch, von ehelichen Problemen verbittert und gehetzt von seinen erzkonservativen politischen Gegnern – der Fürst hatte mit Koreffs Hilfe erfolglos versucht, Preußen eine Verfassung zu geben –, entließ er den bis zum letzten Moment ihm treu gebliebenen Diener. Sowohl seiner früheren Macht als auch seiner jüdischen Herkunft wegen unter seinen Standesgenossen verhasst – obwohl er sich zur Besetzung des Lehrstuhls taufen ließ –, wich Koreff seinen Verfolgern, indem er 1823 nach Paris zurückkehrte. Dort nahm er die alten Kontakte wieder auf und war bald wieder der Modearzt und große Salonbesucher, als den man ihn von früher kannte. Das war die Zeit, in der es zu dem schicksalsträchtigen Zusammentreffen mit Lady Susan Lincoln kam.

Ich habe die dritte Ausgabe des Werkes konsultiert, in dem dieser Brief wiedergegeben ist: Joseph Philippe Fran Deleuze, Instruction Pratique sur le Magnétisme Animal, Paris 1850, S. 353-412.

Eine magnetische Krankheit

Bei der ersten Sitzung am 24. März 1837 schafft es Koreff, die Patientin mit Hilfe von Handbewegungen zum Schlafen zu bringen, wodurch die Symptome gedämpft werden. Von diesem Tag an beginnen die Ärzte, sie dreimal täglich zusammen oder abwechselnd zu untersuchen: Um neun Uhr morgens, um vierzehn und um einundzwanzig Uhr. Ob dies bei Patienten der Oberschicht so üblich war, weiß ich nicht, glaube aber, dass der Grund für die Häufigkeit der Untersuchungen eher in der von den Ärzten innerhalb des Textes mehrfach beschworenen Seltenheit des behandelten Leidens zu suchen ist. Aus unserer Sicht könnte diese intensive Betreuung, die sich darin sicherlich stark von der vorherigen Therapie der Patientin durch die englischen Ärzte unterscheidet, für die spätere Entwicklung der Geschichte bedeutsam gewesen sein.

Schon im Behandlungsbericht vom 29. März ist von einem »Ekstasezustand« die Rede, der nach einer einstündigen Episode von Konvulsionen eingesetzt habe. Dabei bringt Lady Lincoln mit Gesten ihren Gemütszustand der tiefen Traurigkeit und Konzentration zum Ausdruck. Später dazu befragt, erklärt die junge Frau, dieser Zustand sei von ihr kaum bemerkt worden und habe höchstens zwei Minuten gedauert. An dieser Stelle der Anamnese erscheint erstmalig ein Hinweis auf die wahrscheinliche Ursache der Krankheit: das Ausbleiben der Menstruation, nachdem die junge Mutter am 11. Januar desselben Jahres »zu abrupt« aufgehört hat, ihr Kind zu stillen. Die Angabe ist nicht ganz exakt; es müsste vielmehr von unregelmäßigen Menstruationen die Rede sein. Die von den Ärzten gewählten Formulierungen machen indessen deutlich, wie sehr sie von dem »magnetischen Ursprung« der Krankheit und der möglicherweise indizierten Therapie überzeugt sind.

Die Wende in der Geschichte ereignet sich am Abend des 1. April. Um zwei Uhr nachmittags war es zu einer über einstündigen Episode von Konvulsionen gekommen, gefolgt von »einer Halluzination voller sehr unangenehmer Visionen«, die sich über mehr als vier Stunden hingezogen hatte. Danach war die Patientin »in einen Zustand [verfallen], der stark an einen magnetischen Traum erinnerte«. Nach einer Stunde der Erholung hatte ein erneuter Anfall von Krämpfen eingesetzt, der wiederum nach einer Stunde von »einem ekstatischen Zustand mit Schrecken, Schauder und unangenehmen Visionen (panphobische Bewegungen und Gesten)« abgelöst worden war, den die Ärzte mit physischen (Kopfmassagen, Eis) und chemischen Mitteln (Äther, Ammoniak) in einem »dreistündigen Kampf« zu beenden versucht hatten. Als Koreff nun die Herzogin bittet, auf dem Klavier zu spielen, beruhigt sich die noch ekstatische Patientin aber völlig, geht und tanzt sogar problemlos und summt zu den von der Mutter gespielten Melodien. Die Wiedererlangung der Harmonie des Körpers – und des Geistes – mit Hilfe der musikalischen Harmonie, auf die schon Mesmer hingewiesen hatte und die als Argument für den Einsatz von Musik bei der Behandlung diente, überzeugt Koreff und Wolowski schließlich vollends vom magnetischen Ursprung der Krankheit.

Es beginnt darauf eine Reihe von Nächten, die die Ärzte im Hôtel de Montmart zubringen, um sich ganz ihrer Patientin zu widmen. Beide vernachlässigen von da an praktisch völlig ihre restlichen Patienten,[7] um sich ausschließlich um diesen Fall zu kümmern, der sie wegen des Leidens der schönen Kranken seelisch bewegt und ihre ganze berufliche Aufmerksamkeit auf sich zieht, da sie der Meinung sind, dass sie es mit einer einzigartigen oder zumindest unbekannten Krankheit zu tun haben; eine doppelte Verführung, die fatal enden sollte.

Im Verlauf der Nacht beginnt Lady Lincoln, im magnetisierten Zustand ihre Wahrheit und die Wahrheit über ihre Krankheit zu enthüllen. Zuerst küsst sie in völliger Heiterkeit ein Kinderporträt ihres Bruders und wiederholt dann diese Geste an einem Porträt ihres eigenen Sohnes, an den sie sich mit demselben mysteriösen Namen richtet, mit dem sie ihren Bruder angesprochen hat: »Enghi«.[8] Als man ihr ein Porträt ihres Gatten Lord Lincoln zeigt, weist sie es ab mit einem eindeutigen Ausdruck der Verachtung, den die Ärzte mit den ausdrucksvollen Worten »sie gab uns unaufhörlich zu denken« kommentiert haben. Um sechs Uhr morgens scheint es, als wolle sie zu Boden fallen, und von ihrem Vater aufgefangen verfällt sie in einen Zustand absoluter Starrheit, bei dem ihr Puls auszusetzen scheint. Als der polnische Arzt versucht, ihren Herzschlag zu ertasten, verschwinden die fürchterlichen Symptome und Lady Lincoln geht in einen Zustand über, der einem »magnetischen Traum« ähnelt, während dem sie auf die Fragen ihres unfreiwilligen Magnetisierers antwortet. Er und Koreff bekommen den Verdacht, der Zustand der ekstatischen Halluzination sei in den der Hellsichtigkeit übergegangen, und um diesen Verdacht zu erhärten, bittet Wolowski sie, ihren nächsten Krampfanfall vorauszusagen. Das ist der Moment, an dem die Patientin das Ruder der Therapie übernimmt, die von zwei Ärzten ausgeführt wird, die überzeugt sind, einen besonderen Fall magnetischer Störung zu behandeln, von dem sie sich wichtige Erkenntnisse und vielleicht sogar eine Revolution der Medizin erhoffen.

7 Diese Entscheidung treffen sie am 21. April.
8 Möglicherweise eine Anspielung auf die romantische Figur des Herzogs von Enghien, der auf Befehl Napoleons grundlos hingerichtet wurde.

An den darauf folgenden Tagen erfüllen sich die Voraussagen der Patientin über ihren Gesundheitszustand und den Zeitpunkt und die Dauer ihrer Krampfanfälle mit ziemlicher Genauigkeit, wodurch die Überzeugung der Magnetisierer, sich auf dem richtigen Weg zu befinden, noch mehr gestärkt wird. Ähnliches ereignet sich mit der inneren Vision, die es Lady Lincoln angeblich ermöglicht, die Hypothese der Ärzte, nach der die Schmerzen und Krämpfe in der Gebärmutter begründet sind, zu bestätigen. Das Wort der Patientin erhält somit ein in Arzt-Patient-Beziehungen seinerzeit nie dagewesenes Gewicht, wenn man vom animalischen Magnetismus absieht, wo dieses Verfahren üblich ist. In diesem Fall kommt allerdings noch etwas, eventuell sogar etwas Entscheidendes, hinzu. Die allgemeine Haltung von Magnetisierern, bei weitem respektvoller gegenüber den Enthüllungen der Patienten als der Rest ihrer Kollegen, führt die Worte ihrer Patienten, ihr vermeintliches Wissen um ihre Gesundheit und ihre Krankheit, auf ihre Körperbeherrschung zurück. In dem vorliegenden Falle allerdings erwarten Koreff und Wolowski auf die ersten biographischen Offenbarungen hin weitere Angaben der Kranken über ihr persönliches Leben. Teils aus Respekt, teils um die Mitteilung dieser schmerzhaften Erinnerungen zu begünstigen, die mit der von ihnen studierten unbekannten Krankheit in Verbindung zu stehen scheinen, schlagen sie Lady Lincoln vor, während ihrer hellseherischen Zustände eine Art Tagebuch zu führen, das sie mit einem Vorhängeschlösschen sichern solle, damit nur sie allein Zugang dazu habe. Darauf antwortet die Patientin, sie wolle »ihr Leben« schreiben (1. Mai).

Eine biographische Krankheit

Von den geläufigen Praktiken des animalischen Magnetismus hat sich dieser Fall damit weit entfernt. Koreff und Wolowski zeigen sich extrem der Idee zugeneigt, dass vergangene Vorfälle für den Ausbruch der Krankheit mitverantwortlich sind. In den Aufzeichnungen vom 12. April erscheinen die folgenden, meines Erachtens aufschlussreichen und für die Geschichte der Psychologie und Psychiatrie hochinteressanten Zeilen:

> Es wird nicht nötig sein, den denkenden Leser auf die Tatsache hinzuweisen, dass die wortgetreue Wiedergabe dieser Szenen ihres vergangenen Lebens von enormer Bedeutung sind für einen aufmerksamen Arzt, der nicht nur an der Oberfläche der aktuellen Symptome verweilen will, sondern die Quelle und ersten Ursachen derselben,

> die psychologischen Wurzeln dieser sonderbaren und seltenen Krankheit ergründen will, die sowohl die Seele als auch die Organisation betrifft und deren Metamorphosen nur durch *mit Gewalt unterdrückte seelische Leiden* und organische Störungen zu erklären sind, die der Nachlässigkeit und Gleichgültigkeit der sie umgebenden Menschen und der Unwissenheit derer *verborgen* blieben, die sie hätten besser erkennen und heilen müssen.

Susan Lincoln hat von Anfang an die Absicht, eine biographische Ätiologie ihres *Furor uterinus*[9] zu suggerieren. Früh beginnt sie durch Mimik die Informationen zu übermitteln, deren Entzifferung sie von den Ärzten erwartet. So wird es deutlich im folgenden Auszug der Geschichte, der sich auf den 13. April bezieht:

> Neben anderen Erinnerungen hat sie [im Trancezustand] mit erschreckender und zugleich betrübender Deutlichkeit die nächtlichen Szenen ihres Leidens geschildert, wie sie das Bett verließ, um bis zu viermal Opiumtropfen zu nehmen, wie sie sich bis zum anderen Zimmer schleppte, um sich mit einem Taschentuch zu knebeln, damit die Schreie, die der Schmerz ihr entriss, ihren Gatten nicht weckten, der indessen ruhig schnarchte.[10]

Noch eindrucksvoller sind die Angaben zum 28. desselben Monats, insbesondere weil sie die Worte wiedergeben, die Lady Lincoln in Ekstase sprach:

> Ich hatte eine Fehlgeburt nach elf Wochen [...] Obwohl ich noch immer blutete, bestand Lord Lincoln trotz meiner Bitten darauf, mit mir zu schlafen; eine Brutalität, die mich zornig machte und mich sehr verletzte (eine Brutalität, die man nicht einmal unter Wilden finden würde).

9 Dieser Ausdruck erscheint zum ersten Mal im Eintrag zum 23. April. Die Tatsache, dass die Ärzte ihn erst einen Monat nach Beginn der Behandlung gebrauchen, obwohl es sich um einen offiziell gebräuchlichen *Terminus technicus* handelt, führe ich auf ein gewisses Taktgefühl im Zusammenhang mit stillschweigendem Verständnis zurück, das einen weiteren Beweis für ihren Verdacht einer nichtbiologischen Ursache der Krankheit darstellt; dies bringt mich wiederum auf den vielfach gehegten Gedanken, dass der sexuelle Ursprung der als Hysterie bezeichneten Pathologie lange vor dem Auftritt Freuds ein »offenes Geheimnis« war.

10 Zu einem späteren Zeitpunkt, am 8. Mai, sollte sie eine detaillierte Pantomime, ein echtes Meisterstück aufführen, das eine solche Szene darstellte, die ihrer eher grotesken als herzzerreißenden Wirkung wegen jedoch die Augenzeugen, wie sie später zugaben, »wider Willen und trotz der von ihr hervorgerufenen schmerzlichen Gedanken zum Lachen reizte«.

An diesem Punkt empfinden die Magnetisierer nur noch Verachtung für dieses Subjekt; es kommt ihnen zu keiner Zeit in den Sinn, die Aussagen der Frau zu bezweifeln, denn schließlich lügen Schlafwandler der Definition nach nie. Außerdem hatte seit Beginn der Therapie eine gegenseitige Antipathie bestanden: Der Lord hatte seinen Unglauben gegenüber dem animalischen Magnetismus nie verhehlt und die Wahrhaftigkeit der Symptome seiner Frau gelegentlich in Zweifel gezogen. So hatte er einmal die Uhr vorgestellt, um zu sehen, ob die von ihr vorhergesagten Krämpfe tatsächlich zur angegebenen Zeit einsetzten und nicht willentlich herbeigeführt wurden; ob der Anfall sich also ohne eine äußere Informationsquelle über den Zeitpunkt ereignete, den der Organismus angeblich nach seinen eigenen Gesetzen für die Episode festgesetzt hatte; ein anderes Mal hatte er Lady Lincoln eine brennende Kerze vor die Augen gehalten, um zu überprüfen, ob sie sich wirklich in einem magnetischen Traum befand und dies nicht nur vortäuschte. In beiden Fällen hatte die Patientin den Ordalien standgehalten, was das ihr ohnehin schon entgegengebrachte Vertrauen Wolowskis und Koreffs nur noch weiter verfestigte.

Auf die Gründe für dieses Vertrauen möchten wir an dieser Stelle etwas näher eingehen. Zweifelsohne waren die Ärzte von Wunschdenken geleitet, als sie zu der Überzeugung kamen, einen außerordentlichen Fall zu bearbeiten, der der stets bedrohten Lehre vom animalischen Magnetismus zum Durchbruch verhelfen könnte. Aber auch die Verführungskünste der Kranken, bewusster und unbewusster Art, werden ihren Beitrag geleistet haben. Abgesehen von einer oder zwei extrem diskreten Anspielungen der Ärzte auf die Jugend und Schönheit der Patientin, sind eine Reihe von Mitteln in Betracht zu ziehen, die Lady Lincoln einsetzte, um ihre Therapeuten zu erobern. Bereits am 6. April erklärt sie auf eine konkrete Frage der Ärzte hin, sie wäre in England nie gesund geworden, »da man ihren Zustand dort nicht verstanden habe«; diese Behauptung wiederholt sie in noch ausdrücklicherer Form am 22. April:

> Auch in England verfiel ich in eine Art Schlafwandelei; diese hätte aber zu nichts geführt, denn *ohne den Magnetismus* wäre ich nie gesund geworden. Wenn Herr Koreff und sie mich nicht magnetisiert hätten, wäre ich ins Delirium gefallen und schließlich verrückt geworden.

Zuvor, am 12. April, kündigt sie im magnetisierten Zustand ihrer Mutter in einem Schreiben an, sie werde einen Anfall bekommen, wolle sie aber nicht bei sich haben, denn sie und der Rest der Familie glaubten auch, ihre Krankheit sei *fancy*, was in dem Manuskript mit »eine eingebildete

Krankheit« übersetzt wird. Damit erklärt die Patientin, dass sie größeres Vertrauen in den Magnetismus und zu den Ärzten hat – das Vertrauen war nämlich gegenseitig – als zu ihrer eigenen Mutter, dass sie ihrer Mutter misstraue. Dies darf uns allerdings nicht darüber hinwegtäuschen, dass die Beziehung zu ihren Eltern sehr eng war und von ihr sogar noch enger gewünscht war. Aber zum damaligen Zeitpunkt waren das die Spielregeln. Ihre Wahl fällt indessen definitiv auf Wolowski, so dass trotz der Hauptrolle, die Koreff zu seinem späteren Unglück beansprucht, bei der Lektüre des Textes klar und deutlich spürbar ist, dass der Pole der Liebling der Kranken war. Schließlich war es Wolowski, der zufällig das eigentümliche Verfahren entdeckte, nämlich das Auflegen der Hand auf das Herz, das die Patientin in den magnetischen Traum und hellseherischen Zustand versetzte. So bestätigt es auch Lady Lincoln definitiv, als sie sagt, er sei der Einzige, der sie magnetisieren könne, und dass die einzige Person, die ihn ersetzen könne, sich in England aufhalte – wir werden bald sehen, wen sie damit meint – und wenn Koreff auch mit ihr in *Rapport* treten könne, dann nur weil sein Kollege sie zuerst magnetisiert habe, wozu er nur dadurch Gelegenheit gehabt habe, dass sie von der Krankheit geschwächt war (Text vom 4. April). Um Irrtümer auszuschließen erklärt und bekräftigt sie zwei Wochen später nochmals, dass Wolowski ihr die Hand auf die nackte Brust legen müsse, damit sich der gewünschte Effekt einstelle; wenn er verhindert sei, müsse ihre Mutter an seiner Stelle die Hand auflegen. Und um bei Irrtümern und Verführungen zu bleiben, sei erwähnt, dass Wolowski ihr tags darauf, während sie in Trance versetzt ist, einen Strauß Rosen bringen lässt. Lady Lincoln habe ihn mit »unsäglicher Freude« in Empfang genommen und sei dann mehrere Minuten damit beschäftigt gewesen, ihre zerzausten Haare zu kämmen. Dann habe sie aber plötzlich die Blumen zerrissen, ihr Haar wieder in Unordnung gebracht und dabei gerufen: »Das ist nur ein Traum!«

Unter diesen Umständen verwundert es nicht, dass die Magnetisierer am 23., also einen Monat nach Beginn der Behandlung, erstmals Misstrauen seitens der Familie bemerken – oder dies erstmals protokollieren –, das im Laufe der darauffolgenden Monate in Ungehorsam und Widerstand umschlägt. Aber die Ärzte sind abhängig von der Patientin, und diese zeigt sich jederzeit überzeugt vom Erfolg ihrer Behandlung. Allerdings kommt es inzwischen unter den unangenehmen Erinnerungen, von denen sich die Ärzte Aufschluss erhoffen, gelegentlich zu solchen, die für die Familie schwer zu verkraften sind. Dass der Ehemann der Patientin als für die Behandlung hinderlich und sogar als verdächtig betrachtet wird, die Symptome verursacht zu haben, wurde schon erwähnt. Lady Lincoln widersetzt sich weiterhin seiner Anwesenheit, indem sie z. B. sich im Trancezustand in den ihm unbekannten Sprachen Französisch und Italienisch ausdrückt (Text vom 8. April), während sie in seiner Abwesenheit in einwandfreiem Englisch betet (Text vom 9. April), und fordert ihn schließlich auf, Paris zu verlassen. Lord Lincoln gibt diesem Wunsch nur ungern nach und beschränkt sich darauf, sich eine andere Unterkunft zu suchen. Die Hartnäckigkeit der Patientin, die Verdacht schöpft, und wahrscheinlich auch seine politischen Verpflichtungen, veranlassen ihn allerdings dann doch, vorübergehend aus Frankreich abzureisen.[11]

Damit ist es jedoch nicht genug: Im Laufe der Behandlung erweist sich die Familienkonstellation nämlich als immer komplexer. Der Bruder der Lady Lincoln, Lord Douglas, war ja bereits sehr früh, wenn auch nur als Bild, in Form eines Porträts in Erscheinung getreten, das die Patientin mit dem liebevollen Spitznamen Enghi bedachte, den sie auch für ihren eigenen Sohn zu verwenden pflegte. Nun verrät Lady Lincoln, dass die andere Person, die sie anstelle von Wolowski magnetisieren könne, ausgerechnet ihr Bruder sei (5. April). Sie bittet diesen inständig, aus Schottland anzureisen. Ihre Bitten bleiben zunächst unerhört, doch angesichts einer Komplikation der Symptome, die ich im Anschluss erläutern werde, und ihres beharrlichen Drängens reist der Bruder schließlich doch nach Paris. Inzwischen sind die Konvulsionsanfälle in scheinbarem Widerspruch zur Behauptung der Kranken, sie sei auf dem Weg der Besserung, länger und heftiger geworden. Von Wolowski gefragt, ob die Krämpfe in irgendeiner Weise kontrollierbar seien, antwortet sie, die einzige Möglichkeit bestehe in der Berührung eines Ringes, den sie ständig tragen müsse (11. April). Später (am 24. April) erfahren wir, dass in diesen Ring ein Milchzahn des Bruders eingefasst ist. Bei einer anderen Gelegenheit (am 3. Mai) leiht ihr ihre Mutter zur Beruhigung ein mit Haaren des Bruders gefülltes Kissen. Mit der Zeit jedoch, während es zu den Enthüllungen kommt, werden der Herzogin, die natürlich das Beste für ihre Tochter wünscht, die Folgen klar, die die Erzählungen der Tochter für die Intimsphäre der Familie haben, so dass sie am 10. Juni ihr zur Verzweiflung der Ärzte den Ring abnimmt und erklärt,

> dass sie nie geglaubt hätte, dass das Leben einer Person unter dem Einfluss eines Ringes stehen könne; dass dies zu lächerlich und zu versponnen sei und dass man die Kraft aufbringen müsse, sich dem Starrsinn einer Schlafwandlerin zu widersetzen, die den gesunden

11 Wann diese Aufforderung ausgesprochen wird, ist nicht geklärt. Dem Text zufolge müsste die Entscheidung am 8. getroffen worden und die Betrugsanschuldigung von Lady Lincoln am 9. erfolgt sein.

> Menschenverstand verloren habe; dass sie für ihren Teil nichts unternehmen werde, damit ihre Tochter sich erneut einen Ring anlege, der ihre Ehre beschmutze.

Hierbei ist es schwierig zu wissen, welche Ehre die Herzogin damit meint, die Ehre im Hinblick auf die Vernunft oder auf die Leidenschaft. Wie auch immer, die Ankunft des Lord Douglas im Hôtel de Montmart am 23. Juni bringt nicht nur das gewünschte Ergebnis, sondern erweist sich sogar als Ärgernis für die Ärzte. Während ihn seine Schwester mit den deutlichsten Affektbezeigungen empfängt, gibt er sich distanziert oder sogar zutiefst verdrossen und schreibt, nachdem man ihn gebeten hat (27. Juni), widerwillig und ohne auf Einzelheiten einzugehen die »Magnetblätter«, d.h. das Protokoll einiger Vorfälle, die sich in Trance ereignen. Bis er von den Magnetisierern ausdrücklich darum gebeten wird, weigert er sich sogar, sein Abendessen aufzuschieben, um die abendlichen Krisen der Patientin mitzuerleben (7. Juli). Koreff und Wolowski betonen immer wieder, dass sie nicht verstehen können, wie er so gefühllos dem Leiden seiner Schwester gegenüberstehen kann, vor allem da sie diese für ein Opfer nicht nur ihres Mannes, sondern auch ihres Bruders halten. Tatsächlich hatte Lady Lincoln am 14. Juni im Laufe einer fürchterlichen Krise, die sie in einen Zustand versetzte, den die Autoren des Manuskriptes mit dem der Agonie vergleichen, ihrer Mutter über Wolowski – Koreff wird nicht eingeweiht – ein Versprechen über eine Sache abgenommen, die momentan noch nicht enthüllt werden soll und sich letztendlich als Erlaubnis für Lord Douglas erweist, eine Frau zu heiraten, in die er verliebt ist, die aber nicht zum Adel gehört.[12] Zu jenem Zeitpunkt der Geschichte ist Lady Lincoln für die Magnetisierer eine Märtyrerin (1. Mai) oder ein Engel.

Eine gefährliche Krankheit

Märtyrerin ist sie ohne jeden Zweifel: Am 1. Mai oder gar schon dem 28. April, als die opisthotonischen Krämpfe einsetzen, geht ihre Krankheit in eine Phase über, die die Ärzte mit der damals als tödlich geltenden Tetanie gleichsetzen und die ein heutiger Leser problemlos mit der *grande hystérie* von La Salpetrière identifizieren würde, doch zum Unglück Koreffs und Wolowskis war Charcot damals erst zwölf Jahre alt. Ihre Unterkieferverrenkungen häufen sich derart, dass sie sie nach Anweisungen Wolowskis selbst unterbindet, sobald sie einsetzen. Der selbstlose Doktor verletzt sich sogar die Hand, als er mit Druck der-

12 Diese Versprechen sollten später von den Eltern nicht eingehalten werden.

selben auf den Ischiasnerv zwischen Hüfte und Rippenansatz der Patientin versucht, die von den opisthotonischen Krämpfen verursachte Haltung zu unterbinden, die später unter dem Namen *Arc de cercle* berühmt werden sollte[13]. Koreff und er sind der Ansicht, dass diese Anfälle zwar zur endgültigen Heilung von Lady Lincoln erforderlich scheinen, aber so schwer sind, dass ihr Leben durch den Starrsinn der Familie gefährdet ist, die das notwendige Verständnis verweigert und die Arbeit der Ärzte immer mehr erschwert. So halten sie z. B. die Aufforderung der Familie, den magnetischen Trancezustand dazu auszunutzen, ihr etwas zu suggerieren, wie es Jahre später in der medizinischen Hypnose üblich sein sollte, für eine ihnen gegenüber respektlose und der Gesundheit der Patientin abträgliche Einmischung:

> Man gab uns zu verstehen, wir sollten einen für sie gesünderen Einfluss auf sie ausüben, indem wir sie scheinbar dazu bewegten, was sie verachtete zu lieben und vor dem, was sie liebte und leidenschaftlich ersehnte, zu fliehen, und so ein geliebtes Bild, das ihr ganzes Herz erfüllte, auszuwischen [...] Es war uns völlig klar, dass eine solche Lösung für die Familie bequemer sein würde als ihr eigenes *Gewissen* zu erforschen, denn während sie uns mit allen Mitteln schikanierten, wussten sie sehr wohl, worin der *eigentliche* Grund für diese unergründliche Traurigkeit bestand (4. Juli).

Aber dieser »eigentliche Grund« ist das Letzte, was die Familie wissen will, vor allem nachdem die junge Frau am Jahrestag ihrer Hochzeit (18. Juni) in Trance ihren Eltern zugerufen hat *»save me from him«*, wobei wenig Zweifel bestehen dürften, vor wem sie hier geschützt sein will.[14] Am 7. Juli wird einer der Anfälle von *Furor uterinus* erstmals etwas eingehender beschrieben. Dies bedeutet aber nicht, dass das beschriebene Krankheitsbild nicht schon vorher und nicht sogar schon wiederholt beobachtet worden ist, denn die Autoren unterstreichen das besondere Aufsehen, das gerade dieser Moment erregt:

> Der Körper der Kranken wurde nach rechts und links und nach oben geworfen und erhob sich derart über unsere Köpfe, das er auf unseren erhobenen Händen in der Luft lag [...] sie rieb das sich windende Becken gegen die Bettlaken wie die von der schrecklichen Krankheit der *Nymphomanie* befallenen Personen, die von solchen grausam wollüstigen Bewegungen geschüttelt werden.

13 Vermeintliche, am 5. Mai, wie viele andere, durch Zufall »entdeckte« und von der Patientin im hellseherischen Zustand »bestätigte« Technik.

14 Auch der 22. Mai, der Geburtstag Lord Lincolns, war im Widerspruch zur Prognose der Patientin ein schlechter Tag gewesen.

Dazu diente also die Reise nach Frankreich? Damit ein paar Familiengeheimnisse und andere Intimitäten ans Licht kommen? Und zu alledem scheint die Krankheit sich objektiv trotz der Zusagen der Ärzte und der Versicherungen, die die Kranke selbst in ihren hellseherischen Zuständen gab, sichtlich und sogar in erschreckender Form verschlimmert zu haben. Wie schon gesagt hat sich alles als »Tetanie« erwiesen, die die Ärzte mit Furcht und alle Zeugen, die nie ein solches Schauspiel gesehen hatten, mit Schrecken erfüllt hat. Am 2. Juni notieren die Ärzte in ziemlich geschwollener Form:

> Die Gefahr war nun größer, denn die Tetanie ist eins dieser Ungeheuer, deren Geheimnis die Medizin nicht zu ergründen vermocht hat und das den Kranken wie eine unbarmherzige Sphynx ins Grab stürzt!

Abgesehen von dem hochtrabenden Stil ist das damit zum Ausdruck gebrachte Gefühl bestimmt nicht übertrieben. Wenn die Beschäftigung beider mit der Patientin schon geradezu exklusiv war, wurde sie mit zunehmender Aggressivität der Symptome zur ständigen Betreuung. Sie arbeiten Tag und Nacht, zusammen oder abwechselnd, halten Wache, lernen – so glauben sie – und sind tätig, besonders Wolowski, der Auserwählte, der dabei fast seine Gesundheit verliert. Eine durchwachte Nacht folgt der anderen, unter dem Druck der Furcht vor der Tetanie und im Falle des Polen in gezwungenen Körperhaltungen, um die Hand nicht eine Sekunde von der Brust der Patientin, an der Stelle des Herzens, zu entfernen, damit die heilsame Wirkung des Magnetismus nicht unterbrochen wird, oder um in dem vergeblichen Versuch, die Kontraktionen der Rückenmuskulatur zu lindern, den Druck auf den Ischiasnerv beizubehalten. Am Ende dieser Sitzungen ist der Unglückliche in Schweiß gebadet, die Augen mit Blut unterlaufen, leidet unter Kopfschmerzen und ist fast unfähig zu sprechen. Und an seiner Seite, auf Anordnung der Patientin am direkten Eingreifen gehindert, aber dennoch anerkannt als der für die endgültige Heilung notwendige Arzt, Koreff. Kurz vor Ende der Behandlung zieht sich die Patientin eine Luxation des Oberschenkels zu, die der verzweifelte Wolowski scheinbar ohne große Mühe zu verhindern vermocht hätte. Man kann sich leicht vorstellen, was eine solche Erfahrung für die beiden Ärzte bedeutete, und wie sie sich fühlten, als nach einer Reihe von Einmischungen, bei denen man nicht gerade schonend mit ihnen umging – insgeheim wurden die Doktoren Marjolin und Cruveilhier zu Rate gezogen –, die Familie beschloss, auf ihre Dienste zu verzichten; andererseits muss man sich auch in die Lage der Familie versetzen, die verzweifelt war über die Entwicklung der Krankheit und befürchtete, dass noch mehr Geheimnisse bekannt würden. So endete also am 16. August nach fast fünf Monaten auf die abrupteste Weise die magnetische Behandlung der Lady Lincoln.

Ein tragikomischer Ausgang und etwas mehr

Zur inneren Zufriedenheit der beiden Ärzte und Magnetisierer endete mit der Behandlung auch die Krankheit, zumindest was ihre spektakulärsten Symptome anbelangt. Aber aus unbeteiligter Sicht ist diese Wendung in gewissem Sinne die ungünstigste aller Möglichkeiten. Die Familie schien sich natürlich sicher, dass die übermäßige Aufmerksamkeit, die die Ärzte der jungen Frau gewidmet hatten, mitverantwortlich war für die dramatische Entwicklung des Krankheitsbildes, und erhofften sich von der Entfernung der Kranken von ihrem Umgang und der Rückkehr zu einer traditionelleren medizinischen Betreuung, dass alles wieder ins normale Geleise käme, weshalb sie schon nach kurzer Zeit, Ende August oder September, Paris verließen. Die Nachricht von der Abreise versetzte Koreff und Wolowski in Bestürzung, denn sie verdächtigten die Familie, vorsätzlich zu fliehen, und zeigten sie als mutmaßlich säumige Schuldner von Honoraren, deren Betrag sie auf die völlig übertriebene Summe von 400.000 Franken bezifferten, bei der Polizei an. Am 27. Oktober wurde der Herzog von Hamilton dann tatsächlich von der Polizei verhaftet, wodurch es zu einem Riesenskandal kam, der noch größere Wellen schlug, als publik wurde, das der Herzog bei einer Pariser Bank 24.000 Franken zur Bezahlung provisorischer Honorare hinterlegt und damit seine Bereitschaft bekundet hatte, über den Betrag der Schulden zu verhandeln.

Gekränkt vom Aufsehen, das der Fall erregt hatte, verklagte der Herzog von Hamilton Koreff und Wolowski wegen Verleumdung. Die Geschicklichkeit seines Anwaltes, des berühmtesten Frankreichs, der die beiden Ärzte den Richtern und der Öffentlichkeit als zwei habgierige Individuen vorführte – die verlangten Honorare schienen für die damalige Zeit unglaublich überzogen –, die außerdem eine zweifelhafte Methode praktizierten, machte deren Ansprüche und Glaubwürdigkeit zunichte. Sie wurden dazu verurteilt, die Verfahrenskosten zu bezahlen und der Familie Lincoln das Manuskript zu übergeben, in dem die gesamte Geschichte aufgezeichnet war, etwa 600 Seiten, die der Herzog von Hamilton monatelang erfolglos von Koreff verlangt hatte, während dieser es zweifellos dazu benutzte, diese »*Histoire sommaire*« zu verfassen, in der er zusammen mit Wolowski sein Ansehen und sogar sein vorbildliches Wirken verteidigte. Es liegt nahe, dass das Originalmanuskript aus verständlichen Gründen von der Familie Hamilton-Lincoln zerstört wurde. Das Tagebuch mit dem Schloss wurde am Ende der Behandlung von Lady Lincoln selbst verbrannt.

Wolowski verschwand wieder in der Anonymität, aus der er aufgestiegen war. Koreff verlor den größten Teil seiner berühmtesten Patienten und wurde *Persona non grata* in den Salons, in denen er früher Stammgast gewesen war. Er lief sogar Gefahr, seine Approbation zu verlieren, was die wenigen Freunde, die ihm die Treue hielten, schließlich verhindern konnten. Jahre später, 1847 – es heißt, nur der Mensch stolpere zweimal über denselben Stein – klagte er wieder auf Bezahlung seiner Honorare, diesmal gegen die Erben der Marie Duplessis, der berühmten »Kameliendame«, die in den letzten Jahren ihres Lebens seine Patientin gewesen war. Obwohl die Gerichte ihm diesmal recht gaben, wurde er von der Öffentlichkeit als geldgieriger Querulant angefeindet. Er starb plötzlich im Jahre 1851, als er sich zu einem Hausbesuch aufmachte. In denselben Salons, in denen er verehrt worden war, soll die spöttische Bemerkung kursiert sein, dass Satan nach Ablauf seines Paktes mit dem Teufel gekommen sei, um sich seine Beute zu holen.[15] Mir scheint das eine passende Grabschrift für eine Hoffmann'sche Figur.

Und was wurde aus Lady Susan Lincoln? Sie wurde gesund und lebte, wie ich meine, einigermaßen glücklich bis zu ihrem 75. Lebensjahr. Nach der Abreise aus Paris besuchte sie gegen den Willen ihres Ehegatten, unter dessen Obhut sie ihre beiden Kinder stellte, mehrere Badeorte auf dem europäischen Kontinent, wo sie auch einige Liebesabenteuer hatte. 1851 bekommt Lord Lincoln die Scheidung bewilligt, da Gladston, der damalige Premierminister, ihrer allgemeinen Bekanntheit wegen die Umstände des Paars als Staatsangelegenheit betrachtete. Susan Lincoln heiratete 1862 in Neapel einen jungen belgischen Händler namens Jean Alexis Opdebeeck.

Der Auslöser der Krise, die ihre Familie dazu bewegt hatte, mit den bekannten Folgen nach Paris zu reisen, wurde erst durch eine von Virginia Surtees verfasste Biographie Lady Lincolns bekannt, die 1977 veröffentlicht wurde[16]. Dieser Biographie zufolge begann die Tragikomödie mit dem Abfangen eines Liebesbriefs der Susan Lincoln an ihren Schwager, den jüngeren Bruder Lord Lincolns, am Weihnachtsfest 1836 im Hause des Herzogs von Newcastle, Lady Lincolns Schwiegervater. Aus der Sicht der Familie war der Fall schwer genug, um sich zu seiner

15 Marietta Martin, Un aventurier intellectuel sous la Restauration et la Monarchie de Juillet. Le docteur Koreff (1783-1851), Genf 1977, S. 139.

16 Virginia Surtees, A Beckford Inheritance. The Lady Lincoln Scandal, Salisbury 1977.

Lösung in die Fremde zu begeben. Die Newcastles, Lincolns und Hamiltons ahnten damals nichts von den schweren Folgen, die ihre Entscheidung haben würde.

Zum Glück brachte diese bedauerliche Geschichte noch etwas mehr ein. In ihr konnten wir ausgerechnet dank des animalischen Magnetismus mit seltener Deutlichkeit die Stimme der Patientin und, von dieser erweckt, eine Reihe weiterer Stimmen vernehmen, deren sich anscheinend noch nicht einmal die Sprechenden selbst, die Ärzte, in vollem Umfang bewusst waren. So sind wir auf Hypothesen gestoßen, die als psychosomatisch und psychoanalytisch zu betrachten sind und völlig abweichen von dem entschiedenen Materialismus der damals vorherrschenden anatomoklinischen Medizin, auf Zeugnisse von Prozessen, die Freud ein Jahrhundert später als Merkmale der Hysterie, der Inzestversuchung, als Wert des »Transitionsobjektes« und vielleicht als eine Reihe weiterer Dinge beschrieb, die mir entgehen. Und das alles nur dank der Entscheidung, der Patientin zuzuhören.

Literaturverzeichnis

Deleuze, Jospeh Philippe Fran: Instruction Pratique sur le Magnétisme Animal, Paris 1850.

Edelman, Nicole; Montiel, Luis u. Peter, Jean-Pierre: Histoire sommaire de la maladie et du somnambulisme de Lady Lincoln, Paris 2009.

Martin, Marietta: Un aventurier intellectuel sous la Restauration et la Monarchie de Juillet. Le docteur Koreff (1783-1851), Genf 1977.

Oppeln-Bronikowski, Friedrich von: David Ferdinand Koreff. Separationsbruder, Magnetiseur, Geheimrat und Dichter. Der Lebensroman eines Vergessenen. Berlin/Leipzig 1928.

Steffens, Heinrich: Was ich erlebte, Bd. VIII, Stuttgart 1996.

Surtees, Virinia: A Beckford Inheritance. The Lady Lincoln Scandal, Salisbury 1977.

Varnhagen von Ense, Karl August: »Koreff«, in: Biographische Portraits, Bern 1971.

Heinz Schott

Die Macht des Geistes und die Magie des Wortes

Medizinhistorische Anmerkungen zum Placebo-/Nocebo-Problem

Das gesprochene Wort spielte in der praktischen Heilkunde zu allen Zeiten und in allen Kulturkreisen eine wichtige Rolle. Man denke an die babylonischen Beschwörungsformeln, etwa zur Vertreibung des Zahnwurms, oder die ägyptischen Besprechungsrituale, mit welchen generell therapeutische Handlungen begleitet wurden. Die Macht der Worte (*vis verborum*) wurde vor allem in Renaissance und früher Neuzeit – insbesondere im Zusammenhang mit der jüdischen und christlichen Kabbala – thematisiert und bildet einen ideengeschichtlich wichtigen Hintergrund der praktischen Heilkunde. Denn mit Wörtern konnte Heil und Unheil angerichtet, geheilt und krank gemacht werden. Ich möchte hier nicht im Einzelnen auf die maßgeblichen Autoren wie Ficino, Pico de la Mirandola, Giordano Bruno oder Agrippa von Nettesheim eingehen. Johannes Reuchlin hatte in seiner berühmten Schrift »Über das wundertätige Wort« (*De verbo mirifico*; 1494) die Wundermacht des Gottesnamens im Sinne der christlichen Kabbala herausgestellt. Diese Vorstellung von der Macht des – gesprochenen – Wortes sollte in der Geschichte der Medizin vor allem im Hinblick auf die moderne medizinische Psychologie und Psychotherapie große Bedeutung erlangen. Ich möchte meinen Aufsatz in fünf Kapitel gliedern.

1. Natürliche Magie: Geheimsprache und Zauberworte der Natur

Es gibt keine bessere Illustration zu Naturmagie und Wortzauber als das Gedicht »Wünschelrute« (1838) von Josef von Eichendorff:

> Schläft ein Lied in allen Dingen, / Die da träumen fort und fort, /
> Und die Welt hebt an zu singen, / Triffst du nur das Zauberwort.

Der Dichter hat hier in vollendeter Form an der Schwelle zur Moderne noch einmal – vielleicht zum letzten Mal, Novalis war schon lange tot – das romantische Lebensgefühl beschworen, bei dem Schlafen und Träumen, Lied und Zauberwort eng beieinander liegen. Die Metapher der Wünschelrute zeigt dabei wunderbar die Wirkungsweise der natürlichen Magie an. Im Grunde schläft demnach in allen Dingen ein Lied, die Welt ist voller träumender Musik, die zum Gesang erweckt werden kann, wenn wir das Zauberwort treffen. Dieses wirkt hier nicht wie im griechischen Mythos von Narziss und Echo, wo Narziss ruft und die unglückliche Nymphe Echo nur dessen letzte Silbe wiederholen kann. Vielmehr regt es die träumende Natur zum Singen eines eigenen Liedes an, so dass sich uns gewissermaßen ihr göttlicher Geist mitteilen kann.

Diese Vorstellung wurzelt in der so genannten natürlichen Magie oder der *Magia naturalis*, wie wir ihr bei Naturforschern und Ärzten in der frühen Neuzeit, wie etwa Paracelsus, begegnen. Im Zentrum steht die Vorstellung, dass die Natur (*natura*, *physis*) eine wundertätige Zauberin, eine Magierin sei, deren Arbeitsweise der Arzt und Naturforscher demütig zu studieren habe, um sie nachahmen zu lernen und womöglich ihr begonnenes Werk vollenden können. Insbesondere für die Arzneimittelherstellung war dies ein wichtiger Grundsatz. Die Natur erschien in Ikonographie und Emblematik als weibliche Gestalt, in der die Merkmale einer *sophia*, Himmelsgöttin, Jungfrau und Muttergottes miteinander verschmolzen waren. In manchen Illustrationen tritt die personifizierte Natur direkt als sprechende Lehrmeisterin auf.

2. Enthusiasmus und Besessenheit: Göttliches und teuflisches Sprechen

In der Kulturgeschichte gab es zwei polare Varianten des Besessenseins: Die Gotteserfülltheit, der Enthusiasmus und die dämonische oder Teufelsbesessenheit. Im ersteren Fall haben wir es mit Propheten, Mystikern oder anderen frommen Menschen zu tun, im letzteren Fall mit Teufelsbesessenen, Geisteskranken oder anderen sogenannten Psychopathen. Die Interpretation, ob ein Ergriffener oder Besessener der einen oder anderen Kategorie zuzuordnen sei, hing vom jeweiligen Zeitgeist ab. Der Perspektivwechsel von der Heiligen zur Hexe und umgekehrt war manchmal frappierend. Denken wir an Jeanne d'Arc und ihr Schicksal.

Besessenheit und Exorzismus gehören zum ehernen Bestand der Heilkunde aller Zeiten und Völker und bilden – im Hinblick auf Phänomenologie und Psychodynamik – die wichtigste historische Wurzel der Psychotherapie. Ich möchte hier nur eine kleine Episode als Beispiel erwähnen. Der Jesuitenpater Josef Gaßner trat um 1775 in Süddeutschland als Massenexorzist auf. Da nach seiner Meinung *alle* Krankheiten ausnahmslos vom Teufel und seinen Heerscharen verursacht würden, sei der Exorzismus dementsprechend das Allheilmittel. So veranstaltete er insbesondere in Ellwangen seine eindrucksvollen Spektakel, die Tausende von Menschen anzogen. Er führte nicht das vorgeschriebene Ritual der katholischen Kirche durch, sondern begnügte sich mit dem Handauflegen, dem Anrufen Christi und dem von Kreuzeszeichen begleiteten Befehl, der Teufel möge ausfahren. Gaßner lockte als Erstes die Krankheitssymptome hervor, was er als »*Exorzismus probativus*« bezeichnete, bevor er sie zusammen mit dem Teufel austrieb (»*Exorzismus expulsivus*«). Seine Technik des Exorzierens erinnert an kathartische Verfahren der modernen Psychotherapie (»Psychokatharsis«), welche das Erbe religiöser Heilmethoden übernommen haben.

3. Suggestion und Autosuggestion: Zur Psychodynamik des Wortzaubers

Der schottische Chirurg und Augenarzt James Braid (1795-1860) begründete mit seinem Buch *Neurypnology* (1843) das Konzept des »Hypnotismus«: Er definierte ihn als »nervous sleep« (nervösen Schlaf). Damit wollte er den Mesmerismus und Somnambulismus wissenschaftlich, d.h. neurophysiologisch entzaubern. Statt des »magnetischen Schlafs« sprach er vom »nervösen Schlaf«, den er durch seine Methode der Augenfixation auf einen Punkt herbeiführen konnte. Während des nervösen Schlafs konnten die »nervösen Energien« vom Hypnotiseur im Organismus des Hypnotisierten so gelenkt werden, dass sie bestimmte physiologische Reaktionen hervorriefen (z. B. den Tonus der Muskulatur oder die kapillare Zirkulation betreffend). Er war überzeugt, dass die hypnotischen Phänomene durch »Einfluß auf die Nervenzentren zustande kommen, ferner durch die körperliche und psychische Verfassung des Patienten, nicht aber durch die Ausstrahlung eines anderen.«[1] Dementsprechend sprach Braid programmatisch von der »Macht des Geistes über den Körper« (*The power of the mind over the body*).[2]

Erst Hippolyte Bernheim (1840-1919), dem Professor für Innere Medizin und Begründer der »Schule von Nancy«, gelang es im Gegen-

1 Zit. n. Heinz Schott, Mesmer, Braid und Bernheim. Zur Entstehungsgeschichte des Hypnotismus, in: Generus 41 (1984), S. 33-48, hier S. 40.

2 James Braid, On the Power of the Mind over the Body. An Experimental Enquiry into the nature and Cause of the Phenomena attributed by Baron Reichenbach and Others, to a »New Imponderable«, in: The Medical Times 14 (1846), Nr. 350, 13 June 1846, S. 214 ff.; Nr. 352, 27 June 1846, S. 252 ff.; Nr. 353, 4 July 1846, S. 273 f.

zug zu Charcot, den Hypnotismus auf dem Boden seiner Suggestionslehre zu einer anerkannten Behandlungsmethode, ja zum Kernstück der Psychotherapie schlechthin zu machen. Seine Bedeutung für die Entwicklung der modernen Psychotherapie und Psychosomatik ist kaum zu überschätzen. Bernheim definierte die Suggestion als den »Vorgang, durch welchen eine Vorstellung in das Gehirn eingeführt und von ihm angenommen wird«. Mit andern Worten: »Die Person muß sie glauben.« Eine solche suggerierte Vorstellung, die Bernheim als »zentripetales Phänomen« kennzeichnete, strebte danach, sich in »Handlung umzusetzen, zur Empfindung, zum Bild, zur Bewegung zu werden«, das heißt sich in einem »zentrifugalen Phänomen« zu manifestieren. Somit bedeutet für Bernheim die Suggestion eine »Vorstellungsdynamik«, die auch im Alltagsleben jedermann an sich erlebt, beispielsweise wenn die Vorstellung, dass man Ungeziefer an sich hat, wirkliches Jucken hervorbringt. Diese Dynamik der Suggestion sollte nun therapeutisch genutzt werden mit dem Ziel, »den Geist eingreifen zu lassen, um den Körper zu heilen«. »Der menschliche Geist ist eine große Macht und der Arzt, der heilen will, soll sich dieser Macht bedienen.« Hypnotisieren, jemanden in Hypnose versetzen, ist für Bernheim nichts anderes als rein spezifisches Suggerieren: nämlich, in welcher Form auch immer, die »Vorstellung des Schlafes« in das Gehirn einführen. Die Erfahrung lehre, so Bernheim, dass das Wort das einfachste und beste Mittel dazu sei: »Das Wort allein genügt.«[3] Bernheim veröffentlichte zahlreiche Fallbeispiele aus seiner Klinik, welche die Wirksamkeit seiner suggestiven Therapie dokumentieren sollten und ein breites Spektrum von internistischen, neurologischen, gynäkologischen Beschwerden bzw. Krankheiten betrafen. Ohne Übertreibung können wir sagen, dass Bernheims internistische Klinik in Nancy die moderne psychosomatische Klinik antizipierte.

4. Das Placebo-Paradoxon

Der Placebo-Effekt, die Wirkung eines Scheinpräparats im Vergleich zum genau so aussehenden Arzneimittel mit einer Wirksubstanz (*Verum*-Präparat), konfrontiert die gegenwärtige Biomedizin mit einer fundamentalen Aporie. Denn offenbar kann ein Mittel, das keine Wirksubstanz enthält, trotzdem wirken. Im Grunde erscheint die Verrechnung der beiden Größen gemäß der folgenden Subtraktionsformel einfach: Wirkung des *Verum*-Präparats minus Wirkung des Scheinpräparats ist

3 Zit. n. Heinz Schott, Mesmer Braid und Bernheim, S. 43.

gleich die wahre Wirkung, die »Netto«-Wirksamkeit der spezifischen Substanz. Oder mit der entsprechenden Additionsformel ausgedrückt: Die Gesamtwirkung eines Präparats ist gleich sein »aktiver« Effekt plus Placebo-Effekt.[4] Doch durch die polare Entgegensetzung von Placebo und *Verum* hat sich die wissenschaftliche Medizin eine merkwürdige Paradoxie geschaffen: Sie ist nämlich mit der Tatsache der Wirkung von Präparaten ohne Wirkstoff konfrontiert. Aber was versteht sie unter »Wirkstoff«? Dieser wird in der Biomedizin als spezifische, chemisch bestimmbare Substanz begriffen. Die Schlussfolgerung ist dementsprechend einfach: Der Wirkstoff ist materiell fassbar und was materiell nicht fassbar ist, kann auch kein Wirkstoff sein und ist insofern ein Nichts, ein *Falsum*, ein Schein. Wie kann aber ein Nichts eine objektiv messbare Wirkung erzeugen?

Die Entwertung des Placebo als nichtiger Schein bedeutet zugleich die Geringschätzung der »Macht des Geistes über den Körper« (J. Braid). Wie immer diese Macht begrifflich gefasst wird: als Ausdruck der Seele, der Psyche, des Gemüts oder des Geistes – im Denken der modernen Medizin erscheint sie als ein Störfaktor, eine Art Hintergrundrauschen, das die medizinische Forschung, insbesondere die Arzneimittelforschung, behindert und das deshalb möglichst auszuschalten ist. Salopp könnte man sagen: Die medizinische Forschung subtrahiert die geistige Wirkung eines Präparats oder einer Behandlungsmethode, um deren rein materielle Wirkung nachzuweisen, auf die es ihr alleine ankommt. Denkbar wäre auch der umgekehrte Ansatz: Man könnte die Macht des Geistes als Heilkraft dadurch messen, dass man die materiellen Begleitumstände abzieht. Aber die naturwissenschaftliche Medizin hat eine klare Weichenstellung vorgenommen: Das Geistige ist nichts, das Materielle alles. Selbstverständlich leugnet die Medizin die Realität des Placebo-Effekts nicht ab. Sie erkennt seine mächtige Bedeutung für jede Form der Behandlung zwar an, würdigt ihn aber nicht als eine autochthone Heilkraft, die (mindestens) genau so ernst zu nehmen ist wie das *Verum*.

5. Nocebo-Effekt: Die zweischneidige Macht des gesprochenen Wortes

Wenn es richtig ist, dass den gesprochenen Worten des Arztes in den Ohren eines Hilfe suchenden Kranken ein Zauber innewohnt, der einen höchst wirksamen, aber kaum objektiv zu messenden Heilfaktor dar-

4 Henry Beecher The powerful placebo, in: JAMA 159 (1955), S. 1602-1606, hier S. 1606.

stellt, dann gilt auch, dass dieser Zauber zu einem verheerenden Schadenszauber werden kann, wenn nämlich mit den gesprochenen Worten Böses, Krankmachendes transportiert wird. Wir kennen die Problematik der iatrogenen, vom Arzt induzierten Krankheiten. Die wenigsten Ärzte machen sich klar, dass in ihren Worten nicht weniger substantielle Macht liegen kann, als in ihren speziellen Behandlungsinstrumenten und Infusionslösungen. Die Suggestivkraft einer pathogenen Vorstellung, insbesondere wenn sie von Ärzten eingeredet wird, kann im Extremfall zu schweren Schockzuständen und sogar zum Tode führen, wie folgendes Beispiel zeigt.

Über einen besonders spektakulären Menschenversuch berichtete ein Zeitungsartikel in den 1920er Jahren:

> Amerikanische Ärzte hatten jüngst Gelegenheit, die Macht der Suggestion experimentell zu erforschen. Ein zum Tode Verurteilter durfte sich die Todesart selbst wählen. Die Aerzte suggerierten dem Todeskandidaten nun, daß das Aufschneiden der Pulsader die angenehmste Todesart sei. Der Schnitt löse nur ein leises Druckgefühl aus, dann würde das Blut heraustreten und der Veurteilte in kurzer Zeit ganz schmerzlos sein Leben beenden. Der Mann befolgte die mit großer Eindringlichkeit gegebenen Ratschläge und wählte diese Todesart. Am Hinrichtungstage verband man ihm die Augen, ließ ihn sich auf einen Stuhl setzen und band seine Arme leicht an die Seitenlehnen. Am linke Arm wurde ein Blutdruckmeßapparat angebracht, während sein rechter Unterarm mit der stumpfen Seite eines Messers berührt wurde. Dann ließ man Wasser, auf Körpertemperatur erwärmt, über seine Hand tropfen, um so den allmählich zunehmenden Blutverlust vorzutäuschen. Die Aerzte konnten am Meßapparat eine starke Abnahme des Blutdrucks feststellen. Noch vor Ablauf einer Minute setzte das Herz aus, der Mann war tot.[5]

Aber auch der gegenteilige Effekt, der uns in der Medizin viel mehr interessieren sollte, ist möglich: Die Anwendung der *therapeutischen Sprachkraft*, um Schmerzen zu lindern und Krankheiten zu heilen. Hierbei muss es sich keineswegs um eine raffinierte Methode der Psychotherapie handeln oder um eine besondere Technik der Hypnose oder der analytischen Gesprächsführung. Es genügt oft schon die mitmenschliche Präsenz, die Anwesenheit eines Menschen, der dem Kranken guttut und ihn sozusagen mit seiner Ausstrahlung kräftigt. Bernheims großartige Beschreibung der therapeutischen Kraft des gesprochenen Wor-

5 Gerhard Fischer, Tod durch Suggestion, in: Stuttgarter Neues Tageblatt v. 13. März 1926 (Nr. 120).

tes, die ihm mit der Suggestion als Schlüsselbegriff der Psychotherapie gelang, sollte uns also nicht blind machen für die nichtverbalen, nicht gesprochenen Mitteilungen in der zwischenmenschlichen Begegnung, insbesondere im Arzt-Patienten-Verhältnis, die ebenfalls heilkräftig wirken können: die innere Einstellung des Arztes, sein »Charisma«, seine Körperhaltung, seine Gestik und Mimik, seine Ausdünstungen (*effluvia*) und Atembewegungen. Das gesprochene Wort wirkt ja nur in einem konkreten Ensemble von Ausdrucksformen, es stellt nur *ein* Mittel, allerdings oft das entscheidende dar. Es ist sozusagen der spirituelle Zeigestock oder gar Pfeil, der das Gegenüber in seiner tiefsten Seele bewegen und verletzen kann. Freilich sollten wir nie vergessen, dass nicht wir selbst es sind, die den Geist besitzen und die Worte beherrschen, sondern das vielmehr etwas – nennen wir es »Magisches« – durch uns hindurch geschieht, im Guten wie im Bösen.

Literaturverzeichnis

Beecher, Henry K.: The powerful placebo, in: JAMA 159 (1955), S. 1602-1606.

Braid, James: On the Power of the Mind over the Body. An Experimental Enquiry into the nature and Cause of the Phenomena attributed by Baron Reichenbach and Others, to a »New Imponderable«, in: The Medical Times 14 (1846), Nr. 350, 13 June 1846, S. 214 ff.; Nr. 352, 27 June 1846, S. 252 ff.; Nr. 353, 4 July 1846, S. 273 f.

Fischer, Gerhard: Tod durch Suggestion, in: Stuttgarter Neues Tageblatt v. 13. März 1926 (Nr. 120).

Schott, Heinz: Mesmer, Braid und Bernheim. Zur Entstehungsgeschichte des Hypnotismus, in: Generus 41 (1984), S. 33-48.

Helmut Koopmann

Syphilis

Wie ein Wort Nietzsche zu einer Krankheit verhalf, an der er nicht litt, und Thomas Mann zu einem Romanstoff, den es sonst kaum gegeben hätte

In der Mitte jenes Romans, der vom Leben des deutschen Tonsetzers Adrian Leverkühn erzählt, berichtet dieser von einer sonderbaren Erfahrung, die ihn überkam, als er in Palestrina eines Abends nicht in den Club der Bürger mitgegangen war, sondern allein im Saal des Hauses saß, in dem er mit einem Freund den Sommer verbrachte. Er habe, so berichtet Leverkühn, gerade Kierkegaard über Mozarts *Don Juan* gelesen, als er plötzlich von schneidender Kälte getroffen worden sei, und als er aufgesehen habe, da habe er gemerkt, dass er nicht mehr allein war: »Jemand sitzt im Dämmer auf dem Roßhaarsofa, das mit Tisch und Stühlen nahe der Tür ungefähr mitten im Raume steht«.[1] Kein rechter Herr, so erkennt Leverkühn. Er starrt ins Halblicht, und dann beginnt ein langes Gespräch mit diesem sonderbaren Gast. Leverkühn fragt, wer sich erdreiste, bei ihm einzudringen – und der Andere eröffnet ihm, dass er Geschäfte mit ihm zu besprechen habe. Als Leverkühn geht, um sich seinen Wintermantel zu holen, sieht er nach seiner Rückkehr den Anderen immer noch da sitzen, wundert sich darüber und sagt ihm, dass er, der Andere, eigentlich doch gar nicht vorhanden sei, und als jener Andere fragt: »Wie denn nicht?«, entgegnet Leverkühn, dass es ja doch höchst unwahrscheinlich sei, dass sich einer zu ihm setze, um Geschäfte zu erörtern, von denen er gar nichts wisse und auch nichts wissen wolle. »Viel wahrscheinlicher ist«, so bemerkt er dem Anderen gegenüber, »daß eine Krankheit bei mir im Ausbruch ist und ich den Fieberfrost, gegen den ich mich einhülle, in meiner Benommenheit hinausverlege auf Eure Person und Euch sehe, nur um in Euch seine Quelle zu sehen.«[2] Aber der Andere lacht und erklärt das für Unsinn, er habe keine Spur von Fieber; eine Krankheit sei durchaus nicht

1 Thomas Mann, Gesammelte Werke in dreizehn Bänden, Frankfurt a. M. 1974 (im Folgenden als GW mit Band- und Seitenzahl), Bd. VI, S. 297.

2 Ebd., S. 299.

im Ausbruch, er sei von bester jugendlicher Gesundheit, aber – was heiße Gesundheit. Seine Krankheit breche jedenfalls so nicht aus.

Das Gegenüber spricht ihm von seiner Oper, und wieder fragt Leverkühn, woher er das alles denn eigentlich wisse, und der Andere entgegnet, dass er leibhaftig der sei, »für den du mich die ganze Zeit schon hältst«. Leverkühn hat Besuch vom Teufel bekommen. Der erscheint in mehrfacher Gestalt, in immer neuer Metamorphose. Aber vor allem konfirmiert er den Pakt mit Leverkühn, der schon längst geschlossen worden sei; Leverkühn habe ihn mit seinem Blut bezeugt – und nun komme »geniale Zeit, hochtragende Zeit, volle vierundzwanzig Jahre ab dato recessi«. Nur: Liebe sei ihm verboten. Dann laufe das Stundenglas aus, und der Teufel werde das letzte Wort haben. Doch gerade, als Leverkühn wie in Ohnmacht sich selbst zu vergessen scheint, hört er die Stimme seines Freundes, der in der Sofaecke sitzt. Und er sieht sich selbst plötzlich wieder bei seiner Lampe im Sommeranzug, auf den Knien das Buch Kierkegaards, und so meint er, dass er das Luder in seiner wachsenden Empörung ins Nebenzimmer verjagt habe. In der Tat: Der Andere ist wieder verschwunden.

* * *

Ein genialer kompositorischer Einfall – den Thomas Mann jedoch von einem anderen hatte. Vorbild war Dostojewski mit seinem Roman *Die Brüder Karamasoff*. Von dorther kam das Motiv des auf einem Sofa sitzenden Gegenübers – Thomas Mann hat es bekanntlich schon in den *Buddenbrooks* verwandt, als Christian Buddenbrook eine ähnliche Vision hat wie Leverkühn im *Doktor Faustus*. Die Dostojewski-Parallele geht, was Äußerlichkeiten angeht, allerdings nicht sehr weit: Iwans Alptraumgestalt mutiert nicht sonderlich einfallsreich; es ist »irgend ein Herr«, etwas heruntergekommen, nur »ein bestimmter Typ von russischem Gentleman«.[3] Hinzu kommt allenfalls noch der mehr oder weniger versteckte Hinweis auf das Strizzihafte des unheimlichen Besuchers: allzu enge Hosen bei Dostojewski, eine »widrig knapp sitzende Hose« bei Thomas Mann – aber damit hat die Ähnlichkeit auch schon ein Ende. Von mehrfachen Veränderungen der Gestalt ist bei Dostojewski keine Rede. Aber Thomas Mann hat sich für etwas ganz anderes interessiert: Der ebenso hochmütige wie leicht heruntergekommene Gentleman ist in den *Brüdern Karamasoff* mit dem, der ihn als Gegen-

3 Fiodor M. Dostojewski, Die Brüder Karamasoff, übertragen von E. K. Rahsin, Darmstadt 1964, S. 1036.

über erkennt, identisch. »Du bist – *ich*, du bist *ich* und sonst nichts!«, sagt ihm Iwan,[4] und: »mein Traum bist du, selbständig existierst du überhaupt nicht!«[5] Iwan merkt die Absicht seines Gegenübers, ihm zu beweisen, dass er, sein Gegenüber, etwas nicht ihm Eigenes sei, vielmehr unabhängig von ihm existiere – aber das gelingt ihm umso weniger, je mehr er sich darin versucht. Auch bei Dostojewski ist der Andere Teil des eigenen Wesens, ist die böse Seite des Guten. Iwan schwört zwar: »Das war kein Traum! – das war doch soeben alles wirklich«.[6] Doch am Ende war es niemand, der ihm gegenübersaß, oder vielmehr: er saß sich selbst gegenüber. Eben das hat Thomas Mann von Dostojewski übernommen. Hinzu kam, was die Komposition des Teufelsgesprächs angeht, freilich auch einiges aus dem *Volksbuch des Doktor Faust* von 1587, kamen Einflüsse aus Goethes *Faust*, vor allem was die erste Begegnung Fausts mit dem Teufel betraf, aber wohl auch – von der Forschung bislang übersehen – eine Aufzeichnung Nietzsches von 1868/69: »Was ich fürchte, ist nicht die schreckliche Gestalt hinter meinem Stuhle, sondern ihre Stimme: auch nicht die Worte, sondern der schauderhaft unartikulierte und unmenschliche Ton jener Gestalt. Ja, wenn sie noch redete, wie Menschen reden!«[7]

Dem Teufelsgespräch merkt man die Vielfalt der Vorlagen jedoch nicht an. Es geht ja eigentlich auch um andere Fragen. Ist da nicht doch eine Krankheit im Ausbruch? Phantasiert da jemand im Fieberwahn? Ist es eine Halluzination? Oder ist die Erscheinung des Teufels die Vision eines Geistesverwirrten? Leverkühn hat in diesem Gespräch offensichtlich Sprachstörungen, die aber immer wieder von einem Übermaß an Worten abgelöst werden. Manche Worte sind fragmentiert, die Syntax bleibt zuweilen verschleiert. Er gibt vor, die »Anstandskontrolle der Vernunft« nicht aufzugeben, aber alles Vernünftige entgleitet ihm dennoch nur zu schnell. Er leidet unter Kälteschüben, spricht von eigenen Hirngespinsten. Und seine körperliche Verfassung ist schon vor der Begegnung mit dem, was er anfangs für eine Wahnvorstellung hält, von Auffälligkeiten geprägt: starke Kopfschmerzen, das Verlangen nach Dunkelheit, würgende Anfälle, die aber unvermutet wieder verschwinden,

4 Ebd., S. 1049.
5 Ebd., S. 1054.
6 Ebd., S. 1064.
7 Zitiert bei Pia Daniela Volz in ihrer ausgezeichneten Dissertation: Nietzsche im Labyrinth seiner Krankheit. Eine medizinisch-biograpische Untersuchung, Würzburg 1990, S. 194. Näheres zu den Vorlagen: Thomas Mann, Doktor Faustus […] Kommentar von Ruprecht Wimmer […], in: Thomas Mann. Große kommentierte Frankfurter Ausgabe, Bd. 10.2, Frankfurt a. M. 2007, S. 67 f. u. S. 531 f.

danach eine fast euphorische Stimmung bei unverhoffter Besserung – und dann offenbart ihm der Andere, wie es um die Ursachen seiner Symptome bestellt ist: Leverkühn habe die Syphilis. Er habe sich, so der Roman, schon vor Jahren in einem Leipziger Freudenhaus infiziert, und nun trieben die Spirochaeten in seinem Hirn ihr Unwesen. Der Teufel sagt ihm, wie es weitergeht, und er sagt ihm auch, wo die »zarten Kleinen«, die sein Gehirn verwüsten, die Spirochaeta pallida herkommen: Die lieben Gäste stammen aus Westindien – Thomas Mann erweist sich als wohlinformiert, er weiß, dass sie gegen Ende des 15. Jahrhunderts, genauer im Jahr 1495, als verheerendes neues Krankheitsbild wahrgenommen wurden, und er weiß, dass die Syphilis seitdem ihren Siegeszug angetreten hat. Thomas Mann weiß auch, dass die Epidemie und die aggressive Form der Syphilis im Laufe des 16. Jahrhunderts zurückgegangen sind, sein Teufel spricht davon, dass es nicht mehr »so grobe Büffelpossen wie ehedem« gebe »mit offener Beul und Pestilenz und abgefallenen Nasen«. Aber sie ist verbreiteter denn je; der Teufel klärt Leverkühn darüber auf, wen es in seiner Umgebung sonst noch an medizinisch ähnlich auffälliger Verwandtschaft gebe, und es sind nicht wenige. Manche hat es früh erwischt, und Thomas Mann und der Teufel wissen beide, wie das Ende des durchschnittlichen Syphilitikers sein wird: »er kröpelt so dahin an Leber, Niere, Magen, Herz und Darm, wird eines Tages stockheiser oder taub und kratzt, ein skeptisches Scherzwort auf den Lippen, nach einigen Jahren ruhmlos ab«. Das ist gewissermaßen das normale Ende, aber es gibt auch ein anderes: eine »Metastasierung ins Metaphysische, Metavenerische, Metainfektiose«, meint der Teufel, es komme zur Metaspirochaetose, zur einem meningealen Prozess, die Kleinen hätten eine besondere Vorliebe für das Hirnzelt, und dort schwärmten sie dann nach der ersten Allgemeindurchseuchung leidenschaftlich herum. Das führe zu einer spezifischen »Illuminierung«,[8] die venerische Meningitis mache sich breit, und so komme es bei ihm, bei Leverkühn, nach Jahren zu ganz unangekränkelter Begeisterung, zur heiligen Verzückung, zu einem triumphierenden Über-sich-hinaus-Sein; da sei keine tötende Verstandeskontrolle tätig; es komme große Zeit, »tolle Zeit, ganz verteufelte Zeit, in der es hoch und überhoch hergeht [...] wir liefern das Äußerste in dieser Richtung: Aufschwünge liefern wir und Erleuchtungen, Erfahrungen von Enthobenheit und Entfesselung, von Freiheit, Sicherheit, Leichtigkeit, Macht- und Triumphgefühl, daß unser Mann seinen Sinnen nicht traut – eingerechnet noch obendrein die kolossale Bewunderung für das Gemachte, die ihn sogar auf jede fremde, äußere leicht könnte verzich-

8 GW VI, S. 312.

ten lassen, – die Schauer der Selbstverehrung, ja des köstlichen Grauens vor sich selbst, unter denen er sich wie ein begnadetes Mundstück, wie ein göttliches Untier erscheint«.[9] Nur zwischendurch gehe es hinunter, »nicht nur in Leere und Öde und unvermögende Traurigkeit, sondern auch in Schmerzen und Übelkeiten«, jetzt verstärkt durch die Illumination.

Ja, der Teufel kennt sich aus mit der Syphilis und der möglichen Steigerung ins Geniale, und Thomas Mann auch, und zwar seit langem. Denn der erste Plan stammte schon aus dem Frühjahr oder Herbst 1904, und er lautete (es ist der berühmte Dreizeilenplan): »Zum Roman. Der syphilitische Künstler nähert sich von Sehnsucht getrieben einem reinen, süßen, jungen Mädchen, betreibt die Verlobung mit der Ahnungslosen und erschießt sich dicht vor der Hochzeit.«[10] Vom Teufel ist nicht die Rede, ebenso wenig von einer Verführungsgeschichte im Gefolge des Goetheschen *Faust*. Mit seinem Plan, über einen syphilitischen Künstler zu schreiben, bewegte sich Thomas Mann ohnehin auf einem ganz anderen, durchaus breit ausgetretenen Pfad. Syphilis war immer schon ein literarisches Thema gewesen, tauchte in der Komödie und in der Satire auf, bei Shakespeare und Voltaire, aber seit 1881, seit Ibsens *Gespenstern* war die Syphilis auch ein gesellschaftsrelevantes Phänomen geworden; Syphilis wurde mit der Großstadtprostitution in Verbindung gebracht, der infizierte jüdische Mädchenverführer war geradezu ein Stereotyp des Syphilitikers, wie er sich in der englischen, französischen, natürlich auch in der deutschen Literatur fand. Zu dieser Syphilis-Literatur, wenn man sie einmal so nennen darf, gehören Huysmans' berühmter Dekadenzroman *À rebours*, 1884, aber auch Oskar Panizzas Himmelssatire *Das Liebeskonzil*, 1894, und Hermann Bahrs Erzählung *Die Liebe*; doch die Syphilis begegnet ebenfalls in Gustav Sacks Romanfragment *Paralyse* von 1913/14; Zuhälter aus dem syphilitischen Bereich tauchen auf in Egon Erwins Kischs *Der Mädchenhirt*, 1914, als Apokalypse sexueller Natur erscheint sie bei Gottfried Benn in seinem Gedicht *Ball* von 1917.[11]

Syphilis – das Wort war mit der Aura des Unheimlichen, Anrüchigen, Nicht-Geheuren verbunden. Syphilis war ein Sündenfall – das böse Wort wurde hinter vorgehaltener Hand weitergegeben, war in der bürgerlichen Gesellschaft ein Unwort, und wer sich die Syphilis zugezogen hatte, wurde wie ein Aussätziger behandelt, galt als Verworfener.

9 Ebd., S. 307.
10 Thomas Mann, Notizbücher 7-14, Frankfurt a. M. 1992, S. 107.
11 Vgl. dazu Anja Schonlau, Syphilis in der Literatur. Über Ästhetik, Moral, Genie und Medizin (1880-2000), Würzburg 2005.

So machte die medizinische Diagnose geradezu Sozialgeschichte: Sie stigmatisierte den von der Syphilis Befallenen und machte ihn zum *outcast* der Gesellschaft.

Das Wort konnte jemanden zum Kranken stempeln, wenn die Symptome nur einigermaßen zutrafen – auch wenn er gar nicht an der Syphilis litt. Es war die Macht des medizinischen Wortes, die es zu einem Etikett für einen in den Augen der Öffentlichkeit Stigmatisierten werden ließ, und damit der nicht völlig an den Rand der bürgerlichen Gesellschaft geriet, musste er sein Leiden, soweit es möglich war, verschweigen. Und man erstaunte, wenn es wieder einmal jemanden aus der guten Gesellschaft erwischt hatte, dem man das eigentlich nicht zugetraut hätte und dessen Leiden dann doch ans Licht kam: Schubert etwa, Schumann und andere. Aber wenn die Diagnose »Syphilis« einem Genie zugesprochen wurde, dann konnte aus der reichlich banalen medizinischen Angelegenheit der Stoff für ein Drama, für eine Erzählung, für einen Roman werden; und wenn das Genialische eben durch diese Krankheit bewirkt worden zu sein schien, dann bot ein solcher Stoff Ungewöhnliches: Das eigentlich Verruchte, durch das Wort Syphilis in Acht und Bann Geratene war plötzlich als Ursache einer außerordentlichen geistigen Steigerung ganz besonders darstellungswürdig geworden, versprach nicht nur öffentliches Interesse, sondern auch außergewöhnliche Literatur; selten hat ein medizinisches Wort vergleichbar literarische Geschichte gemacht.

Es ist der Fall Nietzsches, der zum syphilitisch inspirierten Künstler wird, dem die Syphilis nicht nur körperliches Leiden einträgt, sondern die ihn inspiriert, ja genialisiert in Thomas Manns spätem Roman vom Doktor Faustus. Syphilis: es ist die Geschichte eines Wortes, das in der Krankheitsgeschichte Nietzsches eigentlich nichts zu suchen gehabt hätte – und das seine literarische Produktivität nichtsdestoweniger in Thomas Manns Roman unter Beweis stellte.

Damals, 1904, war die Syphilis noch eine unheilbare Krankheit, trotz Salvarsan und Quecksilber, mit denen man ihr lange Zeit beizukommen versucht hatte. Syphilis ist bekanntlich erst seit 1943 durch Penicillin kurierbar. Thomas Mann will anfangs also etwas im Kontext der Geschichten syphilitischer Erkrankungen schreiben und denkt offenbar an eine gleichsam genialisierte Version der Erkrankung. Ein Nietzsche-Roman sollte es damals allerdings noch nicht werden. Vielmehr lugt ein anderes Modell hindurch: Man kann den ersten Plan durchaus als Goethe-Nachfolge lesen, als Variation der Verführungsgeschichte Fausts und Gretchens, auch wenn von einem Teufelspakt hier nicht die Rede ist und nicht Gretchen umkommt, sondern der Künstler, der Opfer einer venerischen Erkrankung ist. Aber das »reine, süße junge Mädchen«:

unverkennbar eine Gretchen-Gestalt. Doch dann taucht Dr. Faust auch quasi persönlich auf: aus dem gleichen Jahr 1904, in dem der erste Plan notiert wurde, stammt eine etwas erweiterte Variation, und das Sujet lautet diesmal: »*Novelle* oder zu *Maja*: Figur des syphilitischen Künstlers: als Dr. Faust und dem Teufel Verschriebener. Das Gift wirkt als Rausch, Stimulans, Inspiration; er darf in entzückter Begeisterung geniale wunderbare Werke schaffen, der Teufel führt ihm die Hand. Schließlich aber *holt ihn der Teufel*: Paralyse. Die Sache mit dem reinen jungen Mädchen, mit dem er es bis zur Hochzeit treibt, geht vorher.«[12] Die Gretchen-Tragödie, wenn wir die Geschichte mit dem »reinen, süßen jungen Mädchen« einmal so bezeichnen wollen, ist hier also nur noch ein Teil des Ganzen, und dazu noch ein deutlich erkennbar nicht integrierter: mit dem Teufelspakt hat diese Gretchen-Geschichte Thomas Manns nichts zu tun, zumal der Teufel nicht als Vermittlungsinstanz bei einer Verführung bemüht werden muss; der Teufel ist anders engagiert, soll zu Kunstwerken verhelfen. Welcher Art diese Werke sein könnten, erfahren wir nicht. Doch die Grundidee dieses zweiten Planes ist klar: Gift dient als Stimulans, eine venerische Kalamität bahnt den Weg zur Genialität, Syphilis wird zur Ausbruchsmöglichkeit aus einem schalen und bedeutungslosen Dasein. Der Teufelspakt also ein medizinisches Ereignis mit ungeahnten Folgen: es geht um Steigerung durch Intoxikation. 1902 war das Nietzsche-Buch des Psychiaters Paul Julius Möbius (*Über das Pathologische bei Nietzsche*) erschienen,[13] das schnell bekannt wurde und dem Mythos des genialen Paralytikers Auftrieb gab; eine zweite Auflage erschien bereits 1904. Wir wissen allerdings nicht, ob Nietzsches Vita zu dieser Zeit schon den Hintergrund für seine geplante Novelle abgeben sollte. Denn der Syphilitiker sollte bei Thomas Mann ja ein Künstler sein, kein Philosoph. Andererseits dürfte das Nietzsche-Buch Möbius' ihn bei seinem Plan, über einen Syphilitiker zu schreiben, angeregt oder zumindest bestärkt haben, denn hier verband sich die Krankheit mit Genialität, und damit konnte Thomas Mann aus dem Umkreis der nicht wenigen Syphilitiker-Romane seiner Zeit mit einer neuen Variante heraustreten.

Aber aus dem Unternehmen wurde damals nichts, und wir wissen nicht, was die Gründe waren. Doch dann, am 17. März 1943, also nach nahezu vierzig Jahren, tauchte der alte Plan wieder auf; und am 27. April gab Thomas Mann ihm neue, andere Akzente. Er berichtete seinem Sohn Klaus, dass er den sehr alten Plan immer noch verfolge,

12 Thomas Mann, Notizbücher (wie Anm. 10), S. 121 f.

13 Paul Julius Möbius, Über das Pathologische bei Nietzsche, Wiesbaden 1902.

der aber unterdessen gewachsen sei: Es gehe um »eine Künstler- (Musiker-) und moderne Teufelsverschreibungsgeschichte aus der Schicksalsgegend Maupassant, Nietzsche, Hugo Wolf etc., kurzum das Thema der schlimmen Inspiration und Genialisierung, die mit dem Vom Teufel geholt Werden, d.h. mit der Paralyse endet«.[14] Also immer noch Inspiration als Krankheitsgewinn, Krankheit nicht als Leiden, jedenfalls vorerst nicht, sondern als Rausch und maßlose Welterweiterung, das Genialische ein Leben im Phantastischen und jenseits aller Normalität; diese Krankheit drückte nicht nieder, sie erhob vielmehr, stachelte zu Höchstleistungen an – aber eben nicht zu solchen rationaler Natur, sondern zu Außergewöhnlichem als Entgrenzung, als Ausbruch aus der geordneten Welt. Die teuflisch inspirierte Genialisierung sollte im Roman, wie es im Teufelsgespräch prognostiziert wird, nach 24 Jahren in einer »wilden Idee des Niedergeholtwerdens« mit »einem überwältigenden Klage-Ausbruch nach einer Orgie infernalischer Lustigkeit« enden.[15] Dann: der paralytische Schock. Unscharf blieb das Unternehmen aber immer noch; Nietzsche war ja nur einer unter mehreren Künstlern, die Muster sein konnten. Vor allem aber kam noch etwas hinzu, das zugleich neue Schwierigkeiten mit sich brachte, denn in diesem dritten Plan hieß es weiter: »Es ist aber die Idee des Rausches überhaupt und der Anti-Vernunft damit verquickt, dadurch auch das Politische, Faschistische, und damit das traurige Schicksal Deutschlands. Das Ganze ist sehr altdeutsch-lutherisch getönt (der Held war ursprünglich Theologe), spielt aber in dem Deutschland von gestern und heute.«[16] Dafür schien sich nun Nietzsche wie kein anderer anzubieten: der geniale Syphilitiker, den die venerische Erkrankung gesteigert hatte – und der gleichfalls für das deutsche Schicksal stehen konnte. Schon das Wort »Syphilis« hatte seine eigentümliche Magie, es stieß nicht nur ab, sondern machte auch neugierig.

* * *

Nietzsche als Syphilitiker? Für Thomas Mann unzweifelhaft. Denn er hatte das Nietzsche-Buch von Möbius mit Zustimmung gelesen, und er berichtet darüber noch in seinem späten Aufsatz über *Nietzsche's Philosophie im Lichte unserer Erfahrung* von 1947, dem gleichen Jahr, in dem sein *Doktor Faustus* abgeschlossen wurde: »Man hat es dem

14 Thomas Mann, Briefe 1937-1947, Frankfurt a.M. 1963, S. 309.
15 GW VI, S. 648.
16 Thomas Mann, Briefe 1937-1947 (wie Anm. 14), S. 309.

Arzte Möbius sehr verübelt, daß er ein Buch geschrieben hat, worin er die Entwicklungsgeschichte Nietzsche's als die Geschichte einer progressiven Paralyse fachmännisch darstellt. Ich habe an der Entrüstung darüber nie teilnehmen können. Der Mann sagt, auf seine Weise, die unbestreitbare Wahrheit.«[17] Und dann erwähnt er das Kölner Bordell-Erlebnis, von dem der junge Nietzsche seinem Studienfreunde Paul Deussen erzählt habe. Der junge Nietzsche ging damals in dem Freudenhaus allerdings nur auf das Klavier zu, schlug einige Akkorde an und verschwand wieder. Doch dann sei es, so Thomas Mann in seinem Aufsatz, zu einem zweiten Bordellbesuch gekommen, und da habe sich Nietzsche spezifisch infiziert und habe sich als Selbstbestrafung das zugezogen, »was sein Leben zerrütten, aber auch ungeheuer steigern wird«.[18] Auch andere hatten ähnlich geurteilt; so Henry Walter Brann 1931 in seinem Buch über *Nietzsche und die Frauen*: »Die medizinische Diagnose von Nietzsches Krankheit lautete von Anfang an ›progressive Paralyse‹, und man betrachtet sie auch jetzt nach Einsichtnahme in die von Podach vorgelegten Anamnesen für die Zeit vom Januar 1889 ab als gesichert. [...] Als einzige Ursache der progressiven Paralyse ist aber medizinisch einwandfrei längst *syphilitische Infektion* festgestellt. Einen *anderen* Ursprung dieser Krankheit kennt die Wissenschaft nicht.«[19] Thomas Mann schrieb dem Verfasser am 6. April 1947:

> Ihr Buch gehört zu denen, die bei den Wanderungen der letzten 14 Jahre nicht am Wege liegen geblieben, sondern mir auch heute zur Hand sind. Zur Hand habe ich es auch genommen, während ich an dem *verkappten Nietzsche-Roman ›Doctor Faustus‹* und nachher an dem Vortragsaufsatz ›Nietzsche im Licht unserer Erfahrung‹ arbeitete.[20]

Branns Buch ist auch in der *Entstehung des Doktor Faustus* erwähnt.[21] Zur bestätigenden Lektüre gehörte damals ebenfalls von Erich Podach dessen (in Branns Buch erwähnte) Darstellung *Nietzsches Zusammenbruch. Beiträge zu einer Biographie auf Grund unveröffentlichter Dokumente* (Heidelberg 1930) sowie, ebenfalls von Podach, *Gestalten um Nietzsche. Mit unveröffentlichten Dokumenten zur Geschichte seines Lebens und seines Werks* (Weimar 1932). Es waren auch Dokumente zur Geschichte seines Leidens.

17 GW IX, S. 678.
18 Ebd., S. 680.
19 Henry W. Brann, Nietzsche und die Frauen, Bonn ²1978, S. 203 f.
20 Ebd., S. 209.
21 GW XI, S. 156.

Was die von Thomas Mann so genannte Zerrüttung bedeutete, das konnte er Nietzsche selbst entnehmen; denn der hatte 1880 seinem Arzt Dr. Eiser berichtet, dass seine Existenz ihm eine fürchterliche Last geworden sei, und hat seinen Zustand des Leidens genauer beschrieben: »Beständiger Schmerz, mehrere Stunden des Tags ein der Seekrankheit eng verwandtes Gefühl, eine Halblähmung, wo mir das Reden schwer wird, zur Abwechslung wütende Anfälle (der letzte nötigte mich, drei Tage und Nächte lang zu erbrechen, ich dürstete nach dem Tode.«)[22] Und dann nennt er noch »den beständigen Schmerz und Druck im Kopf, auf den Augen, und jenes lähmungsartige Gesamtgefühl vom Kopf bis in die Fußspitzen!«. Thomas Mann zitiert das; er war, wie man seinem Nietzsche-Aufsatz entnehmen muss, von der luetischen Ursache der Nietzsche'schen Krankheit fest überzeugt. Nietzsches Hinweis, dass sein Vater an »Gehirnerweichung« zugrunde gegangen sei, dass also möglicherweise eine Erbkrankheit mit im Spiele hätte sein können, wird von ihm sofort beiseite geschoben mit dem Hinweis auf den Unfalltod des Vaters; »progressive Paralyse« also auch seine von anderen, vor allem von Möbius, übernommene Diagnose, was »das Medizinisch-Pathologische« anging.[23] Was die Syphilis-Diagnose betraf, so hatte er sich über das von den Medizinern (vor allem Möbius) Angelesene hinaus zu Beginn seiner Arbeit am Roman neuere Auskunft bei dem befreundeten Martin Gumpert geholt, der ihn handschriftlich auf fünf Seiten über die drei Stadien der syphilitischen Infektion unterrichtete: die Paralyse sei »eine physische Zerstörung der Gehirnmasse durch die Spirochaeten; die Krankheit setzte mit einer »Pupillenlähmung« ein, zeitige Kopfschmerzen. »Verwaschene Sprache – häufiges Versprechen, ohne es zu realisieren. Unmöglichkeit, schwierige Worte auszusprechen« gehören nach Gumpert ebenfalls zum Erscheinungsbild des Paralytikers, und: »Die Symptome steigern sich *im Verlaufe von 2-3 Jahren* bis zum völligen geistigen Verfall.«[24] Nach dieser Darstellung des Krankheitsverlaufs war der Fall für Thomas Mann klar – und dem folgte auch durchgängig die germanistische Interpretation, soweit sie auf die Krankheit Leverkühns zu sprechen kam. Konnte es einen besseren Gewährsmann geben als den Autor des Romans selbst? Der hatte sich im Übrigen mit weiterer einschlägiger Literatur gut eingedeckt: In Thomas Manns Nachlassbibliothek fand sich auch ein Sammelband mit 39 Aufsätzen von Martin Gumpert »über venerische Krankheiten aus verschiedenen medizinischen Zeitschriften (1923-

22 GW IX, S. 681.
23 Ebd., S. 678.
24 Zitiert bei Volz (wie Anm. 7), S. 369f.

1931)«.[25] Gumpert hatte schon 1926 ein Buch über *Geschlechtskrankheiten bei Kindern* mitherausgegeben, das Thomas Mann kannte und besaß. Und Thomas Mann las zudem anderes, »Zweckgerichtetes, Medizinisches und Musikalisches«, wie aus einem Brief an Agnes E. Meyer vom 25.12.1943 hervorgeht;[26] dazu zählte auch *Johann Astrucs* [...] *Abhandlung aller Venuskrankheiten*, ein aus dem Französischen übersetztes Werk von 1764.[27] Zu den dort erwähnten »Büchern über Venus-Krankheiten«[28] gehörte vermutlich ebenfalls von Brunold Springer dessen *Die genialen Syphilitiker* (Berlin ^{4}1933) sowie sicherlich das mit zahlreichen Anmerkungen versehene Werk von Wilhelm Gennerich: *Die Syphilis des Zentralnervensystems: ihre Ursachen und ihre Behandlung* (Berlin 1921).[29]

* * *

Aber wir wissen heute, dass Nietzsches Erkrankung mit größter Wahrscheinlichkeit nichts mit der Syphilis zu tun hatte, dass hier das Wort für eine ebenso unheimliche wie oft versteckte Krankheit insofern eine eigentümliche Eigendynamik bekommen hatte, als es nicht nur zum sprachlichen Etikett geworden war für etwas weitgehend Tabuisiertes, sondern zugleich seinen Reiz so wenig verleugnen konnte wie die Furcht vor etwas geradezu Dämonischem, das hier, bei Nietzsche, seine philosophische Produktivität erwiesen hatte. Doch zunächst zur Sache. Als Nietzsche erst vier Jahre alt war, fiel bereits das unterschiedliche Sehvermögen der beiden Augen auf; an Kopfschmerzen litt er schon mit elf Jahren, begleitet von Erbrechen. Die Episoden traten im Abstand einiger Wochen auf und dauerten tagelang. Später, im Alter von 31 Jahren, verschlimmerten sich die Anfälle. In der Baseler Anstalt, in die er 1888 aufgenommen wurde, litt er an Wahnvorstellungen, aber nicht an deutlichen Sprechstörungen und an Zungentremor – beides wären Hinweise auf eine bei ihm vorhandene syphilitische Erkrankung gewesen. Die Baseler Diagnose lautete dennoch, nach dem großen paralytischen Anfall Ende 1888/Anfang 1889, »Progressive Paralyse« als Folge einer Lues; so der Baseler Psychiater Professor Ludwig Wille. Die gleiche

25 Dazu: Thomas Mann, Dichter über ihre Dichtungen. Teil III: 1944-1955, ohne Ort (Ernst Heimeran Verlag) 1981 (im Folgenden als DüD III), S. 17.
26 Thomas Mann–Agnes E. Meyer: Briefwechsel 1937-1955, Frankfurt a. M. 1992, S. 528.
27 DüD III, S. 17.
28 Thomas Mann–Agnes E. Meyer (wie Anm. 26), S. 528.
29 Vgl. Volz (wie Anm. 7), S. 200.

Diagnose stellte der Professor für Psychiatrie Binswanger während Nietzsches Aufenthalt in der Irrenanstalt in Jena 1889/90. Ihm wurden damals maximal noch zwei Jahre an Lebenszeit vorausgesagt.

Aber Nietzsche lebte noch zehn weitere Jahre. Schon das hätte allerdings skeptisch stimmen müssen, was die Richtigkeit der ärztlichen Urteile zur angeblichen Syphilis-Erkrankung betraf: Ein derartig langer Überlebenszeitraum ist nach gestellter Diagnose außerordentlich unwahrscheinlich. Bedeutsamer ist, dass Nietzsche bereits als Kind alle jene Symptome ausbildete, die dann zum Ausbruch seiner Krankheit führten und manifest wurden. Auch das hätte die Vertreter der Diagnose »Neurosyphilis« eigentlich stutzig machen müssen, es sei denn, man nähme an, dass Nietzsches Vater Syphilitiker gewesen sei und das Kind sich früh bei ihm infiziert habe. Dafür gibt es aber nicht den geringsten Beweis. Nietzsche war also vermutlich Opfer einer Diagnose, die sich auf allgemeine Krankheitserscheinungen wie die erwähnten berief: Schreibstörungen, Sprachstörungen, Kopfschmerzen mit Migränecharakter und mit Erbrechen verbunden, Sehschwierigkeiten, Erregungszustände, Phantasien und allgemein progredierende Demenz wurden, da nicht anders erklärbar, als Indikatoren für eine Neurosyphilis betrachtet. Die erwähnte relativ große Zahl von Romanen und Dramen, die von syphilitischen Erkrankungen handelten, tat ein Übriges, um diese Diagnose nahezulegen; und hinzu kam die Vertrautheit der Zeit mit dekadenten Modeerkrankungen, mit Neurasthenie und Entartung, wie sie von Benedict Auguste Morel als Erstem beobachtet worden waren[30] und auch in Deutschland eine breite Diskussion auslösten. George M. Beard schrieb über *Die Nervenschwäche (Neurasthenia). Ihre Symptome, Natur und Folgezustände und Behandlung* und erwähnte als phänotypische Begleiterscheinungen der Neurasthenie Kopfschmerzen, unterschiedliche Augenempfindlichkeit, Lichtscheue und einseitig tief herabgezogene Augenlider, Zittern in den Extremitäten und in den Gesichtsmuskeln, Migräne, das Gefühl der Frostschauer, Muskelkrämpfe und »fibrilläre Contractionen«[31] – alles Kennzeichen, die auch auf Nietzsche zutreffen. Sie ließen eben auch die scheinbar so naheliegende Diagnose einer durch Syphilis ausgelösten Erkrankung zu. Und mit dem Wort schien die Sache erledigt, das Unheimlich-Dämonische der progressiven Paralyse quasi medizinisch definiert und damit endgültig erklärt zu sein.

30 Benedict Auguste Morel, Traité des dégénérescenses physiques, intellectuelles et morales de l'espèce humaine et des causes qui produisent ces variétés maladives. Nachdruck Paris 1959.

31 George M. Beard, Die Nervenschwäche (Neurasthenia). Ihre Symptome, Natur und Folgezustände und Behandlung. Leipzig ^{2}1889.

Die Berichte über Nietzsches Krankheitszeichen und -symptome sind nach der gründlichen Darstellung von Pia Daniela Volz vor kurzem durch Christiane Koszka ergänzt worden.[32] Deren Überlegungen gehen dahin, in Nietzsches Krankheitsbildern Anzeichen für das MELAS-Syndrom zu sehen (Mitochondriale Enzephalomyopathie, Laktazidose und Schlaganfall-ähnliche Episoden). Die Krankheit wird, wie Christiane Koszka gezeigt hat, vererbt, und zwar ausschließlich über die Mutter. Alle Krankheitszeichen Nietzsches lassen sich dem MELAS-Syndrom zuordnen; vor allem sprechen die frühen Auffälligkeiten in der Kindheit für die Richtigkeit dieser Diagnose. Ein Blick in die Familiengeschichte zeigt, dass schon in der Familie der Mutter, einer geborenen Oehler, mehrere Mitglieder an psychischen oder neurologischen Krankheiten, an Kopfschmerzen und Stimmungsschwankungen litten. Nietzsches Vater andererseits starb nicht, wie Thomas Mann vermutete, an einem Unfall, sondern litt sehr wahrscheinlich an einem Gehirntumor, der zu dem Treppensturz-Unfall führte; Möbius berichtet von einer »Gehirngeschwulst«.[33] Nietzsche selbst hat sich aber offenbar durch die Gehirnkrankheit des Vaters, von ihm als »Gehirnentzündung« diagnostiziert, für bedroht gehalten, hat das als »jene schlimme Erbschaft von Seiten meines Vaters« bezeichnet.[34]

Das MELAS-Syndrom wurde erstmals 1984 beschrieben,[35] aber es gab schon vorher immer wieder erhebliche Zweifel an der Syphilis-Diagnose. Nachdrücklich hat bereits Ronald Hayman in seiner Nietzsche-Biographie[36] 1980 auf die problematische Ätiologie der Nietzsche'schen Krankheit aufmerksam gemacht, darauf hingewiesen, dass die damaligen Diagnosen unverlässlich und die Beweise nicht zwingend gewesen seien und dass die Krankheiten in der Jugend Nietzsches erblicher Natur sein konnten. Zwar hat Nietzsche 1889 auf Fragen in der Nervenklinik geantwortet, dass er sich zweimal spezifisch infiziert habe – das zweite Mal medizinisch unmöglich, wie man gemeint hat, »da von der ersten Infektion her der Patient auf längere Zeit immunisiert sein würde«.[37]

32 Christiane Koszka, MELAS (Mitochondriale Enzephalomyopathie, Laktazidose und Schlaganfall-ähnliche Episoden). Eine neue Diagnose von Nietzsches Krankheit, in: Nietzsche-Studien 39 (2010), S. 573-578.

33 Möbius, Über das Pathologische bei Nietzsche (wie Anm. 13), S. 9.

34 Ebd.

35 Vgl. Koszka (wie Anm. 32), S. 576, Fußnote 5 mit Hinweis auf eine ausführliche medizinische Erläuterung durch die Verfasserin.

36 Ronald Hayman, Friedrich Nietzsche. A critical life, London 1980. (Dt. als Friedrich Nietzsche. Der mißbrauchte Philosoph, München 1985)

37 Zitiert bei Volz (wie Anm. 7), S. 369, nach einer Aufzeichnung aus dem Nietzsche-Archiv.

Der Bericht an Deussen über seinen ersten Bordellbesuch lautete ja auch ganz anders; er habe im Bordell eben nur das Klavier berührt.[38] In der Klinik hat Nietzsche die ihm gestellten Fragen möglicherweise auch missverstanden. Hayman hat sogar gefolgert: »da sein Wahnsinn aller Wahrscheinlichkeit nach nicht mit Syphilis zusammenhing, ist es möglich, daß er sich nie angesteckt hat«.[39] Mazzino Montinari, einer der beiden Herausgeber der neuen kritischen Nietzsche-Ausgabe, war sogar der festen Überzeugung, dass Nietzsches Erkrankung nicht syphilitischen Ursprungs gewesen sei.[40]

Aber die Diskussion um den wahren Charakter der Nietzsche'schen Erkrankung und um die Fragwürdigkeit der verbalen Fixierung auf das Wort »Syphilis« hatte schon viel früher eingesetzt. Ludwig Wille hat gegen die Selbsterklärung Nietzsches von der zweifachen Infektion bereits eingewandt, dass diese Angaben von Nietzsche selbst herrührten, aber damit nicht automatisch authentisch seien, und hat an Peter Gast geschrieben: »Körperliche Kennzeichen eines vorher bestandenen syphilitischen Krankheitsprozesses waren meines Erinnerns nicht nachweisbar«[41] – in Kurt Hildebrandts Buch über *Gesundheit und Krankheit in Nietzsches Leben und Werk* von 1926 war das zitiert. Vielleicht hat Thomas Mann das gekannt – nicht unwahrscheinlich bei seinem durchgängigen Interesse an Nietzsche. Aber selbst Otto Binswanger, der viel über Neurasthenie und progressive Paralyse, deren Pathologie und Pathogenese geschrieben hat, hat schon früh, 1905, Zweifel an der Syphilis-Diagnose geäußert, hat – nach Peter Gast – zu dem Vermerk über die luetische Krankheit Nietzsches geschrieben: »Verlauf und Zeitdauer der Krankheit N.s gestatten deren Herleitung von Lues nicht.«[42] Und Peter Gast hat darauf hingewiesen, dass Nietzsche mit der von ihm genannten zweimaligen Infektion auch eine zweimalige Cholera-Infektion im Cholera-Jahr 1866 gemeint haben könnte. Doch wie dem auch sei: Einen eindeutigen Beleg für eine syphilitische Infektion (oder deren zwei) gibt es nicht, und da das MELAS-Syndrom noch unbekannt war, hätte eigentlich zumindest das späte Urteil Binswangers aus dem Jahr 1922 gelten und zur Vorsicht raten müssen – der kam zu der Ansicht, dass die Ätiologie des Leidens kein abschließendes Urteil zulasse: »Die Art und der Verlauf sowie die Dauer der Erkran-

38 Dazu: Paul Deussen, Erinnerungen an Friedrich Nietzsche. Von Paul Deussen […]. Leipzig 1901, S. 24.

39 Hayman (wie Anm. 36), in der deutschen Übersetzung S. 90.

40 Nach freundlicher Mitteilung von Sigrid Montinari, Florenz.

41 Zitiert bei Volz (wie Anm. 7), S. 188.

42 Ebd., S. 189.

kung führen weder in positivem noch in negativem Sinne zur Lösung der Frage!«[43]

Hätte Thomas Mann in seiner Beurteilung der Nietzsche'schen Krankheit zurückhaltender sein müssen, hätte er Möbius und anderen nicht so bedingungslos folgen dürfen, war er verführt worden von dem Reiz, eine eigentlich tabuisierte Krankheit, die so plakativ mit einem einzigen Wort, mit der Diagnose »Syphilis« belegt worden war, in ihrer genialen Variante beschreiben zu können? Thomas Mann hat offenbar überlesen, was Möbius über die mögliche erbliche Belastung Nietzsches geschrieben hatte, über Nietzsches Migräne als Erbteil der väterlichen Familie,[44] darüber, »dass in der Familie Oehler ein psychopathisches Element enthalten gewesen und dass es durch die persönlich gesunde Mutter auf Nietzsche übertragen«[45] worden sei. Sicher aber ist wohl, dass er Möbius' Buch auf das hin gelesen hat, was er in ihm finden wollte, nämlich die Geschichte einer progressiven Paralyse. Davon handelt das Buch allerdings ausführlich – die Paralyse wird von Möbius aber bezeichnenderweise nicht so sehr von medizinischen Befunden als vielmehr von den Werken Nietzsches her beschrieben. Von einer syphilitischen Infektion, die die Erkrankung ausgelöst haben könnte, ist nirgendwo die Rede, und das, was zu den sexuellen Erfahrungen Nietzsches gesagt ist, hält sich in den Grenzen des bloß Vermuteten. Die sind eng: Möbius erwähnt nur Deussens Bericht über das sonderbare Kölner Bordellerlebnis, das keines war, und Deussen wiederum kann sich nur auf Nietzsches eigenen Bericht stützen. Alles andere sind vage Annahmen, nicht mehr. Möbius schreibt: »Man kann unbedenklich zugeben, daß Nietzsche bis 1865 jede bedenkliche Berührung vermieden habe. Es ist aber von vornherein höchst unwahrscheinlich, daß es immer so geblieben sei. Man muß sich doch sagen, daß ein Philosoph, ein geborener Moralist schon aus Wißbegierde vom Apfel zu essen gezwungen war. Nietzsche spricht ja selbst oft von seiner gefährlichen Neugierde und nun sollen wir glauben, daß sie vor der interessantesten Angelegenheit Halt gemacht habe. Die Lust hätte er überwinden können, die Wißbegierde nicht.« Und dann folgen noch einige nicht verifizierbare Andeutungen: »Wir sind aber nicht auf bloße Vermutungen angewiesen. Gewährsmänner, deren Name freilich nicht genannt werden soll, erklären, daß Nietzsche schon in Leipzig geschlechtlichen Verkehr gehabt habe und daß er später von Zeit zu Zeit mit den Personen, die

43 Ebd., S. 189.

44 Möbius, Über das Pathologische bei Nietzsche (wie Anm. 13), S. 10, S. 39, S. 49.

45 Ebd., S. 12f.

nun einmal sich den männlichen Bedürfnissen zur Verfügung stellen, Beziehungen gehabt habe. Von Liebe kann man dabei freilich nicht sprechen, es handelt sich nur um ein Mittel zur Entleerung.«[46] Kein Wort in diesem Zusammenhang über eine luetische Infektion; für Möbius hat die progressive Paralyse nichts mit der Syphilis zu tun, wohl aber mit der von ihm schon vermuteten Erblichkeit einer Gehirnerkrankung.

Wieweit Thomas Mann die öffentliche Diskussion um den Krankheitsursprung Nietzsches nach dem Erscheinen des Möbius-Buches und die in den zwanziger Jahren mitbekommen hat, wissen wir nicht und müssen es wohl auch gar nicht wissen, da er in der Zeit der Niederschrift des *Doktor Faustus* erneut eindeutig Stellung bezogen hat: nicht erst im Nietzsche-Aufsatz von 1947, sondern schon in seinem Dostojewski-Essay von 1946, *Dostojewski – mit Maßen*. Der ist durchtränkt von Nietzsche-Reminiszenzen – und von Charakteristiken seiner Erkrankung. »Nietzsche [...] ging an progressiver Paralyse zugrunde«, lesen wir da, »einem Leiden, das klar und eindeutig sexueller Herkunft ist, da längst die Wissenschaft ein Ergebnis luetischer Ansteckung darin erkannt hat«.[47] Und:

> Unter dem naturalistisch-medizinischen Gesichtswinkel angeschaut, einer freilich sehr beschränkten Perspektive, ist Nietzsche's geistige Entwicklung nichts anderes als die Geschichte einer paralytischen Enthemmung und Entartung, – das heißt des Hinaufgetriebenwerdens aus hochbegabter Normalität in eisige und groteske Sphären tödlicher Erkenntnis und moralischer Vereinsamung, einem entsetzlichen und verbrecherischen Grade des Wissens [...].

Nun, so sehr beschränkt ist die naturalistisch-medizinische Perspektive nicht, Thomas Manns Naserümpfen war durchaus unangebracht. Aber ihm war es ja eigentlich auch nicht primär um die Ätiologie des Nietzsche'schen Leidens zu tun, sondern um die Folgen; allein deswegen interessierte ihn Nietzsches Erkrankung. Und Thomas Mann bedient sich im Folgenden gerade der »naturalistisch-medizinischen Perspektive«, um zu verdeutlichen, um was es ihm eigentlich zu tun ist:

> Der Paralyse ist es eigen, daß sie, vermutlich durch Hyperämie der ergriffenen Gehirnteile, Wellen rauschhaften Glücks- und Kraftgefühls, einer subjektiven Erhöhung der Lebenskräfte und einer tatsächlichen, wenn auch, ärztlich gesprochen, pathologischen Steige-

46 Ebd., S. 28 f.
47 GW IX, S. 662 f.

> rung der produktiven Leistungsfähigkeit mit sich bringt. Bevor sie ihr Opfer in geistige Nacht versenkt und tötet, spendet sie ihm trügerische – im Sinne der Gesundheit und der Normalität trügerische – Erfahrungen der Macht und souveränen Leichtigkeit der Erleuchtung und beseligenden Inspiriertheit, die ihn mit Schauern der Ehrfurcht vor sich selbst, mit der Überzeugung erfüllen, so etwas sei seit Jahrtausenden nicht dagewesen, und ihn sich als ein göttliches Mundstück, als ein Gefäß der Gnade, ja selber als einen Gott empfinden lassen. [...] Die großartigste Schilderung [...] der paralytischen Erleuchtung findet sich, ein stilistisches Glanzstück, in Nietzsche's *Ecce Homo*, im dritten Abschnitt des Kapitels über den *Zarathustra*.[48]

Bestätigt wurde er wiederum durch Nietzsche selbst; in einigen Aphorismen von *Menschliches, Allzumenschliches* ist etwa von »Veredelung durch Entartung« die Rede (Aph. 224), vom »Werth der Krankheit« (Aph. 289), und »Die Entstehung des Genie's« (Aph. 231) lässt dieses »In der Nachbarschaft des Wahnsinns« (Aph. 244) erscheinen.[49] Dass Genie und Neurose etwas miteinander zu tun haben, steht auch im Nachlass der achtziger Jahre, in den Bemerkungen »Zur Theorie der décadence« und »Zur Physiologie der Kunst«.[50] Dort findet sich die Beziehung in eine Gleichung gebracht: »Genie = Neurose«. Schopenhauer hatte dem bereits vorgearbeitet; in *Die Welt als Wille und Vorstellung* findet sich der Satz, dass »Genialität und Wahnsinn eine Seite haben, wo sie an einander gränzen, ja ineinander übergehen«.[51] Von Syphilis ist da aber nicht die Rede. Schon in der Antike gab es bekanntlich den »göttlichen Wahnsinn«, der nichts mit einer luetischen Erkrankung zu tun hatte. Doch »Syphilis«, die diagnostische Einfalt dieses Schreckenswortes, wirkte offenbar wie ein Magnet: Es zog Thomas Manns Feder an, die bei den Äußerungsformen eines quasi nur ordinären Wahnsinns oder einer nur ererbten Krankheit wohl gestockt hätte.

Bei Nietzsche (und bei Leverkühn) aber, so Thomas Mann, Steigerung als ein riesiges Hinaus über sich selbst, Erhöhung und Gottnähe, Übermenschentum und Rausch, das Hochgetragenwerden über alles Irdische – das war es, nicht progressiver Wahnsinn im üblichen Sinne. Unter »naturalistisch-medizinischem Gesichtswinkel« ist diese Inter-

48 Ebd., S. 664.

49 Friedrich Nietzsche, Menschliches, Allzumenschliches, München 1999, S. 187, S. 288, S. 194, S. 204.

50 Dazu Hans Wysling, Narzißmus und illusionäre Existenzform. Zu den Bekenntnissen des Hochstaplers Felix Krull, Bern/München 1982, S. 27.

51 Arthur Schopenhauer's Sämmtliche Werke, Leipzig 1922, Bd. II, S. 224. Vgl. Wysling (wie Anm. 50), S. 27.

pretation freilich schlichter Unsinn: Krankheit hat noch nie zu einer derartigen Steigerung geführt, wie Thomas Mann das bei Nietzsche vermutete; Krankheit zerstört. Aber er wollte sehen, was nüchtern betrachtet nicht zu sehen war – und er war nicht der Einzige, war vielmehr im Schlepptau anderer, die diese These von der Erhöhung durch Leiden, von der Inspiration durch Paralyse vor ihm vertreten hatten und denen er ebenso willig folgte wie dem Nietzsche-Buch von Möbius. Dazu gehört Ernst Bertrams *Nietzsche. Versuch einer Mythologie* von 1922; das Buch hat ihn vermutlich intensiver beschäftigt als manches andere aus der Nietzsche-Literatur. Dort fand er schon bestätigt, was er selbst darstellen wollte. Bertram zitiert Nietzsche: »Es sind die Ausnahmezustände, die den Künstler bedingen [...] alle, die mit krankhaften Erscheinungen tief verwandt und verwachsen sind: so daß es nicht möglich scheint, Künstler zu sein und nicht krank zu sein.«[52] Und: »Was die Krankheit angeht: würden wir nicht fast zu fragen versucht sein, ob sie uns überhaupt entbehrlich ist? Erst der große Schmerz ist der letzte Befreier des Geistes.«[53] Bertram hat Nietzsches Verhältnis zu seiner Krankheit zwar als »vollkommen christlich unterbaut« gedeutet.[54] Aber sie sei bei ihm zu »Lebenssteigerung« geworden, Krankheit zur Befreiung: »Der ganze Sinn der furchtbaren physischen Schmerzen, denen ich ausgesetzt war, liegt darin, daß ich *durch sie allein* aus einer falschen, nämlich hundertmal zu *niedrigen* Auffassung meiner Lebensaufgabe herausgerissen worden bin.«[55] Auch dieses Bekenntnis Nietzsches in einem Brief an die Schwester ist von Bertram zustimmend zitiert.

Bertram hat bereits erkannt, dass »Steigerung durch Krankheit« im Übrigen eine zutiefst romantische Idee war – er nennt Novalis, den romantischen Gewährsmann für diese Krankheitsideologie, und zitiert dessen (positiv gemeinten) Satz: »Krankheit gehört zur Individualisierung«; er sieht in der Krankheit mit ihm den »Angelhaken der Erkenntnis« und einen philosophischen »Akt des Sichselbstüberspringens«. Und in der Tat klingen Sätze von Novalis wie Vorwegnahmen Nietzsche'scher Vorstellungen: »Krankheiten sind gewiß ein höchst wichtiger Gegenstand der Menschheit ...Noch kennen wir nur sehr unvollkommen die Kunst, sie zu benutzen. [...] Wie, wenn ich Prophet dieser Kunst werden sollte?« Und: »Je erzwungener das Leben ist, desto höher.« Auch das wird Thomas Mann mit großer Zustimmung gelesen haben, ebenfalls den bei Bertram zitierten Satz Hebbels: »Die Philosophie ist

52 Ernst Bertram, Nietzsche. Versuch einer Mythologie. Berlin 1922, S. 133.
53 Ebd., S. 129.
54 Ebd., S. 128.
55 Ebd., S. 140.

eine höhere Pathologie.« Krankheiten als »große Hilfsmächte der Kultur« – es sei das Geheimnis der Griechen gewesen, »auch die Krankheit, wenn sie nur Macht hatte, als Gott zu verehren«,[56] meinte auch Nietzsche. Das ist fast eine Divinisierung des Kranken. Dass Nietzsche sich andererseits auch über die Nähe des Artisten zum Neurotisch-Psychiatrischen geäußert hat, über die Zunahme der Irren, der Verbrecher in neuerer Zeit und darin das »Abwärts« der Kulturerscheinung sah, dass er meinte, »der Ausschuß, der Abfall, die Auswurfstoffe gewinnen Importanz«,[57] dass der Künstler in Nietzsches Augen ein degenerierter Neurotiker sei, wie im 389. Aphorismus des *Willens zur Macht* zu lesen ist, das hat Thomas Mann durchaus auch gesehen. Im Übrigen war Cesare Lombrosos Buch *Genie und Wahnsinn*, *Genio e follia*, nur zu bekannt, das 1864 auf die problematisch-gefährlichen Seiten des Genies aufmerksam gemacht hatte, im Genie also auch aus medizinischer Sicht nicht mehr den Übermenschen oder gar den Halbgott auf Erden sah, sondern die höchst gefährdete Existenz, die zwar zu Leistungen außerordentlicher Art fähig war, aber dafür ihren Preis zu zahlen hatte: eben den Weg in den Wahnsinn.

Das alles gehört ebenfalls zum Hintergrund der *Doktor-Faustus*-Konzeption. Aber mächtiger stand eine ältere, positiv konnotierte Geniekonzeption hinter Thomas Manns Roman; sie geht bis in das 18. Jahrhundert zurück und besagt: Geniehaftes reicht über den Verstand hinaus, hat mit dem Irrationalen zu tun, ist direkt mit Gefühlsaufschwüngen verbunden, ist natürliche Unmittelbarkeit, ist der Protest der Seele gegen den Geist, und weil das Genie herausfällt aus dem Üblichen, weil es gesteigertes Leben bedeutet, liegt es nahe, dass die Grenzen des Gesunden als des Alltäglichen überschritten werden ins Krankhafte hinein, wird der Künstler also zum Ausnahmemenschen, der in eine ›normale‹ Welt nicht hineinpasst und der auf untergründige Weise mit dem Nichtgeheuren, dem Verdächtigen und Unheimlichen zusammenhängt. Schon bei Schopenhauer ist auch von der Einsamkeit des Genies, seiner erhöhten Sensibilität, seiner Exzentrizität die Rede.[58] Nicht jede Krankheit führt ins Geniale, aber das Genie hat dieser Lesart zufolge so gut wie immer mit bestimmten Formen der Krankheit zu tun, ist der Krankheit besonders ausgesetzt und verdankt andererseits der Krankheit auch besonders viel, und was hier für die medizinische Verbindung von Genie und Krankheit gilt, das gilt juristisch gesehen für die Nähe von Genie und Verbrechen und im Psychiatrischen für die

56 Ebd., S. 137; zu Novalis und Hebbel siehe S. 134f.
57 Dazu Wysling, Narzißmus (wie Anm. 50), S. 25.
58 Vgl. ebd., S. 317.

Nähe von Genie und Wahnsinn, und diese also seit etwa zwei Jahrhunderten mehr oder weniger feste Verbindung des Genialischen mit dem Unvernünftig-Bedrohlichen, mit dem alles andere als Alltäglichen und dem Gefährlichen, wie das Grenzüberschreitungen über das Normale nun einmal mit sich bringen, diese alte Vorstellung von der gesteigerten Existenz des Genies schlägt auch bei Thomas Mann voll durch – nicht nur in die ersten beiden Pläne des Jahres 1904, sondern vor allem auch in die Phase des Neuanfangs, in den dritten Plan, also den vom Frühjahr 1943. Es wäre ja durchaus möglich gewesen, das Genialische anders zu bestimmen: etwa als überragende Meisterschaft, als letzte Perfektion in einer unvollkommenen Welt, als intellektuelle Höchstleistung, als Entdeckung bislang unbekannter Lebensgeheimnisse, also als etwas, das gerade mit dem Verstand zu tun hat, nicht aber als antivernünftig bestimmt werden kann. Thomas Mann folgt jedoch der alten Genievorstellung, die vor allem eines zur Voraussetzung des Genialischen machte: dass dieses mit der Alltagswirklichkeit und dem Durchschnittsverstand nichts zu tun habe, da sich im Genie das Unheimliche, Elementar-Abgründige der menschlichen Existenz, aber auch das Großartig-Unvernünftige des Lebens überhaupt auftue. Also auch dieser Denktradition zufolge die Nähe von Genie und Krankheit, Krankheit aber nicht als Leiden, jedenfalls vorerst nicht, sondern als Rausch, Steigerung und maßlose Welterweiterung verstanden, das Genialische ein Leben im Phantastischen jenseits aller Normalität: Diese Art der Krankheit drückte nicht nieder, sie erhob vielmehr, steigerte zu Höchstleistungen – aber eben nicht zu solchen rationaler Natur, sondern zu Außergewöhnlichem als Ausbruch aus der kalkuliert-geordneten Welt. Das Thema der Genialisierung war damit freilich in eine Engführung geraten, war auf das Irrationale beschränkt worden und damit zur Absage an die Vernunft. Aber das passte nur zu gut in das Erscheinungsbild des kranken Künstlers. Das war nichts Neues, Thomas Mann konnte, was kranke Musiker angeht, auch darin an eine längere Tradition anknüpfen, denn wahnsinnige musikalische Genies und halbverrückte Musiker gab es in der deutschen Romantik in nicht geringer Zahl, irre Spielmänner, wie Grillparzer einen von ihnen porträtiert hat, Teufelsgeiger und Klaviervirtuosen, und sie alle trugen die Stigmata einer absonderlichen Geistesverfassung verborgen oder auch sehr offen auf ihrer Stirn. Das hatte in den Augen Thomas Manns auch mit Nietzsche zu tun; denn der war für ihn eigentlich ein Musiker.

* * *

Aber das machte den Romanplan noch nicht griffiger. Denn was hatte das alles noch mit der Teufelsverschreibungsgeschichte zu schaffen?

Die Syphilis machte es möglich. Denn nichts lag näher, als diese tabuisierte Krankheit mit dem Teufel in Verbindung zu bringen, der sie verhängt zu haben schien. Die unheimliche Magie des Wortes »Syphilis« tat ein Übriges, konnte auch die Geschichte Deutschlands mit dieser Krankheit verbinden, wenn dieses Wort allegorisch für die unheimliche Erkrankung eines ganzen Volkes verstanden wurde.

Anfang Mai 1943 hatte sich das Dunkel zwar noch nicht sonderlich stark gelichtet, doch die Absicht, das Schicksal eines Einzelnen über dessen Genialisierung durch Krankheit hinaus mit dem deutschen Schicksal zu parallelisieren, war ungebrochen, und geblieben war auch, was Thomas Manns Doktor Faustus antrieb: es war »der Durst eines stolzen und von Sterilität bedrohten Geistes nach Enthemmung um jeden Preis«.[59] Jetzt war in der Syphilis der Teufel mit im Spiel; es bedurfte jenes Malefikus, denn aus sich heraus war der geniale Aufschwung nicht zu leisten; der Teufel aber maßte sich Leverkühn gegenüber an, aus der vergleichsweise banalen venerischen Erkrankung eine Erhöhungsgeschichte zu machen, die Infektion des Körpers zur steigernden Infektion des Geistes mutieren zu lassen – das war dem anfangs zitierten Gespräch Leverkühns mit seinem imaginär-wirklichen Gegenüber zu entnehmen. Der von Sterilität bedrohte Geist wird durch den Pakt mit dem Teufel, dem die Syphilis letztlich zuzuschreiben war, also auf ungeheure, ja ungeheuerliche Weise produktiv: in genialischen Kunstwerken. Aber die Frage blieb: Warum musste es ein Musiker sein und nicht irgendein anderer Künstler, Maler etwa oder Dichter? Und wie ließ sich das traurige Schicksal Deutschlands damit verknüpfen, wie die »verderbliche, in den Kollaps mündende Euphorie« des Künstlers Leverkühn in Parallele setzen »mit dem faschistischen Völkerrausch«[60] und dem bösen Ende? Einigermaßen überzeugend war nur, dass der Teufel ihm Genialität versprach und dafür nach 24 Jahren seine Seele wollte. Was Leverkühn dafür geben musste, hatte er gehört: Er durfte nicht lieben.

Doch auch anderes blieb noch ungeklärt: Inwiefern sollte Musik als mit dem Teufel verhandelter Gegenstand des Paktes von der Genialisierung zeugen? Wenn es Musik als Folge »der schlimmen Inspiration« sein sollte, dann hieß das: es musste eine Musik sein, die nicht rational war, nicht das Produkt kluger intellektueller Kompositionstechnik. Damit stellte sich Thomas Mann gegen die große Tradition ganzer Jahr-

59 Zit. in: Thomas Mann, Gesammelte Werke in Einzelbänden. Frankfurter Ausgabe, hg. von Peter de Mendelssohn, Frankfurt a. M. 1980, S. 692.
60 Ebd., S. 692 f.

hunderte, gegen die Musik des 17. Jahrhunderts, aber im Grunde genommen auch gegen die Musik seiner eigenen Zeit, gegen die rational strukturierte Zwölftonmusik: Die geistige Heimat im Musikverständnis Thomas Manns war ohnehin eher charakterisiert durch die Namen Richard Strauss und Pfitzner, und wenn auch im Hintergrund immer Wagner blieb und Thomas Mann einmal bekannte, dass die »Dreiklangwelt des ›Ringes‹« im Grunde seine »musikalische Heimat« geblieben sei,[61] so war es letztlich spätromantische Musik, die sich am ehesten mit dem in Verbindung bringen ließ, was er vorhatte, nämlich den Roman der genialen Inspiration eines Komponisten zu schreiben. Adorno brachte die Sache auf den Punkt, als er meinte, Thomas Mann habe mit dem Gegenstand des Romans einen richtigen Griff getan, »insofern der Komponist der eigentlich Unmusikalische [ist], der die ›Beschwörung‹ nötig hat«.[62] Beschwörung also und nicht rational durchdachtes Komponieren, das war der eigentliche Kern der musikalischen Genialisierung, und musikalisches Hören war denn auch mehr von Empfindungen gesteuert als von rationaler Einsicht in die Durchsichtigkeit rationaler Kompositionen. Musik: sie war »Rausch«, wie es zu Beginn der Wiederaufnahme der Arbeit am *Doktor Faustus* in jenem Brief an Klaus Mann hieß, nicht intellektuelles Kunstwerk. Aber so konnte die Genialisierung als schlimme Inspiration glaubwürdiger werden, als wenn er sich in die Welt der Bach und Händel begeben hätte, und, was ihm wohl noch wichtiger war: so ließ sich eine Parallele zum »Üblen«, zum teuflischen »Rausch« des Faschismus und zum Schicksal Deutschlands am ehesten herstellen. Denn beide, Leverkühn und Deutschland, waren an einer unheimlichen Infektion erkrankt, für die eben, jede Differentialdiagnose ausschließend, das eine so bedeutungsvolle Wort »Syphilis« stand. Das Unheimlich-Dämonische aber konnte sich nur in der Musik materialisieren, in der genialen Kompositionsleistung des infizierten Musikers.

* * *

Aber ein arationales Komponieren gibt es nicht, das wusste auch Thomas Mann, und er verwendet viele Seiten darauf, um die rationalen Elemente jeglicher Musik deutlich und verständlich zu machen. Leverkühn orientiert sich an jener Musik, die der fromme Sektierer Johann Conrad Beißel in der Mitte des 18. Jahrhunderts praktizierte.[63] Die Musik-

61 GW XI, S. 208.
62 Zitiert nach der Frankfurter Ausgabe (wie Anm. 59), S. 718.
63 GW VI, S. 88ff.

lehren, die Leverkühn dort empfängt, enthalten durchaus nichts Irrationales, sondern folgen Gesetzlichkeiten, sind Beziehungskunst: Das Komponieren ist nicht Verstandesferne, sondern fügt sich durchaus einer Musiklogik, auch wenn diese ihre besonderen Gesetzlichkeiten hat. Und es wird deutlich, dass hinter seinem Komponieren ein »System« steht, eben das System der Zwölftonmusik. Also doch Ordnung und Gesetzlichkeit, hinter allem durchaus »Vernunft«,[64] aber diese neue Musik dennoch weit entfernt vom Überlieferten. Zeitblom, der Biograph Leverkühns, hat allerdings den Verdacht, dass dahinter am Ende nur Altbekanntes stecken könnte, und fragt einmal: »Und wenn die Konstellation das Banale ergäbe« und alles nur ein »Zurückgehen auf die altertümlichen Formen der Variation« wäre? Was ist denn nun das Neue? Die Antwort Leverkühns ist, wie könnte es anders sein, kryptisch, er sieht im Zurückgehen des Neuen auf das Alte »interessantere Lebenserscheinungen«; die ließen »die Zweideutigkeit des Lebens selbst« erkennen.[65]

Die Zweideutigkeit des Lebens – diese langen Passagen, die es in sich haben, die schwer verständlich sind und manchmal nur ein variationsreiches Spiel mit Worten zu sein scheinen: wer sie genau liest, wird sehen, dass sich da etwas einschleicht, was dieser rationalen Begründung einer neuen Musik entschieden widerspricht. Es ist, mit einem Wort, etwas Dämonisches, das diese nach außen hin rational komponierte Musik unterläuft und das ganze »System« plötzlich zweideutig erscheinen lässt. Von »Zweideutigkeit [...] als System« ist schon früh die Rede,[66] auch wenn das unter dem Deckmantel des »Alles ist Beziehung« erscheint.[67] Zweideutigkeit wird musikalisch erklärt als ein Ton im Gesamtgefüge, den man »so verstehen« kann »oder beziehungsweise auch so«, dass also die Färbung eines Tones, vor allem aber die Bedeutung selbst innerhalb eines kompositionellen Gesamtgefüges nicht eindeutig ist, sondern eben variabel bis zum Kontroversen hin sein kann.

Was ist gemeint? In Gesprächen schiebt sich manches über das Dämonische Gesagte langsam, aber immer stärker unübersehbar in den Roman hinein. Früh ist schon die Rede von der »Idee des Elementaren, des Primitiven, des Uranfänglichen«, wie Wendell Kretzschmar, Leverkühns Lehrer, sie in seinen Vorträgen erläutert, die Leverkühn so sorgfältig hört und die Themen haben wie »Das Elementare in der Musik« oder »Die Musik und das Elementare« oder »Die musikalischen Ele-

64 Ebd., S. 259.
65 Ebd., S. 258.
66 Ebd., S. 66.
67 Ebd., S. 65.

mente«.[68] Da ist also Gegenläufiges mit im Spiel, Vorrationales, aber zur Musik unbedingt Dazugehöriges. Und mehr als das: Diese auf ihre Weise »elementare« Musik ist letztlich Teufelswerk; in ihrer dämonischen Natur ist die Syphilis produktiv geworden.

Das Dämonische ist nicht auf Vorlesungen in Halle beschränkt, es meldet sich im Roman immer mehr und immer deutlicher zu Wort – so in den Studentengesprächen über Gott und die Welt, vor allem aber über Deutschland und die Deutschen. »Nennen wir doch die Dinge bei Namen«, sagt einer der Studenten: »Das Dämonische, das heißt doch auf deutsch: die Triebe«.[69] Da ist die Beziehung zu Leverkühns syphilitischer Infektion deutlich hergestellt. Aber das ist nicht nur vom Menschen an sich gesagt, sondern steht im Kontext von Nationalüberlegungen und von Ordnungsgedanken, wie sie die Kirche zur »objektiven Disziplinierung, Kanalisierung, Eindämmung des religiösen Lebens« vertritt – fehlte es, so verfiele sie, meint der Student, »der subjektivistischen Verwilderung, dem numinosen Chaos«; das führe unweigerlich »zu einer Welt phantastischer Unheimlichkeit, einem Meer von Dämonie«, und dann würde das Religiöse zum Wahnsinn.[70] Was hat die Musik damit zu tun? Nun, sie exemplifiziert das Aufkommen des Irrationalen als untergründige Begleiterscheinung von Harmonik und Ordnung; in ihr kommt eben jene Dämonie zum Ausdruck und dann zum Ausbruch, die die Genialisierung schließlich in der Paralyse enden lässt. Hier deutet sich an, wie sich das Untergangs-Schicksal Deutschlands mit dem Ende des Tonsetzers Leverkühn verknüpfen ließ.

Doch vorher hält der Teufel seinen Pakt – der verhilft Leverkühn zum Durchbruch,[71] und am Schluss entstehen die großen genialischen Werke, vor allem als das eigentlich Geniale die *Apocalipsis cum figuris*, eine Huldigung an Dürer, ein »ungeheueres Fresko«, das den Spielraum der musikalischen Möglichkeiten um die »ausdrucksvollsten Schreckbilder und Denunziationen der Apokryphen« erweitert:[72] eine andere Welt tut sich auf, eine »Höllenfahrt, worin die Jenseitsvorstellungen früher, schamanenhafter Stufen [...] visionär verarbeitet sind«. Es ist dämonische Musik, nicht nur, weil sie eine solche des Untergangs ist, sondern da sind »Dämonenmasken«, da ist die grässliche Abfahrt, und der Verdammte [Minos] ist es, der sich »ein Auge mit der Hand bedeckt und mit dem anderen entsetzensvoll ins ewige Unheil starrt« – die Six-

68 Ebd., S. 86.
69 Ebd., S. 167.
70 Ebd., S. 161.
71 Ebd., S. 411.
72 Ebd., S. 475 f.

tina im Vatikan lieferte das malerische Vorbild. Die Musik übersetzt das Schreckbild in den »Eindruck eines offenen Schlundes zu hoffnungslosem Versinken«.[73] Keine »romantische Erlösungsmusik«, das Negative und Gnadenlose des Untergangs: da war in der Tat das Thema der »schlimmen Inspiration und Genialisierung« aus dem frühen Konzept: es war im wahrsten Sinne des Wortes etwas Unerhörtes, da kam »eine anti-kulturelle, ja anti-humane Dämonie« zum Ausbruch. »Geheul als Thema«, »akustische Panik«, es war nichts Geringeres als »die Rückkehr also in diesen Urstand, wie der Chor der ›Apokalypse‹ sie bei Lösung des siebenten Siegels, dem Schwarzwerden der Sonne, dem Verbluten des Mondes, dem Kentern der Schiffe in der Rolle schreiender Menschen grausig vollzieht«.[74] Da offenbart sich musikalischer Wahnsinn, analog zur progressiven Paralyse Leverkühns. Den Zuhörer, Zeitblom, versetzt es in »Schrecken«. Es ist die Kulmination der teuflisch inspirierten Genialisierung: *Dr. Fausti Weheklag* das End- und Abschiedswerk Leverkühns, das im paralytischen Schock des Komponisten endet.

Die Musik ist in die Nähe der Theologie geraten, der Untergang ist ein Weltuntergang von Michelangelo-Ausmaßen, er vollzieht sich musikalisch – und Thomas Mann ist an der äußersten Grenze seiner Sprachmöglichkeiten, ihn in Worte zu fassen. Die Musik ist endgültig dämonisches, irrlichterndes Gebiet geworden, wie sie es, so lesen wir an mehreren Stellen des Romans, ursprünglich ja war; hier ist nichts mehr von Harmonie und ausgeglichener Schönheit, sondern nur noch die Apokalypse, im Hintergrund das Ende von Mozarts *Don Giovanni*, die Höllenfahrt in *Doktor Fausti Weheklag* aber noch weiter ins Unerhörte, im wahrsten Sinne des Wortes Un-Erhörte gesteigert. So erfüllt sich, was der Freund und Biograph Leverkühns, jener Serenus Zeitblom, bei aller Fremdheit dem Extravaganten gegenüber eben doch weiß: dass an der Genialität Leverkühns »das Dämonische und Widervernünftige einen beunruhigenden Anteil hat, daß immer eine leises Grauen erweckende Verbindung besteht zwischen ihr und dem unteren Reich«. So steht es schon auf den ersten Seiten des Romans.

* * *

Eben das machte diesen Roman auch zu einem Deutschland-Roman, ließ die »Verquickung« des Leverkühn'schen Schicksals »mit dem Politischen, Faschistischen und damit das traurige Schicksal Deutschlands«

73 Ebd., S. 480.
74 Ebd., S. 497.

zu. Denn es ist die Musik, die hier als etwas spezifisch Deutsches erscheint: Sie gilt im Roman sogar als deutsche Kunst par excellence. Leverkühn weiß darum, nennt Musik »ein nie entspanntes und spannend halsbrecherisches Spielen am Rande der Unmöglichkeit«. In der Musik offenbart sich das Irrationale des Deutschen, seine Neigung zum unkontrollierbaren Gefühl, auch seine Abgründigkeit am deutlichsten – so Thomas Mann. Und wenn im Roman die »Geschichte der deutschen Innerlichkeit« darzustellen war, dann musste die Musik darin eben ihre besondere Rolle spielen. Aber das ging über das Leben eines Einzelnen weit hinaus. Und so versuchte Thomas Mann, in seinen Roman auch die Vorgeschichte der deutschen Katastrophe hineinzubringen, aus dem Bemühen heraus, zu erklären, wie es zu ihr kam. Und die ging weit zurück: bis ins Mittelalterliche, bis in die Zeit jenes Doktor Faust, über den es vier Volksbücher gab, in denen von seinen Zaubereien, seiner Nigromantie, seinen Verwandlungskünsten die Rede war. Und Thomas Mann bringt perspektivisch diese Vorgeschichte in seinen Roman: Schon in Leverkühns Elternhaus hatte der Vater die »elementa spekuliert«, chemisch-physikalische Studien getrieben mit einem gewissen mystischen Einschlag darin, der »ehemals wohl als Hang zur Zauberei verdächtigt worden wäre«. Es war ein »libertinisches Sicheinlassen mit dem eigentlich Verbotenen« – aber die Natur, so lesen wir, sei ja selbst »voll von vexatorisch ins Zauberische spielenden Hervorbringungen und sonderbar ins Ungewisse weisenden Allusionen«. Adrian Leverkühn war noch ein Knabe, als er das in des Vaters Alchimistenküche mitbekam. Der war so etwas wie ein früher Faust mit seinem Labormaterial, das im Mittelalter in die Hexenküchen gehört hatte. Das alles war spukhaft, demonstrierte das Unheimliche der Natur – und ist im Roman der Beginn jener Unterströmung, die das Leben Leverkühns und damit auch die Geschichte des Deutschen bestimmt. Auch sein Herkunftsort, das Städtchen Kaisersaschern, das eigentlich Lübeck heißt und das zugleich für Deutschland steht, ist voll von einer sonderbaren Geheim-Disposition, von einer »altertümlich-neurotischen Unterteuftheit«. Da ist noch etwas hängengeblieben von der »Verfassung des Menschengemüts in den letzten Jahrzehnten des fünfzehnten Jahrhunderts, Hysterie des ausgehenden Mittelalters, etwas von latenter seelischer Epidemie [...] man konnte sich denken, daß plötzlich eine Kinderzug-Bewegung, ein Sankt-Veits-Tanz, das visionär-kommunistische Predigen irgendeines ›Hänselein‹ mit Scheiterhaufen der Weltlichkeit, Kreuzwunder-Erscheinungen und mystischem Herumziehen des Volkes hier ausbräche«.[75] Natürlich geschah das nicht – aber hier werde, so Zeitblom, so Thomas Mann,

75 Ebd., S. 51 f.

eine »ganz falsche, unselige Geschichtlichkeit produziert«, die in jene Epoche zurückreiche und mit Enthusiasmus symbolische Handlungen wiederhole, »die etwas Finsteres und dem Geiste der Neuzeit ins Gesicht Schlagendes an sich haben, wie Bücherverbrennungen und anderes, woran ich lieber mit Worten nicht rühren will«.

Da haben wir es, da werden Geschichtslinien vom späten Mittelalter bis in die Gegenwart ausgezogen. Nicht nur Kaisersaschern, die Deutschen überhaupt haben diese Disposition einer neurotischen Unterteuftheit. Die Stadt gibt das auch zu erkennen: Da sind die Originale, die Sonderlinge und harmlos Geisteskranken, da ist der Typus des »alten Weibes«, der schon immer im Verdacht des Hexentums stand – begegnete man ihm, konnte einen schon ein archaisches Grauen anwandeln. Mit dem »Volk« stehe es ähnlich; man müsse die Menge nur als »Volk« anreden, dann könne man sie als Ganzes zum Rückständig-Bösen verleiten. Die Leute waren imstande, in der Armut eines alten Mütterchens »etwas Dämonisches zu sehen und bei ihrer Annäherung nach ihren Kindern zu greifen, um sie vor dem bösen Blick der Hexe zu schützen«.[76] Zeitblom, der Erzähler, meint, er spreche vom Volk – aber er setzt hinzu: »die altertümlich-volkstümliche Schicht gibt es in uns allen«. Da ist nicht nur die Geschichte der deutschen Innerlichkeit, da ist von der Anfälligkeit des Deutschen für Hexerei, für Dämonisches, für das Böse, für Infektionen durch Seelenkrankheiten die Rede. Kaisersaschern ist überall. Leverkühn nimmt Kaisersaschern mit sich mit, »die Stadt der Hexen und Sonderlinge«.[77] Er nimmt sie mit sich nach Halle, ins Studium – und Leverkühn beobachtet, wie sich dort das theologische Denken durch irrationale Strömungen der Philosophie verändert hat und die Theologie durch die Verbindung mit der Lebensphilosophie, dem Irrationalismus, Gefahr läuft, »zur Dämonologie zu werden«.[78] Das Dämonische kommt damit auch durch die Hintertür der Theologie in den Roman und damit zugleich in die Musik hinein, wo es Ähnliches gibt: logisch-klares Denken *und* irrationale Strömungen, Untheoretisches, den Willen oder den Trieb, »kurz ebenfalls das Dämonische«.[79] Das verkünden andere Lehrer, das verkündet vor allem ein Privatdozent namens Eberhard Schleppfuß – wer Ohren hat zu hören, der höre, denn der Name ist eine nur zu deutliche Anspielung auf den Diabolus mit seinem Hinkefuß. Der ist für Dämonologie vor allem zuständig, er berichtet und unterrichtet über Gottesverrat, Teufels-

76 Ebd., S. 53.
77 Ebd., S. 113.
78 Ebd., S. 123.
79 Ebd., S. 122.

bündnis und Dämonen, auch über das Böse; diesen Schleppfuß interessierten, so lesen wir, nicht so sehr »Freiheit, Vernunft, Humanität«,[80] sondern eben die »Macht der Dämonen über das Menschenleben«, und er ließ dabei das Geschlechtliche nicht aus, das darin »eine hervorstechende Rolle spielte«,[81] – ein erneuter Hinweis auf die von Thomas Mann hergestellte Nähe der Syphilis zu Erkrankungszeichen in der deutschen Geschichte. Schleppfuß zitiert den Engel, der zu Tobias gesagt habe: »Über die, welche der Lust ergeben sind, gewinnt der Dämon Gewalt.«[82] Das ist das Schicksal Leverkühns, in einen unauffälligen Satz hereingebracht, aber um nichts anderes geht es ja bei dieser Genialisierung und Inspiration durch – ja, durch die Lust, der Leverkühn zum Opfer fällt. Mit dem einen Wort »Syphilis« ist alles bezeichnet und inbegriffen.

Deutschland fällt anderem, aber dem Verwandten zum Opfer. Das allmähliche Aufkommen des Dämonischen in der deutschen Geschichte, dann das Überhandnehmen in der wilden Bösartigkeit von anarchischen, atavistischen Elementen, die nicht mehr zu bändigen sind: auch das ein Krankheitsverlauf, analog zur luetischen Erkrankung des Protagonisten, Paralyse als Ende eines syphilitischen Prozesses, auch wenn das für den wirklichen Nietzsche gar nicht zutraf. Der Teufel holt nicht nur Leverkühn, der Teufel holt auch Deutschland und die Deutschen.

* * *

Deutschland und die Deutschen – das ist zugleich der Titel eines Vortrags, den Thomas Mann 1945 in der *Library of Congress* in Washington hielt. Es ist zugleich sein Kommentar zu seinem im Entstehen begriffenen Roman von Doktor Faustus. Und dort sagt er noch einmal etwas zum dämonischen Gebiet der Musik und zu Faust als »Repräsentant der deutschen Seele«; er müsse musikalisch sein, denn das sei das »Verhältnis des Deutschen zur Welt«.[83] Zum Deutschen gehöre Innerlichkeit – die deutsche Romantik sei ihr schönster Ausdruck. Romantik: das sei nicht nur artistisches Raffinement, sondern da sei »eine gewisse dunkle Mächtigkeit«, da seien die »chthonischen, irrationalen und dämonischen Kräfte des Lebens«,[84] die schließlich ausgeartet seien

80 Ebd., S. 137.
81 Ebd., S. 140.
82 Ebd., S. 141.
83 GW XI, S. 1131f.
84 Ebd., S. 1143.

in einen Rausch und in Verbrechen, in hysterische Barbarei, die dann zur nationalen Katastrophe geführt und die ihr schauerliches Ende in einem physischen und psychischen Kollaps ohnegleichen gefunden habe. Thomas Mann hat hier ebenfalls die Geschichte der deutschen Innerlichkeit erzählt, wie er sie auch in seinem Roman erzählt hat.

Es bleibt die Frage, ob Thomas Mann gelungen ist, was er sich vorgenommen hatte: mit der Geschichte von der Genialisierung eines Einzelnen, die in der Paralyse endete, zugleich jene Geschichte der deutschen Innerlichkeit, der sich ausbreitenden Dämonie und so »auch das Politische, Faschistische und damit das traurige Schicksal Deutschlands« zu beschreiben. War das am Beispiel der Vita Nietzsches respektive Leverkühns möglich? Man muss das bezweifeln und hat das auch schon kurz nach dem Erscheinen des Romans in Frage gestellt. Ein Kritiker (Hans Egon Holthusen) hat gesagt, dass die Diabolisierung der deutschen Geschichte mitsamt ihrer Dämonisierung und der Versuch, in jeder ihrer Phasen die Saat zu entdecken, die notwendigerweise zu einer so grauenvollen Ernte führen musste, eine verzerrende und leichtfertige Geschichtskonstruktion sei, dadurch bedingt, dass Thomas Mann eine gefährliche Parallele gezogen habe zwischen der verzweifelten Situation eines Künstlers in unserer Zeit, der in äußerster Not dem Teufel seine Hand reichte, und dem Gesamtverlauf der deutschen Geschichte, die durch dieses Ineinssetzen von Leverkühn und Deutschland schließlich der unabwendbaren Verdammnis verfällt. Ein anderer Kritiker (Erich Heller) hat (gegenteilig) gemeint, dass Thomas Mann, weil er die Unmenschlichkeit der Nazis an das Leben eines großen Künstlers gebunden habe, damit einer historischen Epoche, die die Nazis hochgebracht hätte und die der Inbegriff aller Abscheulichkeiten gewesen sei, unwillentlich eine gewisse Würde verliehen habe. Diese Bedenken gelten eigentlich auch heute noch.

* * *

Ein doppelbödiger Roman. Am Ende ist der Teufel aus dem Roman wieder verschwunden, sind die Dämonen in die Musik geflüchtet. Es bleiben Fragen. Was ist nach alledem das Böse, das im Roman als der Böse auftrat? Und wer ist daran schuld, dass aus dem guten Deutschland das böse wurde? Ist die von Thomas Mann hergestellte Parallele zwischen der syphilitischen Infektion Leverkühns, von der seine Genialisierung ausgeht, und dem im späten Mittelalter schon beginnenden Irrweg der Deutschen überzeugend? Wo sind im Roman deren geniale Werke? Thomas Mann nennt in seiner Rede über *Deutschland und die*

Deutschen nur die deutsche Romantik als eigentlichen Ausdruck der deutschen Innerlichkeit.[85] Die Gleichsetzung bleibt brüchig – sie bekommt nur im Untergang Leverkühns und im Untergang Deutschlands eine einigermaßen plausible Parallelität, aber auch nicht mehr. Und die Frage nach der geschichtlichen Verantwortung bleibt ebenso offen wie die Frage nach der Schuld Leverkühns – falls es eine solche überhaupt gibt. Thomas Mann deutet denn auch an, dass sich eigentlich niemand verantworten muss: Darauf macht schon der erste Satz des Romans aufmerksam, wo von der »vorläufigen Biographie des teuren, vom Schicksal so furchtbar heimgesuchten, erhobenen und gestürzten Mannes« die Rede ist. Das Böse als Schicksal? Ist es das vorangestellte Eingeständnis der letztlichen Unerklärbarkeit des Bösen, das so viel mit dem Dämonischen zu tun hat – dem in der Welt, dem in uns? War die luetische Infektion, die Genialisierung durch Krankheit, also auch nur Schicksal? Ja, vielleicht. Am Ende steht ja auch kein Urteil, sondern da geht es um »Gnade«, die für beide erbeten wird: für Leverkühn und für sein Vaterland.

»Das, was wir bös nennen, ist nur die andre Seite vom Guten«, schrieb schon der junge Goethe 1771 in seiner Shakespeare-Rede. In einem Brief vom Juni 1774 hieß es ähnlich: »Und ist das böse nicht gut und das gute nicht bös?« Die Frage blieb damals unbeantwortet. Auch Goethes *Faust* wusste es nicht. Thomas Manns Roman wusste es schließlich ebenfalls nicht. Und so brauchen wir es am Ende auch nicht zu wissen. Wir wissen nur: Hätte Thomas Mann gewusst, dass die Diagnose »progressive Paralyse« als Folge einer luetischen Infektion mit größter Wahrscheinlichkeit für Nietzsche nicht stimmt, sondern dass dahinter ein ganz anderes Krankheitsbild stand, für das Nietzsche nichts konnte, dem er unschuldig ausgeliefert war, dann hätte er seinem *Faustus*-Roman nicht die Lebensgeschichte Nietzsches unterlegt. Vielleicht aber doch – denn der Name Nietzsches fällt in Thomas Manns Roman kein einziges Mal. Es war ja auch vor allem ein Deutschland-Roman, kein Nietzsche-Roman. Es war das Unheimliche, die Aura des Verruchten, das Diabolische und Nicht-Geheure einer Krankheit, für die es seit langem und besonders zur Zeit der Jahrhundertwende, als das Interesse am kranken Künstler wohl am größten war, nur diesen einen Namen, dieses Wort »Syphilis« gab. Es stand lange Zeit, bis 1943, für die Ohnmacht der ärztlichen Kunst, der Krankheit beizukommen. Aber es hatte in der Literatur und eben im Deutschland-Roman Thomas Manns eine einzigartige Macht.

85 GW XI, S. 1142f.

Literaturverzeichnis

Beard, George M.: Die Nervenschwäche (Neurasthenia). Ihre Symptome, Natur, Folgezustände und Behandlung, Leipzig 1889.

Bertram, Ernst: Nietzsche. Versuch einer Mythologie, Berlin 1922.

Brann, Henry W.: Nietzsche und die Frauen, Bonn [2]1978.

Buschke, Abraham, Martin Gumpert, Werner Fischer-Defoy (Hg.): Geschlechtskrankheiten bei Kindern: Ein ärztlicher und sozialer Leitfaden für alle Zweige der Jugendpflege, Berlin 1926.

Deussen, Paul: Erinnerungen an Friedrich Nietzsche, Leipzig 1901.

Dostojewski, Fiodor M.: Die Brüder Karamasoff, übertragen von E. K. Rahsin, Darmstadt 1964.

Wilhelm Gennerich: Die Syphilis des Zentralnervensystems: ihre Ursachen und ihre Behandlung, Berlin 1921.

Hayman, Ronald: Friedrich Nietzsche. A critical life, London 1980. Dt. als: Friedrich Nietzsche. Der mißbrauchte Philosoph, München 1985.

Johann Astrucs [...] Abhandlung aller Venuskrankheiten, aus dem Französischen übers. durch Johann Gottlob Heise, Frankfurt a..M/ Leipzig 1764.

Koszka, Christiane: MELAS (Mitochondriale Enzephalomyopathie, Laktazidose und Schlaganfall-ähnliche Episoden). Eine neue Diagnose von Nietzsches Krankheit, in: Nietzsche-Studien 39 (2010), S. 573-578.

Mann, Thomas: Briefe 1937-1947, hg. von Erika Mann, Frankfurt a. M. 1963.

–: Gesammelte Werke in dreizehn Bänden, Bd. VI., Frankfurt a. M. 1974.

–: Gesammelte Werke in Einzelbänden, Frankfurter Ausgabe, hg. von Peter de Mendelssohn, Frankfurt a. M. 1980.

–: Dichter über ihre Dichtungen. Teil III: 1944-1955, hg. von Hans Wysling unter Mitwirkung von Marianne Fischer [Dichter über ihre Dichtungen. Bd. 14/III. Verantwortliche Herausgeber Rudolf Hirsch und Werner Vordtriede], o. O. (Ernst Heimeran Verlag) 1981.

–: Notizbücher 7-14. Hg. von Hans Wysling und Yvonne Schmidlin, Frankfurt a. M. 1992.

Möbius, Paul J.: Über das Pathologische bei Nietzsche [Grenzfragen des Nerven- und Seelenlebens. Einzel-Darstellungen für Gebildete aller Stände hg. von Dr. L. Loewenfeld u. Dr. H. Kurella], Wiesbaden 1902.

Morel, Benedict A.: Traité des dégénérescenses physiques, intellectuelles et morales de l'espèce humaine et des causes qui produisent ces variétés maladives, Nachdruck Paris 1959.

Nietzsche, Friedrich: Menschliches, Allzumenschliches, Teil I und II, Kritische Studienausgabe, hg. von Giorgio Colli u. Mazzino Montinari, München 1999.
Podach, Erich: Nietzsches Zusammenbruch. Beiträge zu einer Biographie auf Grund unveröffentlichter Dokumente, Heidelberg 1930.
–: Gestalten um Nietzsche. Mit unveröffentlichten Dokumenten zur Geschichte seines Lebens und seines Werks, Weimar 1932.
Schonlau, Anja: Syphilis in der Literatur. Über Ästhetik, Moral, Genie und Medizin (1880-2000), Würzburg 2005.
Schopenhauer, Arthur: Sämtliche Werke, Bd. II, Leipzig 1922.
Springer, Brunold: *Die genialen Syphilitiker*, Berlin ^{4}1933.
Vaget, Hans R. (Hg.): Thomas Mann – Agnes E. Meyer: Briefwechsel 1937-1955, Frankfurt a. M. 1992.
Volz, Pia D.: Nietzsche im Labyrinth seiner Krankheit. Eine medizinisch-biographische Untersuchung, Würzburg 1990.
Wimmer, Ruprecht: Kommentar, in: Thomas Mann. Große kommentierte Frankfurter Ausgabe Bd. 10.2, Frankfurt a. M. 2007.
Wysling, Hans: Narzißmus und illusionäre Existenzform. Zu den Bekenntnissen des Hochstaplers Felix Krull, Bern/München 1982.

Ingrid Kästner

Heilungsversprechen

Arzneimittelreklame in der ersten Hälfte des 20. Jahrhunderts

Obgleich das Wort »Reklame« heute weitgehend durch »Werbung« ersetzt wird, trifft Ersteres doch den Kern der Sache: »Reklame«, »réclame«, vom lateinischen reclamare, kann mit »entgegenschreien« übersetzt werden. Ihr Zweck besteht – nach dem Brockhaus von 1935 – darin, »planmäßig die Menschen zum selbstgewollten Aufnehmen, Erfüllen und Weiterverbreiten eines bestimmten Zweckes [zu] veranlassen« unter Verwendung von Werbeelementen, die man nach Inhalt, Erscheinungsform und Gestaltung einteilen kann.[1] Die Definition hat sich bis heute, da die Werbung über ganz neue Mittel wie Fernsehen und Internet verfügt, zugleich aber umfangreiche gesetzliche Bestimmungen regelnd in sie eingreifen, wenig geändert: Als Werbung bezeichnet man »jede Darbietung von Botschaften mit dem Ziel, Einstellungen und Handlungen der Adressaten zum Vorteil des Werbetreibenden zu steuern«.[2]

Die pharmazeutisch-industrielle Werbung, einschließlich der gesetzgeberischen Regulative, hat Lill[3] sorgfältig untersucht und auch gezeigt, wie sich die Werbemethoden im Laufe der ersten Hälfte des 20. Jahrhunderts verändert haben. Zu speziell beworbenen Produkten gehören Arzneimittel, deren ursprünglicher Zweck in der älteren Bezeichnung »Heilmittel« zum Ausdruck kommt. So wie sich die Anwendungsbereiche der unter »Arzneimittel« subsummierten Produkte erweitert und geändert haben, so hat auch die Arzneimittelwerbung in Umfang sowie Inhalt und Art der Werbung erhebliche Veränderungen erlebt. Deutlich wird das u. a. in der starken Zunahme visueller Elemente oder der Verwendung von Musik, welche in der schnelllebigen, auf starke Reize setzenden Gegenwart die durch die Sprache vermittelte Botschaft unterstreichen, oft aber auch zurückdrängen. Es wäre z. B. ein lohnender

1 Stichwort »Werbung«, in: Der große Brockhaus, Band 20 (Wan-Zz), Leipzig ^{15}1935, S. 227 f.

2 Stichwort »Werbung«, in: Brockhaus Enzyklopädie, Band 24 (Wek-Zz), Mannheim ^{19}1994, S. 66.

3 Ursula Lill, Die pharmazeutisch-industrielle Werbung in der ersten Hälfte des 20. Jahrhunderts, Stuttgart 1990.

Gegenstand, das Verhältnis von Wort und Bild über die Jahrzehnte der industriellen Werbung genauer zu untersuchen.[4] Wie Wehking[5] richtig feststellt, ist Werbung Untersuchungsgegenstand für verschiedene Fachdisziplinen, so für Psychologie, Betriebswirtschaftslehre, Soziologie, Politologie oder Linguistik – weitere Gebiete wären hinzuzufügen.

Wenn hier die »Heilungsversprechen« der Arzneimittelreklame untersucht werden, so soll nicht die Sprache der Anzeigenwerbung[6] im Mittelpunkt stehen, sondern die primär über Sprache vermittelte Botschaft, also der den potentiellen Käufer und Nutzer ansprechende Inhalt. Es soll gezeigt werden, wie sich dieser auf existentielle Befürchtungen, Ängste und Hoffnungen bezieht, die für jeden Menschen mit seiner Gesundheit, seinem Wohlbefinden und seiner Leistungsfähigkeit – der körperlichen und geistigen – verbunden sind. Es wird der Frage nachgegangen, welche Inhalte die Werbesprüche in der ersten Hälfte des 20. Jahrhunderts transportierten, welche Erwartungen sie weckten, welche Bedürfnisse sie induzierten und wie es um die Erfüllung dieser Versprechen stehen konnte.[7]

An ausgewählten Jahrgängen medizinischer Zeitschriften (*Deutsche Medizinische Wochenschrift, Klinische Wochenschrift, Münchener Medizinische Wochenschrift, Monatsschrift für Geburtshilfe und Gynäkologie*) und einer Tageszeitung (*Leipziger Volkszeitung/LVZ*) wurde für die erste Hälfte des 20. Jahrhunderts dieser Frage nachgegangen und zugleich deutlich gemacht, wie die Sprache der Werbung sich nicht nur mit dem angesprochenen Personenkreis änderte, sondern auch den jeweiligen Zeitgeist und die Erwartungen in die Möglichkeiten der Medizin widerspiegelt.

Die zahlreichen Broschüren, Prospekte, Handzettel, Reklame-Beipackzettel oder Plakate an Litfaßsäulen, die im untersuchten Zeitraum häufige Mittel der Publikumswerbung wurden, konnten im Rahmen dieser kurzen Betrachtung nicht Berücksichtigung finden.

4 Frankreich und die USA gingen in der Verbindung von Wort und Bild in der Werbung voran, vgl. William Castagnoli, The Story of Medical Advertising in America, Huntington, NY 1999.

5 Erwin Wehking, Arzneimittelwerbung. Anzeigen in medizinischen Fachzeitschriften, Hamburg 1985, S. 12.

6 Dazu siehe z. B. bei Ruth Römer, Die Sprache der Anzeigenwerbung, Düsseldorf 1976.

7 Zu letzterer Frage gibt es für die später eingeführte Gruppe der Antibiotika eine spezielle Untersuchung. Vgl. Margarete Elbert u. Wolfgang Stille, Wahrheit und Dichtung in der Antibiotikawerbung. Eine Analyse aus medizinischer Sicht, München/Bern/Wien 1984.

Reklame für Arzneimittel existierte bereits lange vor dem Entstehen der pharmazeutischen Industrie.[8] Marktschreier und fahrende Spezialitätenhändler priesen ihre Mittel mit gewaltigen Versprechungen und Übertreibungen an. In einer Zeit, in der Seuchen wie die »abscheuliche Kranckheit der roten Ruhr« und die »gefehrliche Kranckheit der Pestilentz«[9] wüteten, klammerten sich die Menschen an den Glauben, die angepriesenen Mittel könnten Wunder wirken. Je überzeugender die unglaublichen Eigenschaften der Elixiere beschrieben wurden, umso höher der Absatz. Doch war der potentielle Käufer gesund und nicht willig zu kaufen, so soll es Händler gegeben haben, die »ihre Kundschaft durch ihr Auftreten so geängstigt hätten, dass manche Bauern vor lauter abergläubischen Befürchtungen sogar Geld borgten, um ihnen etwas abzukaufen«.[10] Fördernd auf den Absatz wirkte es auch schon in früheren Zeiten, wenn man die Spezialitäten auf bekannte Persönlichkeiten – damals z.B. Hippokrates, Galen, Avicenna oder Paracelsus – zurückführte und die Mittel damit zusätzlich mit der Aura des Besonderen und Authentischen umgab. Viele der Geheimmittel überdauerten ihre Erfinder und ließen sich z.T. noch lange in den Pharmacopöen nachweisen.[11]

Die eigentliche Zeit der Arzneimittelreklame begann aber mit der sich rasch entwickelnden pharmazeutischen Industrie um 1900. Nachdem zunächst die Arzneimittel noch in den Apotheken aus vom Chemikalien- und Drogengroßhandel gelieferten Ausgangsprodukten hergestellt wurden, nahm die Anzahl der konfektionierten, der Fertigarzneimittel zu. Hatte zunächst die Reklame sich vor allem an die Apotheker gewendet und sie vor Verfälschungen durch Konkurrenten gewarnt,[12] war nun die Industrie bestrebt, den Patienten als Konsumenten zu erreichen, was vor allem über die Ärzte gelingen konnte. Dabei wurden

8 Heinz Zimmermann, Arzneimittelwerbung in Deutschland vom Beginn des 16. bis Ende des 18. Jahrhunderts, Würzburg 1974.

9 Johann Thölde, Bericht / Der abschewlichen Kranckheit der roten Ruhr / Durchbruch oder Durchlauff / auch der gantz geschwinden und gefehrlichen Kranckheit der Pestilentz / etc., Erffordt 1599, Reprint Freiberg (Sachsen) 2009.

10 Uta Meier, Zwischen Apotheker und Scharlatan. Zum Laborantengewerbe im westlichen Erzgebirge, Dresden 1996, S. 40.

11 Erika Hickel, Die Arzneimittel in der Geschichte. Trost und Täuschung – Heil und Handelsware, Nordhausen 2008, S. 295.

12 Die Ichthyol-Gesellschaft Cordes, Hermanni & Co. aus Hamburg ließ es sich 1910 im Archiv der Pharmazie eine halbe Seite kosten, um vor den Verfälschungen seines Ichthyol zu warnen und »um gütige Mitteilung zwecks gerichtlicher Verfolgung [zu bitten], wenn irgendwo tatsächlich solche Unterschiebungen stattfinden«.

alle Register gezogen: Beim Versprechen von Heilung, allgemeiner Steigerung von Gesundheit und Leistungsfähigkeit oder Verjüngung finden sich Beispiele von Übertreibung bis zu offensichtlicher Lüge. Man scheute sich nicht, dem Patienten »Wirkungen, die an Wunder grenzen«[13] einreden zu wollen. Freilich gab es noch nicht die heutigen gesetzlichen Beschränkungen und Vorgaben, auch noch keine aufgeklärten Patienten, die sich sachlich informieren wollten. Doch sah man staatlicherseits bereits Anfang des 20. Jahrhunderts die Gefahren übertriebener Werbung, die zu sinnloser und dem Patienten schadender Selbstmedikation führen konnte, und es erschienen erste, stets zu aktualisierende Listen von Mitteln, für die nicht öffentlich geworben werden durfte.[14]

Fach- und Publikumswerbung, zunächst getrennt, erlebten durch den Einsatz professioneller Werbespezialisten einen starken Aufschwung. Und die Ärzte? Der unerbittliche Kritiker Karl Kraus zitiert unter der Überschrift »Ärzte und Presscorruption« in *Die Fackel* die Zuschrift eines Wiener Arztes,[15] in der es heißt:

> […], mit welchen Ausdrücken sollte man dann Fachzeitschriften verdammen, die den Wert oder Unwert des in ihren Inseraten Angekündigten doch kennen müssen? Die Fachzeitungen – ich spreche als Arzt hier von den medicinischen – treiben es zumeist noch bunter als die von Ihnen mit Recht gegeißelte ›Zeit‹. […] Mit dem Niedergange unserer Fakultät verlor auch die Wiener medicinische Fachpresse an Wert. […] Den Entgang an Abonnementsgeldern muss die Inseratengebür [sic!] ersetzen. […] Alle möglichen Inserate werden in jeder beliebigen Form aufgenommen. […] Zwischen Geschäftsleitung und Inserenten schleicht sich auch hier ein Vermittler ein, der auf die Presse den verderblichsten Einfluss ausübt. Dem Inserenten verspricht er billigere und nutzbringendere Inserate, die Geschäftsleitung macht er allen seinen Wünschen gefügig, da er ihre Insertionseinnahmen von seinem Belieben abhängig machen kann. Diese

13 Gerd Ulrich, Wirkungen, die an Wunder grenzen. Arzneimittelwerbung in Deutschland 1830 bis 1930, Norderstedt 2007.

14 So durch die »Verordnungen über den Verkehr mit Geheimmitteln und ähnlichen Arzneimitteln« vom Mai 1903. Die sich seitdem stets verändernden und zunehmend verschärften gesetzlichen Regulierungen enthalten heute z. B. ein ausnahmsloses Verbot der Publikumswerbung für verschreibungspflichtige Arzneimittel. Vgl. Fabian Rieß, Publikumswerbung für verschreibungspflichtige Arzneimittel, Frankfurt a. M. u. a. 2007.

15 Karl Kraus, Ärzte und Presscorruption, in: Die Fackel 3 (1900), H. 36, S. 20-26.

> Abhängigkeit wird, insbesondere wenn es sich um neue Heilmittel handelt, nicht bloß dahin ausgenützt, dass die Zeitschrift keine absprechenden Urtheile bringen darf; sie muss auch auf Commando des Agenten lobende Berichte abdrucken und sinkt damit vollends auf das Niveau unsrer Tagespresse hinab. [...] Nicht bloß der fernerstehende Arzt wird über den Wert eines Mittels getäuscht; was in Fachzeitungen stand, geht mit oder ohne Zuthun des interessierten Inserenten in Tageszeitungen über und wird als echtes Geld der Wissenschaft in Cours gesetzt. Um ein neues Heilmittel zur – verdienten oder nichtverdienten – Anerkennung zu bringen, ist nichts als Geld für Reclame vonnöthen; die Durchschnittskosten werden derzeit mit hunderttausend Gulden angegeben. In letzter Linie leidet unter solchem Geschäftstreiben der Kranke, der ein oft minderwertiges Mittel theuer – nicht nur mit Geld – bezahlen muss.

Diese Zuschrift des österreichischen Arztes ergänzt Karl Kraus mit dem Beispiel eines Privatdozenten der Wiener Universität, der gemeinsam mit einem Inseratenagenten ein »Bureau für wissenschaftliche Berichte« gegründet hatte, das sich erbötig machte, auf Wunsch bis zu zehn von verschiedenen Autoren angefertigte, verschieden formulierte Referate zu liefern, »damit nicht durch die gleiche Form in verschiedenen Journalen der Reclamecharacter solcher Referate besonders hervortritt«. Karl Kraus forderte die Wiener medizinische Fakultät auf, dem Herrn Privatdozenten die venia legendi zu entziehen und ihn damit von einer Fessel zu befreien, die ihn an der Ausübung des einträglichen Berufes eines Inseratenagenten verhindere. Und er fügt in gewohnt sarkastischer Weise hinzu: »Die Wissenschaft kann an dem Manne sicherlich nicht so viel verlieren, als er durch die Erzeuger pharmaceutischer Präparate gewinnen kann.«

Obwohl sich diese Kritik vor allem auf die in Österreich erscheinenden medizinischen Zeitschriften bezog, war die Praxis in Deutschland kaum anders: Das *Archiv der Pharmazie* (248/1910) bat explizit: »Die geehrten Leser werden gebeten, bei Bestellungen auf die Anzeigen unserer Zeitschrift Bezug nehmen zu wollen.«

In welchem Zwiespalt sich die Ärzte zunehmend befanden, lässt sich aus einer Rezension von Wolfgang Heubner (damals Heidelberg) in der *Klinischen Wochenschrift* (10/1931) ablesen, in der es heißt: »Daß der rein wirtschaftliche Standpunkt auf diesem Gebiete [der Arzneimittel-Spezialitäten, I. K.] eine Gefahr bedeutet, obwohl ihn sich manche der im Schrifttum auftretenden Ärzte zu eigen machen, mag durch die unverhohlene Meinung des Verf. [des rezensierten Buches, I. K.] belegt werden, daß die Propaganda für Spezialitäten ein Vorteil für die

Volksgesundheit sei, weil dadurch das Laienpublikum über Krankheitssymptome usw. rechtzeitig aufgeklärt werde.«[16]

In der Arzneimittelreklame, die sich an die Ärzte richtete, musste man sich eines wissenschaftlichen Stils und möglichst sachlich erscheinender Angaben bedienen, doch wählte man auch hier Mittel, die ebenso in der Publikumswerbung Erfolg versprachen: Ein suggestiver, werbewirksamer Name,[17] Fachtermini (die aber auch beim Laienpublikum Eindruck machten), der Bezug auf Personen, die entweder den Fortschritt der Wissenschaft verkörperten oder an ihrer Person die erwünschte Wirkung erfahren hatten, dazu Begriffe wie »altbewährt«, »hundertfach erprobt« oder »einzigartig«. Häufig bediente man sich auch der Superlative »bestes«, »stärkstes«, »wirksamstes« Mittel, ebenso des Hinweises »absolut unschädlich«.

Je weniger ein Wirkungsmechanismus wissenschaftlich erklärt werden konnte, umso allgemeiner blieben dazu die Ansagen und umso weiter gefasst wurden die Anwendungsbereiche. So lautete z. B. in der *Monatsschrift für Geburtshilfe und Gynäkologie* (Bd. XI/1900) die Reklame für *Ichthyol*:

> Ichthyol wird mit Erfolg angewandt: bei Frauenleiden und Chlorose, bei Gonorrhoe, bei Krankheiten der Haut, der Verdauungs- und Circulations-Organe, bei Lungen-Tuberkulose, bei Hals-, Nasen- und Augen-Leiden, sowie bei entzündlichen und rheumatischen Affectionen aller Art, theils in Folge seiner [...] reducirenden, sedativen und antiparasitären Eigenschaften, anderntheils durch seine die Resorption befördernden und den Stoffwechsel steigernden Wirkungen.

Ebenfalls in der *Monatsschrift für Geburtshilfe und Gynäkologie* wird *Orexin* als »echtes Stomachikum« und »bewährtes Antemetikum« beworben und angepriesen bei Appetitlosigkeit, Hyperemesis gravidarum, Atonie des Magens und bei Erbrechen nach Chloroformnarkose, bei Aufstossen und sonstigen Beschwerden nach starken Mahlzeiten, zugleich aber als »Unentbehrlich in der Kinderpraxis«. Es wird kein Hinweis auf die Inhaltsstoffe gegeben, dafür aber auf ausführliche Literatur verwiesen, welche bei der Herstellerfirma bezogen werden könne.

Auch die Firma Prof. Dr. v. Poehl & Söhne aus Berlin (mit dem Stammhaus in Sankt Petersburg), einer der wichtigsten Hersteller von Organo-

16 Wolfgang Heubner, Rezension zu: Die Arznei-Spezialität. Kritisches zum Kampf um die Spezialitäten-Gesetzgebung, von W. Stader, Eberswalde 1931, in: Klinische Wochenschrift 10 (1931), S. 1274.

17 Erwin Wehking, Produktnamen für Arzneimittel. Wortbildung, Wortbedeutung, Werbewirksamkeit, Hamburg 1984.

therapeutika vor dem ersten Weltkrieg,[18] verweist in der Werbung für *Mammin-Poehl* auf sein Compendium und »Versuchsquanten gratis« sowie auf Literatur, u. a. in der *Allgemeinen Medizinischen Central-Zeitung* und der *Münchener Medizinischen Wochenschrift*. »Mammin-Poehl, die Synergetische Gruppe der wirksamen Substanz der Milchdrüse«, sollte erfolgreich anzuwenden sein bei »Fibromyomen, Meno- und Metrorrhagien, chronischen Metrititen [sic!]« und allgemein »nervösen, auf Hyperämie der Geschlechtssphäre beruhenden Zuständen«. Testes-Extrakt (Testiculin) von Dr. Freund & Dr. Redlich, Berlin, versprach Wirksamkeit bei »Prostatismus und Prostatahypertrophie, sexueller Neurasthenie und bei Impotenz« (*Deutsche Medizinische Wochenschrift* 36/1910).

Neben Arzneimitteln nahmen die medizinischen Zeitschriften aber auch Annoncen auf für Stärkungsmittel, wie *Ovomaltine* als »Nähr- und Heilmittel ersten Ranges« oder *Blell's arom. Pepsinwein*, dessen Qualität und Wirksamkeit, seine »vorzügliche(n) Erfolge bei akutem u. chronischem Magenkatarrh, nervöser Dyspepsie, gestörter Verdauung« sowie »hervorragend appetitanregende Wirkung bei Rekonvaleszenten und nach schwerem Wochenbett« durch zwei »vereidigte Chemiker und einen vereidigten Handelschemiker« und »zahlreiche Gutachten« bestätigt waren (*Deutsche Medizinische Wochenschrift* 36/1910).

Der Vergleich mit den Werbetexten in der *Leipziger Volkszeitung*[19] von 1900 bis 1930/31 zeigt zunächst den Umstand, dass die Zeitung zwar umfangreiche Reklameseiten mit Annoncen aller Art enthält, jedoch kaum für Heilmittel wirbt, und die Reklame für – zumeist – »Gesundheits- und Körperpflegemittel«[20] unterscheidet sich von der Werbung in pharmazeutischen und medizinischen Zeitschriften. Die Sprache ist direkter, häufig finden sich persönliche Schilderungen Kranker über ihre un-

18 Kästner, Ingrid: Alexander Poehl (1850-1908) und die Organotherapie, in: Regine Pfrepper, Ingrid Kästner u. Dietrich von Engelhardt (Hg.), Von Samuel Gottlieb Gmelins Reise durch Russland bis zum Niedergang der Apothekerfamilie Poehl, Aachen 2001, S. 251-264.

19 Die Leipziger Volkszeitung, deren erste Nummer am 1. Oktober 1894 erschien, war die Zeitschrift der Sozialdemokratie mit weit über Leipzig ausstrahlender Wirkung und dem Untertitel »Organ für die Interessen des gesamten werktätigen Volkes«. Sie kämpfte in ihren Beiträgen Ende der 1920er/Anfang der 1930er Jahre sowohl gegen die Nationalsozialisten wie gegen die Kommunisten und wurde 1933 verboten.

20 Die Terminologie der diversen Mittel, die damals und heute nicht zu den Arzneimitteln gezählt, aber in Drogerien, z. T. in Apotheken, und inzwischen auch in Supermärkten verkauft werden, soll hier nicht diskutiert werden. Dazu bei Florian Mildenberger, Medikale Subkulturen in der Bundesrepublik Deutschland und ihre Gegner (1950-1990), Stuttgart 2011.

glaubliche Heilung. Der vergleichsweise geringe Anteil von Heilmittelreklame in der *LVZ* scheint erstaunlich,[21] da insbesondere in der Gesellschaft der Weimarer Republik bereits Gesundheit, Leistungsfähigkeit, Sportlichkeit, Schönheit als höchst erstrebenswert angesehen und auch in öffentlichen Kampagnen propagiert wurden. Doch liegt die Erklärung wohl in der Leserschaft der *LVZ*, die vor allem aus (SPD- bzw. gewerkschaftlich organisierten) Arbeitern, Angestellten, Handwerkern und kleinen Ladenbesitzern bestand. Darauf weisen auch Annoncen hin wie »Arbeiterfrauen – beruft Euch bei Euren Einkäufen auf die LVZ!« und die Angebote im Annoncenteil für Kleidung, Schuhe, Lebensmittel, Weine und Biere, Zigaretten (alles oft mit dem Zusatz »zu günstigen Preisen«, »billig« oder »Ausverkauf«), aber auch Anzeigen für chemische Reinigung, künstliche Zähne, Tanzabende in Gaststätten, für Theateraufführungen und nicht zuletzt für Bücher (eine Novelle von Halldór Kiljan Laxness erschien sogar in Fortsetzungen!).

Nachdem am 29. Juni 1914 über die »Bluttat von Sarajewo« berichtet worden war und 1915 die ersten Todesanzeigen der im Krieg Gefallenen erschienen, warb die *LVZ* auch erstmals für das Schmerzmittel *Togal*, das von dem 1914 als »Kontor Pharmacia« gegründeten, bis heute bestehenden Togal-Werk hergestellt wird. Die kleine, oft wiederkehrende Annonce lautete: »Bei rheumatischen und Nervenschmerzen besorge man sich sofort aus der nächsten Apotheke Togal-Tabletten. Ärztlich glänzend begutachtet.« Später wurden die Indikationen etwas präzisiert: »Togal bei Influenza, Ischias und Hexenschuß«.

Doch ist die in der *LVZ* enthaltene Heilmittelreklame vor allem eine Fundgrube für Beispiele hemmungsloser Übertreibung, wenn z.B. bei *Kaiser's Brust Caramellen* zu lesen ist: »Millionen gebrauchen sie gegen Husten, Heiserkeit, Katarrh, schmerzendem Hals, Verschleimung, Keuchhusten, als Vorbeugungsmittel gegen Erkältungen« und »6100 notariell beglaubigte Zeugnisse verbürgen den sicheren Erfolg«, oder »Eine neue Haut [...] durch Vater Philipp Schuppenspiritus«, ebenso »bis zum 24. Lebensjahr mit Flechten an den Beinen, Armen und im Gesicht behaftet und durch Gebrauch von Obermeyers Medizinal-Herba-Seife nunmehr geheilt [...]. Von großartiger Wirkung bei Pickeln und Mitesser im Gesicht.« (*LVZ*, April 1914)

21 Vergleicht man die Annoncen in der LVZ mit den Ergebnissen von Buchholz, so ist dessen Ausbeute an Werbung für Heilmittel, Stärkungs- und Körperpflegemittel reicher, was aber wohl mit der unterschiedlichen Leserschaft zusammenhängt. Vgl. Gerhard Buchholz, Arzt, Medizin und Heilmittelwerbung im Spiegel einer deutschen Provinzzeitung, dargestellt am Beispiel des Duisburger Generalanzeigers innerhalb dreier Generationen, Köln 1981.

Eine große Anzeige fragt: »Macht Fett krank?«, und es folgt der Bericht einer dicken Frau, die ihre vergeblichen Versuche abzunehmen schildert, um dann den Effekt von *REKTOL* folgendermaßen zu beschreiben: »Heute sehe ich [...] um zwanzig Jahre jünger aus, ohne Runzeln und Falten ohne Doppelkinn und ohne starke Hüften [...] tanze und singe den ganzen Tag [...] besitze Energie, Lebensfreude und Ausdauer [...], denn nur REKTOL hat mir geholfen.« (*LVZ*, April 1914)

Zwei weitere Beispiele seien für die »Berichte« wunderbar geheilter Patienten angeführt (*LVZ*, Januar 1931). Ein *Indisches Kräuterpulver* war offenbar omnipotent, denn eine Patientin, die an »rheumatischen Schmerzen (Ischias), dick geschwollenen Beinen, großen Schmerzen sowie Schlaflosigkeit« gelitten hatte, war nach nur 8 Tagen Einnahme des Wunderpulvers geheilt: »Zuerst verschwanden die Geschwülste an den Beinen, [...]. Weiter ließen die Schmerzen und Schlaflosigkeit nach [...]. Ich werde aber das Pulver weiter nehmen, da es gut für die Verdauung ist und eine solche für den Menschen nur von Vorteil sein kann [...].« Ein anderer Patient, der »seit 1920 an Rheumatismusschmerzen im Rücken und Nacken ebenso an Arterienverkalkung« litt und erfolglos ärztlich behandelt wurde, nahm das *Indische Kräuterpulver* – und: »Nach 4 Schachteln war ich wie neugeboren.«

Nach 1933 setzten die Nationalsozialisten in rascher Folge Gesetze durch, mit denen sie politisch Andersdenkende und als »nichtarisch« diskriminierte Menschen verfolgten, ihrer bürgerlichen Existenz beraubten, in die Emigration trieben und umbrachten. Mit einer völligen Gleichschaltung im Gesundheitswesen nach dem »Führerprinzip« wurde auch die Grundlage geschaffen zur Durchsetzung der Maßgaben der nationalsozialistischen Rassenideologie und einer »Gesundheitsführung«, deren leistungsmedizinische Ausrichtung der Kriegsvorbereitung diente. Auch die Werbung wurde entsprechend reguliert. In den Erläuterungen zur 17. Bekanntmachung des Werberates der deutschen Wirtschaft[22] heißt es:

> Wohl auf keinem Gebiete der Wirtschaftswerbung waren die Folgen einer übertriebenen, unrichtigen und marktschreierischen Werbung so gefährlich wie bei der Heilmittelwerbung. Hier steht ja nicht nur die Lauterkeit der Werbung an sich oder das durch unlautere Werbung gefährdete Ansehen des deutschen Kaufmannes auf dem Spiele, sondern die deutsche Volksgesundheit. Eine verantwortungslose Werbung für Arznei- oder Heilmittel kann zu den schwersten volksgesundheitlichen Schädigungen führen.

22 Erläuterungen zur 17. Bekanntmachung des Werberates der deutschen Wirtschaft, in: Heilmittelwesen und Werbung 6 (1936), H. 2/3, S. 44f., hier S. 44.

Auf die Methoden der Heilmittelwerbung, z. B. die auch aus Einsparungsgründen propagierte Gemeinschaftswerbung, soll hier nicht eingegangen werden.[23] Die Inhalte der Werbung passten sich weitgehend den gesundheitspolitischen Vorgaben an, wie an einige Beispielen gezeigt werden soll.

»Den Schaffenden zur Erhaltung ihrer Energien, zur Festigung des Organismus gegen Infektionen und ähnliche Schädlichkeiten Vitatonin mit dem B=Vitamin-Komplex«, wird in der *Deutschen Medizinischen Wochenschrift* (62/1936) geworben. Der raschen Wiederherstellung der Leistungsfähigkeit sollte auch *Optonicum Merck* dienen: »Optonicum Merck zur Förderung der Erholung nach erschöpfenden Krankheiten, sowie bei Blutarmut infolge von Operationen, Geburten, Blutverlusten usw., ferner bei physischer und psychischer Erschöpfung durch Überarbeitung, Neurasthenie usw.« (*Deutsche Medizinische Wochenschrift* 63/1937). Mit Bezug auf Christian Wilhelm Hufelands »Die Kunst, das menschliche Leben zu verlängern«, ist bei der Vasenol-Werbung das Kapitel »Reinlichkeit und Hautkultur« in Hufelands Buch aufgeschlagen, vor dem ein sportlicher junger Mann posiert (*Deutsche Medizinische Wochenschrift* 63/1937). Bilder mit gesunden, den Rassevorstellungen entsprechenden »arischen« Menschen sollten die verbalen Aussagen unterstreichen, z. B. zwei junge Leute im Profil (»Rasseköpfe«) mit der Werbebotschaft: »Schafft ein starkes, stolzes Geschlecht! Gebt Ossin! Dr. Stroschein's Ossin-Eierlebertran schmeckt köstlich« (*Pharmazeutische Zeitung* 81/1934) – was uns heute eher zum Lachen reizt.

Mit den Kriegsvorbereitungen wurden auch Maßnahmen ergriffen, sich von Importen unabhängig zu machen, so durch Forcierung der heimischen Heilpflanzenproduktion.

Das »neue Prinzip der biologischen Therapie«, eine bei Dr. Madaus & Co. als TEEP bezeichnete Herstellungsart pflanzlicher Arzneimittel, schien selbst die schlimmsten Krankheiten heilen zu können: »China ›TEEP‹ 0 oder D1 gegen Malaria, Blutarmut, Asthma, Verdauungsstörungen, Durchfälle, Milzfieber, Unterleibstyphus, Keuchhusten, Basedow, Tuberkulose, Gangrän und von der Leber ausgehende Stoffwechselstörungen« (*Münchener Medizinische Wochenschrift* 82/1935) – wirklich staunenswert!

Trotz aller Einflüsse der nationalsozialistischen Ideologie und der zunehmenden Mangelwirtschaft blieben auch in den Jahren nach 1933 allgemeine Grundsätze und Inhalte der Arzneimittelwerbung erhalten

23 Dazu bei Christina Haberland: Die Arzneimittelreklame in medizinischen und pharmazeutischen Fachzeitschriften der Jahre 1933 bis 1945, Leipzig 1994.

und ebenso die Diskrepanzen zwischen den versprochenen Wirkungen und den (wie wir zumindest heute wissen) überhaupt möglichen Effekten vieler Mittel.

Und noch ein Gesichtspunkt soll genannt werden unter Bezug auf die bereits für frühere Jahrhunderte erwähnte Absatzförderung mittels Schilderung von Krankheiten und Leiden, die nur durch das angepriesene Mittel zu verhindern oder zu heilen sein sollten – oder, wie Vos[24] es nannte, »Drugs looking for diseases«. Wie z. B. der Mythos der Vitamine[25] von der pharmazeutischen Industrie durch Konstruktion eines Zustandes »Hypovitaminose« erzeugt wurde, um das großtechnisch hergestellte Vitamin C massenhaft absetzen zu können, ist eine erstaunliche Geschichte. Bächi[26] hat sie anhand zahlreicher Dokumente, vor allem aus dem Nachlass von Tadeus Reichstein[27] und den Archivalien im Historischen Archiv Roche, ebenso überzeugend wie amüsant dargestellt.

Da Skorbut als einziges, mit Vitamin-C-Mangel verbundenes Krankheitsbild keine Gefahr mehr darstellte und mühelos durch natürlich vorkommendes Vitamin C zu verhindern war, musste ein Bedürfnis nach großen Mengen Ascorbinsäure erzeugt werden. Es sei hier nach Bächli aus den Akten der Propaganda-Abteilung von Roche vom 19. September 1935 zitiert: »…dass sich das Publikum, wenn es sich plötzlich dem Gespenst der allgemein drohenden C-Hypovitaminose gegenüber sieht, nicht wenig erschrecken und Vitamin C in vermehrtem Masse konsumieren wird, wogegen wir uns natürlich nicht zur Wehr setzen würden.«[28] Und an anderer Stelle (Schreiben vom 30. Dezember 1935) wird zugegeben, dass man das Publikum nur zur regelmäßigen Einnahme des Mittels bringen könne, »wenn etwas Hokuspokus gemacht«

24 Reinder Vos, Drugs looking for diseases. A descriptive model for the process of innovative drug research with special reference to the development of the beta blockers and the calcium antagonists, Groningen 1989.

25 Petra Werner (Hg.), Vitamine als Mythos. Dokumente zur Geschichte der Vitaminforschung, Berlin 1998.

26 Beat Bächi, Vitamin C für alle! Pharmazeutische Produktion, Vermarktung und Gesundheitspolitik (1933-1953), Zürich 2009.

27 Tadeus(z) Reichstein (1897-1996), Schweizer Chemiker und Botaniker; nach Kindheit in Kiew, Schulzeit in Jena und der Schweiz Chemiestudium an der ETH Zürich; dort 1937 ao. Prof.; 1938 Direktor des pharmazeutischen Instituts der Universität Basel, 1946 zusätzlich Lehrstuhlinhaber für organische Chemie; 1960-67 Direktor des Instituts für organische Chemie der Universität Basel. 1934 Reichstein-Synthese der Ascorbinsäure; 1950 gemeinsam mit Edward C. Kendall und Philip S. Hench Nobelpreis für die Entdeckungen bei den Nebennierenrindenhormonen, ihrer Struktur und biologischen Wirkungen.

28 Zitiert nach Bächi 2009 (vgl. Anm. 26), S. 130.

würde.[29] Der »Hokuspokus« war erfolgreich, da er auch den Zeitgeist traf im Hinblick auf die Begeisterung für allgemeine Leistungsfähigkeit und sportliche Höchstleistungen sowie für einen »gesunden Volkskörper« – und das keineswegs nur in Nazi-Deutschland. Vitamin C wurde schließlich sogar als Mittel gegen Krebs propagiert, obwohl die Wissenschaft sich sehr skeptisch verhielt.[30]

Für die Bundesrepublik Deutschland der Jahre 1950 bis 1990 hat Mildenberger[31] gezeigt, dass trotz aller Bemühungen des Gesetzgebers und des Kampfes gegen »Kurpfuscherei« die Grauzone bei den Heilmitteln und der Patientenwerbung bestehen blieb.

Seit Ende des 20. Jahrhunderts hat der grenzüberschreitende »electronic commerce« rapide zugenommen, und auch die Arzneimittelwerbung bedient sich des World Wide Web.[32] Sterk[33] zitiert eine Studie von 2004, nach der allerdings trotz des allgemein genutzten Internets, der Gespräche mit Pharmareferenten und verschiedensten Werbematerials sich 95 % der Ärzte immer noch anhand von Fachzeitschriften informieren. Und erstaunlicherweise sind die Strategien der Heilmittelwerbung im Wesentlichen denen vor 100 Jahren ähnlich, jetzt allerdings in Handbüchern und Ratgebern für Pharma-Marketing wissenschaftlich untersetzt durch große Befragungen, Marktstudien und Einbeziehung der Ergebnisse aus Psychologie, Kommunikations- und Verhaltensforschung.[34]

Unabhängig vom Medium, ob Zeitschrift, Zeitung, Briefwurfsendung, Plakat, Radio, Werbespot in Kino und Fernsehen oder Internet, immer bediente und bedient Werbung für Arzneimittel die alten Wünsche der Menschen nach Gesundheit, Leistungsfähigkeit, Schönheit und nach dem Glück, gesund und vital ein hohes Alter zu erreichen – und verspricht dabei meist mehr, als das beworbene Mittel halten kann.

29 Zitiert nach Bächi 2009 (vgl. Anm. 26), S. 141.
30 Robert N. Proctor, The Nazi War on Cancer, Princeton 1999.
31 Mildenberger 2011 (siehe Anm. 20).
32 Georg Gellißen, Arzneimittelwerbung im Internet, Hamburg 2008. Zu aktuellen Regelungen des deutschen Heilmittelwerberechts siehe hier S. 7-9.
33 Sabine Sterk, Lifestylemedikamente. Kommunikationsverhalten, Hintergründe und Effekte, Saarbrücken 2006, S. 32.
34 Als Beispiele seien nur genannt Helmut E. Becker, Kommunikations-Strategien im Pharma-Markt. Verhaltenswissenschaftliche Ansätze zur Ärzte- und Patienten-Ansprache im Markt für verschreibungspflichtige Präparate, Heidelberg 1992; Günter Umbach, Erfolgreich im Pharma-Marketing. Wie Sie im Produktmanagement von Arzneimitteln Ärzte, Apotheker, Patienten, Experten und Manager als Kunden gewinnen, Wiesbaden 2011. Der Autor schreibt auf S. 140 sehr richtig: »Das Wort – geschrieben oder gesprochen – hat eine enorme Macht.«

Literaturverzeichnis

Bächi, Beat: Vitamin C für alle! Pharmazeutische Produktion, Vermarktung und Gesundheitspolitik (1933-1953), Zürich 2009.

Becker, Helmut E.: Kommunikations-Strategien im Pharma-Markt. Verhaltenswissenschaftliche Ansätze zur Ärzte- und Patienten-Ansprache im Markt für verschreibungspflichtige Präparate, Heidelberg 1992.

Buchholz, Gerhard: Arzt, Medizin und Heilmittelwerbung im Spiegel einer deutschen Provinzzeitung, dargestellt am Beispiel des Duisburger Generalanzeigers innerhalb dreier Generationen, Köln 1981.

Castagnoli, William: The Story of Medical Advertising in America, Huntington, NY 1999.

Elbert, Margarete; Stille, Wolfgang: Wahrheit und Dichtung in der Antibiotikawerbung. Eine Analyse aus medizinischer Sicht, München/Bern/Wien 1984.

Erläuterungen zur 17. Bekanntmachung des Werberates der deutschen Wirtschaft, in: Heilmittelwesen und Werbung 6 (1936), H. 2/3, S. 44 f.

Gellißen, Georg: Arzneimittelwerbung im Internet, Hamburg 2008.

Haberland, Christina: Die Arzneimittelreklame in medizinischen und pharmazeutischen Fachzeitschriften der Jahre 1933 bis 1945, Leipzig 1994.

Heubner, Wolfgang: Rezension zu: Die Arznei-Spezialität. Kritisches zum Kampf um die Spezialitäten-Gesetzgebung, von W. Stader, Eberswalde 1931, in: Klinische Wochenschrift 10 (1931), S. 1274.

Hickel, Erika: Die Arzneimittel in der Geschichte. Trost und Täuschung – Heil und Handelsware, Nordhausen 2008.

Kästner, Ingrid: Alexander Poehl (1850-1908) und die Organotherapie, in: Regine Pfrepper, Ingrid Kästner u. Dietrich von Engelhardt (Hg.): Von Samuel Gottlieb Gmelins Reise durch Russland bis zum Niedergang der Apothekerfamilie Poehl, Aachen 2001, S. 251-264.

Kraus, Karl: Ärzte und Presscorruption, in: Die Fackel 3 (1900), H. 36, S. 20-26.

Lill, Ursula: Die pharmazeutisch-industrielle Werbung in der ersten Hälfte des 20. Jahrhunderts, Stuttgart 1990.

Meier, Uta: Zwischen Apotheker und Scharlatan. Zum Laborantengewerbe im westlichen Erzgebirge, Dresden 1996.

Mildenberger, Florian: Medikale Subkulturen in der Bundesrepublik Deutschland und ihre Gegner (1950-1990), Stuttgart 2011.

Proctor, Robert N.: The Nazi War on Cancer, Princeton 1999.

Rieß, Fabian: Publikumswerbung für verschreibungspflichtige Arzneimittel, Frankfurt a. M. u. a. 2007.

Römer, Ruth: Die Sprache der Anzeigenwerbung, in: Sprache der Gegenwart, Düsseldorf 1976.
Sterk, Sabine: Lifestylemedikamente. Kommunikationsverhalten, Hintergründe und Effekte, Saarbrücken 2006.
Stichwort »Werbung«, in: Der große Brockhaus, Band 20 (Wan-Zz), Leipzig [15]1935, S. 227f.
Stichwort »Werbung«, in: Brockhaus Enzyklopädie, Band 24 (Wek-Zz), Mannheim [19]1994, S. 66.
Thölde, Johann: Bericht / Der abschewlichen Kranckheit der roten Ruhr / Durchbruch oder Durchlauff / auch der gantz geschwinden und gefehrlichen Kranckheit der Pestilentz / etc., Errfordt 1599, Reprint Freiberg (Sachsen) 2009.
Ulrich, Gerd: Wirkungen, die an Wunder grenzen. Arzneimittelwerbung in Deutschland 1830 bis 1930, Norderstedt 2007.
Umbach, Günter: Erfolgreich im Pharma-Marketing. Wie Sie im Produktmanagement von Arzneimitteln Ärzte, Apotheker, Patienten, Experten und Manager als Kunden gewinnen, Wiesbaden 2011.
Vos, Reinder: Drugs looking for diseases. A descriptive model for the process of innovative drug research with special reference to the development of the beta blockers and the calcium antagonists, Groningen 1989.
Wehking, Erwin: Produktnamen für Arzneimittel. Wortbildung, Wortbedeutung, Werbewirksamkeit, Hamburg 1984.
–: Arzneimittelwerbung: Anzeigen in medizinischen Fachzeitschriften, Hamburg 1985.
Werner, Petra (Hg.): Vitamine als Mythos. Dokumente zur Geschichte der Vitaminforschung, Berlin 1998.
Zimmermann, Heinz: Arzneimittelwerbung in Deutschland vom Beginn des 16. bis Ende des 18. Jahrhunderts, Würzburg 1974.

IV.
Arzt und Patient

Matthias Bormuth

»Von Freiheit zu Freiheit«
Die Arzt-Patient-Beziehung nach Karl Jaspers

Einleitung

Als Karl Jaspers 1941/42 die letzte und endgültige Fassung seiner *Allgemeinen Psychopathologie* schrieb, fügte er in den Klassiker der Psychiatrie Überlegungen zum Arzt-Patient-Verhältnis ein. Sie orientierten sich vor allem am psychotherapeutischen Gespräch und mündeten in emphatischen Sätzen über die »existentielle Kommunikation« als eine seltene und kostbare Möglichkeit: »Von Freiheit zu Freiheit wird im geschichtlich Konkreten der Situation gefragt und gesucht, weder bevormundet noch abstrakter Anspruch erhoben. [...] Arzt und Kranker sind beide Menschen und als solche sind sie Schicksalsgefährten. Der Arzt ist weder nur Techniker, noch nur Autorität, sondern Existenz für Existenz, vergängliches Menschenwesen mit dem anderen.«[1]

Dieses Ideal eines philosophischen Gespräches, das Arzt und Patient in der Lebenskrise – z.B. einer psychischen Krankheit – führen können, entwickelte Jaspers schon in den ersten Jahren der psychiatrischen Tätigkeit, also Jahre bevor er als Existenzphilosoph bekannt wurde. Sein Vortrag »Einsamkeit«, gehalten im Jahr 1915 vor Heidelberger Professoren, zeichnet auf der einen Seite ein gänzlich negatives Bild von Ärzten und Patienten, deren Verhältnis allein auf dem Machtgefälle der Worte gründet. Exemplarisch für einen Arzt, der gleichsam als Heiland die Herde seiner Patienten führt, steht für den noch gänzlich religionskritisch eingestellten Jaspers die Person Jesu: »Jesus nimmt sich als Vorbild, als Autorität für die anderen.«[2] Als positiver Kontrast dient ihm die Gestalt des Sokrates, der es ablehnt, für andere eine Autorität darzustellen und kraft seiner Worte Gefolgschaft zu fordern: »Sokrates weist es von sich, Prophet zu sein, er hat auch nicht

1 Karl Jaspers, Wesen und Kritik der Psychotherapie, in: Der Arzt im technischen Zeitalter, München 1986, S. 69-122, hier S. 88. Der Aufsatz ist eine Auskoppelung aus der letzten Auflage der *Allgemeinen Psychopathologie*, der als kleine Broschüre bei Piper im Jahr 1954 erschien.

2 Karl Jaspers, Einsamkeit, in: H. Saner (Hg.), Das Wagnis der Freiheit, München 1996, S. 11-31, hier S. 23.

Schüler als Anhänger und Nachbeter, er weist es von sich, Vorbild zu sein.«[3] Im Gegenteil, Sokrates will nach Jaspers den Einzelnen auf sich selbst verweisen, damit er jenseits der geläufigen Sinnmuster beginnt, nach der für ihn allein geltenden Lebenswahrheit zu fragen: »Er sagt, wenn er die mäeutische Methode der Erweckung des andern anwendet, [...] schließlich: ich weiß, daß ich nichts weiß; steht auf eigenen Füßen. Das ist seine Antwort an die Autoritätslustigen, die sich ihm anhängen möchten.«[4]

Der kurze, erst aus dem Nachlass veröffentlichte Vortrag dokumentiert eindrücklich, dass schon der junge Jaspers die konventionelle Rede und Rolle des Arztes, der seine Patienten in der Psychotherapie mit wissenden Worten beeinflusst, tief misstrauisch betrachtet. Im enthusiastischen Bild des Sokrates zeichnet sich ab, wie die Idee der persönlichen Freiheit später – vor allem nach der Begegnung mit Kants Philosophie – systematisch leitendes Motiv wird. Auf der anderen Seite war seine Kritik an der möglichen Unfreiheit in der Psychotherapie ausgelöst durch die Vorstellungen, die Viktor von Weizsäcker und Alexander Mitscherlich in Heidelberg im Blick auf die psychosomatische Medizin und die Psychoanalyse entwickelt hatten. Beide Aspekte will der Essay näher beleuchten.

Dietrich v. Engelhardt hat sich selbst seit Jahrzehnten mit diesen Fragestellungen befasst. Die in diesem Jahr – auch bei Wallstein – erscheinende Ausgabe der Korrespondenzen, die Jaspers unter anderem mit v. Weizsäcker und Mitscherlich führte, geben über Jaspers' Überlegungen zum Arzt-Patient-Verhältnis beredt Auskunft. Der kleine Beitrag zu der Festschrift will der gemeinsamen Arbeit ein Zeichen setzen. Teilweise greift er Gedanken auf, die ich zuvor schon in der Studie *Lebensführung in der Moderne. Karl Jaspers und die Psychoanalyse* entwickelt hatte.[5]

Viktor v. Weizsäcker und Karl Jaspers

Viktor v. Weizsäcker ist allgemein als Begründer der Psychosomatischen Medizin in Deutschland bekannt. Berühmt wurde sein Topos von der »Einführung des Subjekts in die Medizin«, formuliert während der Weimarer Jahre. Der Arzt solle nicht allein als objektiver Beobachter fungieren. Vielmehr lege es gerade der Verdacht auf psychische Ursa-

3 Ebd., S. 23.
4 Ebd., S. 23 f.
5 Vgl. Matthias Bormuth, Lebensführung in der Moderne. Karl Jaspers und die Psychoanalyse, Stuttgart 2002.

chen körperlicher Krankheiten nahe, dass er auch als »teilnehmender Beobachter« wirke, der mit subjektiven Einsichten helfen könne, die inneren Konflikte des Betroffenen, die ins Körperliche verdrängt seien, zu lösen. Mit anderen Worten: In der seelisch-somatischen Krise kann das deutende Wort des Arztes als entscheidende Instanz wirken. Mit diesem Selbstverständnis steht der Enkelsohn des berühmten protestantischen Theologen Carl Heinrich v. Weizsäcker, der die historische Kritik des Neuen Testamentes neben seiner Übersetzung vorangetrieben hatte, in säkularer Wendung nahe bei der dialektischen »Theologie der Krisis« seiner Zeit und ihrem Anspruch, dass das Wort Gottes die Geister scheidende Autorität besitzt. Bei Viktor v. Weizsäcker hält das anfängliche Wort des Arztes Gericht über den Zustand des Patienten, dessen kritischer Zustand keine andere Wahl lässt, als sich dem Urteil auszusetzen.

Neben dem protestantischen Glauben an die Macht des Wortes ist sein psychosomatisches Denken auch vom Geist des dialogischen Denkens geprägt, dessen Gestalt Martin Buber in diesen Jahren mit der kleinen Schrift *Ich und Du* verdichtet hatte. Die eigentliche, tiefere Person des Menschen kann rational nicht erfasst werden, sie entzieht sich dem objektivierenden Zugriff und öffnet sich allein dem Anderen, der als »Mitmensch« eine bedeutsame Rolle im eigenen Werden einnimmt. Der Begriff der »Begegnung« versucht die irrationale Kraft zu fassen, die in und jenseits der sprachlichen Verständigung dafür sorgt, dass der Mensch zu sich kommen kann. Mit Bubers Worten: »Ich werdend spreche ich Du. Alles wirkliche Leben ist Begegnung.«[6]

Zuletzt lässt es sich Viktor v. Weizsäcker nicht nehmen, seine Psychosomatik mit psychoanalytischen Begriffen und Theoremen zu verknüpfen, wobei er peinlich darauf achtet – auch im Gespräch mit Freud –, deren religionskritische Intention auszuschließen.[7] Sein Enthusiasmus für die wirkmächtige Theorie des Unbewussten ist so groß, dass er auf dem ersten Kongress der *Allgemeinen ärztlichen Gesellschaft für Psychotherapie* im Jahr 1926 provokativ die moderne »Psychologisierung« preist und prophezeit, ihre Deutungskraft werde zur »allgemeinen Enteignung von seelischem Privatbesitz« führen und die überkommene Idee vom »Heiligtum der Freiheit und des Schöpferischen« zerstören.[8]

6 Martin Buber, Ich und Du, Heidelberg 1979, S. 18.
7 Matthias Bormuth, Wider den »Atheismus« Freuds – Viktor v. Weizsäcker als Lebensphilosoph,in: Balint Journal 6 (2005), S. 97-107.
8 Viktor v. Weizsäcker, Psychotherapie und Klinik, in: Gesammelte Schriften, Bd. 5, Frankfurt a.M. 1987, S. 161-175, hier S. 169f.

Man kann sagen: Das Denken Viktor v. Weizsäckers speist sich aus unterschiedlichen Quellen. Die protestantische Wortmächtigkeit des göttlichen Wortes und die philosophisch Sinn stiftende Kraft des menschlichen Dialogs stehen neben der entlarvenden Autorität des ärztlichen Wortes in der Psychoanalyse. Verbunden sind die verschiedenen Ansätze durch den Glauben an die Macht des Wortes. Es ist jeweils das entscheidende Wort in der Krise des Lebens, das über das Vergangene zu Gericht sitzt und die Wende zum Neuen bringen kann, sofern man es annimmt und ihm folgt.

Als Jaspers 1931 die *Geistige Situation der Zeit* schrieb, kannte er Viktor v. Weizsäcker recht gut. Beide waren in den Weimarer Jahren Teil der Heidelberger Gelehrtenzirkel und über einige Jahre Nachbarn in der kleinen Gasse Plöck, unmittelbar bevor sie auf die Universitätsbibliothek traf. Der Psychosomatiker zeigte sich tief enttäuscht von dem Essay, in dem Jaspers die Psychoanalyse polemisch genauso wie Marxismus und Rassenhygiene als gefährliche wissenschaftliche Totalanschauung angegriffen hatte. Schweren Herzens schrieb v. Weizsäcker am Ende des Jahres an Jaspers: »Zwar bin ich mit den Wirkungen und Pendelschlägen Ihrer *Geistigen Situation* noch keineswegs zur Ruhe gekommen, aber wenigstens will ich Ihnen endlich dafür danken.«[9] Wie tief die Verletzung saß, kann man vielleicht daran ermessen, dass v. Weizsäcker ein dreiviertel Jahr später an Jaspers eine psychosomatische Kasuistik schickte, in der er versucht, Miktionsstörungen mit Hilfe psychoanalytischer Überlegungen als Ausdruck eines tieferen Lebenskonfliktes zu deuten. Offen fragt er: »Ob Sie wohl alle die Mängel wiederfinden werden, die Sie in der *Geistigen Situation* beklagen und weiter nichts? Das muss ich eben nun abwarten.«[10]

Eine direkte Antwort ist nicht überliefert. Und erst die Neufassung der *Allgemeinen Psychopathologie* deutet ein Jahrzehnt später an, was Jaspers vom psychosomatischen Denken hielt. Zu dieser Zeit war der Existenzphilosoph schon seit vier Jahren in Zwangspension versetzt, hoffend, mit dem Buch trotz des Verbots, philosophisch zu publizieren, die öffentliche Wahrnehmung und Anerkennung der eigenen Person fördern zu können. Seine Frau war als Jüdin von der Verfolgung durch staatliche Macht, Willkürgesetze und die einsetzende Deportation deutscher Juden bedroht. Viktor v. Weizsäcker hingegen hatte 1941 endlich eine Professur in Breslau erhalten, wenn auch nur für Neurolo-

9 Brief Viktor v. Weizsäcker an Karl Jaspers, 11.12.1931, Nl. Karl Jaspers, DLA Marbach.

10 Brief Viktor v. Weizsäcker an Karl Jaspers, 29.9.1932, Nl. Karl Jaspers, DLA Marbach.

gie. Zudem war er für Jaspers auch insofern erneut zu einem wichtigen Gesprächspartner geworden, als sein Bruder Ernst v. Weizsäcker eine hohe Stellung im Auswärtigen Amt einnahm und sich so für die mögliche Ausreise des Ehepaares Jaspers in die Schweiz einsetzen konnte. In einem Schreiben von Ende 1942 deutet Jaspers die biographischen und politischen Grenzsituation an und auch die Enttäuschung, dass sein psychiatrisches Buch unter den besonderen Zeitumständen wohl nicht werde erscheinen können:

> Ich danke für Ihre Mitteilung vom 5.11. und Ihre neue Bemühung. Inzwischen ist mir ›ausnahmsweise bis auf weiteres‹ die Hausangestellte belassen worden, was ich ausser den in meiner Person liegenden Gründen vor allem einer wirksamen Fürsprache verdanke. Aus anderer Hinsicht gelangen ständig Gerüchte zu einem, zwar ohne handgreifliche Gewissheit, aber unüberhörbar. Die Papiergenehmigung für meine *Psychopathologie*, die seit 1. August fertig beim Verlag liegt, ist bisher nicht erteilt. Da dieser erste Schritt, der noch keineswegs die tatsächliche Papierbeschaffung bedeutet, sonst schnell erfolgt, wird vermutlich ein specifischer Grund vorliegen, der in meiner Kategorie liegt. Das Erscheinen des Buches hätte ich zugunsten meines Prestiges gerade in diesem Augenblick gewünscht.[11]

Wie sehr Jaspers zu dieser Zeit im weltphilosophischen Horizont die tröstende und stärkende Aussicht fand, die ihn gleichsam über die Grenzen der Zeit erhob, lassen seine folgenden Zeilen ahnen:

> Sie machen eine freundliche Bemerkung zur ›Weltgeschichte der Philosophie‹. Ja, es ist ein unerhörter Augenblick für solche Besinnung. Man glaubt jetzt gleichsam auf der Strasse zu finden, was der doch beträchtlichen Hellsicht vergangener Jahrzehnte entging. Es gibt eine Verwandtschaft in der Tiefe durch die Jahrtausende, als ob alles gegenwärtig geworden wäre und die ganze Geschichte ein einziger Augenblick sei, [...].[12]

Seine *Grossen Philosophen*, die über ein Jahrzehnt später das Versprechen einlösen werden, sind als Geschichte der Idee der Freiheit zu lesen, die im platonischen Sokrates anhebt, in Augustin ihren christlichen Höhepunkt erreicht und in Kant den säkularen Ausdruck gewinnt, der nach Jaspers über die Zeiten hinweg Geltung beanspruchen darf. Auch die *Allgemeine Psychopathologie*, die im zeitlichen Zusammenhang mit der

11 Brief Karl Jaspers an Viktor v. Weizsäcker, 7.1.1942, Nl. Karl Jaspers, DLA Marbach.
12 Ebd.

ersten Skizze der Weltgeschichte der Philosophie entstand, zeugt von dem Geist der Freiheit, der Jaspers seit den psychiatrischen Anfängen erfüllte. In v. Weizsäckers Idee der Psychosomatischen Medizin sieht er diesen Anspruch nur bedingt erfüllt, wie der nächste Abschnitt erläutern wird.

Karl Jaspers als Kritiker der Psychosomatik nach 1945

Angesichts der Kritik, mit der Jaspers nach 1945 dem psychosomatischen Denken von Viktor v. Weizsäcker begegnen wird, kann es erstaunen, dass wenige Jahre zuvor die *Allgemeine Psychopathologie* noch viel Gutes daran findet, die innere Biographie eines Menschen mit seinen äußeren Leiden deutend in ein sinnvolles Verhältnis zu setzen. Der scheinbare Widerspruch löst sich auf, wenn man weiß, dass v. Weizsäcker sich nach 1945 wieder sehr positiv über die Psychoanalyse äußerte, während er nach 1933 das Freud'sche Denken kaum mehr in seine Theoreme aufgenommen hatte.

Im Jahr 1941/42 schätzte Jaspers den psychosomatischen Ansatz bedingt, da v. Weizsäcker seine Einsichten nicht als »zwingende Verifikationen« verstand. Mit großer Zustimmung referiert er: »Die Schwierigkeit, sich zu überzeugen, findet er [Viktor v. Weizsäcker, M. B.] erstens in dem Nebeneinander positiver und negativer Fälle, d. h. wenn man eben einen psychischen Fall evident erblickt, zeigt sich der nächste Fall als solcher, bei dem ›nichts‹ Psychisches zu finden war, zweitens in dem Mangel unseres Wissens von der seelischen Bedeutung innerer Organe [und] drittens in der Sprunghaftigkeit der Beziehung des Psychischen und Physischen.«[13] Ohne Zweifel ist er fasziniert von der Perspektive einer biographischen Medizin, die psychologisches Verstehen und naturwissenschaftliches Erklären im psychosomatischen Denken als sonst getrennte Methoden verbinden möchte. Insofern teilt Jaspers den Gedanken von v. Weizsäcker, es gebe lebensgeschichtliche Krisen, in der der Arzt die Wende zum Guten einleiten könne, der verstehe, die Organsprache als Ausdruck menschlicher Wertkonflikte zu lesen. Jaspers zitiert zustimmend:

> Es zeigt sich der Befund, daß diese Krankheiten an Wendepunkten biographischer Krisen stehen oder in die schleichende Krise eines ganzen Lebens eingeflochten sind […], daß Krankheit und Symptom den Wert von seelischen Strebungen, moralischen Positionen,

13 Karl Jaspers, Allgemeine Psychopathologie, Berlin 1973, S. 203.

> geistigen Kräften annehmen, und dadurch in der Biographie so etwas wie ein gemeinsamer Boden für den körperlichen, seelischen und geistigen Anteil der menschlichen Person entsteht.[14]

Allerdings lehnt Jaspers die psychosomatische Hermeneutik ab, wenn sie allzu eindeutig zu sein beansprucht: »Eine empirische Biographik, die über den Menschen Bescheid zu wissen meinte und gleichsam die Summe zöge, würde den Menschen einfangen in doch immer partikulare biographische Kategorien, die irrigerweise als erschöpfend gelten.« Jaspers will den inneren Raum der Freiheit und Verantwortung schützen, den der Patient besitzt. So heißt es im Sinne der Philosophie der Freiheit, die er in diesen Jahren von Sokrates her entlang von Kants Lehre der Antinomie der Freiheit entwickelte:

> Wir müssen als Erkennende in einer offenen Biographie bleiben, welche im ganzen noch frei lässt, was wirklich und wesentlich ist, nämlich die nicht mehr psychologisch zu erkennende, sondern philosophisch oder dichterisch zu erhellende Tiefe des Menschseins.[15]

Gegen die Intention, im deutenden Dialog die Wende in der gesundheitlichen Lebenskrise des Betroffenen einzuleiten, setzt Jaspers die Selbstbegrenzung des psychologischen Verstehens, das zumeist beschreibend bleibt, ohne der Genese der Krankheiten genauer nachgehen zu wollen. Sofern der Arzt dies tue, handele es sich um rein persönliche Vermutungen:

> Es ist ein radikaler Unterschied zwischen der Unbefangenheit des Forschers, mit der ich […] an die Tatbestände mich hingebe, […] und andererseits der Teilnahme des Arztes am Schicksal des Anderen, indem ich selbst mitbetroffen, mithineingenommen werde, und bei der Zufälle, Einmaligkeiten, Ahnungen, Möglichkeiten von grenzenloser Deutbarkeit für den Augenblick metaphysisch eindeutig werden. […] Daher kann ich nur erzählen und in der Erzählung fühlbar machen, was mir offenbar schien, aber unverifizierbar […].[16]

Man kann sagen: Die Einführung des Subjekts des Arztes in die psychotherapeutischen Situation schafft eine persönliche Beteiligung, die zu vagen Urteilen führt, die ganz aus der Dynamik der geistigen Situation geboren sind und für die der Arzt redlicherweise keine wissenschaftliche Evidenz beanspruchen kann. Für Jaspers sind sachliches und persönliches Gespräch streng zu unterscheiden:

14 Ebd., S. 567.
15 Ebd., S. 565.
16 Ebd., S. 568.

> Es ist ein radikaler Unterschied zwischen dem, was ich in einer Krankengeschichte wahrnehme als Fall eines Allgemeinen (der Weg als Erkenntnis), und dem, was ich wahrnehme als dieses, vor das ich als das Gegenwärtige, Einmalige trete, dieses Rätsel, das ich nicht in allgemeinen Aussagen nutzbar machen kann.[17]

Beide Perspektiven, sowohl die sachliche »Naturkausalität« als auch die persönliche »Freiheitskausalität«, kommen im menschlichen Leben und Kranksein zusammen, ohne dass der perspektivische Dualismus aufzulösen wäre. Jaspers beruft sich auf Kant, dessen Antinomie der Freiheit er ausführlich in den *Grossen Philosophien* erläutert und pointiert schreibt: »Entweder hat die Natur keinen unausweichlichen Kausalzusammenhang: er wird durchbrochen durch Freiheitsakte. Oder Verantwortung ist eine Täuschung, Freiheit ein Schein.«[18] Nach Jaspers stößt das psychologische Verstehen an die Grenze des Existentiellen, das im Phänomen der Freiheit lebt. So heißt es in der Kant-Interpretation:

> Freiheit gibt es in der Tat nicht, wenn ich sie gegenständlich, psychologisch, als einen erforschbaren Vorgang finden will. Soweit Forschung reicht, kommt Freiheit nicht vor. Freiheit ist nicht als Geschehen für das Erkennen da, sondern als Wirklichkeit durch meine Tat.[19]

Bei v. Weizsäcker findet man in vielen Fällen nicht die Reserve gegenüber dem eigenen Bestreben, sinnvolle Bezüge mit dem Anspruch der Objektivität herzustellen. Die skeptische Haltung Kants ist nicht seine Sache. Schon in den frühen Weimarer Jahren, bevor v. Weizsäcker die »Einführung des Subjekts« für das ärztliche Erkennen im dialogischen Prozess mit dem Patienten forderte, ging er ausdrücklich auf Distanz zu Kant, indem er dessen Erkenntniskritik polemisch als »geistiges ›Gefängnis‹« bezeichnete und provokativ aufforderte, dessen »Pforten zu lockern«, um »die Mächte des Übermuts, des Irrtums und der Phantastik« im wortreichen Heilungsvorgang wirksam werden zu lassen. Wie wenig er von der kategorisch verstandenen Idee der Freiheit hielt, macht sein Referat Kants deutlich: »Das zu wollen, was wir sollen, ganz gleich, ob wir es auch möchten, ganz gleich, ob wirs können – dies ist Freiheit, diese allein ist unser Teil. [...] Denn Leben, Leidenschaft und Schöpfung haben keine Rechte in der großen Jurisdiktion der Vernunft.«[20]

17 Ebd.
18 Karl Jaspers, Die grossen Philosophen, München 1957, S. 494.
19 Ebd., S. 494.
20 Viktor v. Weizsäcker, Einleitung zu Kant: Der Organismus, in: Gesammelte Schriften, Bd. 1, Frankfurt a. M. 1986, S. 502-517, hier S. 506f.

Jaspers schätzt genau diese rigide Sicht der Dinge, nach der die Freiheit sich vor allem in dem Willen zeigt, die eigenen Leidenschaften und Neigungen zugunsten der höheren Interessen der persönlichen Vernunft zu überwinden. Schon in der *Geistigen Situation der Zeit* ist diese Tendenz erkennbar. Aber erst in den Jahren der Diktatur wird die kantische Perspektive der Vernunft, die das private und öffentliche Leben richtet und ausrichtet, führend. Jaspers war es um eine überhistorische Dimension zu tun, die das Leben des Einzelnen in den Stürmen der privaten und öffentlichen Leidenschaften auf Kurs halten könnte.

Während für Jaspers Kant die Krone des vernünftigen Denkens darstellt, geht v. Weizsäcker ausdrücklich über dessen Erkenntniskritik und Moralphilosophie hinaus. Hegel bildet mit Schelling den Gipfel des deutschen Denkens, ihr an Kant anknüpfender und überflügelnder Idealismus steht ihm näher. Emphatisch heißt es in dem Kant-Aufsatz:

> Wenn [die genialen Männer, M. B.] sich nun gerade an der Stelle stehen fühlten, auf die der Finger [Kants, M. B.] hinwies, wenn sie sich in Besitze jener musterhaften Naturgabe des Subjekts im freien Gebrauche seiner Erkenntnisvermögen wußten – ja dann konnte der königlich ›überfliegende‹ Flug beginnen, der, nicht in Wissenschaftlichkeit eingeschlossen, sich vielmehr als der geflügelte Träger der Wissenschaft selbst wußte.[21]

Ohne Zweifel. Die nachkantischen Spekulationen, die Hegel und Schelling über Geschichte und Natur des Menschen anstellten, inspirierten das psychosomatische Denken maßgeblich, während Jaspers sich an den aufgeklärten Ursprung des Idealismus hielt, der allein die formale Idee der Freiheit und ihre kategorische Gestalt als erkenntniskritisch gerechtfertigte Möglichkeiten des ärztlichen Denkens anerkannte.

In Viktor v. Weizsäckers spätem Aufsatz »Meines Lebens hauptsächliches Bemühen«, der 1955, zwei Jahre vor seinem Tod, geschrieben wurde, als er schon seit Jahren schwer unter der Parkinsonschen Erkrankung litt, fasste er die Sinndimension, die für ihn im Prozess der Krankheit erkannt zu werden suchte, prägnant in folgenden Appell:

> Wir sollten einsehen, dass unser Leid keine lenkbare Maschine ist, sondern selbst eine Art von Seele, ein Mensch im Menschen, oft Feind, aber auch Freund, oft unbelehrbar, aber auch uns belehrend. Und oft wie dumm, dann auch wieder klug, listig, vernünftig und leidenschaftlich.[22]

21 Ebd., S. 514.
22 Viktor v. Weizsäcker, Meines Lebens hauptsächliches Bemühen (1955), in: Gesammelte Schriften, Bd. 7, Frankfurt a. M. 1987, S. 372-392, hier S. 386.

Diese medizinische Wendung der Hegel'schen Geschichtsphilosophie, seines leitenden Topos der »List der Vernunft«, beansprucht auf andere Weise eine tröstende Theodizee zu sein. Hier wird die Krise der Krankheit vorab mit einem vernünftigen Sinn belegt, so dass eine weitere, andere Form des säkularisierten, ursprünglich theologischen Denkens entsteht.

Die Vorstellung einer listenreichen Korrelation von Körper und Geist prägte auch den engsten Kreis um v. Weizsäcker, der regelmäßig psychosomatische Fallstudien besprach. So legt es zumindest der Bericht nahe, den der Philosoph Karl Löwith 1953 aus Heidelberg an Jaspers sandte, eingedenk dessen skeptischer Haltung gegenüber ausufernden Spekulationen über den möglichen Lebenssinn krankhafter Geschehnisse:

> Es bestätigt mich in meinem Widerstand gegen die maßlose Psychologisierung wie sie hier in Heidelberg in dem Kreis um v. Weizsäcker herrscht. Voriges Semester baten mich Mediziner (Siebeck, Christian, Kütemeyer), an einer Arbeitsgruppe teilzunehmen, wo ich erschrak über die hemmungslose Psychophilosophie und sogar anthropologische ›Theologie‹.[23]

Im Blick auf den spekulativen Furor warnte Jaspers nach 1945 auch seinen anderen philosophischen Schüler, Gerhard Krüger, den Psychosomatiker, im Falle eines erkrankten Freundes als Autorität zu konsultieren:

> Herrn v. Weizsäcker schätze ich als einen gebildeten Menschen und wegen mancher Einfälle, die er gehabt hat. Als Arzt würde ich zu ihm kein großes Vertrauen haben, weil er ein Mann des Raunens ist, fast mehr Philosophie als Medizin in seinem Kopfe treibt, aber schlechte Philosophie, weil er als Arzt mir in der Grundgesinnung unbescheiden scheint und mit vermeintlicher Erkenntnis viel zuviel im Menschen zum Gegenstand seiner Behandlung macht.[24]

Das vernichtende Urteil steht nicht mehr in der Tradition der moderaten Kritik, die Jaspers 1941/42 am spekulativen Denken von v. Weizsäcker geübt hatte. Es zeugt schon von den Erfahrungen, die Jaspers mit v. Weizsäcker machte, nachdem dieser im Sommer 1945 von Bres-

23 Brief Karl Löwith an Karl Jaspers, 12.10.1953, Nl. Karl Jaspers, DLA Marbach, zitiert nach: Matthias Bormuth, Lebensführung in der Moderne, S. 255 f.

24 Briefdurchschlag Karl Jaspers an Gerhard Krüger, 16.4.1947, zitiert nach: Matthias Bormuth, Lebensführung in der Moderne, S. 250.

lau zurückgekehrt war und von der »Wiedergutmachung« sprach, die man gegenüber Freud üben müsse. Neben dem Anspruch der persönlichen Spekulation, die in der Gestalt idealistischen Dafürhaltens paradigmatisch für die Psychosomatik wurde, sieht Jaspers nun wieder den Anspruch dogmatischen Wissens in der Psychosomatik. Seine späteren Aufsätze, die als Reaktionen auf die psychoanalytisch und spekulativ bewehrte Psychosomatik zu verstehen sind, geben unmissverständlich Auskunft. Er lehnt diese Form der forciert biographischen Methode kategorisch ab. Denn so beansprucht seines Erachtens das Wort des Arztes eine Autorität, die es in existentiellen Fragen des Lebens für den modernen Menschen nicht mehr einnehmen kann, es sei denn, er sucht autoritativ gestiftetes Heil und Heilung in einer säkularisierten Welt:

> Sich dem Arzt für seine Lebensführung anvertrauen zu wollen, das ist die Flucht mancher moderner Menschen aus dem Ernst in die Bequemlichkeit. Den Arzt und den Seelsorger zu verwechseln, ist Ergebnis der Glaubenslosigkeit.[25]

Karl Jaspers und Alexander Mitscherlich

Als Jaspers sich 1945 erstmals mit der Möglichkeit konfrontiert sah, dass die Psychoanalyse nach ihrer gewaltsamen Vertreibung durch den Nationalsozialismus gerade in Heidelberg Fuß fassen könnte, war seine Haltung nicht durchgängig ablehnend. Auf der einen Seite schrieb er in dem Senatsgutachten »Über die Errichtung eines Instituts für Psychotherapie« in gewohnter – und durch die jüngsten Erfahrungen noch zugespitzter – Polemik:

> Das Phänomen an sich bringt Gefahren, die, wenn sie einmal wirklich geworden sind, schwer zu bändigen sind, weil alles Bodenlose, Zauberhafte, Kritiklose heute bei dem Tiefstand des Denkenkönnens zahlreicher junger Menschen nach zwölfjähriger Erziehungsversäumnis eine große Chance hat.

Auf der anderen Seite gestand er im Blick auf Alexander Mitscherlich als dem vorgesehenen Leiter des Instituts zu: »Nicht in Beziehung auf dieses Phänomen, sondern in Beziehung auf Herrn Mitscherlich ist eine Gründung zu rechtfertigen.« Entsprechend heißt es weiter:

25 Karl Jaspers, Arzt und Patient, in: Der Arzt im technischen Zeitalter, München 1986, S. 19-38, hier S. 38.

> Jeder einzelne, der aus den Erfahrungen und Gedanken dieser Welt [der Psychoanalyse, M.B.] sich genährt hat, ist nur trotzdem, weil man sich von ihm überzeugt hat, zu fördern, in der Hoffnung auf wirkliche Verwandlung und Aneignung der echten Ergebnisse an Wahrheit, die dort gewonnen werden.[26]

Was war geschehen, dass Jaspers dem vormaligen Assistenten von Viktor v. Weizsäcker so vertraute?

Mitscherlich gehörte zu den wenigen Menschen, die sich in den Jahren der Verfolgung nicht davon abbringen ließen, Jaspers zu besuchen und seiner Frau im drohenden Fall der Deportation ein Versteck vorzubereiten. Dieser moralische Mut und das tiefe Interesse, das Mitscherlich am existenzphilosophischen Denken der Freiheit gezeigt hatte, beeindruckten Jaspers. Auch kam es während dieser Zeit zu Gesprächen, in denen Jaspers in persönlichen Fragen zum wertvollen, fast ärztlich-philosophischen Berater wurde. Mitscherlich schrieb dankbar und beschämt: »Der Besonnenheit Ihres Zuspruchs steht mein Rütteln an der zugefallenen Tür gegenüber. Ihr Trost kommt bereits tief aus der neuen Tatsächlichkeit, während ich noch hoffnungslos dem Ton des Vergangenen nachforsche und seinen Sinn abmesse.«[27] Dass die Worte von Jaspers auf ihn mächtig gewirkt hatten, gestand Mitscherlich mit dem Unbehagen dessen zu, der nicht gerne die Erfahrung der Abhängigkeit vom Anderen im psychotherapeutischen Gespräch empfindet:

> Was sich in unserem gestrigen nachmittäglichen Gespräch vollzog, war einer psychotherapeutischen Sitzung vergleichbar. Es wird in der analytischen Schule öfter davon gesprochen, dass die Annahme der Hilfe des Psychotherapeuten beim Patienten schlechtes Gewissen erzeuge. Ich hatte das nie begriffen, bis ich das heute erlebte. Es ist selbstverständlich schwer, dem Therapeuten in den fraglichen Gegenständen so grossen Vorsprung gewähren zu müssen.[28]

Er schließt sein Schreiben an Jaspers selbstironisch im Blick auf die Patientenrolle, in der er sich befunden habe:

> Zugleich stelle ich fest, wie richtig Freuds Forschung und Lehranalyse ist. Ohne sie fehlten den Psychotherapeuten für die Behandlung

26 Karl Jaspers, Gutachten »Über die Errichtung eines Instituts für Psychotherapie«, zitiert nach: Matthias Bormuth, Lebensführung in der Moderne, S. 213 f.

27 Brief Alexander Mitscherlich an Karl Jaspers, 27.2.1943, Nl. Jaspers, DLA Marbach.

28 Ebd.

> seiner Kranken unerlässliche Erfahrungen. Allerdings entsteht aus der Tatsache, dass er zumindest nicht im klinischen Sinne krank ist, erneut die grösste Schwierigkeit. Denn man muss offenbar einen guten Schuss moral insanity haben, um sich systematisch zu einer derartigen Gesprächsführung zu verstehen.[29]

Jaspers schloss aus Gründen der persönlichen Freiheit und Verantwortung die Forderung aus, dass sich gesunde Ärzte in ihrer Ausbildung dem mächtigen Wort des Lehranalytikers aussetzen sollten. Mitscherlich war in den Anfängen der Psychoanalyse in Heidelberg klug genug, in seinen Programmschriften nur von Ausbildungsseminaren zu sprechen, so dass Jaspers sich nicht provoziert fühlen musste. Nachdem dieser 1948 nach Basel gezogen war und es im Jahr darauf endlich zur Einrichtung der kleinen Abteilung kam, die dem Lehrstuhl Viktor v. Weizsäckers zugeordnet war, forderte Mitscherlich jedoch in seiner Zeitschrift *Psyche* die obligatorische Lehranalyse für die Ausbildung zum ärztlichen Psychotherapeuten. Durch Zufall fiel genau diese Ausgabe der Zeitschrift Jaspers in die Hände, so dass dieser sich in seinen schlimmsten Befürchtungen bestätigt sah und die nächste Gelegenheit nutzte, um im *Nervenarzt* auf die enorme Gefahr hinzuweisen, die er im asymmetrischen Dialog in der Ausbildung zum Psychotherapeuten sah. Sein Artikel »Zur Kritik der Psychoanalyse« spielt allgemein auf die Heidelberger Situation an: »Schon ist der Schritt zur Züchtung von psychoanalytisch orthodoxen Psychotherapeuten in Sicht: durch einen radikalen Unterschied in den Voraussetzungen einer ärztlichen Approbation und der geplanten psychoanalytischen Approbation.«[30] Die Universität könne Lehranalysen gestatten, sie aber nicht obligatorisch fordern. Jaspers begründet seine Ablehnung mit Argumenten, die den schon 1915 geäußerten Vorbehalten gegenüber dem mächtigen Wort des Therapeuten entsprechen. Der »existentielle Prozeß der Selbstdurchleuchtung« sei nur in einem symmetrischen, von gegenseitiger Gleichrangigkeit in Wertfragen gezeichneten Verhältnis möglich. Die Lehranalyse erscheint Jaspers in ihrer Anlage nahe den religiösen Exerzitien zu liegen, die eine bestimmte Überzeugung dogmatischer Art durch gezielte Abhängigkeits- und Gehorsamsverhältnisse vermitteln wollten. Ironisch heißt es: »Brauchbar ist der Einschulbare.«[31]

Dagegen lebt die Idee der Universität für Jaspers von der Fähigkeit, sich mit den verschiedenen Wertauffassungen bekannt und vertraut zu

29 Ebd.

30 Karl Jaspers, Zur Kritik der Psychoanalyse, in: Der Nervenarzt 31 (1950), S. 59-68, hier S. 67.

31 Ebd., S. 64f.

machen, die im Verlauf des geschichtlichen Lebens kommen und gehen und die entsprechend die Lebensführung des Einzelnen prägen können. Das universitäre Studium soll helfen, die Vielfalt der Normen und Ideen wahrzunehmen und zu verstehen, mit denen das wissenschaftliche Wissen zu praktischen Perspektiven in eigenster Verantwortung zu verknüpfen sei. Es dürfe aber nicht darüber hinaus einen konfessionellen Charakter tragen. Die Idee der Universität ist in sich eine Konfession, die für Jaspers an das Ideal der Aufklärung geknüpft ist, wie Kant es vertrat und wie es in dessen Kritik dogmatischer Wahrheiten aufleuchtet. Keine wissenschaftliche Autorität kann für den mündigen Bürger vorgeben, welche Wege seine Freiheit nehmen soll.

Die sokratische Haltung, die den anderen herausfordert, zu der ihm möglichen Wahrheit zu kommen, die kantische Idee der Freiheit und die einzuübende Toleranz, die Lessing in das Denken der deutschen Aufklärung einführte, sind die Jaspers' leitenden Gedanken. Sofern die eigenen Wertpositionen als Ausdruck der Krankheit objektiviert werden und der Therapeut als ärztliche Autorität wirkmächtige Worte spricht, ist die Freiheit verloren und damit die Möglichkeit, an den Einzelnen zu appellieren, mit sich selbst über seine Überzeugungen ins Gericht zu gehen. Nicht der Gesprächspartner darf letzte Autorität sein, wenn die »existentielle Kommunikation« gesucht wird. Die Macht seines Wortes ist begrenzt. Die Freiheit ist eine Zumutung, da der Mensch nicht mehr allein auf das zugesprochene Wort hören darf, sondern es individuell zu verantworten hat.

Alexander Mitscherlich antwortete deutlich und selbstbewusst auf die harsche Kritik von Jaspers. Er versuchte vor allem die Kritik an der lehranalytischen Ausbildung durch vollmundige Aussagen zu entkräften:

> Durch die Lehranalyse wird niemand auf irgendeine Weltanschauung oder einen Glauben eingeübt. Gerade das geschieht nicht in ihr, sondern jeder Glaube und jede Weltanschauung wird einer tieferen und freieren Reflexion unterstellt, als sie der Mensch im tätigen und alltäglichen Leben besitzt.

Während Jaspers von der Selbstverantwortung des mündigen Menschen ausgeht, sucht Mitscherlich mit großen Worten diesen Respekt als gefährliche Naivität zu diskreditieren. Der Mensch müsse sich im Prozess der Selbsterfahrung dem Urteil einer verstehenden Autorität aussetzen:

> Es geht nicht nur um eine Aufrichtigkeit sich selbst gegenüber als eine sittliche Forderung, sondern diese Aufrichtigkeit bleibt immer

noch in einer tiefen Beziehung zur mitmenschlichen Wirklichkeit. [...] Was also – wenn man irgendschon von oktroyieren sprechen will – dem Analysanden anerzogen wird, ist nichts anderes, als das Erkenne-dich-selbst nicht nur für sich allein zu betreiben, sondern es auch mitmenschlich zu verantworten.

Sein Plädoyer, das im pathetischen Anklang an Martin Buber von der »Kultivierung der Ich-Du-Beziehung in der menschlichen Welt« spricht, blendet vollkommen aus, dass die Ausbildungsbeziehung weitgehend eine funktionale ist, geprägt von einer unaufhebbaren Abhängigkeit. Jaspers sah klarer, dass in einer reglementierten Ausbildung kaum die Chance besteht, solch ein Ideal zu leben.

Zudem konfrontierte Mitscherlich das Ideal der freien Kommunikation, das Jaspers so vehement vertrat, mit der psychotherapeutischen Erfahrung von Menschen, die solch eine Freiheit als Zumutung erlebten und sich einen wortmächtigen Helfer wünschten. Mit großem Pathos fragte er rhetorisch:

Und was soll aus den vielen werden, die überbürdet von ihrem Schicksal, verloren in der Zeit, hilflos in der Fremdheit sich selbst gegenüber sich endlich in der Krankheit wieder finden? Wird ihnen, dem Schreiner, dem Packer, der Hausfrau, dem Matrosen, dem Bankangestellten, dem Finanzbeamten, dem Lokomotivführer, Nietzsche, die Weisen und die Dichter mehr sein können als ihnen die großen Religionen ihrer Zeit zu sein vermögen?[32]

Jaspers hat auf diesen Vorwurf nicht mehr geantwortet. In seinem zweiten Opus magnum *Von der Wahrheit*, das auch während der Kriegsjahre entstand und ein Jahr nach der *Allgemeinen Psychopathologie* 1947 erschien, wies er auf Dostojewskis Parabel vom Großinquisitor hin. Die Frage, die der Kirchenmann an Jesus richtet, nachdem dieser auf alle machtvollen Worte verzichtet hatte, entspricht dem Vorbehalt Mitscherlichs. Jaspers zitiert sie, gerade weil er sich ihrem pragmatischen Anspruch aus Gründen der Freiheit nicht beugen will:

Der Sinn der radikalen und totalen Autorität wird durch die Worte des Großinquisitors klar: »Sind dir nur die Großen und Starken teuer, die übrigen Millionen aber, die Schwachen, doch dich liebenden, sollen sie nur zum Material für die Großen und Starken dienen? Nein, uns sind auch die Schwachen teuer.«

32 Mitscherlich, Alexander, Kritik oder Politik?, in: Psyche 4 (1951), S. 241-254, hier zitiert nach: ders., Gesammelte Schriften, Bd. 7, S. 164-183,hier S. 180.

Freiheit und Autorität im psychotherapeutischen Gespräch

Das traditionelle Verständnis des machtvollen Wortes, das der Großinquisitor sprach und das in den wundersamen Taten Jesu, wie sie in den biblischen Schriften seit den Tagen der ersten Christen berichtet werden, historisch legitimiert wird, ist nicht die Sache von Jaspers. Er distanziert sich von der »überkommenen Autorität« und mutet dem modernen Individuum zu, für sich alleine die Wahrheit zu bezeugen, die es trägt und führt. In *Von der Wahrheit* spricht er von dem »ungreifbaren Ziel« des »Einen«, während er in der *Geistigen Situation* die »Verborgenheit« der Transzendenz postuliert hatte. Der subjektiv mögliche »Glaube an Autorität« ist verknüpft mit der »bleibenden Ungewissheit«, da es keine soziale Instanz nach Jaspers gibt, die ihr Wort als machtvollen Ausdruck der Transzendenz intersubjektiv legitimieren könne. Mit Kant gesprochen, sind die regulativen Ideen »Gott, Freiheit und Unsterblichkeit«, die die Welt der Immanenz auf Transzendenz hin ausrichten und das »metaphysische Bedürfnis« des Menschen befriedigen, auch wissenschaftlich nicht beweisbar. Im existenzphilosophischen Konzept der »Chiffren der Transzendenz« kommt die kantische Perspektive zum Tragen. Die Zeichen des Transzendenten sind immer nur für den eindeutig lesbar, der sie für das eigene Leben zu verstehen sucht. Nach Jaspers gibt es niemanden, der sie für einen anderen Menschen deuten könnte. Der Mensch bleibt sich selbst überlassen und sein Gegenüber kann höchstens die sokratische Funktion der Hebamme einnehmen, deren Ziel es ist, mich selbst auf die mir möglichen Einsichten zu bringen.

Jürgen Habermas hat als enger Freund von Alexander Mitscherlich 1968 versucht, die Hermeneutik Freuds als sokratische Möglichkeit zu betrachten, deren Ziel es sei, dem Individuum in dem individuellen Bildungsprozess hilfreiche Vorschläge zur gelingenden Selbstdeutung zu machen. So heißt es: »Der Arzt macht Interpretationsvorschläge für eine Geschichte, die der Patient nicht erzählen kann, gleichwohl können sie nur dadurch, daß der Patient sie annimmt und mit ihrer Hilfe seine eigene Geschichte erzählt, tatsächlich verifiziert werden.«[33] Allein der betroffene Mensch könne im psychoanalytischen Gespräch entscheiden, auf welche Weise die relativ abstrakten Einsichten der fachlichen Autorität in seiner persönlichen Lebens- und Krankengeschichte wirksam werden könnten. Das ärztliche Wort ist bei Habermas also nur eingeschränkt mächtig und in seiner Legitimität auf die Ergänzung des Patienten angewiesen. Für den Fall des Deutungswiderstandes, in dem

33 Jürgen Habermas, Erkenntnis und Interesse, Frankfurt a. M. 1968, S. 318.

der Analytiker auf dem Sinn der umreißenden Einsicht beharrt, während der Betroffene sie ablehnt, wird das pragmatische Kriterium des Erfolgs wirksam: »Freud besteht mit Recht darauf, daß nur der Fortgang der Analyse über Brauchbarkeit und Unbrauchbarkeit einer Konstruktion entscheiden kann: nur der Kontext des Bildungsprozesses im ganzen hat bestätigende oder falsifizierende Kraft.«[34] Die Interpretation greift nicht auf transzendente Horizonte aus, sondern beschränkt sich auf profane Regeln des Dialoges. Dies tut Habermas in einer weitaus scharfsinnigeren Weise als Alexander Mitscherlich, weil er die Grenzen der ärztlichen Autorität für die Selbstreflexion skizziert, die auch im Fall der Krankheit immer philosophische Aspekte der Selbst-Bildung und Selbst-Sorge enthält.

Für Jaspers verhält es sich grundlegend anders. Im Sinne des sokratischen Skeptizismus beschränkt er die Autorität des Therapeuten, wenn er im Gespräch mit dem Patienten normative Fragen der Lebensführung und Weltanschauung bespricht. Er kann für die Frage nach letzten Gedanken und Werten allein Anregungen und Andeutungen geben, ohne dass seine Worte weiter ausdeuten dürften. Er vermag auch im Blick auf die eigene Person nur zu sagen, was ihm als wahr erscheint, ganz im Sinne des berühmten Wortes, mit dem Lessing als Aufklärer die religiöse Autorität in Frage stellte: »Jeder sage, was ihm Wahrheit dünkt, und die Wahrheit selbst sei Gott empfohlen.«[35] Kant hat diesen Raum des Selbst-Denkens wenige Jahre später in seiner *Kritik der reinen Vernunft* systematisch bestimmt und allen Spekulationen, die für andere Menschen verbindliche Horizonte aufweisen wollen, abgelehnt. Der kantische Idealismus bleibt in Skepsis gebrochen, während nach ihm Hegel und Schelling im geschichts- und naturphilosophischen Denken neue Dogmen errichteten. Die Auseinandersetzung, die Jaspers mit Viktor v. Weizsäcker und Alexander Mitscherlich über die Grenzen des ärztlichen Wortes führte, geht ideenhistorisch auf die Spannung zwischen kritischen und spekulativen Denken zurück, die im Idealismus ihre Ursprünge hat.

Sowie Viktor v. Weizsäcker in den zwanziger Jahren Freud polemisch als neuen Hegel bezeichnet hatte, der erlaube, im Namen der psychologischen Wissenschaft den Raum der persönlichen Freiheit zu bestimmen, proklamierte Mitscherlich die Autorität der Psychoanalyse, als er 1960 das Sigmund-Freud-Institut in Frankfurt begründete: »Worum es heute geht, ist die Fortführung der wissenschaftlichen Forschung, der Aus-

34 Ebd., S. 325.
35 Brief von Gotthold Ephraim Lessing an Albert Heinrich Reimarus, 6.4.1778, zitiert nach: Lessings Briefe, hg. von Julius Peterson, Leipzig 1911, S. 260.

bau der theoretischen Begründung der Erkenntnisse Freuds und vor allem ihre Verwirklichung in unserer Lebensführung.«[36]

Jaspers sah die Versuchung, die nach der Aufklärung für alle entstand, die sich nach einer tieferen Wahrheit des Lebens sehnten, und die nun mit der Autorität des wissenschaftlichen Denkens für sich und andere gefunden werde sollte. Die fachliche Autorität dürfe den Arzt nicht verführen, in Fragen der Lebensführung sein Wort mächtig werden zu lassen. Sie zu lösen sei alleine Aufgabe des mündigen, für sich selbst Werturteile treffenden Menschen. In diesem Spannungsverhältnis hat Jaspers die »persönliche Rolle des Arztes« skizziert:

> Im Umgang des Arztes mit dem Patienten ist die Situation der Autorität gegeben, die wohltätig wirksam sein kann. Wenn in seltenen Fällen die echte Kommunikation erreicht wurde, so ist diese sogleich wieder verloren, sofern nicht auf Autorität restlos verzichtet wird.[37]

Um für solche Augenblicke gerüstet zu sein, erwartete Jaspers vom modernen Arzt ein umfassendes Interesse an der Lebens- und Innenwelt, die ihn selbst ausmachte und die für seine Patienten bedeutsam war. So heißt es über das Profil des Arztes, der zur »existentiellen Kommunikation« befähigt sein soll, um eine »Gemeinschaft von selbst zu selbst« zu schaffen: »Was ein psychotherapeutischer Nervenarzt in unserer Zeit sein kann, ist nicht durch Lehre sachgemäß darzustellen. Er ist unausweichlich Philosoph, ist dies bewußt oder unbewußt, diszipliniert oder chaotisch […] aus Unbedingtheit oder in Anpassung an soziologische Konjunkturen.«[38]

36 Alexander Mitscherlich, Rede zur Eröffnung des Sigmund-Freud-Instituts, zitiert nach: Matthias Bormuth, Lebensführung in der Moderne, S. 329.
37 Karl Jaspers, Allgemeine Psychopathologie, S. 673.
38 Karl Jaspers, Wesen und Kritik der Psychotherapie, S. 99.

Literaturverzeichnis

Bormuth, Matthias: Lebensführung in der Moderne. Karl Jaspers und die Psychoanalyse, Stuttgart 2002.

Bormuth, Matthias: Wider den »Atheismus« Freuds – Viktor v. Weizsäcker als Lebensphilosoph, in: Balint Journal 6 (2005), S. 97-107.

Buber, Martin: Ich und Du, Heidelberg 1979.

Habermas, Jürgen: Erkenntnis und Interesse, Frankfurt a. M. 1968.

Jaspers, Karl: Zur Kritik der Psychoanalyse, in: Nervenarzt 31 (1950), S. 59-68.

–: Die grossen Philosophen, München 1957.

–: Arzt und Patient, in: Der Arzt im technischen Zeitalter. Technik und Medizin – Arzt und Patient – Kritik der Psychotherapie, München 1986, S. 19-38.

–: Wesen und Kritik der Psychotherapie, in: Der Arzt im technischen Zeitalter. Technik und Medizin – Arzt und Patient – Kritik der Psychotherapie, München 1986, S. 69-122.

–: Allgemeine Psychopathologie, Berlin 1973.

–: Einsamkeit, in: H. Saner (Hg.), Das Wagnis der Freiheit. Gesammelte Aufsätze zur Philosophie, München 1996, S. 11-31.

Mitscherlich, Alexander: Kritik oder Politik?, in: Psyche 4 (1951), S. 241-254, hier zitiert nach: ders.: Gesammelte Schriften, Bd. 7, S. 164-183.

Lessing, Gotthold Ephraim: Brief an Albert Heinrich Reimarus, 6.4.1778, in: Lessings Briefe, hg. von Julius Peterson, Leipzig 1911, S. 260.

Weizsäcker, Viktor v.: Einleitung zu Kant: Der Organismus, in: Gesammelte Schriften, Bd. 1. hg. von Mechthilde Kütemeyer u. Wilhelm Rimpau, Frankfurt a. M. 1986, S. 502-517.

–: Psychotherapie und Klinik, in: Gesammelte Schriften, Bd. 5, hg. von Peter Achilles, Frankfurt a. M. 1987, S. 161-175.

–: Meines Lebens hauptsächliches Bemühen (1955), in: Gesammelte Schriften, Bd. 7, hg. von Peter Achellis, Frankfurt a. M. 1987, S. 372-392.

Ernst R. Petzold

Wenn Hören gelingt, ist Sprechen nicht schwer
Vom Dialog zwischen Psyche und Soma

In einer Antrittsvorlesung erinnerte ein junger Privatdozent vor etlichen Jahren in Heidelberg an Petrarcas Bergbesteigung: »Und es gehen die Menschen, zu bestaunen die Gipfel der Berge und die ungeheuren Fluten des Meeres ... – und sie haben nicht Acht ihrer selbst.«[1] Petrarca war wie betäubt, als er am 26.4.1336 als erster Autor der Neuzeit den Mont Ventoux in der Provence bestiegen hatte. Beim Abstieg nach innen gewandt, sprach er kein einziges Wort mehr mit seinen Begleitern. Er war stille geworden. Einkehr in die Stille der Heilung des Eins- und Versöhntwerdens mit Gott. Mit sicherer Hand fand Dietrich von Engelhardt seine Formel, die ›*Immanenz der Transzendenz*‹.

Mein Thema beginnt mit einem Versprechen: Wenn Hören gelingt, ist Sprechen nicht schwer. Ich möchte Sie mit hineinnehmen in eine etwas ungewöhnliche, aber doch auch klassische Situation, in die Verbannung eines Fürsten und in eine Bedrohung durch Naturgewalten. In der Psychosomatik sprechen wir von der Auslösesituation, in der Konflikt und mitunter auch Lösung verborgen sind.

Für den Dialog zwischen Psyche und Soma, der ja schon bei Sokrates und Platon begonnen hat, stütze ich mich auf die Altvorderen der Lübecker und Heidelberger Schule (R. Curtius und V. v. Weizsäcker), auf eigene gute und weniger gute Erfahrungen und auf Blaise Pascal, der dem Seelischen ein Primat vor dem Körperlichen zuwies. Viele Ärzte und Autoren stehen mit ihrer ganzen Existenz für den Dialog, zu dem uns Herr v. Engelhardt eingeladen hat. Dieser Dialog ist mit Erinnerungen und mit Wiederholungen verknüpft. Laut Kierkegaard sind Erinnerungen eher rückwärts gewandt, Wiederholungen dagegen nehmen die Zukunft in Anspruch. Das sind die Gründe, weshalb ich in meinem letzten Teil auf Gespräche mit meinen Tübinger Studenten eingehe und auf ein Katamnesegespräch mit einem Patienten aus meiner Aachener Zeit, in dem dieser einfache Mann das von Petrarca erahnte Versöhntwerden mit Gott auf seine Weise auszudrücken versucht.

1 Francesco Petrarca, zitiert nach: Lektüre zwischen den Jahren, Frankfurt a. M. 1988, S. 49.

Im Epilog seines *Sturmes* lässt Shakespeare Prospero, den eigentlichen Helden dieses Stückes, sagen: »Nun ist all mein Zauber außer Kraft gesetzt, und mir bleibt nur meine eigene Stärke, die äußerst schwächlich ist. Ja, die Wahrheit ist: Ihr könnt mich hier gefangen halten oder mir nach Neapel helfen.«[2] Ein Epilog, den man auch gut als Metapher für unser Thema ansehen kann: Macht und Ohnmacht der Worte.

Nachdem Prospero sein Herzogtum zurückerhielt und dem Verräter (seinem Bruder, E. R. P.) Vergebung gönnte, möchte er nicht länger auf der öden Insel hausen, auf die ihn sein Geschick verschlug. Er bittet darum, ihn von den Fesseln mit Hilfe ihrer freundlichen Hände Berührung (Behandlung?) zu befreien. Er spricht von dem Windhauch, der seine Segel blähen muss (also einer Kraft oder Energiezufuhr von außen), sonst sei sein Plan gescheitert – »mein Plan, euch zu gefallen«.[3]

Nun bin ich ohne Geister (Caliban, Ariel), meinen Willen zu erzwingen, ohne meine Zauberkunst (seine Bibliothek); und mein Ende ist Verzweiflung, wenn ich nicht erlöst werde durch das Gebet, welches alles so durchdringt, dass es selbst die Gnade bestürmt und alle Sünden tilgt. So wie ihr auf Vergebung der eigenen Vergehen hofft, mögt ihr auch mir voll Nachsicht euren Freibrief geben.[4]

In diesem Epilog am Ende des letzten Dramas, das Shakespeare schrieb, aber an den Anfang der Gesamtausgabe seiner Dramen setzte, steckt viel von dem, was wir auch mit Macht und Ohnmacht der Worte in der Medizin verbinden, z. B. das Bewusst-Werden und Bewusst-Machen eines unerträglichen Scheiterns. Man kann auch von Umkehr sprechen. In dem Drama gibt es mehrere solcher Situationen und Kehrtwendungen, Umkehrungen. Prospero ist, wenn man genau hinsieht, an sich selbst gescheitert. Als Herzog von Mailand hat er sich nicht um seine Regierungsgeschäfte gekümmert, sondern diese großzügig, oder weil's gerade so bequem war, seinem Bruder überlassen. Er wollte sich lieber seinen Studien und Büchern widmen. Eigentlich kein Wunder, dass der Bruder sich an seine Stelle setzen wollte und ihn aus der Stadt vertrieb. Macht und Ohnmacht werden in Extremsituationen besonders deutlich.

Die erste psychische Extremsituation findet auf dem Schiff statt, bei einem Sturm auf einem sogenannten Seelenverkäufer. Auf einem eher ausgedienten Schiff ereignet sich das erste Wunder. Alle überleben und Prospero landet auf einer einsamen Insel (im Bermuda-Dreieck, dem Anfang der Neuen Welt) und baut dort seinen eigenen Staat auf (Utopia,

2 William Shakespeare, Der Sturm, Stuttgart 2005, S. 153.
3 Ebd.
4 Ebd.

frei nach Thomas Morus). Glücklicherweise hat er seine Bibliothek retten können. Sie steht für die Macht des Wortes und ja wohl auch für die ungeheure Expansion einer Sprache, die zur Weltsprache geworden ist – und damit mehr als alles andere Denken, Fühlen und Handeln derer zu steuern scheint, die sich ihrer bedienen. In der zweiten psychischen Extremsituation erleben wir die Ohnmacht des Wortes mit.

Ich zitiere aus der deutschen Übersetzung von Gerd Stratmann:

Scene: An Bord eines Schiffes auf See; man hört den tobenden Lärm von Donner und Blitz. Ein Kapitän und ein Bootsmann treten auf.

Kapitän: Bootsmann!

Bootsmann: Hier Kapitän, was befehlt Ihr?

Kap.: Gut; sag den Matrosen Bescheid; an die Arbeit, schnell, oder wir laufen auf Grund; los, los!
Der Kapitän geht ab.
Matrosen treten auf.

Bootsm.: Hussah, Kinder! Munter, munter, Kinder, schnell, schnell! Zieht die Toppsegel ein! Immer nach der Kommandopfeife des Kapitäns! Blas nur, Sturm, bis die Luft ausgeht, solange uns der Platz reicht!
Alonso, Sebastian, Antonio, Ferdinand, Gonzalo und andere treten auf.

Alon.: Guter Bootsmann, tu doch etwas. Wo ist der Kapitän? Zeigt, dass ihr Männer seid!

Bootsm.: Ich bitte sehr: bleibt unten.

Ant.: Wo ist der Kapitän, Bootsmann?

Bootsm.: Hört ihr ihn nicht? Ihr stört uns bei der Arbeit; bleibt in euren Kajüten. So helft ihr nur dem Sturm.

Gon.: Sachte, guter Mann, beruhige dich.

Bootsm.: Wenn die See sich beruhigt hat. Nun fort! Was scheren sich diese Wüteriche um den Titel eines Königs? In die Kajüte! Gebt Ruhe! Stört uns nicht!

Gon.: Guter Mann, aber bedenke doch, wen du an Bord hast.

Bootsm.: Keinen, den ich mehr liebte als mich selbst. Ihr seid ein Staatsrat; könnt Ihr diesen Elementen Schweigen gebieten und Ruhe wie am Hofe schaffen, so wollen wir kein Tau anrühren. Gebraucht doch Eure Macht! Könnt Ihr das nicht, dann dankt, dass Ihr so lange gelebt habt, und macht Euch in der Kajüte bereit für das Unglück dieser Stunde, wenn es so kommen sollte. Munter Kinder! Aus dem Wege habe ich gesagt.
Er geht ab.

Gon.: Ich fühle mich gewaltig getröstet durch diesen Kerl: Mir scheint, ein Zeichen des Ertrinkens trägt er nicht an sich; seine Erscheinung weist eindeutig auf Galgen ... Wenn er nicht zum Hängen geboren ist, steht es kläglich um uns.

Soviel zur Macht der Handelnden und Ohnmacht der Sprechenden bei einer deutlichen Dialog-Unfähigkeit, die keineswegs nur in der Literatur abgebildet wird. Soviel aber auch zu der Situationsabhängigkeit relevanter Dialoge.

Erinnerung und Wiederholung

Bei einem Beitrag für einen Medizinhistoriker, der aus der Heidelberger Schule stammt, sei es erlaubt, sich an psychosomatische Dialoge zwischen Lübeck und Heidelberg und an unsere Gründungsväter zu erinnern. In beiden Universitäten war die Psychosomatik Teil der Inneren Medizin. In Lübeck sei an die Namen von Curtius, Feiereis und Jantschek erinnert. Curtius war der Schwager Viktor v. Weizsäckers, mit dem er einen intensiven Austausch pflegte. »Olympia«, der Name von Weizsäckers Frau, war dem großen Archäologen Robert Curtius zu danken, dem Wiederentdecker Olympias. Feiereis verdanke ich meine erste Veröffentlichung.[5] Mit Günther Jantschek verband mich mehr. Er war einer der ersten internistischen Kollegen außerhalb Heidelbergs, der zusammen mit seiner Frau Ingrid unsere Konzeption der Familienkonfrontationstherapie[6] erkannt und aufgegriffen hatte. Es geht bei dieser Konzeption um die Familiendimension und ihr Konfliktpotential beim Krank-Werden und beim Krank-Sein. In jeder Familie, in jedem System, in dem Menschen zusammenarbeiten, entstehen Konflikte, die oft nicht gelöst, sondern unterdrückt und verdrängt werden.

Verdrängung sichert Wiederholungen bis ins dritte und vierte Glied. Der Dialog mit Jantschek gründete in einer mit der unsrigen vergleichbaren Sozialisation in Heidelberg, in der Herkunft aus der Inneren Medizin. Diese Herkunft prägte die klinische Erfahrung und das Wissen, das aus der Begegnung mit dem körperlich Kranken stammt. Günther Jantschek blieb bis zu seinem viel zu frühen Tod Internist. Nähe und

5 Ernst R. Petzold, Beitrag zum Valiummißbrauch und -sucht, in: Internistische Praxis 12 (1972), S. 354.

6 Ernst R. Petzold; Peter Vollrath; Hans Ferner; Achim Reindell, Familienkonfrontation – Beitrag zur Therapie der Anorexia-nervosa-Patienten, in: Therapiewoche 27 (1976), H. 7, S. 970-977.

Distanz funktionieren in der Inneren Medizin wie in der Psychosomatik anders als in der Psychiatrie oder in der Chirurgie. Die Lübecker Psychosomatik war beispielhaft für den Dialog zwischen der Innere Medizin und Psychotherapie, aus der sich die Psychosomatik zusammensetzt und die andere Disziplinen nicht ausschloss, aber auch nicht einverleibte. Dieser Dialog ist sowohl in Aachen, wo ich diesen Lehrstuhl eine Zeit lang innehaben durfte, wie auch hier in Lübeck unterbrochen. Auf die Konsequenzen dieser Unterbrechung kann ich hier nicht eingehen. Im Sinne einer Patientenorientierten Medizin würde ich wünschen, dass die Unterbrechung nur vorübergehend ist. Wenn sich erneut Defizite in der Aus- und Weiterbildung einspielen, braucht man sich nicht zu wundern, wenn die kommende Ärztegeneration sich schwertun wird, trotz regelmäßiger Teilnahme an der Balintarbeit genuines psychosomatisches Wissen zu erwerben und in der Praxis umzusetzen.

Einer, der sich wie kaum ein anderer aus der Vätergeneration der Psychosomatik dem Dialog zwischen Psyche und Soma gestellt hat, war Viktor v. Weizsäcker, beispielsweise in seinen klinischen Vorlesungen,[7] in denen er sich mit seinen Patienten über ihre Symptome und dem ersten Auftreten unterhält und dabei den biographischen Zusammenhang zwischen Ohnmachtserfahrungen und Krankheitsbeginn herausarbeitet. Weizsäcker stellt sich aber auch als Forscher und ärztlicher Philosoph den Fragen aus der Praxis und entwickelt dabei eine Theorie, die mich bis heute fasziniert. In dem Vorwort zur 4. Auflage des Gestaltkreises spricht V. v. Weizsäcker von einer »unbehaglichen Spannung zwischen einer *sinnlichen Anschauung* (die sowohl mit »Gestalt« wie mit ›Kreis‹ angeregt wird) und dem *unsinnlichen Begriff* (der mit der Vereinigung beider entsteht). Diese unbehaglichen Spannung verhindert dann ein volles Missverständnis: Und das ist der Vorteil.«[8]

Ein Missverständnis sei es, wenn man meine, durch eine Theorie, die Wahrnehmen und Bewegen vereine, entstünde Ruhe oder ein Gleichgewicht, eine widerspruchsfreie Psychophysik. Wie die Dinge in Wirklichkeit lägen, könne man aus dem Verhältnis seines Buches zur Pathologie entnehmen. Dieser Vergleich läge ihm auch nahe, weil er sich unterdessen (d. h. nach dem Zweiten Weltkrieg und bald zwanzig Jahre nach dem ersten Entwurf dieses Konzeptes des Gestaltkreises) mit neuer Kraft der ärztlichen Tätigkeit und der Medizin zuwenden konnte. Er fragt sich: »Ist das Krankhafte auch ein Gestaltkreis, oder ist es die Störung eines Gestaltkreises? Nur wenn der Gestaltkreis das Bild eines

7 Viktor von Weizsäcker, Fälle und Probleme, Klinische Vorstellungen, Gesammelte Schriften (GS), Bd. IX, Frankfurt a. M. 1988.

8 Viktor von Weizsäcker, Der Gestaltkreis, GS IV, Frankfurt a. M. 1997, S. 86.

Gleichgewichts wäre, das im Krankheitsfall gestört wird, könnte man sagen: krank ist ein Lebewesen, dessen Gestaltkreis nicht mehr zustande kommt.« Und dann fährt er fort: »Und das ist nun nicht so; der Gestaltkreis ist kein solches Bild, er ist vielmehr der Inbegriff eines Wandels und Werdens [...].«[9] In der Pathosophie, seinem letzten großen Werk, vertieft er frühere, schon im Dialog mit M. Buber entwickelte Gedanken: Außen und Innen sind nicht gleichgestellte Partner, das Äußere bestimmt, vermöge seiner Gestalt, die Architektur; dass Innere scheint dagegen die Kraft oder die Auflösung für den Aufbau abzugeben. Außen ist Anschaulichkeit, Kontur, Farbe; von innen kommen Treibkraft des Geheimnisses, Produktivität einer Schöpfung. Mit Kraft, Treibkraft und Produktivität übersetzt Weizsäcker den Freudschen Begriff der Libido.[10]

Die Ohnmacht des Wortes und der Weizsäcker eigene Trotz kommt an wenigen Stellen deutlicher zum Ausdruck als in dem folgenden Zitat:

> Wenn ich mich im Angesicht des bisherigen Mißerfolges der *Med. Anthropologie* [...] theologisch ausdrücken darf, dann sage ich: Zum Teufel mit ihm! Aus dem Mißerfolg will ich nur lernen, das *Scheitern* aber will ich hassen, und was ich denke, das will ich auch tun. Das Subjekt will ich nicht eingeführt haben, um objektiv zu werden und ich will nicht objektiv sein, um mein Subjekt zu opfern.[11]

Für den Begriff des *Scheiterns,* der Ohnmachtserfahrung so nahe, finden sich in meinem englischen Lexikon vielfältige Möglichkeiten: Run around, be lest or wrecked, founder, become a wreck, be frustrated by, miscarry, fail, prove unavailing, that's beyond me, that's beats me. – Scheitern bleibt trotzdem ein schillernder, eher negativ besetzter Begriff. Umkehr mag denselben Vorgang beschreiben, tönt aber wesentlich positiver, konstruktiver.

Wie aber sind Gesundheit des Patienten, Verweigerungen, Selbstverwirklichung und Sich-selbst-genug-Sein zusammenzubringen mit der »Einführung des Subjektes in die Medizin«? In Aachen untersuchten wir diese Fragen über die Begriffe und Möglichkeiten der *strukturellen Kopplung* von Subjekt und Objekt, von Simultaneität und *Komplementarität*, von Synergetik und Salutogenese.[12] Wir studierten den

9 Ebd., S. 86.

10 Viktor von Weizsäcker, Pathosophie, GS X., Frankfurt a.M. 2005, S. 105.

11 Viktor von Weizsäcker, Allgemeine Medizin, GS VII, Frankfurt a.M. 1987, S. 278f.

12 Volker Perlitz u. Ernst R. Petzold, Vom Gestaltkreis zur Synergetik. Die Bedeutung irreversibel-struktureller und dynamisch-funktioneller Kopplungen, in: Psychotherapie, Psychosomatik, Medizinische Psychologie 57 (2007), H. 5, S. 197-205.

Funktionswandel, körperliche Erkrankungen und psychische Störungen, Angst und Schmerz. Der Gestaltkreis Weizsäckers, die Bipersonalität Christians und Haasens und der Hahn'sche Methodenkreis öffneten das theoretische Verständnis und fanden in dem Platz, was wir den simultandiagnostischen und -therapeutischen Würfel nannten. Wir erkannten die Bedeutung des Übersprungsphänomens für die Darstellung so unterschiedlicher Perspektiven wie Psyche und Soma, wie Psychodynamik und Familiendimension, wie Institution, Situation und Theorie. Wir sahen die Möglichkeiten der strukturellen Kopplungen und die der Unterbrechungen. Alle Dialoge zwischen Psyche und Soma zeigen Vor- und Nachteile von Ordnungs-Ordnungs-Übergängen in physiologischen, psychosomatischen und psychotherapeutischen Prozessen. Ordnungs-Ordnungs-Übergänge, eine Begrifflichkeit aus der Theorie der komplexen Systeme, drang in den Dialog von Psyche und Soma. Was ist gemeint? Jedermann kennt Übergänge der Aggregatzustände des Wassers. Jeder weiß, es kann fest (Eis), flüssig (Wasser) oder gasförmig (Dampf) sein. Die unterschiedlichen Aggregatzustände ändern nichts an der Tatsachen der chemischen Formel H_2O und der Veränderung durch Energie Zu- oder Abfuhr. Die chemische Formel dient als Drittes, um Unterschiedliches zu verbinden. Eine ähnliche Funktion mag der gelingende Dialog haben.

Komplementär heißt in bestimmter Weise sich gegenseitig ergänzen, aber auch sich gegensätzlich verhalten. Komplementäre Größen sind in der Quantentheorie Bezeichnungen für zwei oder mehrere beobachtbare Größen, wenn die genaue Messung der einen die gleichzeitige genaue Messung der anderen unmöglich macht. Die genaue Schärfe der einen bedingt die völlige Unschärfe der anderen. In dieser Weise wird oft Psychosomatik beschrieben und als Dilemma verstanden bzw. entwertet. Der Begriff der *Kohärenz* mag dem entgegenstehen und beide Seiten verbinden. Der Begriff Simultanität präzisiert sichtbare und unsichtbare Loyalitäten z. B. zwischen den Generationen Dies bestimmt wie kaum etwas anderes die Kohärenz des Fühlens, Denkens und Handelns, die Kohärenz unserer Werte. Ein anderes Schlüsselwort für diese Perspektiven ist der Begriff der *Bipersonalität.* Andere sprechen von Partnerschaft oder von einer Dyade …

Für das *Komplementäre* gebraucht V. v. Weizsäcker den Begriff ›Gegensatz‹ allerdings in einer Reihe mit Ermöglichung, Halt und Erkenntnis. Er unterscheidet zwei Strömungen (in seinem Denken). Man könnte von einem Inneren Dialog sprechen. In der einen versucht das Denken eine dynamische Beschreibung dessen zu geben, was nun eigentlich in einem kranken Menschen vor sich geht. In der anderen versucht der fühlende Geist innezuwerden, was ihm in der ärztlichen Beziehung zu diesem Kranken eigentlich mit diesem zusammen widerfährt. In dem ersten Falle will der Arzt also seinen Gegenstand verstehen, erklären, erkennen, im zweiten aber diesen Gegenstand so innig erleiden, erfahren, so umfassen, dass der leidige Abstand, die kalte Trennung von Subjekt und Objekt verschwinden soll. Ist das erste Verhalten auf das Wesen gerichtet, so darf man es das Ontische nennen; das andere dagegen ist überhaupt nicht gerichtet, sondern leidet sich selbst und darf daher das Pathische heißen. Beide Male aber streben wir zu dem Ziel, die ärztliche Handlung zu verwirklichen.[13]

Das Subjekt, das sich erst im Dialog zwischen Psyche und Soma wieder findet, hat sich für uns heute zunehmend mehr als eine Metapher der Innerlichkeit und auch als eine Metapher der Freiheit zum Widerspruch entwickelt. Das Objekt und die Objektivität stehen demgegenüber für Veräußerlichung und für die Fiktion der Widerspruchsfreiheit. Das Zusammenspiel beider Möglichkeiten verstehen wir wie die strukturelle Kopplung einer Kohärenz, einer unsichtbaren Loyalität und Selbstverborgenheit.

Die Ordnung des Herzens = logique du cœur

Das Zusammenspiel von Psyche und Soma hat zu Beginn der Neuzeit keiner so klar benannt wie Blaise Pascal (1623-1662). In der »Logik des Herzens« sucht er nach einer Methode, der Ordnung der Vernunft eine zweite Ordnung an die Seite zu stellen: Die Ordnung des Herzens = logique du cœur. Er unterscheidet »esprit de finesse« von »esprit de geometrie«: Beide Erkenntnisarten sind abhängig von unserem Wollen. Weder der esprit de géometrie ist je ganz frei von persönlichem Interesse, noch sind die Werturteile des esprit de finesse frei von unseren menschliche Sehnsüchten. »Esprit de finesse« wurde früher eher mit Intuition übersetzt, in einer neueren Übersetzung: Geist der Differenziertheit.

Feinheit und Sinnesschärfe sind gemeint, »Scharfsinn«. Pascal versteht den esprit de finesse nicht als ungefähres Ahnen, sondern als seismographisch feines Reagieren auf die Wandelbarkeit des Lebendigen, das dennoch nicht die Einheit im Wandel aus den Augen verliert.[14]

Die Erkenntnis des Herzens ist immer eine dialogische, die aus dem Frage- und Antwortspiel von behutsamer Einfühlung und aufmerk-

13 Viktor von Weizsäcker, Natur und Geist, München 1977, S. 156.

14 Vgl. Carola Meier-Seethaler, Gefühl und Urteilskraft. Ein Plädoyer für die emotionale Vernunft, München 1998, S. 35.

samer Empfangsbereitschaft resultiert. Auch die Fähigkeit, gewissermaßen mit einem Blick die Dinge in ihrer Ganzheit zu erfassen, gründet sich auf die Beziehungsfähigkeit des Gefühls. Die größere Verlässlichkeit des Gefühls beruht nach B. Pascal darauf, dass es unseren leiblichen Bedürfnissen und Körperwahrnehmungen nähersteht als der Verstand und auf diese Weise Körper und Geist verbinden kann.[15] Wenn unser Verstand die Wahrnehmung der Welt in eine begriffliche Ordnung bringt, so ordnet das Gefühl die gleichen Eindrücke nach qualitativen Wertmaßstäben, d. h. nach den Kriterien des Angenehmen und Unangenehmen, Schönen und Hässlichen, Guten und Bösen.

Andere Perspektiven?

> *Vernunft:* (griech. Nous, lat. Intellectus, engl. Reason, frz. Raison) sei in der dt. Philosophie seit Kant die Bezeichnung für die Fähigkeit des Menschen, sich gemeinsam über die aller Verstandestätigkeit und sinnlichen Wahrnehmung vorausliegende und durch sie vorausgesetzte Prinzipien Rechenschaft geben zu können. Da solche durch die Vernunft begriffenen Bedingungen allgemein, d. h. ohne Ansehung der Person gelten sollen, ist mit dem Begriff der Vernunft der Anspruch auf Intersubjektivität (Universalisierung, Universalität) (ethisch) verbunden. [...] Die Geschichte der Versuche, die Möglichkeiten menschlicher Vernunft systematisch zu rekonstruieren, ist die Geschichte der Philosophie selbst. Die Frage nach den Kriterien und Inhalten stellt sich historisch in dem Augenblick, in dem bis dahin unbefragt geltende und naiv tradierte Inhalte des Wissens und Orientierungen des Handelns problematisch werden und eine ausdrückliche intersubjektive Sicherung gemeinsamen Wissens und Handelns gesucht wird.[16]

Eine andere Perspektive ergibt sich aus der sogenannten *intersubjektiven Wende der Psychoanalyse.*[17] Im Vorspann der Herausgeber zu dem gleichnamigen Buch heißt es: »In der Strömungsvielfalt einer pluralisierenden Psychoanalyse lässt sich eine Tendenz ausmachen, sich der Vielfalt der intersubjektiven Wende anzuschließen – alle großen psychoanalytischen Schulen haben sich mehr oder weniger in diese

15 Vgl. ebd. S. 42.
16 Jürgen Mittelstraß (Hg.), Enzyklopädie Philosophie und Wissenschaftstheorie, Stuttgart 1996, S. 519.
17 Thomas H. Ogden, Das analytische Dritte, das intersubjektive Subjekt der Analyse und das Konzept der projektiven Identifizierung, in: Martin Altmeyer u. Helmut Thomä (Hg.), Die vernetzte Seele, Stuttgart 2006, S. 35-64.

Richtung Intersubjektivität entwickelt.«[18] Einer von diesen ist Th. Ogden, der von einem intersubjektiven, von Analysand und Analytiker unbewusst gemeinsam geprägten »*analytischen Dritten*« spricht – dem eigentlichen »Subjekt der Analyse«. So wie es in dem alten Konzept der Psychoanalyse nicht ohne den Analytiker und den Analysanden ging (»den Säugling nicht ohne die Mutter gibt«), so spricht Ogden jetzt von der Koexistenz. Jeder der Beteiligten existiert für sich, hat seine eigene Geschichte und subjektive Innenwelt, andererseits gäbe es aber eben auch das analytische Paar in seiner Gemeinsamkeit und wechselseitigen Bezogenheit (Intersubjektivität). Ogdens Hypothese lautet: Die dialektische Bewegung von Subjektivität und Intersubjektivität steht als klinisches Phänomen im Zentrum der Analyse. Ogden knüpft an Winnicott an und postuliert, dass es den Analytiker nicht außerhalb der Analyse gäbe und auch nicht den Analysanden. Es geht jetzt aber nicht darum, die Anteile von beiden in alle Einzelheiten zu zerlegen, sondern darum, unter dem Blickwinkel der Interdependenz von Subjekt und Objekt, die Erfahrung des unbewussten Zusammenspiels von (getrennter) Subjektivität und (geteilter) Intersubjektivität zu begreifen und in ihrer besonderen Qualität zu beschreiben. Zunächst geht er der Frage nach, was es heiße, gleichzeitig innerhalb und außerhalb jener unbewussten, Analytiker und Analysand miteinander verbindenden Intersubjektivität zu stehen, für die er den Begriff des »analytischen Dritten« vorgeschlagen hat. Produkt einer einzigartigen Dialektik? Ich glaube nicht.

Es war eine Philosophin aus Bern, Frau Carola Meyer-Seethaler, die in dem oben genannten Buch mit dem Untertitel *Plädoyer für eine emotionale Vernunft* eine These aufstellt, die mir sehr eingeleuchtet hat. Sie unterstreicht ihr Plädoyer für eine emotionale Vernunft mit einem bisher wenig beachteten Detail aus Kants Biographie. Sie argumentiert mit dem Verlust der Mutter, die ihm schon in der frühen Kindheit den gestirnten Himmel nahegebracht hat. Ihre These: In einer versagten Trauerarbeit Kants sei der Grund für seine spätere Partnerlosigkeit zu suchen. Ähnliche Überlegungen haben mich dazu verführt, Kants Wahlspruch: »sapere aude« mit »sentire aude« zu erweitern.[19] Diese Verknüpfung, eine Form eines neuen Ganzheitsideals, mag auch nur eine Metapher sein.

18 Martin Altmeyer u. Helmut Thomä (Hg.), Die Vernetzte Seele. Die intersubjektive Wende in der Psychoanalyse, Stuttgart 2006, S. 35.

19 Ernst R. Petzold, Sentire aude – habe Mut zu deinem eigenen Gefühl oder die Veränderung der Angst in der Arzt-Patient-Beziehung; Teil I, in: Balint Journal 9 (2008), H. 2, S. 35-42; Teil II, in: Balint Journal 9 (2008), H. 3, S. 69-77.

Arzt-Werden – Tübinger Studenten

Die Verbesserung der Anamnesenkultur ist Aufgabe seit den Zeiten von Hippokrates und Galen, seit Melanchthon und Humboldt. Dafür stehen Bestrebungen an verschieden Universitäten, z.B. ein Vorstoß des Heidelberger Studiendekans. Dafür steht auch die Sicht einer Tübinger Studentin auf das Studium heute und die Supervisions- und Balintarbeit mit Tübinger Studenten (Anamnesegruppen). Sie beantwortet eine Frage zu dem Thema ›Arzt werden – Arzt sein‹[20] und zu der Frage, ob wir unseren Kindern heute noch guten Gewissens empfehlen könnten, Medizin zu studieren?

> Ja, ich würde es meinen Kindern empfehlen, Arzt bzw. Ärztin zu werden [...] Allerdings ist mein Blickwinkel ja noch sehr begrenzt, da ich mich ja noch in der *Arzt-Werdung* befinde. Aber für diesen Teil kann ich nur sagen, dass es mir unheimlich gut gefällt. Meine Kommilitonen und ich wachsen in einem tollen Klima in Tübingen auf, in dem wir von allen Seiten hören, dass wir später gebraucht werden. Das ist einfach ein schönes Gefühl. [...] Mein Vater ist übrigens auch Arzt. Ich glaube, dass er sehr stolz darauf ist, dass ich auch Medizin studiere [...]. Ich habe aber das Gefühl, dass er ein ganz anderes Arztbild hat als ich. Er ist Chirurg und hat Patientenkontakte eher weniger gern. Für mich ist Arztsein neben dem Naturwissenschaftlichen und Handwerklichen hauptsächlich ein sozialer Beruf, weshalb er mir so Spaß macht. Und dort liegt auch mein Hauptargument dafür, weshalb ich das Medizinstudium empfehlen würde. Meinen Kindern würde ich allerdings mit auf den Weg geben, dass sie ihr Studium selbst in die Hand nehmen und mitgestalten müssen, um sich darin wohl zu fühlen. Ansonsten läuft man Gefahr, unter die Räder zu geraten. Ich würde mindestens 2 Auslandssemester, *Anamnesegruppe* und feste Koch- und Kaffeepausen mit Kommilitonen verordnen.[21]

Der Kölner Psychosomatiker K. Köhle schreibt im *Balint Journal* (4/10): »Psychosoziale Fragen werden in der hausärztlichen Praxis oft ausgelassen (in über 50% der untersuchten Fälle)«. Mit »*Brücken von der Psychosomatik zur Allgemeinmedizin*« versuchten wir seit Mitte der achtziger Jahre in Heidelberg dem gegenzusteuern. Mit der inter-

20 Symposion zum 80 Geburtstag des Psychosomatikers Peter Hahn in Heidelberg am 16.4.2011.

21 S. Aichinger, persönlicher Brief an Ernst R. Petzold 2012.

nationalen Balintarbeit und den Ascona-Balint-Preisen für Medizinstudenten wird dieser Weg fortgesetzt.

Ein Projekt, das unseren Jubilar hier sicher erfreuen würde, erwähnte der Heidelberger Studiendekan, Prof. F. Resch, nämlich die Wiedereinführung des *Philosophikums* neben dem Physikum freiwillig für StudentInnen der Medizin.

Am Ende des Wintersemesters und nach einer Einführung in die Balintarbeit bat ich die Tutoren in Tübingen um ihr Feedback auf diese Einführung. Einer, Chr. M., schreibt:

> L. erzählt von einer Begegnung, die sie während ihrer Zeit als Famulantin im Krankenhaus mit einer älteren Patientin hatte. Diese hatte wegen eines Herzinfarktes den Notdienst gerufen, der sie in die Klinik gebracht hatte. Dort war sie gut behandelt worden, habe dann aber lebenswichtige Medikamente bekommen, die sie wegen ihres Glaubens ablehnte, auch wenn sie sterben müsste. Der behandelnde Arzt reagierte darauf mit Unverständnis und Ärger. Eine Depression wurde nicht abgeklärt.
>
> L. schildert den Konflikt zwischen dem Arzt, der Patientin und ihr selbst. Sie fühlte sich der Patientin verbunden, wollte aber auch den Arzt verstehen, der doch alles zu tun schien, was medizinisch angezeigt war. Den Widerspruch der Patientin empfand er wie eine Ablehnung und als eine persönliche Beleidigung. L. empfand ihre Ohnmacht.

Nach der Balintgruppe hielt der Protokollant fest:

> 1. L. hat sich sehr ernsthaft mit dem Thema auseinandergesetzt, aber ihre Sorge überforderte sie in der Rolle einer Famulantin.
>
> 2. Sie fühlte sich wie zwischen zwei Stühlen. In der Gruppe entstand der Wunsch, einen Seelsorger einzuschalten.
>
> Frage: Soll der Seelsorger als Fachmann oder Experte für den Dialog zwischen Psyche und Soma den Arzt ersetzen? Verschiebung eines Problems oder Arbeitsteilung?

Ich überspringe die anderen Berichte und fasse diesen Teil zusammen:

Aus dem »Inneren Dialog« kann in einer Balintgruppe ein äußerer Dialog werden, wenn die Grundregeln dieser Gruppenarbeit eingehalten werden. Aus der Ohnmacht des Wortes kann etwas anderes werden, wenn man zuhört – nämlich auf das, was die eigene innere Stimme sagt. Zwischen der Wahrnehmung dessen, was die Studenten beobachteten, hörten, sahen, erlebten und zunächst für sich selbst, dann aber eben auch in der Gruppe in Worte fassten, entstand Sicherheit, wuchs das Gefühl, dass man der Inneren Stimme durchaus auch trauen darf.

Die Nähe der Psychotherapie zur Seelsorge und zur Theologie wird in der psychosomatischen Literatur kaum thematisiert, der Ruf aber nach einem Seelsorger wird auch in anderen Zusammenhängen wieder lauter. Die Langzeitwirkung eines derartigen Dialogs mag mit einem Abschlussgespräch deutlich werden, das ich mit einem Feuerwehrmann führte, der vor einigen Jahren mit schwersten Verbrennungen ins Aachener Klinikum eingeliefert worden war.

Patient-Sein / Arzt-Sein. Ein Katamnesegespräch[22]

Bald nach einem Eilfax an einem späten Freitagnachmittag aus Marburg mit der Bitte, uns um ihn zu kümmern, konnte ich reagieren: Laut Telefonat mit der Station geht es dem Patienten ganz gut. Wir werden uns um ihn kümmern. Damit begann meine Begegnung mit einem Feuerwehrmann, der während eines Einsatzes ein Polytrauma erlitten hatte, fast 80 % der Körperoberfläche waren verbrannt, die Hände fast total verstümmelt. Es begann eine intensive verbrennungschirurgische Behandlung und psychosomatische Betreuung. Die Zusammenarbeit wurde Teil der Prävention einer PTSD. Ein Kollege des Patienten kam mit vergleichbaren Verbrennungen in eine andere Universitätsklinik, konnte nicht psychosomatisch betreut werden und litt jahrelang noch an den Folgen seines Traumas.[23]

Ich verkürze das Katamnesegespräch mit dem Patienten, den ich Herrn Leicht nannte, das wir zwei Monate nach der stationären Aufnahme videographierten:

22 Ich zitiere den Beginn und das Ende eines Gesprächs mit einem polytraumatisierten Patienten. (Verbatim Protokoll).

23 In einer Aachener Dissertation, die wir bald nach diesem Ereignis auflegten zum ›Stand der psychischen Versorgung von Unfallopfern in Deutschland‹ vor etwa 10 Jahren, stellte die Doktorandin fest: Die Prävalenz psychotraumatologischer Störungsbilder ist durch internationale Studien gut belegt (schwankend zwischen 5-40 %). Zur Versorgung unfallbedingter psychischer Störungen standen nur in 12 % der auf unsere Anfrage antwortenden Kliniken abteilungszugehörige Psychologen zur Verfügung. Häufiger waren Konsile durch Psychiater, Psychosomatiker, niedergelassene Kollegen oder Sozialarbeiter. Regelhafte psychische Diagnostik erfolgte äußerst selten, aber in 80 % der Kliniken wurde eine Beeinträchtigung des körperlichen Heilungsverlaufs durch psychosomatische Wechselwirkungen beobachtet. (Frau Dr. Hardörfer-Jogmin 2009, S. 45)

Herr Leicht fragt wegen der Videographie, ob wir schon im Gespräch sind: Also geht es jetzt los? Auf der Intensivstation habe ich sehr viel an Gewicht verloren.

Ich bestätige ihm den Beginn der Aufnahme, frage, wie viel Gewicht er verloren habe.

Herr Leicht: Mein niedrigstes Gewicht betrug 48 kg. Jetzt ist es vielleicht bei 55 kg. Mein Normalgewicht liegt zwischen 63 und 65 kg. Ich bin 1,82 m groß.

Pe: Sie waren immer schon ein Leichtgewicht?

Herr Leicht bestätigt das und fährt fort: Ich bin 43 Jahre alt, kann aber noch sehr gut mit den jungen Kameraden mithalten, beispielsweise bei den Übungen an der Atemschutzgrenze. Das war allerdings noch vor dem Unfall.

Mit meiner nächsten Frage versuche ich die jüngere Vergangenheit auf der Intensivstation zu vergegenwärtigen: Welche Erinnerungen haben Sie an die Intensivstation?

Herr Leicht: Ich habe viel vergessen. Ich wusste nicht mehr, in welchem Zimmer der Intensivstation ich lag, aber ich erinnere mich an einen Traum, den wir miteinander besprachen:
Ich träumte, ich war in Paris in der Wohnung. Das Auto stand offen auf dem Parkplatz. Ich suchte den Schlüssel. Ich griff mit der Hand in die Brusttasche. Ich fand aber keinen Schlüssel. Ich erwachte völlig verwirrt in einem fremden Zimmer.

Pe: Wir haben sehr früh über diesen Traum gesprochen. Können Sie sich noch erinnern, was ich gesagt habe?

Herr Leicht: Sie haben mich nachdenklich gemacht. Sie sprachen von einem Schlüsselerlebnis. Und Sie sprachen davon, wie man Sorgen und Ängste überwinden könne.

Pe: Konkret sprach ich davon, dass die Lösung im eigenen Inneren zu finden ist. Ihre Hand war ja direkt über dem Herzen festgenäht. Man wollte mit einem Hautlappen der Brust eine Hand rekonstruieren. Ihre Angst und Not war auf Ihrem Herzen fixiert; die Angst und Not auf dem Herzen. Man braucht die Angst als Schutz – (schmunzelnd) darf man das einem Feuerwehrmann sagen?

Herr Leicht reagiert etwas verlegen auf diese Frage und schildert von sich die Auslösesituation seines Verbrennungsunfalls:

Am Anfang hatte ich gar keine Angst gehabt, als ich da oben war. Die Verqualmung aber und die Durchzündung hat auch die Angst ausgelöst. Als der Feuerball in den Raum kam, habe ich laut um

Hilfe geschrien. Die Kleidung hatte gebrannt. Als der Kollege kam und die brennenden Sachen ausgeschlagen hatte, kam der Selbsterhaltungstrieb zurück: *Jetzt musst du raus!* Ich habe es ganz allein geschafft. Ich bin ein ganzes Stück bis zu dem Wagen gelaufen. Ich bin stolz, dass ich diese Leistung allein erbracht habe. *Jetzt musst du raus!*

Das Hören auf die Innere Stimme kann lebensrettend sein. Wir sprechen weiter über den Therapieverlauf, über die Besuche und Versöhnungsgespräche mit dem älteren Stiefbruder, über Konflikte, die ihn sehr belastet hatten, auch über den Besuch des Marburger Oberbürgermeisters, der ihm trotz der Verstümmelung weiterhin einen festen Arbeitsplatz versprach. Und dann sprechen wir über den Spruch, der bei dem »Propheten Lukas« steht.

Herr Leicht: Ich weiß es nicht mehr ganz genau, wo er steht, aber er lautet ungefähr so: *Dir ist nicht gegeben der Geist der Furcht, sondern der Kraft, und der Zucht*, oder so ähnlich.
Ich denke mir heute immer wieder – ich bin zwar kein großer Kirchgänger; ich bin zwar gläubig, aber ich gehe nicht oft in die Kirche – aber ich denke: Diesen Spruch sollte ich beherzigen, dann wird es auch besser gehen.
Pe. nickt: Ich glaube, das ist von dem Pfarrer, der Sie konfirmiert hat, sehr gut gesehen worden: *Nicht der Furcht, sondern der Liebe, der Zucht und der Ordnung.*
Herr Leicht: Ja, so etwas in diese Richtung.[24]

Zusammenfassung

1. Der Dialog zwischen Psyche und Soma ist eine zentrale Aufgabe der Psychosomatischen Medizin. Er kann dramatisch beginnen, aber auch enden. Petrarca begann mit einer Bergbesteigung, und lernte Demut.

2. Shakespeare begann sein Drama *Der Sturm* mit einer Extremsituation, in der Macht und Ohnmacht der Worte gleichermaßen zum Aus-

24 Im 2. Tim 1,7 heißt es: »Gott hat uns nicht gegeben den Geist der Furcht, sondern der Kraft, der Liebe, der Zucht« (nach Luther-Bibel 1970). In der Übersetzung von 1985 steht statt »Zucht« »Besonnenheit«; in der Einheitsübersetzung von 1980 steht statt »Furcht« »Verzagtheit«. Von »Ordnung« steht da nichts. Macht und Ohnmacht der Worte – sind sie nicht auch bedingt durch die Veränderungen unseres Sprach- bzw. Übersetzungsvermögens?

druck kamen. Die Macht und Ohnmacht der Worte erlebte Prospero, der Herzog von Mailand, und lernte – Demut.

3. Der Dialog zwischen Psyche und Soma kann auch heute noch in der Medizin stattfinden. Z.B. im Unterricht, bei der Anamnese, bei Visiten, bei körperlichen Untersuchungen, aber auch in Katamnesegesprächen.

4. Dieses Wissen der Psychosomatik ist eine Grunddimension des ärztlichen Denkens, Fühlens und Handelns. Dieses Wissen ist ein Prozess und kein Besitz. Sie ist eine ›reale Utopie‹ und keine Illusion.

5. Der Dialog zwischen Psyche und Soma ist Teil einer ›anthropologischen Medizin‹ und öffnet Lösungsmöglichkeit für etliche Probleme, die in einem eher reduktionistischen, biomedizinischen Denk- und Handlungsmodell entstehen.

Literaturverzeichnis

Altmeyer, Martin u. Thomä, Helmut (Hg.): Die vernetzte Seele. Die intersubjektive Wende in der Psychoanalyse, Stuttgart 2006.

Meier-Seethaler, Carola: Gefühl und Urteilskraft. Ein Plädoyer für die emotionale Vernunft, München 1998.

Mittelstraß, Jürgen (Hg.): Enzyklopädie Philosophie und Wissenschaftstheorie, Stuttgart 1996.

Ogden, Thomas H.: Das analytische Dritte, das intersubjektive Subjekt der Analyse und das Konzept der projektiven Identifizierung, in: Martin Altmeyer u. Helmut Thomä (Hg.): Die vernetzte Seele. Die intersubjektive Wende in der Psychoanalyse, Stuttgart 2006, S. 35-64.

Petzold, Ernst R.: Sentire aude – habe Mut zu deinem eigenen Gefühl oder die Veränderung der Angst in der Arzt-Patient-Beziehung, Teil I, in: Balint Journal 9 (2008), H. 2, S. 35-42; Teil II, in: Balint Journal 9 (2008), H. 3, S. 69-77.

–: Beitrag zum Valiummißbrauch und -sucht. Internistische Praxis 12 (1972), S. 354.

–: mit Vollrath, Peter; Ferner, Hans; Reindell, Achim: Familienkonfrontation – Beitrag zur Therapie der Anorexia-nervosa-Patienten, in: Therapiewoche 26 (1976), H. 7, S. 970-977.

–: mit Perlitz, Volker: Vom Gestaltkreis zur Synergetik: Die Bedeutung irreversibel-struktureller und dynamisch-funktioneller Kopplungen, in: Psychotherapie, Psychosomatik, Medizinische Psychologie 57 (2007), S. 197-205.

Shakespeare, William: Der Sturm, übersetzt und herausgegeben von Gerd Stratmann, Stuttgart 2005.
Weizsäcker, Viktor von: Fälle und Probleme, Klinische Vorstellungen, Gesammelte Schriften, Bd. IX, Frankfurt a. M. 1988.
– GS IV, Allgemeine Medizin, Frankfurt a. M. 1997.
– GS X, Pathosophie, Frankfurt a. M. 2005.
– GS VII, Grundfragen Medizinischer Anthropologie, Frankfurt a. M. 1987.

Wolfram Schmitt

Bedeutung und Grenzen des Wortes in der Psychotherapie

In Platons Dialog *Charmides* tritt Sokrates als Arzt für Charmides' Kopfschmerzen auf.[1] Charmides fragt nach einem Mittel gegen seine Kopfschmerzen, Sokrates antwortet, er habe dafür ein Blatt, ein Pharmakon, doch bedürfe es dazu eines Spruches, den man bei Einnahme des Blattes sagen müsse, erst dann mache das Heilmittel gesund. Man muss aber zugleich den ganzen Leib behandeln, die Verordnung richtet sich nämlich auf den gesamten Leib, denn über das Ganze werden auch die Teile des Leibes behandelt. Es geht also um eine ganzheitliche Behandlung. Die Behandlung geht auch bei körperlichen Leiden immer von der Seele aus,[2] denn aus der Seele entspringt Böses und Gutes für den Leib. Die Seele als der primäre Bezugsort der leib-seelischen Behandlung wird durch »gewisse Besprechungen« (»Epodai«) behandelt, und diese »Besprechungen« sind die »schönen Reden« (»Logoi kaloi«, eigentlich »schöne Worte«).[3] Das Wort wirkt also auf Seele und Leib ein.

Die »schönen Reden«, die »schönen Worte« führen in der Seele zur »Besonnenheit« (»Sophrosyne«) und dadurch zur Gesundheit für die Seele und den Leib in seiner Gesamtheit und in seinen einzelnen Teilen. Die Medikamente treten dann ergänzend hinzu, ohne die Einwirkung der Worte auf die Seele nutzen sie aber nichts. Die »Besonnenheit« nun bedeutet im Wesentlichen, sich selbst zu erkennen,[4] woraus Platon schließt, der Spruch des delphischen Orakels »Erkenne dich selbst« meine nichts anderes als »Sei besonnen«. Besonnenheit ist aber nach Sokrates nicht nur Selbsterkenntnis, sondern darüber hinaus Erkenntnis ihrer selbst und aller anderen Erkenntnisse.[5] Sie ist das Denken über sich selbst und das Denken über das Denken. Diese Besonnenheit als Selbsterkenntnis und Erkenntnis der Erkenntnis führt zur

1 Platon, Charmides 1.3,hier wie im Folgenden zitiert nach: ders., Sämtliche Werke in zehn Bänden, Leipzig 1991, Bd. 1, S. 423-485, hier S. 433.
2 Platon, Charmides 1.3, 1.c., S. 435.
3 Ebd.
4 Platon, Charmides 3.2, 1.c., S. 455.
5 Platon, Charmides 3.3,1.c., S. 459.

Erlangung der Gesundheit. Es bleibt offen, wie weit uns die Selbsterkenntnis durch das schöne Wort oder die Heilkunde als solche oder als ganze gesund macht.[6] Auf jeden Fall ist das Wort das zentrale Medium der Medizin.

Der Selbsterkenntnisprozess ist somit das eigentliche Movens der Therapie und des therapeutischen Fortschritts. Das Wort, der Spruch, die schöne Rede hat also nach Sokrates, der sich hier auf die ›thrakischen Ärzte‹ beruft, den obersten Rang in der Hierarchie der therapeutischen Methoden inne, vor den »Heilkräutern oder Medikamenten« und vor dem chirurgischen Eingriff. Es ist nicht zu übersehen, dass dem Wort in der Sicht dieser alten Medizintradition eine magische Potenz innewohnt. Die Medizin ist eine »redende Medizin« in erster Linie, die entscheidend durch das Wort wirkt, also auch durch sinnvollen Zusammenhang der Worte, deren Rhythmus und Sprachmelodie, das Gespräch, die Psychotherapie. Diese wirkt zuvörderst unmittelbar auf die Seele, damit aber auch auf den Leib. Die Psychotherapie, die das Wort als Vermittler heilender, ursprünglich auch magischer Kraft benutzt, steht im Mittelpunkt dieser Medizin. Sie ist dergestalt eine Medizin aus dem Geist der Philosophie, hinter der noch die Magie als Ursprung steht.[7] Umgekehrt ist die sokratische Psychotherapie insbesondere in ihrer dialogischen Form durchaus auch einer körperlichen medizinischen Technik vergleichbar. Sokrates bezeichnet sie selbst als »Maieutik«, als »Hebammenkunst«, die aus dem Gesprächspartner entbindet, was in ihm an Wissen und Erkenntnismöglichkeiten gewissermaßen »steckt«. Im sokratischen Gespräch kommt eine Entwicklung im Gesprächspartner (eigentlich in beiden Gesprächspartnern) in Gang, die zu erkenntnismäßigen, affektiv-dynamischen und körperlichen Veränderungen führt, die auf Heilung von Leib und Seele gerichtet sind. Dies ist bis heute der Kern aller Psychotherapie und auch des ärztlichen Gesprächs über den Bereich der Psychotherapie hinaus geblieben.[8] Auch jenseits des engeren Psychotherapiebereichs ist das »schöne Wort«, das zugleich auch das »gute« und »richtige« Wort ist, über seine Eigenwir-

6 Platon, Charmides 3.3.4, l.c. S. 479 f.

7 Siehe Wolfram Schmitt, Philosophische und medizinische Wurzeln der Psychotherapie, in: H. A. Kick (Hg.), Ethisches Handeln in den Grenzbereichen von Medizin und Psychologie,Münster 2002, S. 64-72.

8 Zum anthropologischen Hintergrund vgl. Wolfram Schmitt, Versöhnung als Therapieziel. Aspekte einer anthropologischen Psychotherapie, in: H. A. Kick u. G. Dietz (Hg.), Trauma und Versöhnung, Berlin 2010, S. 315-331, und Dietrich von Engelhardt, Anthropologische Medizin – historische Entwicklung, Perspektiven der Zukunft, in: P. Sulz u a. (Hg.), Philosophie und Medizin, Zürich 2006, S. 23-37.

kung hinaus eine Voraussetzung für das Gelingen der medikamentösen Behandlung wie auch des chirurgischen Eingriffs.

Eine medikamentöse Behandlung ohne das Wort, ohne eine genügende Gesprächsvorbereitung durch den behandelnden Arzt und ohne begleitenden Dialog zwischen Arzt und Patient ist weniger wirksam und auch anfälliger für Nebenwirkungen. Es ist fraglos so, dass Placebo-Wirkungen, aber auch Nocebo-Effekte in direkter Beziehung zu Qualität oder Defiziten der verbalen Vorbereitung der Medikamentengabe durch den Arzt stehen. Das eine Medikamentenverordnung und Verlaufskontrolle einleitende und begleitende Gespräch des Arztes mit dem Patienten bestimmt zusammen mit der averbalen, affektiven und atmosphärischen Kommunikation, also der therapeutischen Beziehung überhaupt, ganz wesentlich die Wirkung der Medikamente. Bekannt ist der Placebo-Effekt nicht nur bei eigentlich unwirksamen Medikamenten, sondern auch bei physiologisch wirksamen im Sinne einer psychogenen Verbesserung der Wirksamkeit. Ein an sich wirksames Medikament wirkt noch besser oder rascher, auch mit weniger Nebenwirkungen, wenn eine gute verbale Kommunikation und ein tragfähiger Rapport zwischen Arzt und Patient bestehen. Andererseits kann bei einem guten Medikament ein Nocebo-Effekt auftreten und es kann zu mangelnder Wirksamkeit und/oder vermehrten Nebenwirkungen kommen, wenn es an der Gesprächsvorbereitung und -begleitung fehlt oder die therapeutische Beziehung nicht trägt. Paradoxerweise kann auch das an sich notwendige Aufklärungsgespräch über Wirkweise und mögliche Nebenwirkungen, wenn es nicht sensibel genug geführt wird, besonders bei psychisch Kranken erst recht Nebenwirkungen hervorrufen oder die Wirkung abschwächen. Insbesondere kann dieser Nocebo-Effekt bei Patienten mit Angststörungen und Depressionen auftreten, wobei dann die Lektüre des Beipackzettels oder von Internet-Informationen eine erhebliche negative Verstärkerwirkung entfalten können.

Nicht zuletzt ist es auch der chirurgische Eingriff, der insbesondere bei psychisch Kranken mit ausgeprägten hypochondrischen Ängsten verbunden sein kann und in seinem Gelingen und hinsichtlich seiner seelischen Verarbeitung sehr auf das stützende und aufklärende Gespräch des Arztes angewiesen ist.

Oft zu wenig wird beachtet, wie sehr der Erfolg von Behandlungen im psychotherapeutischen, medikamentösen und chirurgischen Bereich bei stationärer Behandlung auch vom angemessenen verbalen Umgang des Pflegeteams und der Kotherapeuten mit dem Patienten abhängt.

Woher kommt die Macht des Wortes in der Psychotherapie und in der Medizin überhaupt? Worin liegt seine Bedeutung? Die sprachliche Kommunikation zwischen Arzt und Patient hat verschiedene Aspekte und Wirkungen. Wie schon bei Platon anklingt, kommt dem Wort auf einer archaischeren Ebene der Charakter der Beschwörung im Sinne der Wortmagie zu, die Rede des Arztes ist auf dieser tieferen Ebene wie ein Zauberspruch, der eine leib-seelische Wirkung im Anderen erzielen möchte. Die Sprache hat einen Aufforderungscharakter, sie will überzeugen und überreden und damit eine Veränderung im heilsamen Sinne bewirken. Gerade die »schönen Worte«, wie Sokrates sie nennt, erreichen eine medizinische Wirkung, wie Zaubersprüche über ihre Formalisierung und Rhythmisierung einst einen gewünschten Effekt erzielt haben. Diesem Appellcharakter der therapeutischen Rede, wie man ihn nennen könnte, tritt das Wort als Ausdruck der emotionalen Verfasstheit des redenden Arztes zur Seite, der ebenfalls auf die affektive Rezeptivität des Patienten einwirkt. Hinzu kommt, wie Sokrates besonders betont, noch die erkenntnisfördernde kognitiv-rationale Schicht der Rede. Diese Aspekte des Wortes wirken zusammen und sind natürlich nicht im Einzelnen voneinander trennbar. Ich möchte also die drei Grundbedeutungen des Wortes in der Psychotherapie wie in der Psychiatrie und der gesamten Medizin als den appellativ-magischen, den affektiv-emotionalen und den kognitiv-rationalen Bedeutungskreis umschreiben. Diese drei Bedeutungskreise der Worte in der Interaktion von Arzt und Patient in der Weise der dialogischen Rede stehen in ständig wechselnder dynamischer Beziehung zueinander. Umfang, Dynamik und Akzentuierung der drei Bedeutungskreise ändern sich im Gespräch ständig und sind abhängig von der therapeutischen Situation, der therapeutischen Beziehung mit ihren Übertragungs- und Gegenübertragungsverhältnissen, der Individualität von Arzt und Patient, der therapeutischen Methode und den zu behandelnden Krankheiten Es ist klar, dass die Bedeutungskreise und Zielrichtungen der Worte im therapeutischen Gespräch sich unterscheiden in der psychoanalytisch orientierten Therapie gegenüber der Verhaltenstherapie, in der klientenzentrierten Gesprächstherapie gegenüber der systemischen Therapie.

Da die Bedeutung des Wortes in der Psychotherapie und im ärztlichen Gespräch über den persönlich-individuellen Interaktionszusammenhang hinaus immer in einem wissenschaftlichen und methodischen Zusammenhang steht, ist die kognitiv-erkenntnismäßige Bedeutungsschicht der Rede hier zweifellos letztlich führend, wie es auch die philosophische Wurzel der Psychotherapietradition nahelegt. Lediglich in der Hypnose-Therapie steht die appellativ-magische Bedeutung des Wortes im Vordergrund.

Verbunden ist die Entwicklung des psychotherapeutischen Wortes und Gesprächs aber auch wesentlich mit der diätetischen Tradition der wissenschaftlichen Medizin seit der Antike. Auf der Basis des »Regimen sanitatis« ist das Wort hier wesentlicher Träger der Aufklärung über Sinn und Anwendung der »sex res non naturales«, deren Regulierung für Gesundheit und Krankheit grundlegend ist.[9] Es sind dies die basalen Lebensbereiche von Licht, Luft und Umgebung, Essen und Trinken, Bewegung und Ruhe, Schlafen und Wachen, Füllung und Entleerung einschließlich Badehygiene und Sexualität sowie schließlich die Gemütsbewegungen. Das Wort vermittelt hier – zusätzlich zur philosophisch hergeleiteten Lebenskunst – eine medizinisch-gesundheitlich orientierte Lebenskunst.[10] Diese Vermittlung geschieht besonders im ärztlichen Beratungsgespräch und in einer stützend-problemorientierten Psychotherapie, die wiederum eng verknüpft ist mit den Zielsetzungen des Wortes in der Psychotherapie im engeren Sinne. In der philosophischen wie in der diätetisch-lebensordnungsorientierten Psychotherapie, zu der man noch die religiös-beratende Seelenführung stellen könnte, führt die erkenntnisfördernde, vor allem selbsterkenntnisfördernde Intention der Rede zu heilsamen Wirkungen. Hinzu treten dann, auch in der diätetischen Psychotherapie und der religiösen Psychotherapie, die appellativen und auf die Emotionen gerichteten Perspektiven. Ziel ist immer die individuelle heilsame Entwicklung der Person.

Wie kann das Wort zu therapeutisch erwünschten Veränderungen des Denkens und Verhaltens führen? Sicher über Selbsterkenntnisprozesse, die sich immer auch auf emotionale Veränderung und Stabilisierung und die Dynamik des Willens und der Motivation förderlich auswirken. Eine große Rolle spielen die Erweiterung der Perspektivenbildung, die Verbesserung der Perspektivenbeweglichkeit und die positive Veränderung der Selbst- und Fremdbewertung und der Einschätzung der persönlichen Situation und ihrer Bedingungskonstellationen. Übungs- und Umgewöhnungswirkungen, begünstigt durch die kognitiven und emotionalen Prozesse, nutzt und beeinflusst vor allem die Verhaltenstherapie. Wenn es zu einer psychischen Erkrankung kommt, bedeutet dies für den Betroffenen immer, dass sie als Signal verstanden werden muss, sein bisheriges Leben zu verändern. Psychische Krankheit ist eine Grenzsituation, in der es gilt, die Grenze durch Wandlung zu überschreiten oder im Entwicklungsstillstand zu verharren oder aber unterzugehen.

9 Wolfram Schmitt, Das Regimen sanitatis des Mittelalters, in: H. Tellenbach (Hg.), Psychiatrische Therapie heute, Stuttgart 1982, S. 51-63.

10 Vgl. Wolfram Schmitt, Diätetik als anthropologisches Modell und ethische Leitlinie angesichts moderner Forschungsfortschritte, in: H. A. Kick u. J. Taupitz (Hg.), Handeln und Unterlassen, Berlin/Heidelberg 2003, S. 9-16.

Wie kann eine solche Veränderung im therapeutischen Prozess erreicht werden, und was ist ihr Ziel? Psychotherapie bewirkt in der dialogischen Rede durch das Wort, wie wir gesehen haben, einen Erkenntnisprozess der Besinnung auf sich selbst, die eigene Entwicklung und Situation und die Möglichkeiten der Veränderung und Weiterentwicklung. Damit werden auch emotionale Stabilisierung, Dynamisierung von Stimmung und Antrieb, also der Gefühls- und Willenssphäre in Bewegung gebracht, aus denen ein den Situationsanforderungen und persönlichen Zielsetzungen angemessenes Handeln sich entwickeln kann. Aus dem krankheitsbedingten Sinnverlust des Lebens können sich neue Sinnfindung und Zukunftsorientierung und verbesserte Weisen der sozialen Kommunikation und Interaktion entfalten.

Wie tief das Wort in die leiblichen Vollzüge, ja auch in nachweisbare körperliche Vorgänge eingreift, hat auch die moderne Neurophysiologie mit ihren bildgebenden Verfahren der Darstellung von Hirnstoffwechselvorgängen aufzeigen können. Es ist nachgewiesen, dass durch Psychotherapie allein Stoffwechselanreicherungen in bestimmten Hirnarealen stattfinden wie bei Behandlung mit Psychopharmaka. Das Wort allein vermag also in der Behandlung psychischer Krankheiten die Stoffwechselverhältnisse in relevanten Hirnbereichen positiv zu beeinflussen. Es ist also nachgewiesen, was immer schon zu vermuten war, dass das Wort auf zerebrale Funktionen und damit auf den Leib insgesamt einzuwirken vermag. Wie dies geschieht, wissen wir im Einzelnen nicht, insbesondere nicht, ob es sich hier um eine kausale Einwirkung handelt. Andererseits wirkt sich die Psychopharmakamedikation ebenso auf seelische Vorgänge aus, ohne dass wir die Natur dieser Auswirkungen wirklich verstehen würden. Wahrscheinlich stehen psychische und neurophysiologische Vorgänge nicht in einem kausalen, sondern in einem komplementären Verhältnis zueinander, das bisher nicht genauer durchschaut wird. Psychodynamik und Physiodynamik hängen komplementär zusammen, das Wort in der Psychotherapie wirkt auf beide Bereiche. Das gilt zwar in gewisser Weise auch für das Medikament, doch wäre eine Therapie nur mit Medikamenten in der Psychiatrie nicht zielführend, weil Therapie psychischer Krankheiten immer auf verstehbare und sinnhafte Ziele ausgerichtet ist, die zu ihrer Erreichung des Gesprächs bedürfen. Allerdings kann das Medikament die Wirkung des Wortes und die Erreichung der Therapieziele unterstützen, insbesondere bei schwereren psychischen Erkrankungen.

Welche Ziele strebt die Psychotherapie, das therapeutische Wort an? Angestrebt wird, auf der Grundlage einer therapeutischen Beziehung, die Selbsterkenntnis im Sinne der Besonnenheit, der synthetisch-reflektierenden Kraft des Selbstbewusstseins. Ebenso wird das bessere Verstehen der Anderen im Rahmen der Lebensentwicklung und Lebenssituation intendiert.

Mit der hierdurch verbesserten Ordnung des Bewusstseins- und Wahrnehmungsfeldes kommt es zu einer Stärkung kognitiver und mnestischer Funktionen. Zugleich damit entwickelt sich eine Stabilisierung von Stimmung und Antrieb und eine Steigerung der seelischen Dynamik. Hierdurch wird der Rückgang von erkenntnis- und funktionseinschränkenden Krankheitssymptomen in Gang gesetzt, eine neue Balance der seelischen Kräfte angestrebt und dergestalt wieder mehr Autonomie, soziale Kompetenz und Handlungsfreiheit gewonnen. Seelische und leibliche Entwicklungen und Veränderungen werden erreicht, die ohnehin nicht voneinander zu trennen sind. Die infolge der Krankheit gestörte Lebensbalance wird ausgewogener, die Sinnfindung im Leben rückt wieder in den Horizont. Insgesamt strebt Psychotherapie den Gewinn von mehr Freiheit an, die durch die seelische Krankheit in mehrfacher Hinsicht eingeschränkt war. So wird, wie Karl Jaspers sagt, Psychotherapie in der Tat zum Appell an die Freiheit des Patienten.[11]

Da psychische Krankheit immer auch eine Verstärkung und Zuspitzung der im Menschen anthropologisch ohnehin angelegten inneren Widersprüche, der Selbstwidersprochenheit, mit sich bringt, ist ein wichtiges, vielleicht auch das wichtigste Therapieziel die bestmögliche Ausbalancierung und Kompensation der inneren Widersprüche in der gegenwärtigen Situation und in ihrer Herkunft aus der Vergangenheit. Ich bezeichne diesen Prozess als Versöhnung, die therapeutische Arbeit auch als Versöhnungsarbeit, mit dem Ziel der Versöhnung mit dem Selbst und seinen widersprüchlichen Ich-Anteilen und Ich-Entwicklungen einschließlich der leiblichen Sphäre. Zur Selbstversöhnung gehört auch die Versöhnung mit den Anderen, insofern sie immer Anteile des eigenen Ich repräsentieren. Psychotherapie ist also ganz wesentlich Versöhnungstherapie, das Wort ist auf Versöhnung mit dem Selbst und mit den Anderen gerichtet.[12] Diese Versöhnung mit der Selbstwidersprochenheit, mit sich selbst, kann medikamentös allein nicht erreicht werden, allerdings kann der psychotherapeutische Versöhnungsprozess medikamentös unterstützt werden.

Die Bedeutung des Wortes ist vielfältig und groß, doch es stößt auch an seine Grenzen. Die Grenze liegt da, wo das Wort nicht mehr von verstehbaren seelischen Zusammenhängen und von der Psychodyna-

11 Karl Jaspers, Allgemeine Psychopathologie, Berlin/Heidelberg/New York 1973, hier S. 669. Vgl. Wolfram Schmitt, Karl Jaspers und die Psychotherapie, 2006/07, S. 83-93.

12 Wolfram Schmitt, Versöhnung als Therapieziel (s. Anm. 8), bes. S. 316f.

mik getragen wird, und das Gespräch an nur kausal erklärbare Bereiche und Sachverhalte stößt. Es ist die methodologische Dichotomie von Verstehen und Erklären im Sinne von Karl Jaspers, die das hermeneutische Verstehen an eine Grenze kommen lässt, wo das naturwissenschaftlich Erklärbare anfängt.[13] Auch das naturgesetzlich Erklärbare im Seelenleben hat seine Grenze, woran heute wieder besonders erinnert werden muss, wo die Neurophysiologie sich bemüht, das nur Verstehbare erklärbar zu machen. Es führt kein Weg von den erklärbaren zu den verstehbaren seelischen Tatbeständen, auch der umgekehrte Weg vom Verstehbaren zum Erklärbaren ist nicht gangbar. Beide Bereiche sind komplementär, sie entsprechen sich, sind in gewisser Weise aufeinander beziehbar, sind aber nicht wechselseitig aufeinander zurückführbar. Im psychotherapeutischen Gespräch können hermeneutisch-verstehbare seelische Zusammenhänge wie auch naturgesetzlich-erklärbare seelische Zusammenhänge nebeneinander und auch bezogen aufeinander verbalisiert werden und ihren Platz je nach Erfordernis und Zielsetzung finden. Sie müssen aber methodisch unter verschiedenen Perspektiven gesehen werden, und dies muss der Arzt dem Patienten verdeutlichen. Zum Beispiel kann ich mit meinem Patienten mit einer Suchterkrankung oder einer Depression über deren Entstehung psychodynamisch oder kognitiv-lerntheoretisch verstehend reden und ihm ergänzend – komplementär – die naturgesetzlich-hirnstoffwechseldynamischen Zusammenhänge erklärend verdeutlichen. Dennoch haben beide Wort- und Bedeutungsebenen ihre wechselseitigen Grenzen, die man nicht verwischen darf. Verstehendes und erklärendes Wort sind komplementär aufeinander bezogen, aber sie gehen nicht auseinander hervor, es handelt sich um zwei Sprachebenen wie die zwei Seiten einer Medaille. Dies gilt wohl grundsätzlich für das Verhältnis von Physis und Psyche.

Die Grenze des Wortes in der Psychotherapie liegt auch da, wo das Schweigen anfängt. Der Patient schweigt darüber, wovor er Angst hat, oder unbewusst darüber, was er verdrängt hat. Für den Therapeuten gilt dasselbe, darüber hinaus schweigt er, um den Patienten nicht zu beeinflussen, um ihm die Freiheit der Selbstentfaltung nicht zu nehmen. Es gibt auch in der Psychotherapie ein »beredtes Schweigen«, in dem das Gestalt gewinnen kann, was durch Reden nur verdeckt würde. Das Schweigen des Analytikers kann man auch unter diesem Gesichtswinkel sehen. Andererseits kann auch ein Zuviel an Worten von Seiten

13 Vgl. Wolfram Schmitt, Die Psychopathologie von Karl Jaspers in der modernen Psychiatrie, in: Die Psychologie des 20. Jahrhunderts, Bd. 10.2, Zürich 1980, S. 46-62.

des Therapeuten wie auch des Patienten den seelischen Entwicklungsprozess hemmen. Die Wirksamkeit des Wortes hat auch da Grenzen, wo es auf der Rezeptionsseite nicht richtig wahrgenommen oder gehört wird. Wenn das therapeutische Wort auf keinen bereiteten Boden fällt, auf taube Ohren stößt oder falsch verstanden wird, ist es nutzlos. Ebenso kann das Wort aber auch in der Psychotherapie wie ein Messer wirken, wenn es nicht behutsam genug gehandhabt wird.

Das Wort hat eine schöpferische Potenz. Es ist nichts mehr so, wie es vorher war, wenn ein Wort gesagt wird. Das Wort schafft neue Verhältnisse und neue Wirklichkeiten. Erst im psychotherapeutischen Dialog ersteht die Lebensgeschichte, sie wird im Gespräch neu »besprochen« und fügt sich anders und aus neuer Perspektive. Damit kann sie auch auf der Handlungsebene der Potenz nach neu fortgeführt werden oder eine andere Wendung erhalten. Wie das Wort Wirklichkeit erschafft, lehrt uns nicht nur die Schöpfungsgeschichte, von der es im Johannes-Evangelium heißt: »Im Anfang war das Wort«;[14] es lehren uns auch die Dichter und die Philosophen. Die wirklichkeitsstiftende Macht des Wortes hat Stefan George in seinem Gedicht »Das Wort« bleibend formuliert: »Kein Ding sei, wo das Wort gebricht.«[15] Wo aber die Worte ausbleiben, wie in weiten Bereichen der gegenwärtigen Medizin, die sich immer mehr zu einer Medizin ohne Worte wandelt, kann auch das Schweigen einen therapeutischen Sinn machen. »Wovon man nicht sprechen kann, darüber muss man schweigen«, schreibt Ludwig Wittgenstein am Ende seines *Tractatus logico-philosophicus*.[16]

14 Neues Testament, Johannes-Evangelium 1,1.

15 Stefan George, Werke. Ausgabe in zwei Bänden, Bd. I, Düsseldorf/München 1976, S. 466f.

16 Ludwig Wittgenstein, Tractatus logico-philosophicus, Frankfurt a.M. 1984, S. 85.

Literaturverzeichnis

Engelhardt, Dietrich v.: Anthropologische Medizin – historische Entwicklung, Perspektiven der Zukunft, in: Peter Sulz, Dominic Kaegi u. Enno Rudolph (Hg.), Philosophie und Medizin, Zürich 2006, S. 23-37.

George, Stefan: Werke. Ausgabe in zwei Bänden, Bd. I, Düsseldorf/München 1976.

Jaspers, Karl: Allgemeine Psychopathologie, Berlin/Heidelberg/New York 1973.

Platon: Charmides, in: Platon, Sämtliche Werke in zehn Bänden. Griechisch und Deutsch, übers. v. Friedrich Schleiermacher, Franz Susemihl u. a., hg. v. Karlheinz Hülser, Leipzig 1991, Bd. 1, S. 423-485.

Schmitt, Wolfram: Philosophische und medizinische Wurzeln der Psychotherapie, in: Hermes Andreas Kick (Hg.), Ethisches Handeln in den Grenzbereichen von Medizin und Psychologie, Münster 2002, S. 64-72.

–: Versöhnung als Therapieziel. Aspekte einer anthropologischen Psychotherapie, in: Hermes Andreas Kick u. Günter Dietz (Hg.), Trauma und Versöhnung. Heilungswege in Psychotherapie, Kunst und Religion, Berlin 2010, S. 315-331.

–: Das Regimen sanitatis des Mittelalters, in: Hubertus Tellenbach (Hg.), Psychiatrische Therapie heute. Antike Diaita und moderne Therapeutik, Stuttgart 1982, S. 51-63.

–: Diätetik als anthropologisches Modell und ethische Leitlinie angesichts moderner Forschungsfortschritte, in: Hermes Andreas Kick u. Jochen Taupitz (Hg.), Handeln und Unterlassen. Ethik und Recht in den Grenzbereichen von Medizin und Psychologie, Berlin, Heidelberg 2003, S. 9-16.

–: Karl Jaspers und die Psychotherapie, in: Heidelberg. Jahrbuch zur Geschichte der Stadt 11 (2006/07), S. 83-93.

–: Die Psychopathologie von Karl Jaspers in der modernen Psychiatrie, in: Die Psychologie des 20. Jahrhunderts, Bd. 10.2, hg. von Uwe Henrik Peters, Zürich 1980, S. 46-62.

Wittgenstein, Ludwig: Tractatus logico-philosophicus, in: Werkausgabe, Bd. I, Frankfurt a. M. 1984.

Hermes Andreas Kick

Der Wahn als Abwandlung der dialogischen Grundverfassung und als Verfehlen des Zweifelseinwandes

Zusammenfassung

Seit der mit dem Namen von Karl Jaspers verbundenen Gegenstandsbestimmung von Wahn waren die betreffenden wissenschaftlichen Auseinandersetzungen gekennzeichnet durch zwei Gegebenheiten: zum einen durch das Ringen um eine überzeugend operationalisierbare, objektivierbare und verlässliche Definition von Wahn, zum anderen durch das Bemühen um seine Wesensbestimmung – Ausgangspunkt des vorliegenden Ansatzes ist eine dialogische Wesensbestimmung von Wahn. Eben dadurch gerät die gemeinte Abwandlung der Kommunikation in den Blick, genauer, ein interaktional und damit auch empirisch bestimmbares Kriterium von Wahn, das *Kriterium der Reaktion auf den Zweifelseinwand*. Die sich daraus im Medium der Sprache ergebenden psychotherapeutischen Konsequenzen werden abschließend diskutiert.

Einleitung

Im historischen Verlauf der psychiatrischen Krankheitslehre kommt dem Wahn ein wechselnder symptomatologischer und diagnostischer Stellenwert zu, jedoch steht erst seit der von Karl Jaspers durch die Wahnkriterien[1] vorgegebenen Gegenstandsbestimmung überhaupt eine methodisch reflektierte Präzisierung zur Verfügung. Nachfolgende wissenschaftliche Intentionen gingen in zwei Richtungen. Zum einen wurde versucht, zu einer, wenn möglich, operationalisierbaren und objektivierbaren Definition von Wahn zu kommen, wobei häufig ohne Rückbesinnung auf eine Wesensbestimmung nach rein pragmatischen Gesichtspunkten vorgegangen wurde. Zum anderen richteten sich die

1 Karl Jaspers, Allgemeine Psychopathologie, Berlin/Heidelberg/New York 1965, S. 80.

Bemühungen darauf, die Wesensbestimmung des Wahns voranzubringen, um damit vor allem einen verstehensmäßigen Zugang zu eröffnen. Letzteres ging häufig zu Lasten der definitorischen und empirischen Aspekte, die jedoch für den Kliniker ebenfalls unverzichtbar erscheinen. – Ausgangspunkt des vorliegenden Ansatzes ist eine dialogische Wesensbestimmung von Wahn. Eben dadurch gerät die gemeinte Abwandlung der Kommunikation in den Blick, genauer, ein interaktional und damit auch empirisch bestimmbares Kriterium von Wahn, das *Kriterium der Reaktion auf den Zweifelseinwand.*

Der Wahn im Rahmen der psychiatrischen Nosologie

Die Bestimmung dessen, was unter Wahn zu verstehen sei, stellt sich aus diagnostischer Sicht in Abhängigkeit vom Stand der psychiatrischen Krankheitslehre in unterschiedlicher Dringlichkeit. Ist Wahn im Rahmen einer zugrundeliegenden nosologischen Systematik als Symptom unter vielen diagnostisch nicht entscheidend, so sieht man sich den ungeklärten Problemen der Erfassung, aber auch den theoretischen Implikationen des Wahns, weniger nachhaltig konfrontiert als zu einem Moment, in dem klinisch das Problem der *reinen* Wahnpsychose in den Blick kommt und damit die praktische Diagnostik von der definitorischen Klärung des Wahns elementar abhängig ist.

Wahn als Symptom, jedoch nicht als reflektiertes psychopathologisches Problem, war seit der Antike und bis in das Mittelalter hinein in dem sehr weit gefassten Krankheitsbild der Melancholie mit enthalten.[2] Seit der nosographischen Grundlegung von Philipp Pinel[3] wurden Wahnbildungen dagegen je nach Grad der affektiven beziehungsweise psychomotorischen Erregung unter »Manie avec Délire« oder »Mélancolie« (»délire exclusif«) subsumiert, womit der Wahn als Problem der nosologischen Diagnostik in den Vordergrund rückte.

Mit dem Monomaniebegriff von Esquirol,[4] der einen Teil der wahnbildenden, affektiv und stimmungsmäßig auffälligen Psychosen umfasste, spitzte sich das Problem, was Wahn sei, klinisch vorübergehend weiter

2 Heinrich Schipperges, Melancolia als ein mittelalterlicher Sammelbegriff für Wahnvorstellungen, in: Studium generale 20 (1967), S. 723-736.

3 Philippe Pinel, Traité médico-philosophique sur l'aliénation mentale, Paris 1801.

4 Jean-Étienne Dominique Esquirol, Des maladies mentales considerées sous le rapport médicale, hygiénique et médico-legale, Paris 1838.

zu. Mit Griesingers[5] Distanzierung von der Monomanielehre Esquirols und seiner eigenen Fassung der »partiellen Verrücktheit« und der »allgemeinen Verrücktheit«, als im Rahmen der Einheitspsychose konsekutiv chronifizierte Wahnpsychosen, ging die klinische Nosologie andere Wege. Wahn war in diesen Krankheitseinheiten kombiniert mit einer Reihe weiterer klinischer Symptome, die diagnostisch greifbarer waren. In der von Snell[6] vertretenen Monomanielehre, in der die Monomanie als primäre Form der Seelenstörung konzipiert und somit das Stadienkonzept von Griesinger[7] in Frage gestellt wurde, konnte eine Zuspitzung hin auf den Wahn als diagnostisches Problem erneut vermieden werden. Denn auch diese Krankheitseinheit war über die Aufbauelemente des Wahns,[8] d.h. solche Phänomene, mit denen die Patienten ihren Wahn unmittelbar begründeten und die von Anmutungserlebnissen bis zu halluzinatorischen Phänomenen reichten, zu diagnostizieren. Kraepelin übernahm bekanntlich das klinische Bild der Monomanie von Snell, bezüglich der Wahnstruktur und der Aufbauelemente identisch, in die erste Auflage[9] seines Kompendiums als »primäre Verrücktheit«. Die vierte Auflage[10] enthielt innerhalb der jetzt mit dem Zusatz »Paranoia« bezeichneten »Verrücktheit« in den »kombinatorischen Unterformen« die psychopathologischen Wurzeln, aus denen sich die spätere, immer engere und damit diagnostisch problematischer werdende Fassung der Paranoia entwickelte. (Vgl. Abb. 1 und 2)

Entscheidend war im Weiteren die Differenzierung auf der Basis des Verlaufes. Psychische Entartungsprozesse, wozu Dementia paranoides, Dementia praecox und Katatonie zählten und die sich nach Wahnstruktur und Aufbauelementen des Wahns nicht prinzipiell unterschieden, wurden seit der sechsten Auflage des Lehrbuchs[11] zu der neu gefassten Paranoia in Kontrast gesetzt, bei der sich allmählich ein dauerndes, unerschütterliches Wahnsystem bei vollkommener Erhal-

5 Wilhelm Griesinger, Die Pathologie und Therapie der psychischen Krankheiten für Ärzte und Studierende, Stuttgart 1861.
6 Ludwig Snell, Über Monomanie als primäre Form der Seelenstörung, in: Allgemeine Zeitschrift für Psychiatrie 22 (1865), S. 368-381.
7 Wilhelm Griesinger, Die Pathologie und Therapie der psychischen Krankheiten für Ärzte und Studierende, Stuttgart 1861.
8 Peter Berner, Paranoide Symptome, in: K. P: Kisker u. a. (Hg.), Psychiatrie der Gegenwart, Berlin/Heidelberg/New York 1972.
9 Emil Kraepelin, Compendium der Psychiatrie, Leipzig 1883.
10 Emil Kraepelin, Psychiatrie. Ein kurzes Lehrbuch für Studierende und Ärzte, Leipzig 1893.
11 Emil Kraepelin, Psychiatrie. Ein Lehrbuch für Studierende und Ärzte, Leipzig 1899.

tung der Besonnenheit und der Ordnung des Gedankenganges herausbildete. Die Wahnstruktur war logisch organisiert, die Aufbauelemente bestanden in »krankhafter Auslegung wirklicher Erlebnisse«, weit seltener, aber grundsätzlich auch in »Sinnestäuschungen« (Abb. 1). In der achten Auflage[12] fand die weitere psychopathologische Einengung und Spezifizierung der Paranoia in der Kontrastierung zu den Paraphrenien ihren Niederschlag. Systematische und unsystematische Paraphrenien, die mit der Dementia praecox als »endogene Verblödung« zusammengefasst wurden, unterschieden sich nach Zustandsbild und Verlaufsgesichtspunkten nur geringfügig. Bezüglich der Wahnstruktur, bei gleich weitem Spektrum der Aufbauelemente, waren die systematischen Paraphrenien logisch organisiert, die unsystematischen Paraphrenien paralogisch beziehungsweise logisch unorganisiert.

Diese Fassung der Paranoia dagegen hob sich nunmehr hinsichtlich der Aufbauelemente – Interpretationen, Erinnerungsfälschungen und Bedeutungserlebnisse – gegenüber den Paraphrenien und der Dementia praecox deutlich ab. Sie kam damit dem Konzept einer reinen Wahnpsychose näher, erreichte aber noch nicht die spätere engste Fassung der Paranoia im Sinne von K. Schneider,[13] die bei logisch organisierter Wahnstruktur sich hinsichtlich der Aufbauelemente strikt auf Wahneinfälle beschränkte.

Im Rahmen der auf die Alternative »Persönlichkeitsentwicklung oder Prozess« zielenden Arbeit zum Eifersuchtswahn von Jaspers[14] wurde die Vorfrage nach der Gegenstandsbestimmung des Wahns hinsichtlich klinisch-praktischer und ätiopathogenetischer Aspekte, so bei H.W. Maier,[15] nachhaltiger noch als zuvor bei Friedmann[16] oder Bleuler[17] relevant und ließ sich seitdem nicht mehr abdrängen. Jaspers schuf mit seiner Formulierung der drei Wahnkriterien,[18] der »unvergleichlichen subjektiven Gewissheit« der »Unbeeinflussbarkeit durch Erfahrung und durch zwingende Schlüsse« und der »Unmöglichkeit des Inhalts«,

12 Emil Kraepelin, Psychiatrie. Ein Lehrbuch für Studierende und Ärzte, Leipzig 1909-1915.
13 Kurt Schneider, Über den Wahn, Stuttgart 1952.
14 Karl Jaspers, Eifersuchtswahn. Ein Beitrag zur Frage: »Entwicklung einer Persönlichkeit« oder »Prozeß«, in: Zeitschrift der Gesellschaft für Neurologie und Psychiatrie 1 (1910), S. 567-637.
15 Hans W. Maier, Über katathyme Wahnbildung und Paranoia, in: Zeitschrift der Gesellschaft für Neurologie und Psychiatrie 135 (1912), S. 555-610.
16 Max Friedmann, Über den Wahn. Eine klinisch-psychologische Untersuchung. Nebst einer Darstellung der normalen Intelligenzvorgänge, Wiesbaden 1894.
17 Eugen Bleuler, Affektivität, Suggestibilität, Paranoia, Halle 1906.
18 Karl Jaspers, Allgemeine Psychopathologie, Berlin/Heidelberg 1913.

eine Arbeitsgrundlage, die seitdem zwar immer wieder in Frage gestellt, jedoch nicht durch eine brauchbarere ersetzt worden ist.

Grenzen klassischer phänomenologischer Wahnkriterien. Interaktionales Kriterium der Reaktion auf den Zweifelseinwand

Die Wahnkriterien von Jaspers haben zur diagnostischen Präzisierung beigetragen,[19] das Problem der Gegenstandsbestimmung des Wahnes aber nicht befriedigend lösen können.[20] Kritik zielte sehr früh zum einen auf das später so genannte Jaspers-Theorem, das zusätzlich etwas aussagt über die Unmöglichkeit einfühlenden Verstehens hinsichtlich des echten Wahns.[21] Zum anderen wurde auf das Ungenügen der Kriterien selbst, ihrer mangelnden Objektivierbarkeit, Reliabilität und Validität, wie auch der fehlenden Spezifität in der Abgrenzung insbesondere zu Aberglauben, Glaubensüberzeugung, Ideologie und trivialem Irrtum hingewiesen.

Hinsichtlich der erstgenannten Einwände wurde versucht, durch Wesensbestimmungen dessen, was unter Wahn zu verstehen sei, das Jaspers-Theorem im Sinne konstruktiver Verstehensentwürfe aufzuheben oder jedenfalls zu relativieren.[22] Hinsichtlich der kriteriologischen Schwächen andererseits gab es zahlreiche Versuche, diese zu überwinden oder wenigstens zu mildern. Im Vordergrund stand zumeist die Problematisierung des dritten Wahnkriteriums, das die Unmöglichkeit des Inhaltes bezeichnet. Es ist offensichtlich, dass dieses Kriterium auf religiöse und metaphysische Inhalte nicht anwendbar ist. Auch wurde geltend gemacht,[23] dass nicht jeder Wahn inhaltlich falsch sein muss. Hinsichtlich des Kriteriums der außergewöhnlichen subjektiven Gewissheit wurde darauf hingewiesen, dass dies auch dem nor-

19 Gerhardt Schmidt, Der Wahn im deutschsprachigen Schrifttum der letzten 25 Jahre (1914-1939), in: Zentralblatt der Gesellschaft für Neurologie und Psychiatrie 97 (1940), S. 113-192.

20 Walter von Baeyer, Einleitung (nachträgliche Überlegungen zum Wahnproblem), in: ders. (Hg.), Wähnen und Wahn, Stuttgart 1979.

21 Ernst Kretschmer, Der sensitive Beziehungswahn, Berlin 1918.

22 Walter von Baeyer, Einleitung (nachträgliche Überlegungen zum Wahnproblem), Stuttgart 1979; Hermann Lenz, »Wahn-Sinn«, Wien/Freiburg/Basel 1976; Jürg Zutt u. Caspar Kulenkampff, Das paranoide Syndrom in anthropologischer Sicht, Berlin/Göttingen/Heidelberg 1958.

23 Paul Matussek, Psychopathologie. II: Wahrnehmung, Halluzination und Wahn, in: Psychiatrie der Gegenwart, Bd. I, Berlin/Göttingen/Heidelberg, 1963; Willy Mayer-Gross, Paranoide und paraphrene Bilder, in: Handbuch der Geisteskrankheiten, Spezieller Teil V, Berlin 1932.

malen Menschen nicht fremd sei, so bei Glaubensüberzeugungen oder in narzisstischen Ausnahmezuständen. Unkorrigierbarkeit könne strenggenommen nur im Verlauf beurteilt werden und sei rein zustandsbildlich praktisch kongruent mit der außergewöhnlichen subjektiven Gewissheit.

Jeder neue kriteriologische Versuch und jede Wesensbestimmung wird sich an der klassischen Herausforderung, der Differenzierung von Wahn, Glaubensüberzeugung, Aberglauben, ideologischer Fixierung und Irrtum zu bewähren haben. Selbst wenn man, nosologisch gedacht, an der Auffassung festhielte, dass nur da wirklich Wahn ist, wo auch schizophrene Symptomatik[24] vorliegt, das heißt eine Einbettung in weitere diagnostisch höher zu bewertende und vor allem reliablere Symptome, so gilt das gewiss nicht für jeden Verlaufsabschnitt der Erkrankung. Viel entscheidender ist, dass es auch für den *therapeutischen* Umgang mit dem Patienten von fundamentaler Bedeutung ist, sich darüber Rechenschaft zu geben, ob und inwieweit eine Aussage und die dahinterstehende Einstellung zu Selbst, Leib und Welt Wahncharakter besitzt oder nicht.

Insofern geht es bei der Frage nach dem Vorliegen von Wahn keineswegs nur um die diagnostische, mehr oder weniger relevante Frage nach dem Vorliegen oder Fehlen eines bestimmten Symptoms. Von vorrangiger Bedeutung ist hingegen der Umstand, dass der Wahn, wie die übrigen, klinisch zu fassenden Symptome, gemeinsamer Ausdruck einer zugrundeliegenden Daseinsabwandlung ist. Zu fragen ist infolgedessen nach der anderen Weise des »In-der-Welt-Seins« des Wahnkranken, nach der Daseinsabwandlung, als deren klinisch zu fassender Ausdruck eine Reihe von Phänomenen, so auch der Wahn, gelten dürfen.

Fasst man Wahn als eine allerdings prinzipiell inadäquate »gedankliche Selbstexplikation der Existenzumwandlung«[25] auf, so würde diese Bestimmung in besonderer Weise dann relevant, wenn sich zeigen ließe, dass die Art und Weise dieser Selbstexplikation Besonderheiten aufwiese, die diagnostisch definiert und therapeutisch berücksichtigt werden könnten. Als Einsicht, wie sie aus dem geschilderten Problemstand hervorgeht, darf festgehalten werden, dass Wesensbestimmungen des Wahns ohne klinisch-diagnostische Zuordnungsregeln empirisch unverbindlich bleiben, kriteriologische Ansätze aber ohne eine Beziehung

24 Kurt Schneider, Über den Wahn, Stuttgart 1952.

25 Hans Kunz, Die Grenze der psychopathologischen Wahninterpretationen, in: Zeitschrift der Gesellschaft für Neurologie und Psychiatrie 135 (1931), S. 671-715.

zu einer dahinterstehenden Wesensbestimmung eines verstehensmäßigen personal-therapeutischen Zuganges entbehren und im übrigen nicht frei von Willkür erscheinen. Daher wird im Folgenden ein Ansatz vorgeschlagen, der von einer Wesensbestimmung des Wahns ausgeht, um daraus nachfolgend kriteriologische beziehungsweise diagnostische Konsequenzen abzuleiten, die an ihrer Praktikabilität und klinischen Relevanz zu messen sein werden.

Worin aber besteht diese Daseinsabwandlung beim Wahnkranken? Im Vordergrund steht das fundamental Andere, das Betroffensein von Veränderung, vom Einbruch des Besonderen in die Welt des Alltäglichen. Wahn ist eine in seinen Äußerungen »urteilsmäßig-sprachliche Spiegelung«[26] dieser daraus folgenden Existenzumwandlung. Im Wahn erlebt, erfährt und äußert der Patient die Existenzumwandlung. Aus der allerdings »prinzipiell inadäquaten Selbstexplikation«[27] des Wahns resultiert die Einsamkeit sowie der gelebte, nicht unbedingt vom Patienten erlebte und erkannte Ausschluss von Kommunikation. Das Risiko einer »Ent-deckung« der gelebten Selbstverdeckung und die damit verbundene Möglichkeit der Konfrontation mit Scham, Schuld, Ekel oder erlittenem Unrecht bzw. Trauma und Schmerz einerseits und die gleichzeitige Gefährdung der Lebensmöglichkeit durch die aufrechterhaltene Selbstverdeckung andererseits umgreifen die gemeinte Spannung, die in einer besonderen Art von (pathologischer) Konsolidierung von »unvergleichlicher, subjektiver Gewissheit«[28] aufgehoben ist.

Wohl eben aus der Erkenntnis heraus, dass die außergewöhnliche subjektive Gewissheit, wie sie im Wahn vorliegt, in elementare Bereiche seiner Wesenhaftigkeit weist und gerade dadurch grundlegende diagnostische Bedeutung gewinnt, haben sich neuere Arbeiten nach der durchaus begründeten Problematisierung der anderen Bestimmungsstücke verstärkt mit dem Kriterium der Wahngewissheit auseinandergesetzt. Müller-Suur[29] stellt die Frage, ob das »Wesen des Wahns nicht auch in der abnormen Gewissheit selbst fassbar« sei. Aus der Sicht von Berner und Naske[30] fällt das Kriterium der abnormen subjektiven Gewissheit des Wahns mit der Ausschließung des Zufälligen und einer Festlegung auf eine einzige Möglichkeit bei fehlender Affekteinengung

26 Ebd.

27 Ebd.

28 Karl Jaspers, Allgemeine Psychopathologie, Berlin/Heidelberg 1913.

29 Hemmo Müller-Suur, Das Gewißheitsbewußtsein beim Schizophrenen und beim paranoischen Wahnerleben, in: Fortschritt der Neurologie, Psychiatrie 18 (1950), S. 44-51.

30 Peter Berner u. Ruth Naske, Wahn, in: Lexikon der Psychiatrie, Berlin/Heidelberg/New York 1973.

zusammen. Diese Auffassung konnte insofern nicht befriedigen, als Erlebnisse hoher subjektiver Gewissheit auch vielen gesunden Menschen nicht fremd sind, wie dies Hole[31] anhand eines Vergleiches des »Gewissheitselementes im Glauben und im Wahn« zeigt.

Des Weiteren wurde versucht, für einen Teil dieser Gewissheitserlebnisse durch einen Rekurs auf ihren erkenntnistheoretischen Status[32] die klinische Verlässlichkeit der diagnostischen Entscheidung zu verbessern. So wurde die Auffassung vertreten, subjektiv gewiss und unkorrigierbar sei jede gesunde Person, wenn sie über ihre eigenen mentalen Zustände spreche.[33] Wahnkranke dehnten den gemeinten Absolutheitsanspruch über den Bereich mentaler Zustände hinaus aus. Stelle man diesen Absolutheitsanspruch im Bereich intersubjektiv zugänglicher »objektiver« Sachverhalte fest, so liege eine »abnorme« Gewissheit vor, wie sie den Wahn kennzeichne.[34]

Diese Argumentation lässt Folgendes unberücksichtigt: Mag der Gesunde auch mit großer Gewissheit an den Aussagen über seine mentalen Zustände festhalten (Beispiel: »Ich habe Schmerz«, »Ich bin traurig gestimmt«), so lässt er doch diesbezügliche Zweifel der Mitwelt an denselben in bestimmter Weise gelten, ohne sie freilich zu teilen. Daraus ergibt sich, dass Wahnkranke nicht einen Absolutheitsanspruch – der im Übrigen den Aussagen Gesunder bezüglich eigener mentaler Zustände in dieser Form gar nicht eignet – über diesen Bereich hinaus ausdehnen, sondern sie vertreten bezüglich intersubjektiver Gegebenheiten und (je nach dem vom Wahn betroffenen Bereich) mentaler Zustände eine qualitativ davon abzuhebende Gewissheit, die es näher zu bestimmen gilt. Bemerkenswert ist, dass Jaspers bereits von »außergewöhnlicher Überzeugung« und »unvergleichlicher subjektiver Gewissheit« sprach, ohne diese allerdings weiter zu spezifizieren.

Aus der hier gemeinten pathischen Daseinsabwandlung resultiert eine Gewissheit, die gleichsam explikationslos hingenommen wird und hingenommen zu werden wünscht. Diagnostisch scheint uns damit ein entscheidendes interaktionales und zugleich klinisch anwendbares Moment in den Blick gebracht: Es kommt nämlich darauf an, wie die Person sich bei bestehendem hohen Gewissheitsgrad und unter Umständen auch unkorrigierbarem Festhalten an ihrer Überzeugung

31 G. Hole, Über das Gewißheitselement im Glauben und im Wahn, in: Confinia Psychiatria 14 (1971), H. 1, S. 65-90 u. S. 145-173.

32 Manfred Spitzer, Was ist Wahn? Untersuchungen zum Wahnproblem, Berlin/Heidelberg/New York 1989.

33 Ebd.

34 Ebd.

mit dem *Einwand des Zweifels auseinandersetzt.* Dieser Aspekt ist nicht zu konfundieren mit der anderwärts vertretenen, sich methodisch auf *rein phänomenologische Argumente* stützende Auffassung,[35] dass es darauf ankomme, wie der Patient sich selbst zu den im Einzelnen vertretenen Auffassungen stelle, ob also ein »Ausschluss des Zufalls« bei fehlender Affekteinengung behauptet wird. Vielmehr geht es explizit um *den von außen, vom anderen*, an den Betroffenen herangetragenen Zweifel und damit um die Frage, *auf welche Weise eine Auseinandersetzung mit dem Einwand des Zweifels erfolgt beziehungsweise ob dieser wahrgenommen, aufgenommen und vom Adressaten in gewisser Weise »hermeneutisch« verarbeitet oder von vorneherein als irrelevant beiseitegeschoben wird.*

Wahnbedingte Abwandlung des Dialogs. Macht und Ohnmacht des Wortes. Interaktionale Diagnostik des Wahns

Der oben exponierte Ansatz fordert grundsätzliche Überlegung heraus, denen im Folgenden nachgegangen werden soll. Rein diagnostisch geht es keineswegs mehr primär, so war ausgeführt worden, um die Überprüfung der Inhalte und deren möglichen Realitätsgehalt (»Unmöglichkeit des Inhalts«) noch um das Kriterium der Unbeeinflussbarkeit durch Erfahrung und zwingende Schlüsse. Vielmehr zielt das Hauptinteresse zunächst viel allgemeiner auf die Art und Weise, wie die Auseinandersetzung mit den Einwänden des Zweifels, beispielsweise dem, es handele sich um Zufall, erfolgt. Damit verschiebt sich die grundsätzliche Frage von einer Graduierung der Gewissheit hinsichtlich einer mit Festigkeit vertretenen und unter Umständen unkorrigierbaren Auffassung zu einer *interaktionalen Perspektive* im Sinne einer Reaktion auf eine bestimmte Konfrontation.

Andernorts wurde im Zusammenhang mit der aufgrund der klassischen Wahnkriterien nicht durchführbaren Differenzierung von religiösem Wahn und Glauben darauf hingewiesen,[36] dass der Glaubende – und dies gilt auch für den philosophisch Glaubenden – bei aller Unerschütterlichkeit, mit der er an den Inhalten festhält, die *Zweifelseinwände der Umwelt versteht oder zumindest zu verstehen sucht:* »Die

35 Peter Berner, »Das paranoische Syndrom«. Klinisch-experimentelle Untersuchungen zum Problem der fixierten Wahnbildungen, Berlin/Heidelberg/New York 1965; Peter Berner u. Ruth Naske, Wahn.

36 G. Hole, Über das Gewißheitselement im Glauben und im Wahn.

für unser kommunikatives Miteinander entscheidende Frage bleibt daher: ist das gegenseitige Sichanerkennen möglich?«[37]

Von Jaspers wird die aufgeworfene Frage hinsichtlich einer Begegnung von Offenbarungsglauben und philosophischem Glauben paradigmatisch diskutiert und bejaht. Dem Wahnkranken fehlt als einer notwendigen Voraussetzung der Dialogfähigkeit und daraus entstehender echter Begegnung die Einsicht in die Explikationsbedürftigkeit der eigenen Perspektive gegenüber dem anderen, wie auch das Bemühen um ein Verstehen der für unzutreffend gehaltenen Einwände. Für ihn ist als Ausdruck seiner verabsolutierten existentiellen Grundverfassung die eigene Perspektive dem anderen gegenüber nicht begründungsbedürftig, wie die der eigenen Auffassung widersprechenden Zweifelseinwände hinsichtlich eines Versuches, sie zu verstehen, unberührt bleiben. Es fehlt ein elementarer Grund, der ein Bestreben nährt, das vom Diskordanten hin zur dialogischen Verständigung, ja hin zur Begegnung führt. Dialogische Verständigung heißt dabei natürlich nicht, schließlich gleiche Positionen einzunehmen und zu vertreten. Vielmehr geht es um die gemeinsame, existentielle Argumentationsbasis, die darin besteht, eine Abklärung unterschiedlicher, entweder prinzipiell möglicher oder doch nicht ohne weiteres auszuschließender Sehweisen vorzunehmen.

Da dem Wahnkranken nicht nur die Fähigkeit zum Perspektivenwechsel (Überstiegsfähigkeit im Sinne von Conrad),[38] sondern darüber hinaus das Problembewusstsein für dieses Unvermögen fehlt,[39] kommt es hierüber zu keiner Verständigung. Der Wahnkranke kann den Einwand des Zweifels seines Gegenübers nicht nachvollziehen, ja bisweilen nicht einmal wahrnehmen, da er sich in dessen Realitätsperspektive nicht, und sei es auch nur im Sinne eines Gedankenspiels, hineinversetzen kann. Die aus einem tiefenpsychologischen Ansatz für den Spezialfall der gestörten Selbstwahrnehmung gewonnenen Einsichten,[40] die den interaktionalen Unterschied von schizophren zu nicht schizophren Erkrankten beziehungsweise Borderline-Patienten kontrastieren, gehen in die gleiche Richtung. Spricht man einen Patienten auf die Diskrepanzen zwischen dem Inhalt seines Denkens und seinem Verhalten beziehungsweise seinem Affekt an, so versteht der Wahnkranke die Frage

37 Karl Jaspers, Der philosophische Glaube angesichts der Offenbarung, München 1962.

38 Klaus Conrad, Die symptomatischen Psychosen, in: Psychiatrie der Gegenwart, Bd. II, Berlin/Göttingen/Heidelberg 1960.

39 Gerd Huber u. Gisela Gross, Wahn. Eine deskriptiv-phänomenologische Untersuchung des schizophrenen Wahns, Stuttgart 1977.

40 Otto F. Kernberg, Borderline-Störungen und pathologischer Narzißmus, Frankfurt a. M 1978.

nicht, das heißt, er vermag sich mit der »Realitätsperspektive, die in der Frage des Interviewers impliziert ist«,[41] nicht zu identifizieren.

Es bleibt festzuhalten, dass aus einer *Konfrontation mit dem Zweifelseinwand*, durch den eine andere Realitätssicht zum Ausdruck gebracht wird, ein interaktionales Kriterium resultiert, das hohe diagnostische Aussagekraft besitzt. Während der Wahnkranke an dem Zweifelseinwand vorbeilebt, vermag der Gesunde den Einwand im Rahmen der Auseinandersetzung im Sinne eines dialogischen Progresses unmittelbar aufzunehmen.

Zwar ist in begrenztem Sinne richtig, wenn K. Schneider[42] äußert, dass ein Glaube – hinzuzufügen wäre jedwede Überzeugungsäußerung –, dessen einziges Kriterium die subjektive Gewissheit ausmache, psychologisch von der überwertigen Idee und auch vom Wahn nicht zu unterscheiden sei. Nicht beizupflichten ist dagegen der Feststellung, dass »die unerschütterliche subjektive Gewissheit [...] ja dem Glauben auch eigen« sei.[43] Hole hält dagegen, dass die subjektive Gewissheit im Glauben »eben in diesem Sinne nicht unerschütterlich« sei, jedenfalls sei die »Abwehr der Gegengründe« seitens des Glaubens demgegenüber von anderer Art.[44] Denn vom Pol des Zweifels her gesehen, werde der Gegenstand »als ein durchaus möglicher gesehen und erfahren«. Im Gegensatz zum Kranken mit metaphysischen oder religiösen Wahnideen vermöge der »Echt-Gläubige« die Zweifel seiner Umwelt bei aller Gewissheit und auch Unkorrigierbarkeit zu verstehen oder sie zumindest gelten zu lassen.[45]

Zu prüfen ist, inwieweit das Kriterium des Zweifelseinwandes im Bereich der klassischen diagnostischen Herausforderungen Glaube versus Wahn, und hier insbesondere versus religiösen Wahn, anwendbar ist. Dagegen kann die Abgrenzung von Glaubensüberzeugungen theologisch vertretbaren Inhalts von anderen (gegebenenfalls irrtümlichen oder abergläubischen) Überzeugungen nicht Aufgabe der klinischen Psychopathologie sein. Interaktional gesehen bedarf die religiöse Glaubensüberzeugung wie jede andere Überzeugung, die mit dem Personkern verbunden ist, einer »Vergewisserung«.[46] Während die Differen-

41 Ebd.

42 Kurt Schneider, Zur Einführung in die Religionspsychopathologie, Tübingen 1928; Kurt Schneider, Über den Wahn, Stuttgart 1952.

43 Kurt Schneider, Zur Einführung in die Religionspsychopathologie.

44 G. Hole, Über das Gewißheitselement im Glauben und im Wahn.

45 Thomas Haenel, Aberglaube, Glaube, Wahn, in: Schweizer Archiv für Neurologie, Neurochirurgie und Psychiatrie 133 (1989), S. 133, 295-310; G. Hole, Über das Gewißheitselement im Glauben und im Wahn.

46 Ebd.

zen zum Weltverständnis der anderen beim Wahnkranken nicht zu bewusstem Zweifel führt, bewirkt dies beim Glaubenden vermehrte Auseinandersetzung und Prüfung von Gegengründen.[47] Hole betont die »Rolle des Zweifels«,[48] der ein wesentliches Unterscheidungsmerkmal zwischen Glaubensgewissheit und Wahngewissheit darstelle. Dagegen wird im hier vorgetragenen Versuch methodisch der rein phänomenologische Ansatz, auf den sich Hole[49] und Berner[50] beziehen, zugunsten einer interaktionalen Betrachtungsweise verlassen. Greifen sie die grundsätzliche Möglichkeit des Zweifelseinwandes oder den Ausschluss der Kontingenz nämlich lediglich als Problem der Phänomenologie eines *inneren Zustands der Auseinandersetzung des Patienten* auf, kommt es zu Weiterungen des phänomenologischen Abklärungsbedarfs, zu Weiterungen, die schwer einzulösen bzw. zu objektivieren sind. Hierzu zählt die Frage, ob der Patient den *Inhalt* des Zweifelseinwandes als *grundsätzlich möglich* zulasse. Genau darum kann es jedoch nicht gehen, sondern eben darum, ob der Patient *den vom Gegenüber* geäußerten Zweifelseinwand, so absurd er ihm scheinen mag und so wenig *sein* Standpunkt erschüttert sein mag, dennoch diesen Zweifelseinwand dem Gesprächspartner nicht nur *belässt,* sondern um eine interaktionale Verständigung sich bemüht. Dadurch gerät die bloße phänomenologische Erfassung der Auseinandersetzung gewissermaßen nach außen. Durch die *Beachtung der dialogischen Reaktion auf die Konfrontation mit dem Zweifelseinwand ergibt sich die Möglichkeit zu einem operationalisierbaren und also empirisch verwendbaren, diagnostischen Kriterium eines vorliegenden Wahns zu gelangen, das seine Wesensbestimmung berücksichtigt und über die klassischen Wahnkriterien hinaus tragen dürfte.*

Konsequenzen für die Therapie

Auch therapeutisch sind damit bemerkenswerte Fragen aufgeworfen, Fragen, die darauf zielen, wie das Moment des Dialogischen erneut initiiert werden kann, nachdem erkannt ist, dass dieses beim Wahnkranken in elementarer Weise außer Kraft gesetzt ist. Dabei geht es um ein Verstehen des Verstehbaren ebenso wie um eine Anerkennung des Nichtverstehbaren, das sich einem Verstehen des Nicht-verstehen-Könnens

47 Ebd.
48 Ebd.
49 Ebd.
50 Peter Berner, Paranoide Symptome.

annähert. Martin Buber[51] weist darauf hin, dass das Wachstum des Zwischenmenschlichen durch drei Komponenten gehemmt wird, zum einen durch den Schein, dass heißt eine Manipulation durch unwahrhaftige Signale, zum anderen durch die Unzulänglichkeit der Wahrnehmungen und schließlich durch die Auferlegung, das heißt das Aufzwingen der eigenen Perspektive statt einer Eröffnung des eigenen Standpunktes. Obschon der Vollzug der Begegnung methodisch letztlich nicht allseits aufschließbar ist, erscheint es doch hilfreich, sich im Umgang mit dem Wahnkranken über die daraus zu ziehenden Konsequenzen im Klaren zu sein: *Therapeutisch* sind damit bemerkenswerte Anregungen gegeben und zugleich Fragen aufgeworfen, die darauf zielen, wie das Moment des Dialogischen erneut initiiert werden kann. Dies ist nur zu leisten unter Berücksichtigung der Grundkomponenten der *klinischen Situation* und der mit ihr vorgegebenen Perspektiven. V.E. von Gebsattel unterscheidet drei Sinnstufen ärztlichen Erkennens und Handelns:

1. Die elementar-sympathetische Sinnstufe des Angerufenseins durch die Not eines Begegnenden (Unmittelbarkeitsstufe). Unter dem Eindruck der Abwandlung der Existenz des Wahnkranken kommt es zur Betroffenheit einhergehend mit Staunen, Zweifel und Angst, Befindlichkeiten also, die als Ursprungsquellen jeder Philosophie, hier der konkreten Philosophie ärztlichen Erkennens und Handelns, gelten dürfen.

2. Die diagnostisch-therapeutische Sinnstufe (Entfremdungsstufe). Es ist dies die Sinnstufe des eigentlich ärztlichen Überlegens, Planens und Handelns. Dieser Sinnstufe entspricht auch das Anliegen einer empirisch-objektivierenden, operationalen Psychopathologie. Angewandt auf das vordem Gesagte, hat auf der distanzierend-objektivierenden Sinnstufe die Konfrontation mit dem Zweifelseinwand ihren Ort. Zu erfassen ist hier die Reaktion auf den Zweifelseinwand als einem interaktionalen Kriterium.

3. Die vorhergehenden Weisen der Begegnung sind schließlich zu integrieren in eine umfassende Sinnstufe, die Sinnstufe der Partnerschaft von Arzt und Kranken (personale Stufe). Eben da erhebt sich die Frage, wie das Moment des Dialogischen erneut initiiert werden kann, nachdem erkannt ist, dass dieses beim Wahnkranken in elementarer Weise außer Kraft gesetzt ist.

Angewandt auf das Problem des Wahns ist zu fragen, wie der Vorgang zu befördern ist, den Einwand des Zweifels zum gemeinsamen Problem zu erheben. Dabei geht es darum, gemeinsam mit dem Patienten die Diskontinuität der Phänomene subjektiver und objektiver Art

51 Martin Buber, Das dialogische Prinzip, Heidelberg 1984.

zu überbrücken. Das Ergebnis eines solchen Vermittlungsvorganges ist allerdings auch in einem theoretisch reflektierten Sinne Kunstwerk insofern, als es jeweils mehr ist als die Erkenntnis der Welt, wie sie ist, sondern ein schöpferisches Komplement von Welt darstellt. Eben diese Ergänzung ist es, die die Voraussetzung zu einer neuartigen Organisation vorfindlicher personaler Beziehungsstrukturen schafft und den Wahnkranken aus der gelebten, meist von ihm nicht erlebten und erkannten kommunikativen Isolation herausgelangen lässt. Für den therapeutischen Prozess bedeutet dies, dass sich der Therapeut in die von Benedetti so umrissene Dialektik zwischen objektivem Verständnis und *Objektivierung der Psychopathologie* einerseits und *Identifikation mit der Subjektivität* des Patienten andererseits begibt.[52] Nicht bloß die Anpassung der einen Realitätssicht an die jeweilige andere steht zur Debatte, sondern die Findung einer neuen gemeinsamen Wirklichkeitserfassung in der Begegnung.[53] Dialogisch und therapeutisch ist eine »dosierte Stimulation« von Anmutung notwendig, die eben der Konfrontation mit dem Zweifelseinwand entspricht. Daraus erwächst die Chance einer passageren Externalisierung des Problems und damit einer Rekontextualisierung, einer Neuverknüpfung struktureller Werte, darüber hinausgehend die Chance zu neuartiger Sinnentdeckung. Die Aufrechterhaltung der Hoffnung seitens des Therapeuten auf eine dialogische Verständigung ist gerade da therapeutisch wegweisend und entscheidend, wo es noch nicht möglich ist, den Zweifelseinwand zum gemeinsamen Problem zu erheben. Der Weg dahin ist der, dass wir sehen, dass unsere Zweifelseinwände Vermutungen sind, die wir auf die Wahnideen projizieren, im Vertrauen, dass auch solche »Zweifelsprojektionen«[54] eine Art Brücke zwischen uns und dem Kranken bilden. In dem Zweifelseinwand des Therapeuten drückt sich jene Zurückweisung, jene therapeutische Versagung aus, die »ein vordergründiges verweigert, um ein tieferes zu geben«.[55]

Was damit gemeint ist, ist im Grunde so neu wieder nicht. Die Grundkomponenten finden sich in beispielhafter Weise bereits in einem Brief jenes intuitiv begabten Theologen und Seelsorgers des 19. Jahrhunderts Christoph Blumhardt. Er schrieb ihn an eine Ratsuchende, die an einem religiösen Besessenheitswahn litt.[56] Offensichtlich hatte Hanna, an die

52 Gaetano Benedetti, Todeslandschaften der Seele, Göttingen 1983, S. 308.
53 Ebd.
54 Ebd.
55 Ebd.
56 Christoph Blumhardt, Unveröffentlichter Briefwechsel mit Hanna, 1885.

der Brief gerichtet ist, zuvor einen Exorzismus verlangt. Christoph Blumhardt schreibt:

> [...] das mag Dir ein wenig Aufklärung geben betreffs der Machtlosigkeit meinerseits. Es ist etwas in Dir, das sich unvermerkt dem entzieht, was wirken könnte. Doch mache ich Dir keinen Vorwurf, nur möchte auch ich keinen solchen; denn ich bin in größerer Verlegenheit, als Du. Auch bin ich ehrlich gestanden in Zweifel betreffs des Klopfens und anderer Dinge. Ich habe Dir schon einmal angedeutet, dass ich Ursache habe zu denken, dass wir es nicht mit Dämonen zu tun haben, wenigstens nur nebensächlich, und in neuester Zeit ist es mir zur Gewissheit geworden, der Kampf, zu dem Du mich aufforderst, kann also nicht nützen, sondern nur schaden. Ich kann Dir nicht erklären, woher und wie die Klopfereien und Plagereien entstehen, möchte aber wünschen, dass Du die ganze Sache unter dem Gesichtspunkt von Krankheit stellen möchtest, damit Deine Phantasie frei wird von Beziehungen zu Persönlichkeiten, die gar nicht da sind und Dein ganzer Geist mächtig wird, sich auch unter den Plagen sicher zu fühlen in der Hand Gottes. Der Gedanke an Teufel und Dämonen und Kampf dagegen hat etwas Aufregendes, das Gemüt und Seelenleben Erregendes und Reizendes und macht Deine Zustände immer schlimmer. Wir müssen also solche Gedanken ganz meiden und tiefer gehen und höher denken [...].

In diesem Brief sind unprätentiös und knapp die drei therapeutischen Begegnungsstufen enthalten, die, wenn sie in wechselnder Ergänzung durchlaufen werden, am ehesten Aussicht auf jenes sinnstiftende Resultat geben, das durch Wahnkrankheit herausgefordert und durch gelungene Therapie dargestellt wird, Antwort und bleibende Frage zugleich.

Literaturverzeichnis

Baeyer, Walter v.: Einleitung (nachträgliche Überlegungen zum Wahnproblem), in: ders. (Hg.), Wähnen und Wahn, Stuttgart 1979.
Benedetti, Gaetano: Todeslandschaften der Seele, Göttingen 1983.
Berner, Peter: Das paranoische Syndrom. Klinisch-experimentelle Untersuchungen zum Problem der fixierten Wahnbildungen, Berlin/Heidelberg/New York 1965.
–: Paranoide Symptome, in: Psychiatrie der Gegenwart. K.P. Kisker, J.E. Meyer, M. Müller u. E. Strömgren (Hg.), Berlin/Heidelberg/New York 1972, S. X-Y.
Berner, Peter; Naske, Ruth: Wahn, in: Lexikon der Psychiatrie. C. Müller (Hg.), Berlin/Heidelberg/New York 1973.
Bleuler, Eugen: Affektivität, Suggestibilität, Paranoia, Halle 1906.
Blumhardt, Christoph: Unveröffentlichter Briefwechsel mit Hanna, 1885.
Buber, Martin: Das dialogische Prinzip, Heidelberg 1984.
Conrad, Klaus: Die symptomatischen Psychosen, in: Psychiatrie der Gegenwart. Bd. II. H.W. Gruhle, R. Jung, W. Mayer-Gross u. M. Müller (Hg.), Berlin/Göttingen/Heidelberg 1960.
Esquirol, Jean-Étienne Dominique: Des maladies mentales considerées sous le rapport médicale, hygiénique et médico-legale, Paris 1838.
Friedmann, Max: Über den Wahn. Eine klinisch-psychologische Untersuchung. Nebst einer Darstellung der normalen Intelligenzvorgänge, Wiesbaden 1894.
Griesinger, Wilhelm: Die Pathologie und Therapie der psychischen Krankheiten für Ärzte und Studierende, Stuttgart 1861.
Haenel, Thomas: Aberglaube, Glaube, Wahn, in: Schweizer Archiv für Neurologie, Neurochirurgie und Psychiatrie 133 (1989), S. 295-310.
Hole, G.: Über das Gewißheitselement im Glauben und im Wahn, in: Confinia Psychiatria 14 (1971), H. 1, S. 65-90 u. H. 2, S. 145-173.
Huber, Gerd; Gross, Gisela: Wahn. Eine deskriptiv-phänomenologische Untersuchung des schizophrenen Wahns, Stuttgart 1977.
Jaspers, Karl: Eifersuchtswahn. Ein Beitrag zur Frage: »Entwicklung einer Persönlichkeit« oder »Prozeß«, in: Zeitschrift der Gesellschaft für Neurolologie und Psychiatrie 1 (1910), S. 567-637.
–: Allgemeine Psychopathologie, Berlin/Heidelberg 1913.
–: Allgemeine Psycholpathologie, Berlin/Heidelberg/New York 1965.
–: Der philosophische Glaube angesichts der Offenbarung, München 1962.
Kernberg, Otto F.: Borderline-Störungen und pathologischer Narzißmus, Frankfurt a.M. 1978.
Kolle, Kurt: Die primäre Verrücktheit, Leipzig 1931.

Kraepelin, Emil: Compendium der Psychiatrie, Leipzig 1883.
–: Psychiatrie. Ein kurzes Lehrbuch für Studierende und Ärzte, Leipzig 1893.
–: Psychiatrie. Ein Lehrbuch für Studierende und Ärzte, Leipzig 1899.
–: Psychiatrie. Ein Lehrbuch für Studierende und Ärzte. 8. Aufl., Leipzig 1909-1915.
Kretschmer, Ernst: Der sensitive Beziehungswahn, Berlin 1918.
Kunz, Hans: Die Grenze der psychopathologischen Wahninterpretationen, in: Zeitschrift der Gesellschaft für Neurolologie und Psychiatrie 135 (1931), S. 671-715.
Lenz, Hermann: »Wahn-Sinn«, Wien/Freiburg/Basel 1976.
Maier, Hans W.: Über katathyme Wahnbildung und Paranoia, Zeitschrift der Gesellschaft für Neurolologie und Psychiatrie 13 (1912), S. 555-610.
Matussek, Paul: Psychopathologie. II: Wahrnehmung, Halluzination und Wahn, in: Psychiatrie der Gegenwart. Bd. I. H. W. Gruhle, R. Jung, W. Mayer-Gross u. M. Müller (Hg.), Berlin/Göttingen/Heidelberg 1963.
Mayer-Gross, Willy: Paranoide und paraphrene Bilder, in: Handbuch der Geisteskrankheiten, Spezieller Teil V, O. Bumke (Hg.) Berlin 1932.
Müller-Suur, Hemmo: Das Gewißheitsbewußtsein beim Schizophrenen und beim paranoischen Wahnerleben, in: Fortschritt der Neurologie und Psychiatrie 18 (1950), S. 44-51.
Pinel, Philippe: Traité médico-philosophique sur l'aliénation mentale, Paris 1801.
Schipperges, Heinrich: Melancolia als ein mittelalterlicher Sammelbegriff für Wahnvorstellungen, in: Studium generale 20 (1967), H. 11, S. 723-736.
Schmidt, Gerhardt: Der Wahn im deutschsprachigen Schrifttum der letzten 25 Jahre (1914-1939), in: Zentralblatt der Gesellschaft für Neurologie und Psychiatrie 97 (1940), S. 113-192.
Schneider, Kurt: Zur Einführung in die Religionspsychopathologie, Tübingen 1928.
–: Über den Wahn, Stuttgart 1952.
Snell, Ludwig: Über Monomanie als primäre Form der Seelenstörung, in: Allgemeine Zeitschrift für Psychiatrie 22 (1865), S. 368-381.
Spitzer, Manfred: Was ist Wahn? Untersuchungen zum Wahnproblem, Berlin/Heidelberg/New York 1989.
Zutt, Jürg; Kulenkampff, Caspar: Das paranoide Syndrom in anthropologischer Sicht, Symposion auf dem 2. Internationalen Kongreß für Psychiatrie, Zürich 1957, Berlin/Göttingen/Heidelberg 1958.

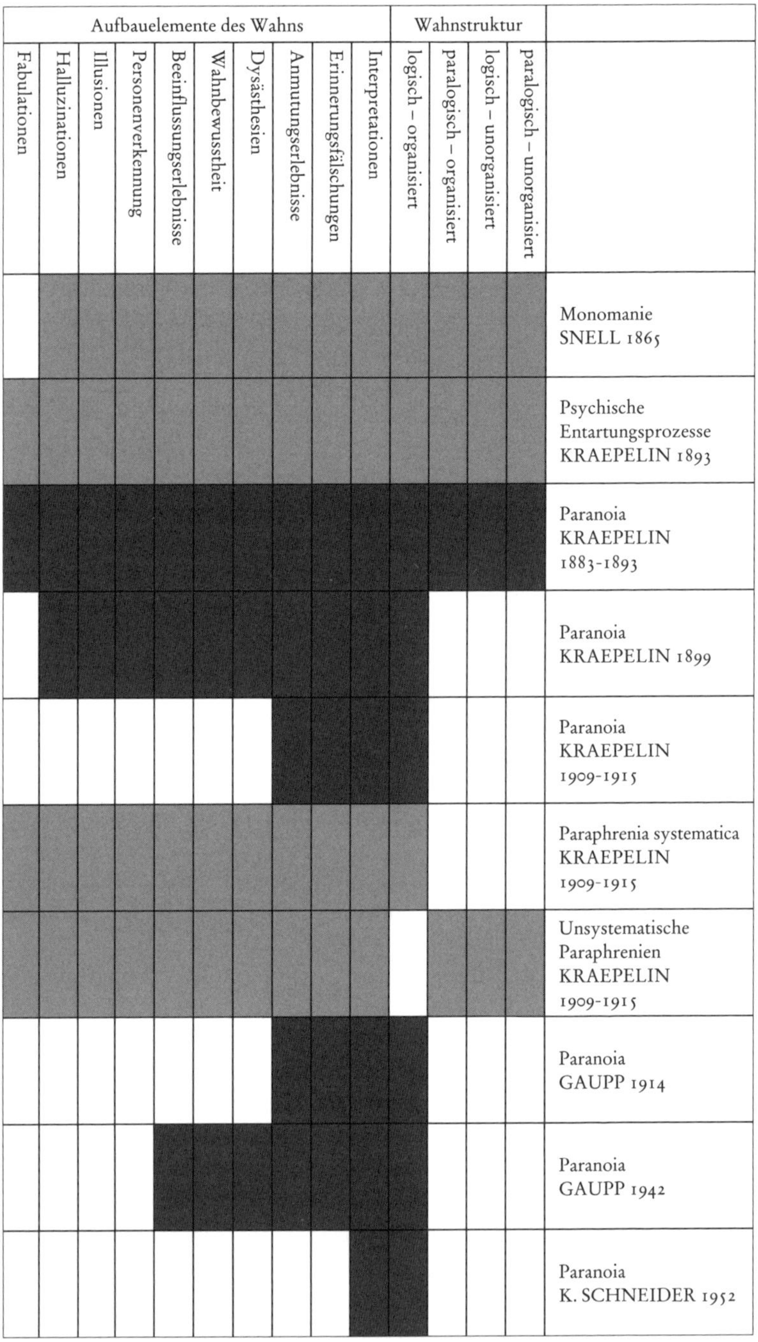
Aufbauelemente des Wahns
Wahnstruktur
Fabulationen
Halluzinationen
Illusionen
Personenverkennung
Beeinflussungserlebnisse
Wahnbewusstheit
Dysästhesien
Anmutungserlebnisse
Erinnerungsfälschungen
Interpretationen
logisch – organisiert
paralogisch – organisiert
logisch – unorganisiert
paralogisch – unorganisiert
Monomanie SNELL 1865
Psychische Entartungsprozesse KRAEPELIN 1893
Paranoia KRAEPELIN 1883-1893
Paranoia KRAEPELIN 1899
Paranoia KRAEPELIN 1909-1915
Paraphrenia systematica KRAEPELIN 1909-1915
Unsystematische Paraphrenien KRAEPELIN 1909-1915
Paranoia GAUPP 1914
Paranoia GAUPP 1942
Paranoia K. SCHNEIDER 1952

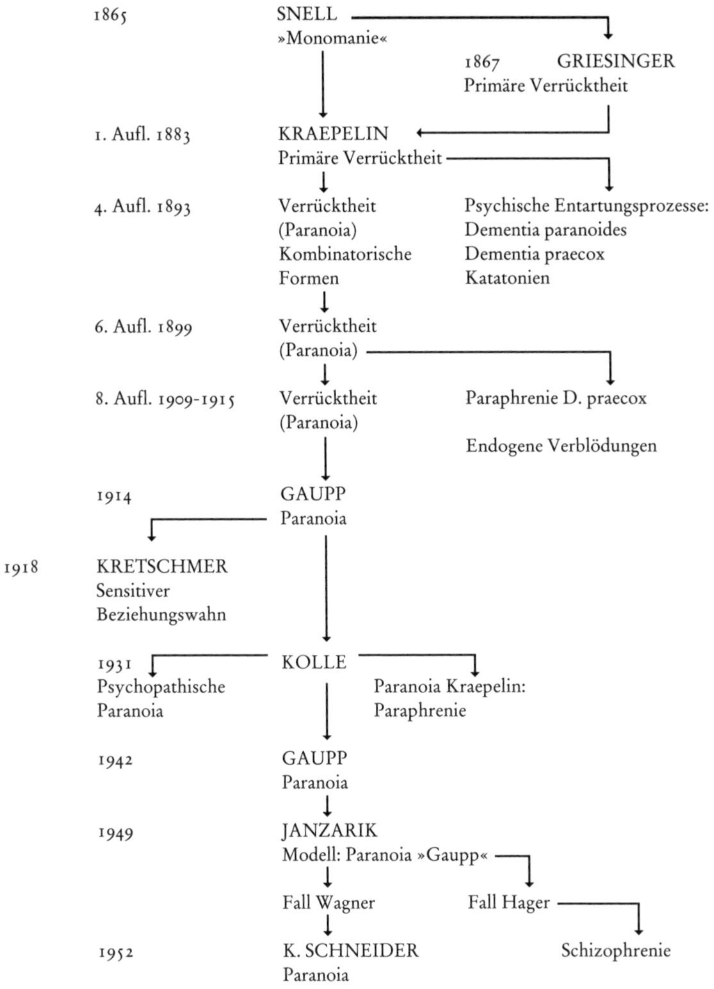

Abbildung 1, links:
Psychopathologische Bestände unterschiedlicher, historisch relevanter Paranoia-Fassungen im Vergleich (Kategorisierung der Symptome in der Systematik nach P. Berner 1972): Man sieht die zunehmend enger werdenden Fassungen ▒. Daneben gestellt sind zum Verständnis (vgl. Text) wichtige Krankheitsbilder, die vorher bestanden oder nach der Abspaltung resp. Differenzierung weiter vertreten wurden ■. Es wird deutlich, dass sich in der Paranoia sensu K. Schneider das Problem der Gegenstandsbestimmung des Wahns zuspitzt.

Abbildung 2, oben:
Historischer »Stammbaum« der Paranoia: Man sieht die Verzweigungen und Umordnungen (vgl. Abb. 1), die schließlich zur engsten Fassung der Paranoia im Sinne von K. Schneider führen.

Gerrit Hohendorf

Macht und Ohnmacht des Wortes in Franz Kafkas Erzählung *Ein Landarzt*[1]

Franz Kafka hat die Erzählung *Ein Landarzt* im Kriegswinter 1916/17 in einem kleinen Häuschen im Alchimistengäßchen am Prager Hradschin geschrieben, und er hat sie – wie er in seinem Tagebuch am 25. September 1917 notierte – als befriedigend und ausnahmsweise gelungen empfunden.[2] Es mag sein, dass er sie deshalb auch als Titelerzählung für den 1920 bei Kurt Wolff erschienenen gleichnamigen Band mit zwölf kleinen Erzählungen ausgewählt hat. Gleichwohl gehört *Ein Landarzt* zu den rätselhaftesten von Kafkas Texten. Sie hat vielfältige biographische,[3] soziologische,[4] psychoanalytische[5] und an der Analyse der Metaphorik orientierte Deutungen[6] hervorgerufen. Hier soll eine Deutung versucht werden, die möglichst nah am Text bleibt, nur wenn nötig assoziativ mitklingende Symbolik heranzieht

1 Herrn Prof. Dr. Dietrich von Engelhardt herzlich zugeeignet in bester Erinnerung der Münchner Seminare zu Medizin und Literatur. Frau Katrin Lukascheck, M. A. und Frau Anna Albert sei für die Hilfe bei der Literaturbeschaffung gedankt.

2 Franz Kafka, Tagebücher in der Fassung der Handschrift, Frankfurt a. M. 1990, S. 389.

3 Franz Kafka brachte die in der Erzählung geschilderte Wunde gegenüber Max Brod mit seiner ein halbes Jahr nach Niederschrift diagnostizierten Lungentuberkulose in Verbindung.

4 Eine gängige Deutung der Erzählung bezieht sich auf den Konflikt zwischen der Rolle des Hausvaters mit der Verantwortung für Rosa und den Berufspflichten des Arztes, vgl. Gerhard Neumann, Die Arbeit im Alchemistengäßchen (1916-1917), in: Hartmut Binder (Hg.), Kafka-Handbuch, Bd. 2 Das Werk und seine Wirkung, Stuttgart 1979, S. 313-350, hier S. 245 f.

5 Vgl. z. B. Edward Timms, Kafka's Expanded Metaphors: a Freudian Approach to Ein Landarzt, in: J. P. Stern u. J. J. White (Hg.), Paths and Labyrinths, London 1985, S. 66-79, oder Hans H. Hiebel, Franz Kafka: Form und Bedeutung. Formanalysen und Interpretationen von Vor dem Gesetz, Das Urteil, Bericht für eine Akademie, Ein Landarzt, Der Bau, Der Steuermann, Prometheus, Der Proceß und ausgewählte Aphorismen, Würzburg 1999, S. 164-174.

6 Vgl. Walter Busch, Die Krankheit der Metaphern. Über die Wunde in Kafkas »Ein Landarzt«, in: Elemár Locher u. Isolde Schiffermüller (Hg.), Franz Kafka: Ein Landarzt. Interpretationen, Bozen 2004, S. 23-40.

und die zentralen Themen des Textes, nämlich das Fehlläuten der Nachtglocke, das Betrogensein und die Einsamkeit des Arztes, die Entzauberung christlicher Heilserwartungen und die Unausweichlichkeit des dem Menschen unverfügbaren Verhängnisses in den Vordergrund stellt. Dabei wird auf das Verhältnis zwischen Arzt, Patient und der sozialen Umgebung des Kranken zu fokussieren sein. Die Erzählung befremdet durch den Wechsel zwischen harter, z. T. brutaler Sprache, ausdrucksstarker bildhafter Schilderung, lyrischen Einschüben, scheinbar einfachen Dialogen und einer Zeit und Raum sprengenden Handlungsabfolge, die gleichwohl unausweichlich erscheint. Wer eine lebendige Schilderung des Alltags eines Landarztes erwartet, wie Franz Kafka ihn bei seinem Onkel Siegfried Löwy in Triesch erlebt haben mag,[7] wird also enttäuscht sein.

I.

Der Landarzt, an eine mühevolle Tätigkeit und regelmäßige Besuche der Kranken in seinem Bezirk gewöhnt, ist »in großer Verlegenheit«. Mitten in einem eisigen Winter, zudem im nächtlichen Schneegestöber, steht er »zwecklos« da, obwohl die Instrumententasche ihn zu ärztlicher Tätigkeit befähigen und sein Pelz vor der Kälte schützen sollte. Seine Pferde sind »in diesem eisigen Winter« verendet und so kann er den Raum zwischen ihm und dem Schwerkranken, zu dem er gerufen wird, nicht überwinden, obwohl er den entsprechenden, für die Landstraßen taugenden Wagen hat. Eine gleichsam apokalyptische Szene, in dieser aussichtslosen Situation ist der Arzt zur Unbeweglichkeit verdammt. Denn ihm, dem Arzt, kann oder will niemand aushelfen, das Dienstmädchen versuchte vergeblich im Dorf Pferde zu leihen, eine Tatsache, die, zu Beginn der Erzählung nur angedeutet, dann aber explizit wiederholt, einige Bedeutung haben mag. Sie ist gleichsam der Auslöser des nun in Gang gesetzten Verhängnisses, welches den Arzt, wie die Protogonisten vieler Erzählungen Kafkas, zu einem Getriebenen macht, dessen Handlungen jeder Freiheit der Entscheidung entbehren. Das, was folgt, ist Ausdruck eines schicksalhaften, dem Subjekt unverfügbaren Geschehens. Denn die scheinbare Rettung in dieser ausweglosen Situation, das plötzliche Auftauchen der Pferde an einem Ort, wo sie nicht zu vermuten sind, im Schweinestall nämlich, führt den Arzt ins Verderben und zwingt ihn, sein Dienstmädchen, die Ein-

7 Zur Biographie von Kafka vgl. Klaus Wagenbach, Franz Kafka, Reinbek bei Hamburg 2002, hier S. 43 f.

zige, die ihm noch zur Seite steht, zu opfern. Doch zunächst erscheinen die Pferde voller Wärme und Kraft, geeignet, die eisige Winternacht zu überwinden. Gleich mythischen Wesen begleiten sie die entscheidenden Schritte des nun folgenden Geschehens. So gewinnt der Ausruf des Dienstmädchens beim Entdecken der Pferde einen abgründigen Nebensinn: »Man weiß nicht, was für Dinge man im eigenen Hause vorrätig hat.«[8] Das gemeinsame Lachen von Arzt und Dienstmädchen zeigt an, dass mit den Pferden Unvereinbares zum Vorschein kommt. Die menschliche Seele mag sich, wie es das Gleichnis in Platons *Phaidros* zum Ausdruck bringt, als Wagenlenker über den Rossen fühlen, der Göttliches und Menschliches, Edles und Unedles zusammenhalten muss,[9] aber das Ich ist doch nicht wirklich Herr im eigenen Haus, wie Sigmund Freud dies sieben Jahre, nachdem Kafka seine Erzählung verfasst hat, formulieren wird: Das Ich »gleicht so im Verhältnis zum Es dem Reiter, der die überlegene Kraft des Pferdes zügeln soll, mit dem Unterschied, daß der Reiter dies mit eigenen Kräften versucht, das Ich mit geborgten.«[10] Nein, die Pferde, und man kann sie getrost mit dem göttlichen und mit dem unbewussten, triebhaften Teil der menschlichen Seele in Verbindung bringen, beherrscht der Arzt nicht. Hierzu bedarf er des Pferdeknechts, der ihn und das Dienstmädchen überhaupt erst zu den Pferden geführt hat, und nun anspannen soll. Doch der Pferdeknecht, der es auf das Mädchen abgesehen hat, verlangt einen teuflischen Preis. So als ob er die göttliche Kraft der wohlgeformten Tiere in grobe sexuelle Unterwerfung verwandelt, rammt er seine »zwei Zahnreihen in des Mädchens Wange«. Der wütende Protest des Arztes ist aussichtslos, der Knecht nimmt die Drohung des Arztes mit der Peitsche nicht ernst, der Knecht weiß, dass er der Einzige ist, der dem Arzt helfen kann, wo alle anderen versagen. Zu verführerisch ist der Anblick des Gespanns, als dass der Arzt sich ihm entziehen könnte:

8 Der Text folgt der Ausgabe Franz Kafka, Drucke zu Lebzeiten, hg. v. Hans-Gerd Koch, Wolf Kittler u. Gerhard Neumann, Frankfurt a.M. 1994, S. 252-261, hier S. 253.

9 Vgl. Platon, Phaidros oder Vom Schönen, Stuttgart 1979, S. 43: »Verglichen sei sie [die Seele] der zusammengewachsenen Kraft eines geflügelten Gespannes und seines Lenkers. Der Götter Rosse und Lenker sind selbst edel und stammen von Edlen, die der übrigen sind gemischt. Und erstlich lenkt bei uns der Führer ein Zweigespann, aber da ist von den Rossen eines schön und edel und von edler Abstammung, das andere das Gegenteil davon in Abstammung und Artung.« (245E Nr. 25)

10 Sigmund Freud, Das Ich und das Es, in: Gesammelte Werke, Bd. 13, Frankfurt a.M. 1972, S. 246-289, hier S. 253.

»Mit so schönem Gespann, das merke ich, bin ich noch nie gefahren«.[11] Hilflos klingt der Versuch des Arztes, nachdem er eingestiegen ist, den Knecht zum Mitfahren zu bewegen und so das Dienstmädchen, hier zum ersten Male Rosa genannt, aus seinen Fängen zu retten: »›Du fährst mit‹, sage ich zu dem Knecht, ›oder ich verzichte auf die Fahrt, so dringend sie auch ist. Es fällt mit nicht ein, dir für die Fahrt das Mädchen als Kaufpreis hinzugeben.‹«[12] Diese Worte suggerieren eine Entscheidungsfreiheit, die der Arzt in diesem Moment schon längst verloren hat, er ist Wagenlenker, noch hat er eigene Macht über die Rosse und das Gespann, auch ist er nicht mehr Herr im eigenen Hause. Während Rosa voller Angst versucht, sich unauffindbar zu machen, klatscht der Pferdeknecht in die Hände, ruft »Munter!«. Das Unheil nimmt seinen Lauf, das Opfer ist gebracht: »der Wagen wird fortgerissen, wie Holz in der Strömung; noch höre ich, wie die Tür meines Hauses unter dem Ansturm des Knechtes birst und splittert, dann sind mir Augen und Ohren von einem zu allen Sinnen gleichmäßig dringenden Sausen erfüllt.«[13] Während offensichtlich der Knecht Rosa vergewaltigt, beginnt der Arzt, dem Ruf eines Schwerkranken folgend, eine Reise, von der er nicht mehr in seinen Hausstand zurückkehren wird. Dabei entfaltet der Ausspruch des Pferdeknechts eine Macht über das Geschehen, welche die Worte des Arztes, seinen Versuch, die Dinge noch einmal zu wenden, ganz ohnmächtig erscheinen lässt. Indem der Arzt, geblendet von der Schönheit des Gespanns, der Aufforderung des Pferdeknechtes zum Einsteigen Folge geleistet hat, ist schon alles geschehen. Er kann, auch wenn er es will, auf die Fahrt nicht mehr verzichten.

II.

Während wir über Rosas Schicksal nichts mehr erfahren, wird der Arzt durch die Kraft der Pferde gleichsam von einem Moment in den anderen in eine andere Welt versetzt. Er findet sich unmittelbar vor dem Hoftor des Kranken wieder und die Szene scheint sich beruhigt zu haben: der Schneefall hat aufgehört und das Mondlicht wird sichtbar. Demgegenüber ist die Luft im Krankenzimmer kaum atembar. Der Arzt sieht seinen Patienten, einen Jungen ohne Hemd, der ihm gleich zuflüstert: »Doktor, laß mich sterben.«[14] Was wie eine Aufforderung

11 Franz Kafka, Ein Landarzt, S. 254.
12 Ebd.
13 Ebd., 255.
14 Ebd.

zur passiven Sterbehilfe, zum Verzicht auf ärztlich-rettende Tätigkeit anmutet, führt in eine paradoxe Situation. Die Angehörigen erwarten ein Urteil über den Zustand des Jungen, vielleicht auch die Heilung, der Arzt spielt nur mit seinen Instrumenten und legt die Pinzette wieder weg, legt seinen Kopf, von der Familie genötigt, dann doch auf den Kopf des Jungen und meint zu wissen, dass er gesund sei, »am besten mit einem Stoß aus dem Bett zu treiben«. Mit diesem vorschnellen Fehlurteil über den Zustand des Kranken fühlt sich der Arzt in seiner Pflichterfüllung und Hilfsbereitschaft betrogen: Man hat ihn einmal mehr umsonst gerufen. Und der Gedanke an Rosa, die er geopfert hat, um dem Ruf des scheinbar Schwerkranken zu folgen, und die er nicht mehr retten kann, lässt ihn nicht mehr los: »Noch für Rosa muß ich sorgen, dann mag der Junge recht haben, und auch ich will sterben.«[15] Hier deutet sich das zentrale Thema der Erzählung, das um die Paradoxien des ärztlichen Berufs kreist, an. Der Arzt soll heilen und ist doch selbst ein im Leben Betrogener, einer, der im entscheidenden Moment alleine gelassen wird, was bleibt ihm denn, als sich dem (scheinbar) Kranken in seinem Sterbewunsch anzunähern, ihm im existentiellen Sinn gleich zu werden? Das Opfer, das die Familie – ohne es zu wissen – mit dem Fehlläuten der Nachtglocke vom Arzt gefordert hat, das Opfer von Rosa, dem einzigen Menschen, der dem Arzt nahesteht, dieses Opfer ist zu groß, als dass der Arzt sich wirklich mit den Menschen verständigen kann. Dies ist der tiefere Sinn des oft zitierten Satzes: »Rezepte schreiben ist leicht, aber im übrigen sich mit den Leuten verständigen, ist schwer.«[16] Es geht nicht nur um die Differenz zwischen Alltags- und medizinischer Fachsprache, Letztere kommt in der Erzählung überhaupt nicht zum Tragen, sondern um die existenzielle Frage, ob ein Verständigen zwischen den Kranken, ihren Familien und dem Arzt möglich ist, ohne dass *diese* den Arzt und seine eigene Not verstehen. Dieses *gegenseitige* Verstehen zwischen Kranken, Angehörigen und Arzt scheint an diesem Punkt der Erzählung gescheitert, nicht aus bösem Willen der Beteiligten, sondern wegen des Fehlläutens der Nachtglocke, dessen Folgen weder für die Familie noch für den Arzt vorhersehbar waren. Dieses Fehlläuten der Nachtglocke verstrickt die Beteiligten – ohne dass sie es wissen können – in einen Zustand gegenseitiger Verschuldung, aus dem sie nicht entrinnen können: Der Arzt schuldet dem Kranken und der Familie eigentlich eine gewissenhafte Untersuchung, die Familien und die Kranken aber erwarten etwas, was der Arzt nicht leisten kann: Heilung und Präsenz um den Preis der Selbst-

15 Ebd., S. 257.
16 Ebd.

aufgabe. Der unbeholfene Versuch des Vaters mit Rum und Schulterklopfen Vertraulichkeit herzustellen, muss scheitern: »in dem engen Denkkreis des Alten würde mir übel.«[17] Nun bliebe Enttäuschung über eine unnötige nächtliche Konsultation und die Flucht aus dem Hause des Kranken, doch die Tränen der Mutter und das blutige Handtuch, das die Schwester schwenkt, bringen den Arzt dazu, »unter Umständen zuzugeben, daß der Junge doch vielleicht krank ist«.[18] Dabei sind es die Pferde, die durch ihr Wiehern eine Wendung des Geschehens anzeigen: »der Lärm soll wohl, höhern Ortes angeordnet, die Untersuchung erleichtern.«[19]

III.

Und so tut sich, ohne dass ein entsprechender Handgriff des Arztes beschrieben würde, eine handtellergroße Wunde auf, als sei sie gerade entstanden. Sie wird in zwei Perspektiven, von der Ferne und aus der Nähe, wie in zwei übereinanderliegenden Schichten beschrieben, dabei verweist sie gleich zu Beginn der Beschreibung auf Rosa, die Geopferte:

> Rosa, in vielen Schattierungen, dunkel in der Tiefe, hellwerdend zu den Rändern, zartkörnig, mit ungleichmäßig sich aufsammelndem Blut, offen wie ein Bergwerk obertags. [...] In der Nähe zeigt sich noch eine Erschwerung. [...] Würmer, an Stärke und Länge meinem kleinen Finger gleich, rosig aus eigenem und außerdem blutbespritzt, winden sich, im Innern der Wunde festgehalten, mit weißen Köpfchen, mit vielen Beinchen ans Licht.[20]

Die Beschreibung der Wunde durch das hervorgehobene, den Satz einleitende Eigenschaftswort »rosa« verknüpft die Wunde des Jungen auf eine unergründliche Weise mit Rosa, dem Dienstmädchen, das der Arzt geopfert hat, um überhaupt zu dem Jungen zu gelangen. In den Interpretationen der Erzählung wird häufig auf die Verbindung von Liebe und Tod hingewiesen, die sich in dieser Wunde offenbare.[21] Der Arzt stehe sozusagen zwischen seinem privaten Liebesglück, seiner Beziehung zu Rosa, und seiner beruflichen Pflicht, dem Todkranken zu hel-

17 Ebd., S. 256.
18 Ebd., S. 258.
19 Ebd.
20 Ebd.
21 Vgl. Hans H. Hiebel, Form und Bedeutung, S. 169.

fen.[22] Sicherlich ist Rosa, das Dienstmädchen, die Einzige, die dem Arzt in seiner Not beizustehen versucht, aber die unausweichliche Verschuldung des Arztes ist, dass er sie opfern *musste*, um zu dem Kranken zu gelangen, ohne dass er in der Situation war, eine Entscheidung zu treffen.

Die Gedanken des Arztes verweisen an dieser Stelle auf die Ästhetik des Verfalls, die an Charles Baudelaires *Blumen des Bösen* erinnert: »Armer Junge, dir ist nicht zu helfen. Ich habe deine große Wunde aufgefunden; an dieser Blume in deiner Seite gehst Du zugrunde.«[23] Zugleich wird mit dieser Metapher des Verfalls das von Familie geforderte ärztliche Urteil über den Jungen gefällt, aber gegenüber der Familie nicht ausgesprochen. Denn diese ist glücklich, dass der Arzt nun in Tätigkeit ist. Kontrastiert wird die Tödlichkeit der Wunde durch die bange Frage des Jungen: »›Wirst du mich retten?‹ flüstert schluchzend der Junge, ganz geblendet durch das Leben in seiner Wunde.«[24] Das Leben in der Wunde – repräsentiert durch die Würmer – trägt den Tod in sich und nährt zugleich die Täuschung, dass vielleicht doch eine Rettung möglich sei. Merkwürdig gegenläufig stehen die auffordernden Worte des Jungen zu den ärztlichen Urteilen: Während der Junge zunächst darum bat, sterben zu dürfen, und der Arzt ihn als gesund einschätzte, reagiert der Junge auf das unausgesprochene Todesurteil des Arztes mit dem Wunsch nach Rettung. Dabei vermittelt der Begriff der Rettung einen doppelten Sinn, er lässt sowohl die körperliche Heilung als auch die Rettung der Seele anklingen. Dies wird deutlich in der Reaktion des Arztes: »So sind die Leute in meiner Gegend. Immer das Unmögliche vom Arzt verlangen. Den alten Glauben haben sie verloren; der Pfarrer sitzt zu Hause und zerrupft die Meßgewänder, eines nach dem anderen; aber der Arzt soll alles leisten mit seiner zarten chirurgischen Hand.«[25] So zwecklos der Arzt in der Winterkälte, ohne die Hilfe sei-

22 Vgl. Gregory B. Triffitt, Kafka's ›Landarzt‹ Collection. Rhetoric and Interpretation, New York/Bern/Frankfurt a.M. 1985, S. 129-138.

23 Franz Kafka, Ein Landarzt, S. 258. Die Schilderung der Wunde erinnert in gewisser Weise an Baudelaires Gedicht *Ein Aas* aus seinem Zyklus *Die Blumen des Bösen* (1861-1868), in dem es heißt:

Die Fliegen summten über faulen Därmen,
Daraus wie zähe Flüssigkeiten
Die Larven krochen, sich in schwarzen Schwärmen
Über die Fetzen auszubreiten.

Charles Baudelaire: Les Fleurs du Mal. Die Blumen des Bösen, Stuttgart 1980. S. 60-65. Gleichwohl ist Kafkas Beschreibung der Wunde realistischer. Vgl. auch Walter Busch, Die Krankheit der Metaphern, S. 32f.

24 Franz Kafka, Ein Landarzt, S. 258.

25 Ebd., S. 258f.

ner Patienten dasteht, so sinnlos wird das Tun des Pfarrers, ihn braucht man nicht mehr. Die Zwecklosigkeit des Pfarrers jedoch überhöht die Erwartungen an den Arzt, der sich missbraucht fühlt »zu heiligen Zwecken«, der dies geschehen lässt und ironisch, bitter-resigniert bei sich denkt: »was will ich Besseres, alter Landarzt, meines Dienstmädchens beraubt!«[26] Die Heilserwartungen der Landbevölkerung bringt der Schulchor mit einem einfachen Lied zum Ausdruck: »Entkleidet ihn, dann wird er heilen, / Und heilt er nicht, so tötet ihn! / 'sist nur ein Arzt, 'sist nur ein Arzt.«[27]

Der Arzt soll heilen wie Jesus, der Messias, es getan hat, und heilt er nicht, so ist er der falsche, dann soll er getötet werden, wie Jesus Christus am Kreuz. Und so klingt in diesem Chor das »Laß ihn kreuzigen!« (Mt. 27,22 f.) des enttäuschten Volkes an. Doch in dieser Verbindung zwischen dem Arzt und Jesus Christus kommt nicht nur die Enttäuschung über das Unvermögen des Arztes, alle Kranken der Welt zu heilen, den Tod endgültig zu besiegen, zum Ausdruck. In diesem Lied scheint auch ein dunkel-abgründiger Weg zur Heilung verborgen: Erst durch die Entkleidung, durch den Verzicht auf die Insignien der ärztlichen Kunst, dadurch, dass der Arzt dem Kranken in seiner Nacktheit und Hilflosigkeit gleich wird, kann er in einem religiös-transzendenten Sinne vielleicht doch einen Weg zur Heilung weisen. In Handlung umgesetzt wird diese religiöse Heilserwartung, die mit einer Erniedrigung des Arztes verbunden ist, dadurch, dass er zu dem kranken Jungen ins Bett und an die Seite der Wunde gelegt wird. Dieser Handlung kann sich der Arzt, so überlegen er sich auch fühlt, nicht widersetzen. Die Wunde des Jungen erinnert nun auch an die Wundmale des Gekreuzigten. Doch der Junge sieht in dem entkleideten Arzt, der zu ihm ins Bett gelegt wird – kontrapunktisch zu den Erwartungen des Schulchores – nicht den Retter, den Heiland, er hat keine Hoffnung auf Heilung, sondern sagt dem Arzt zornig ins Ohr: »mein Vertrauen zu Dir ist sehr gering. Du bist ja auch nur irgendwo abgeschüttelt, kommst nicht auf eigenen Füßen. Statt zu helfen, engst Du mir mein Sterbebett ein. Am liebsten kratze ich Dir die Augen aus.« Und der Arzt muss seine Hilflosigkeit eingestehen: »Was soll ich tun?« – Daraufhin klagt ihm der Junge sein Leid und seine Enttäuschung, er sieht sein Leben auf die Wunde reduziert, die ihn in seinen Möglichkeiten festlegt, ihn als einen Verwundeten kennzeichnet: »Immer muß ich mich begnügen. Mit einer schönen Wunde kam ich auf die Welt; das war meine ganze Ausstat-

26 Ebd., S. 259.
27 Ebd.

tung.«[28] Der Arzt versucht, seine Lebens- und ärztliche Erfahrung wieder ins Spiel zu bringen, und es folgen die rätselhaftesten Worte der ganzen Erzählung:

> Junger Freund [...] dein Fehler ist: du hast keinen Überblick. Ich, der ich schon in allen Krankenstuben, weit und breit, gewesen bin, sage dir: deine Wunde ist so übel nicht. Im spitzen Winkel mit zwei Hieben der Hacke geschaffen. Viele bieten ihre Seite an und hören kaum die Hacke im Forst, geschweige denn, daß sie ihnen näher kommt.[29]

Dieses Wort von der mit zwei Hieben einer Hacke geschaffenen Wunde, die durch die Art ihrer Entstehung eine Milderung ihrer Bösartigkeit erfährt, hat anscheinend einen tröstenden, wenn nicht erlösenden Charakter, sonst würde der Junge nicht bange fragen, ob es wirklich so ist, und das Ehrenwort des Arztes herausfordern: Und der Junge nahm das Ehrenwort und wurde still. Doch worin könnte der tröstende Charakter der Worte des Arztes bestehen? Vielleicht hilft bei der Interpretation eine Tagebuchnotiz des jungen Kafka, in welcher er seinen Wunsch, eine »Ansicht des Lebens zu gewinnen«, beschreibt. Dabei steht das Leben zwischen seiner natürlichen Schwere und dem Schweben des Traums:

> Vielleicht ein schöner Wunsch, wenn ich ihn richtig gewünscht hätte. Etwa als Wunsch, einen Tisch mit peinlich ordentlicher Handwerksmäßigkeit zusammenzuhämmern und dabei gleichzeitig nichts zu tun, und zwar nicht so, daß man sagen könnte: ›ihm ist das Hämmern ein Nichts‹, sondern ›ihm ist das Hämmern ein wirkliches Hämmern und gleichzeitig auch ein Nichts‹, wodurch ja das Hämmern noch kühner, noch entschlossener, noch wirklicher und wenn Du willst noch irrsinniger geworden wäre.[30]

Es ist der Wunsch nach Geradheit und Klarheit im Tun, der auch dann Bestand hat, wenn dieses Handeln gleichzeitig als ein Nichts bewusst wird. So wäre die Wunde dann weniger von Übel, wenn sie mit den zwei Hieben einer Hacke gerade geschaffen worden ist. Dabei geht es weniger um eine scharfe chirurgische Exzision der Wunde, die den Kranken vielleicht tatsächlich retten könnte, sondern vielmehr um den Ursprung der Wunde, die ja die Ausstattung des Jungen ist. Damit kontrastiert der vom Arzt angenommene oder besser prophezeite geradlinige Ursprung

28 Ebd., S. 260.
29 Ebd.
30 Zit. n. Klaus Wagenbach, Franz Kafka, S. 49.

der Wunde zu ihrer fast naturalistischen Beschreibung voller Schattierungen, dem Hellerwerden an den Rändern und dem körnigen Aussehen, die sie als Wucherung auszeichnet. Wäre die Wunde gerade und klar abgegrenzt, so wäre sie nicht so gefährlich. Dass die Hacke als Instrument der Geradheit einen erlösenden Charakter hat, kommt auch darin zum Ausdruck, dass die Menschen sie *nicht* hören, obwohl sie im Forst sind und der Gebrauch der Hacke naheliegt, ähnlich wie die Welt das erlösende Wort Gottes, wie im ersten Kapitel des Johannesevangeliums beschrieben (Joh. 1,10), nicht erkennt bzw. nicht zu erkennen vermag. Erst indem der Arzt entkleidet wird, zu seinem Patienten ins Bett gelegt wird, sich erniedrigen lässt, auf der gleichen Stufe wie der kranke Junge steht und schließlich mit ihm das Bett teilt, kann er ihm – jenseits der ärztlichen Kunst – begegnen und versuchen, die Existenz des Kranken zu erhellen. Ob dies aber tatsächlich eine Rettung oder Erlösung im religiösen Sinn bedeutet, ist fraglich, denn der Gesang der Kinder, der dem Arzt hinterherklingt: »Freuet Euch, Ihr Patienten, / Der Arzt ist Euch ins Bett gelegt!«,[31] trägt das Attribut des Irrtümlichen. Zwar erinnert dieser Gesang der Kinder an den Engel des Herrn, der die Freude über die Geburt des Heilands verkündet: »Fürchtet Euch nicht! Siehe ich verkündige Euch große Freude [...] denn euch ist heute der Heiland geboren« (Lk 2,10), und vervollständigt die Heilserwartungen, die von der Landbevölkerung von Jesus Christus auf den Arzt übertragen werden, Aber das Verhängnis, das durch das Fehlläuten der Nachtglocke gekommen ist, kann dadurch nicht aufgeboben werden.

Während der Arzt durch das Aufdecken der Wunde, durch das an den Ruf »Laß ihn kreuzigen!« (Mt 27,22f.) erinnernde »Und heilt er nicht, so tötet ihn«, durch die Entkleidung, und schließlich durch die Erniedrigung in das Bett des Kranken mit der Leidens- und Erlösungsgeschichte Jesu identifiziert wird, gleichsam für einen säkularisierten Christus steht, weist ihn das Ende der Geschichte als einen zu ewiger Irrfahrt Verdammten auf. Das Zauberwort »Munter!«, mit dem der Pferdeknecht die Hinfahrt in Gang gesetzt hatte, ist wirkungslos, und »langsam wie alte Männer zogen wir durch die Schneewüste«. Die hastige Flucht aus dem Bett des Kranken, »Kleider, Pelz und Tasche [...] schnell zusammengerafft«, der Versuch des Arztes, sich selbst zu retten, führt in die Irre: »Nackt, dem Froste dieses unglückseligsten Zeitalters ausgesetzt, mit irdischem Wagen, unirdischen Pferden, treibe ich mich alter Mann umher.«[32] Die Heilserwartungen der Landbevölkerung, die den Arzt als Christus überhöhen, erweisen sich als Täuschung, und

31 Franz Kafka, Ein Landarzt, S. 261.
32 Ebd.

so ist der Arzt durch das Fehlläuten der Nachtglocke zu ewiger Wanderschaft verdammt, wie Ahasver, der ewige Jude, der nach christlicher Legende Jesus auf dem Weg zum Kreuz verspottet, ihm eine Rast verweigert haben soll und deshalb zu ewiger Wanderschaft durch die Zeiten verurteilt worden ist.[33] Gleichzeitig ist der Arzt, dem seine Patienten nicht helfen wollen, ein vom Leben Betrogener: »Niemals komme ich so nach Hause; meine blühende Praxis ist verloren; ein Nachfolger bestiehlt mich, aber ohne Nutzen, denn er kann mich nicht ersetzen; in meinem Hause wütet der ekle Pferdeknecht; Rosa ist sein Opfer; ich will es nicht ausdenken.«[34] Damit ist der Arzt im sozialen Sinne ein Ausgestoßener, dem aber zugleich die Rückkehr nach Hause, die Erlösung in einem transzendenten Sinne verweigert wird. So wie Joseph K. nie erfährt, weshalb er angeklagt und zum Tode verurteilt wird, so kann auch der Landarzt seinem Schicksal nicht entrinnen: »Einmal dem Fehlläuten der Nachtglocke gefolgt – es ist niemals gutzumachen.«[35] Zugleich ist alle Heilserwartung, die von einem verlorenen religiösen Glauben auf den Arzt übertragen wird, eine bösartige Täuschung: Der als Christus überhöhte Arzt ist am Ende der zu ewiger Wanderschaft verdammte Jude.

IV.

Was bleibt, ist vielleicht allein das rätselhafte, aber existenzerhellende Wort von der Hacke und ihrer geradlinigen Kraft, die der Bösartigkeit und Wucherung der Wunde des kranken Jungen entgegengestellt wird.[36] Aber dieses Wort kann, so paradox es klingen mag, nur gesprochen werden, wenn der Arzt dem Kranken ganz gleich wird, wenn er in letzter Konsequenz zu ihm ins Bett gelegt wird. Während das Wort von der Hacke den Jungen mit seiner Wunde in einem existen-

33 Vgl. Anonymus, Kurtze Beschreibung vnd Erzehlung von einem Juden / mit Namen Ahaßverus, Bautzen 1602.

34 Franz Kafka, Ein Landarzt, S. 261.

35 Ebd.,

36 Walter Busch sieht im Bild der Hacke ein Durchschlagen der Symbolik des Textes: »Die Hacke, die draußen im Forst geistert, schafft mit ihrem Doppelschlag in eindeutiger Aktion eine deutliche Wunde. Darin tritt das Faktische der Gewalt der Inspiration blitzartig in ein helles und zugleich verrätselndes Licht. Das bildhafte Wuchern der Wunde wird unterbrochen zugunsten einer Bewegung, die sich als archaische Form der Verschriftlichung lesen läßt, eine wörtliche Einschreibung keilschriftartiger Buchstaben an Stelle der ekligen Wunde.« Walter Busch, Krankheit der Metaphern, S. 34.

ziellen Sinn gerettet haben mag, bleibt der Landarzt, der es gesprochen hat, unerlöst und betrogen: Angesichts des Fehlläutens der Nachtglocke ist die Macht des Wortes in sich selbst gebrochen.

Literaturverzeichnis

Anonymus: Kurtze Beschreibung vnd Erzehlung von einem Juden / mit Namen Ahaßverus, Bautzen 1602.

Baudelaire, Charles: Les Fleurs du Mal. Die Blumen des Bösen, übers. v. Monika Fahrenbach-Wachendorf, Stuttgart 1980.

Binder, Hartmut (Hg.): Kafka-Handbuch, Bd. 2, Das Werk und seine Wirkung, Stuttgart 1979.

Busch, Walter: Die Krankheit der Metaphern. Über die Wunde in Kafkas »Ein Landarzt«, in: Elamár Locher u. Isolde Schiffermüller (Hg.): Franz Kafka: Ein Landarzt. Interpretationen, Bozen 2004, S. 23-40.

Freud, Sigmund: Das Ich und das Es, in: Gesammelte Werke, Bd. 13, Frankfurt am Main 1972, S. 246-289.

Hiebel, Hans H.: Franz Kafka: Form und Bedeutung. Formanalysen und Interpretationen von Vor dem Gesetz, Das Urteil, Bericht für eine Akademie, Ein Landarzt, Der Bau, Der Steuermann, Prometheus, Der Proceß und ausgewählte Aphorismen, Würzburg 1999.

Kafka, Franz: Erzählungen, hg. v. Kurt Krolop, Leipzig 1978.

–: Drucke zu Lebzeiten, hg. v. Hans-Gerd Koch, Wolf Kittler u. Gerhard Neumann, Frankfurt a. M. 1994.

–: Tagebücher in der Fassung der Handschrift, hg. v. Hans-Gerd Koch, Michael Müller u. Malcom Pasley, Frankfurt a. M. 1990.

Platon: Phaidros oder Vom Schönen, übers. u. eingel. von Kurt Hildebrandt, Stuttgart 1979.

Timms, Edward: Kafka's Expanded Metaphors: a Freudian Approach to ›Ein Landarzt‹, in: J. P. Stern u. J. J. White Paths and Labyrinths. Nine Papers read at the Franz Kafka Symposium held at the Institute of Germanic Studies on 20 and 21 October 1983, London 1985, S. 66-79.

Triffitt, Gregory B.: Kafka's ›Landarzt‹ Collection. Rhetoric and Interpretation (= Australian and New Zealand Studies in German Language and Literature Vol. 13), New York/Bern/Frankfurt am Main 1985.

Wagenbach, Klaus: Franz Kafka, Reinbek bei Hamburg 2002.

Günter Virt

Vom Informieren zum heilsamen Wort in der Medizin

Der Titel dieses Essays, der Dietrich von Engelhardt gewidmet ist, enthält bereits einige Voraussetzungen. Diese Voraussetzungen reichen über eine weithin sich als Naturwissenschaft verstehende evidence based medicine hinaus. Sie betreffen eine »human und person based medicine«, die oft zu kurz kommt. Gerade Dietrich von Engelhardt ist es, der den medizinethischen Diskurs nicht nur durch geschichtliche, sondern auch anthropologische und humanistische Horizonterweiterungen sehr bereichert hat. Der Mensch ist ein sehr vielschichtiges Wesen, das die Ebene des Bewusstseins und des Unbewussten genauso umfasst wie Vernunft und Verstand und Emotionen. Der Mensch ist ein geschichtliches Wesen: Er ist, was er geworden ist, und ein Wesen, das in vielfältigen Weisen auslangt nach der Zukunft und über sein zeitlich begrenztes irdisches Dasein sogar nach dem Sinn und Ziel des Ganzen fragt. Jede Krankheit ist ein entfernter Vorbote des Todes: Werde ich verenden oder vollendet?, lautet die Frage. Eine Medizin, die zur Heilung des Menschen oder zur Linderung seiner Leiden beitragen will, muss auf diese Vielschichtigkeit Rücksicht nehmen und auf sie eingehen.

Was weithin zu kurz kommt, ist das Wort und das Gespräch wiederum in vielfältiger Weise. Das Gespräch mit der Wissenschaft hat der Medizin enorme Handlungsmöglichkeiten gebracht und dafür müssen wir dankbar sein. Das Gespräch mit dem Patienten bleibt dahinter oft zurück und dies wiederum aus vielfältigen Gründen. Auch viele Patienten – leidende Menschen – sind oft nicht imstande, über ihr Leid zu sprechen, und so vergiftet es sie. Dass in einer vielsprachigen und multikulturellen Gesellschaft Menschen den Arzt nicht ausreichend informieren können, ist nur ein – wenn auch wichtiger – Teil des Problems. Medizin hat es auch mit dem ungeborenen Menschen zu tun: Ist sie auch mit dem ungeborenen Menschen »im Gespräch«?[1] Zunehmend wird uns die Verantwortung für kommende Generationen in der Gesellschaft nicht nur im Bereich der enormen ökologischen Probleme

1 Vgl. dazu Günter Virt, Menschenwürde schon vor der Geburt, in: K. Baier u. M. Riedenauer (Hg.), Die Spannweite des Daseins, Göttingen 2012, S. 221-235.

in ihrer Dringlichkeit bewusst: Inwieweit und wie ist die Medizin mit den künftigen Generationen »im Gespräch«?

Angesichts der Fülle der hier angesprochenen Probleme ist Beschränkung auf einen Aspekt und Vertiefung dieses Aspekts angesagt. Dies soll im Hinblick auf die sogenannte Aufklärung in der Arzt-Patienten-Beziehung geschehen. Wiederum gilt es die rechtlichen Probleme – so dringlich sie auch sein mögen – auszuklammern.

»Wahrheit statt Aufklärung«[2]

Der Untertitel dieser Überlegungen mag auf den ersten Blick provokant, ja sogar unsinnig erscheinen. Die Provokation ist gewollt, denn der so geläufige Begriff der Aufklärung von Patienten durch den Arzt soll in den folgenden Überlegungen gerade wegen seines routinehaften Gebrauches problematisiert werden. Worte können verletzen oder auch heilen, können verengen oder auch aufschließen.

Die Sprache drückt Beziehungsformen aus und wirkt auf Beziehungsformen zurück. Eine Reinigung der Worte von Zeit zu Zeit tut gut. Für bestimmte Krankheiten und Tumore hat sich der wertende Begriff »bösartig« eingebürgert. Es wäre an der Zeit, diesen Begriff mit seinen Konnotationen, der in krisenhaften Situationen so häufig verwendet wird, einer kritischen Prüfung zu unterziehen. Könnte es nicht sein, dass bei der Aufklärung eines Patienten über eine bösartige Krankheit unbewusst Beschuldigungen mitschwingen? Gerade in einer solchen ernsthaften Situation kann der Kranke aber nichts weniger brauchen als Anschuldigungen, die einschüchtern, da es ja gerade gilt, alle Kräfte positiv für die Krisenbewältigung zu mobilisieren.

Auch beim Begriff Aufklärung gilt es nicht nur die vielen sachlichen Probleme zu bedenken, sondern gleichsam eine Etage tiefer der Obertonreihe dieses Ausdrucks nachzuspüren.

Der Begriff Aufklärung erinnert einmal an die Beziehung von Eltern zu ihren unmündigen Kindern. In ihm schwingt vermutlich immer noch ein gutes Stück ärztlicher Paternalismus mit. Es besteht wohl eine rechtlich fassbare Aufklärungspflicht von Seiten des Arztes. Das Interesse richtet sich oft mehr auf den Arzt und seinen Beitrag zum rechtlich gültigen und überprüfbaren Zustandekommen. Die sogenannte

2 Die folgenden Passagen wurden ähnlich bereits in der Festschrift für Adrian Holderegger veröffentlicht, wo sie auch gut verborgen sind: Jean Pierre Wils u. Michael Zahner (Hg.), Theologische Ethik zwischen Tradition und Modernitätsanspruch, Freiburg/Fribourg 2005, S. 217-228.

Aufklärung wird oft auf den Zeitpunkt eines Aufklärungsgespräches eingegrenzt. Michael Peintinger meint in seinem schönen Buch über die therapeutische Partnerschaft,[3] dass »zwischen der umgangssprachlichen Verwendung des Terminus ›Aufklärung‹ und seiner tatsächlichen Bedeutung keine ausreichende Kongruenz mehr gegeben ist«.[4] Dies ist beispielsweise im Hinblick auf die juristische Terminologie von Belang, die den eigentlichen Sachverhalt einer Aufklärungspflicht nach Ansicht einiger Autoren schon jetzt nicht ausreichend erfasst. Michael Peintinger optiert für eine Erweiterung der Aufklärung und spricht von einem Aufklärungsprozess, der sowohl sachbezogene Information, Aspekte des Kommunikationsvorganges, als auch das Bemühen, Sachinformation mit der persönlichen Situation und den Wertungen des Patienten in Bezug zu setzen, umfasst.

Der Begriff Aufklärung erinnert aber zum anderen auch an die zeitgeschichtliche Epoche, hinter die wir sicher nicht mehr zurückkönnen, in der aber die Intellektualität des Menschen einseitig betont wird. Der Mensch ist ein vielschichtiges Wesen, bei dem das Unbewusste seine Emotionen und Wertungen, ebenso seine Befindlichkeit bestimmen, wie seine Ratio. Aufklärung als bloße Information für den Verstand wird dem Menschen in seiner Vielschichtigkeit aber gerade nicht gerecht. So könnte es sein, dass der Begriff Aufklärung selbst eine Verkürzung des ethisch Geforderten anzeigt und zumindest Einseitigkeiten und Schieflagen fördert.

Es ist vermutlich leichter, einen Begriff zu kritisieren, als einen besseren zu finden. Es sei mit einem Rückgriff auf ein ursprünglich lebensweltliches Verständnis von Wahrheit gewagt. Eine *wahrheitsgemäße, authentische, einfühlsame und ausreichende Mitteilung*, und zwar auf *Gegenseitigkeit*, ist sehr viel mehr als bloße Aufklärung.

Im gegenwärtigen Ethikboom, vor allem im Bereich der Lebenswissenschaften und der Medizin, wird in vielen Publikationen gleich nach der Problemdarstellung mit der Abwägung von Vor- und Nachteilen, Gründen und Gegengründen begonnen. Die Reflexion auf die anthropologischen Voraussetzungen für alles Abwägen aber kommt meist zu kurz. Eine gewisse Resignation angesichts der Vielfalt unterschiedlicher Menschenbilder in den verschiedenen weltanschaulichen Kontexten, in

3 Michael Peintinger, Therapeutische Partnerschaft. Aufklärung zwischen Patientenautonomie und ärztlicher Selbstbestimmung, Wien/New York 2003; dort auch eine umfangreiche Literaturverarbeitung und differenzierte Darstellung der Probleme und Vorschläge zur Verbesserung der Kommunikation zwischen Arzt und Patient.

4 Ebd., S. 224.

der geschichtlichen Tradition des Utilitarismus, in seinen vielfältigen Formen und vielen anderen Traditionen, scheint sich in dem, was mit einem unscharfen Wort von vielen »Postmoderne« genannt wird, abzuzeichnen. Umso dringlicher erweist sich der Rückgang auf ursprüngliche, gemeinsame menschliche, lebensweltliche Erfahrungen, die in der modernen Lebenswelt bisweilen verstellt sind.[5]

1. Wahrheit

Mit dem Rückgriff auf das Grundwort Wahrheit sollen weder philosophische, theologische oder gar ideologische Überlegungen angestellt werden, sondern schlicht diese lebensweltliche Erfahrung angesprochen werden, wie sie im griechischen Wort »aletheia« zum Ausdruck kommt, was so viel heißt wie Unverborgenheit. Diese Unverborgenheit stellt sich Stück für Stück in einem Prozess des Entbergens ein. Dieses Erhellen von bislang Verborgenem ist gerade im Gespräch zwischen Arzt und Patient nicht ein für alle Mal getan. Angesichts oft rasch wieder vergessener Aussagen sind Wiederholungen nötig.

Wahrheit muss ja nicht nur mitgeteilt, sondern auch angenommen werden. Michael Peintinger berichtet von einer Studie, dass das Wissen der Patienten schon vier Stunden nach dem Aufklärungsgespräch bei weitem nicht mehr den Anforderungen der Rechtssprechung gerecht wurde.[6] Vergessen und verdrängen korreliert dabei nicht notwendig mit Alter, Bildung, sozialem Stand usw. Zur Sprache gehört nicht nur das Wort, sondern ebenso das Schweigen. Zuerst muss schweigend wahrgenommen werden, was dann mitgeteilt werden kann, und Mitgeteiltes muss im Schweigen verarbeitet werden.

Wahrheit ist daher keine lästige Pflicht, die man mit einer einmaligen Information rasch hinter sich bringen kann. Wahrheit ist ein Prozess des Entbergens von Verborgenem oder halb Verborgenem (der Patient ahnt ja oft schon etwas vor der sogenannten Aufklärung). Dieser Prozess hat seine spezifischen, oft krankheitsbezogenen Phasen und meist auch mehrere Beteiligte, mit denen der Patient die ihm mitgeteilte Wahrheit verarbeiten will.

In der Regel ist ein ganzes Team von Ärzten, Pflegenden und anderen Heilberufen an diesem Prozess der Wahrheit am Krankenbett beteiligt. Michael Peintinger fordert daher mehr Aufklärungshoheit für

5 Vgl. Günter Virt, Anthropologisch-ethische Grundlagen der sogenannten Aufklärung, in: Wiener Medizinische Wochenschrift 151 (2001), H. 9/10, S. 213.
6 Michael Peintinger (s. Anm. 3), S. 261.

den Patienten. Er meint damit, dass nach der grundsätzlichen Akzeptanz der Notwendigkeit der Aufklärung und der Miteinbeziehung der Patienten in den Entscheidungsprozess hinsichtlich verschiedener Handlungsoptionen nun auch überlegt werden solle, dass der Patient selbst entscheiden kann, mit wem er die medizinische Prognose besprechen will. Peintinger, selbst Oberarzt, spricht die heikle Frage an, ob das Aufklärungsmonopol durch den Arzt nicht auch zu hinterfragen sei.[7]

Jeder Patient ist einmalig. Krank sind ja nicht nur Organe, sondern immer Menschen; daher ist eine wahrheitsgemäße Mitteilung auch immer einmalig. Sie verlangt sowohl vom Arzt wie vom Patienten nicht nur richtige Sachinformationen, sondern immer auch gemeinsame Wertreflexionen und damit Interpretationen. Es geht bei der sogenannten Aufklärung ja nicht nur um einen Transfer von medizinischen Informationen (Wie viele Informationen tun dem Patienten gut? Nicht nur ein Zuwenig, sondern auch ein Zuviel an Informationen, die für den Patienten keine Bedeutung haben, kann nachteilig sein.), sondern darum, dem Patienten zu ermöglichen, in der Krisensituation der Krankheit zu seiner existentiellen und einmaligen Lebenswahrheit Stellung zu nehmen.

Wahrheit ist ein unabdingbares Merkmal jeder Selbsterkenntnis. Sie ist unverzichtbar, will der Mensch sein einzigartiges In-der-Welt-Sein so leben, dass er die Möglichkeiten seiner Existenz in der endlichen Lebensspanne des Lebens, das er nur einmal hat, realisieren kann. Auf diesem Weg zur Reifung zur eigenen Lebenswahrheit sind Ent-»Täuschungen« unvermeidlich. Eine »Aufklärung« kann daher kaum wertneutral bleiben. Der Arzt und der Patient haben ihre Weise, Wertungen vorzunehmen. Richtig an dem verkürzenden Ausdruck der Wertneutralität von Aufklärung (und auch Beratung) ist die Forderung, dass der Arzt dem Patienten nicht etwas aufzwingen soll, sondern seine Persönlichkeit so ins Spiel bringt, dass er der Autonomie des Patienten dient. Dies setzt auch eine Sensibilität für die unbewussten Anteile des Patienten und der eigenen Persönlichkeit des Arztes voraus, so dass die Übertragungen des Patienten wahrgenommen werden und die eigenen Gegenübertragungen des Arztes für den Patienten nicht zum Hindernis werden, seiner ureigenen Lebenswahrheit in dieser Krisensituation auf die Spur zu kommen.

Dass diese Stimmigkeit mit der eigenen Lebenswahrheit bei vielen Krankheiten eine große Bedeutung für eine mögliche Therapie über die Compliance hinaus hat, arbeitet der Arzt und Theologe Matthias Beck in seinem Buch *Der Krebs und die Seele* heraus.[8] Der Dienst an der

7 Ebd., S. 386.

8 Matthias Beck, Der Krebs und die Seele. Gen – Geist – Gehirn – Gott, Paderborn 2004.

Lebenswahrheit des Mitmenschen setzt beim Arzt und den heilenden Berufen das Annehmen der eigenen Lebenswahrheit voraus.

Damit sind wir schon bei der zweiten Dimension der vorgeschlagenen Charakterisierung im Arzt-Patienten-Verhältnis, einer wahrheitsgemäßen, authentischen, einfühlsamen und ausreichenden Mitteilung auf Gegenseitigkeit.

2. Authentizität

Das mit Authentizität Gemeinte dürfte durch Umschreibungsversuche wie z. B. »Wohlüberlegtheit« unterbestimmt sein. Authentizität ist wesentlich mehr als Wohlüberlegtheit.[9] Der Arzt und Psychoanalytiker Eckart Wiesenhütter hat in den siebziger Jahren des 20. Jahrhunderts durch einige Aufsätze in Fachzeitschriften und in seinem Buch »Blick nach drüben«[10] von seinen Erfahrungen nach Reanimationen aus einem zweimaligen Lungeninfarkt berichtet, dass es für ihn nicht so sehr wichtig war, was ihm einer in dieser Grenzsituation sagte, sondern wer es ihm sagte und wer ihm gegenwärtig war. Diese Erfahrungen deuten darauf hin, dass Authentizität auch nicht auf das Beherrschen von Kommunikationstechniken – so wichtig diese sind und Impulse zur Authentizität geben können – reduziert werden darf.

> Um es ganz deutlich zu sagen: Es geht nicht um das Einüben bestimmter Kommunikationstechniken – wenn sie nicht das notwendige Maß an Authentizität haben, also mit dem Arzt-Sein selbst übereinstimmen, erfüllen sie nicht den Anspruch existentieller, heilstiftender Kommunikation.[11]

Zur Umschreibung der Authentizität kann vielleicht wiederum der Rückgriff auf die griechische Sprachwurzel, »authentes« (Urheber), hilfreich sein. Authentisch ist ein Mensch, wenn er echt und nicht verstellt mit sich selbst und seiner Lebenswahrheit kongruent ist. Wenn J. F. Malherde die Medizin als die Kunst bezeichnet, die Wissenschaft und biomedizinische Technik an der Entfaltung der Autonomie der Mitmenschen zu beteiligen,[12] dann könnte man – in Abwandlung die-

9 Vgl. Bettina Schöne-Seifert, Medizinethik, in: J. Nida-Rümelin, Angewandte Ethik, Stuttgart 1996, S. 569.

10 Eckart Wiesenhütter, Blick nach drüben. Selbsterfahrungen im Sterben, Gütersloh 1995.

11 Maximilian Gottschlich, Sprachloses Leid. Wege zu einer kommunikativen Medizin, die heilsame Kraft des Wortes, Wien 1998, S. 30.

12 Michael Peintinger (s. Anm. 3), S. 7.

ses Wortes – den in der Patientenbeziehung authentischen Arzt als einen Künstler bezeichnen, der seine Wissenschaft in den Dienst der Entfaltung der Autonomie des Patienten stellt.

Schon Aristoteles, der Arztsohn, bezeichnete gleich zu Beginn seiner Metaphysik die Medizin als Wissenschaft und Kunst in einem. Indem er von der Erfahrung spricht und diese in die Nähe von Wissenschaft und Kunst rückte, bringt er auch die Medizin, die ja weithin auf Erfahrung beruht, mit beiden Bereichen zusammen.[13] Die Kunst besteht wohl darin, die gute wissenschaftliche Ausbildung – mit ständigem Rückbezug auf die evidence based medicine – gemeinsam mit dem Patienten auf die Biographie des Patienten so anzuwenden, dass die Möglichkeiten der Therapie, oder zumindest der Leidensminderung, wenn keine kurative Behandlung mehr anspricht, optimal zum Tragen kommen. Das innere Ja des Patienten zur Therapie ist mehr als Wohlüberlegtheit und kann nur durch einen Arzt gefördert werden, der nicht bloß »wohlüberlegt« redet und handelt – sosehr dies eine unerlässliche Voraussetzung darstellt.

In diesem Zusammenhang gilt es auch den Begriff der Autonomie zu reflektieren. Während in der europäischen – vor allem kantischen – Tradition Autonomie sittliche Selbstbestimmung bedeutet, steht dieser Begriff in manchen Zweigen der US-amerikanischen Medizinethik zunehmend im Kontext einer bloßen Wunscherfüllung.

Aber auch mit der Kategorie des Gesetzes, die im Begriff der Autonomie als Selbstgesetzgebung enthalten ist, ist noch nicht die Wurzel der Sittlichkeit getroffen, die grundlegend mit dem Auffinden der eigenen Lebenswahrheit zu tun hat. Wenn Arzt und Patient für diese Dimension offen sind, wird die Kommunikation als authentisch bezeichnet werden können. Damit ist auch das nächste Kennzeichen, nämlich die einfühlsame Weise der Mitteilung, angesprochen.

3. Einfühlsamkeit

Die vom Ministerrat willkommen geheißene und vom Europäischen Menschenrechtsgerichtshof in seiner Rechtssprechung bestätigte Empfehlung des Europarates über den Schutz der Menschenrechte und Menschenwürde Sterbender und terminal Kranker[14] fordert für den Patienten das Recht auf wahrhaftige und einfühlsame Mitteilung über seinen Gesundheitszustand (sowie auch die Berücksichtigung des Rechts auf

13 Vgl. Aristoteles, Metaphysik, Stuttgart 1970, I, 981a 2.
14 Online verfügbar unter: http://assembly.coe.int/documents/adoptedtext/ta99/erec1418.htm (Stand: 16.4.2012).

Nichtwissen). Das alles gilt wohl generell für jede Form von ärztlicher Mitteilung. Die Einfühlsamkeit darf, wie vielfach beschrieben, nicht damit verwechselt werden, dass der Arzt oder heilende Berufe sich in den Strudel der Gefühle des Patienten hineinziehen lassen, und damit auch nicht mehr fähig wären, zu helfen.

Der Arzt soll bei seiner spezifischen Aufgabe bleiben, insbesondere bei seiner Pflicht einer wahrheitsgemäßen Mitteilung dessen, was er über den Patienten weiß und was für ihn als Grundlage für Entscheidungen wichtig ist. Mitteilung dient also vorerst der Autonomie des Patienten. Wer aber nur die Autonomie im Auge hat, wird eine schonungslose und radikale Aufklärung des Patienten einfordern. Autonomie ist aber keineswegs das einzige oder das vorrangige Prinzip einer Medizinethik. Autonomie und Fürsorge ergeben sich gleich ursprünglich aus der Würde des Menschen. Autonomie und Fürsorge dürfen daher nicht gegeneinander ausgespielt werden. Während die Mitteilung des wahren Sachverhaltes der Autonomiekompetenz des Patienten dient, orientiert sich die Art und Weise der Vermittlung am unaufgebbaren und nicht einfach nachzureihenden Gesichtspunkt der Fürsorge für den leidenden Menschen.

Dennoch bleibt aber die Wahrheit oft eine Zumutung für den Patienten und bringt Ent-Täuschungen für ihn und seine Lebenspläne mit sich. Dem Patienten soll aber nie die Hoffnung genommen werden. Es gilt in einem Gespräch – besonders bei ernsthaften Erkrankungen des Patienten – auf seine Hoffnung einzugehen, die ihn in seinem Leben bisher getragen hat und diese »große Hoffnung« (*Karl Barth*) mit den immer noch möglichen kleinen und kleinsten Hoffnungen in Beziehung zu setzen. Der Theologe weiß aus seiner Tradition darum, dass diese Hoffnung nicht durch moralische Anstrengung und Zureden gemacht werden kann, sondern von weiter her kommt. Hoffnung wird in der christlichen Tradition als eine göttliche Tugend bezeichnet, gerade weil sie nicht menschlich herstellbar ist und auch nicht mit bloßem Optimismus verwechselt werden darf. Hoffnung kann weder durch Psychotechnik, noch durch Esoterik hergestellt werden. Sie ist vielmehr ein Geschenk, das im Lebensraum Gottes in dieser Welt mitgeteilt wird.

Das bislang mit Aufklärung bezeichnete Geschehen ist immer ein Vorgang der Mitteilung, den es nun in seiner anthropologischen Dimension zu bedenken gilt.

4. Mitteilung als personaler Vorgang

Der Mensch ist ein weltoffenes Wesen. Ein wesentliches Moment dieser Weltoffenheit ist seine Sprache. Das kleine Wort »ist«, das wir so oft verwenden und gar nicht vermeiden können, bedeutet, dass wir eine Wirklichkeit nicht nur in einem bestimmten Umweltzusammenhang stellen, sondern als grundsätzlich im Horizont alles dessen, was ist, wahrnehmen, also im Horizont des Seins. Wenn jemand dies leugnen wollte, würde er unweigerlich auch das Wort »ist« in seiner Argumentation verwenden und damit diese Weltoffenheit in der Bestreitung noch einmal voraussetzen. Wer die Wahrheitsfähigkeit des Menschen bestreiten will, nimmt unweigerlich für diese seine Aussage zumindest die Wahrheit in Anspruch. Unweigerlich nehmen wir aber konkret das, was wir grundsätzlich in der Weite des Seins wahrnehmen, nur perspektivisch und begrenzt wahr. Die Tatsache, dass wir darum wissen und darüber reflektieren können, kann als solche aber selbst nur erkannt werden, wenn sie wiederum in einem umgreifenden Horizont, in dem der Mensch immer schon über die engen Perspektiven hinaus ist, gesehen wird. In einer sprachlichen Mitteilung teilt der Mensch nicht nur einzelne Sachinformationen, sondern unweigerlich immer auch seine Welterschlossenheit und seine Welt mit. Dazu gehört unausweichlich, dass in jeder Mitteilung der Mensch auch sich selber mitteilt. Dies wird insbesondere in der Körpersprache deutlich. Eine Person teilt nicht nur subjektive Belanglosigkeiten mit, sondern immer auch ihren einmaligen Weltbezug, insbesondere ihre sozialen und gesellschaftlichen Relationen.

Bei der sogenannten Patientenaufklärung haben wir es aber vorwiegend nicht allgemein mit Menschen zu tun, sondern näher hin mit Leidenden, mit Patienten. Die allgemeinen Probleme unserer Gesellschaft mit der Kommunikation spitzen sich hier bei Menschen in der Krise auf besondere Weise zu. Ein Mensch, dem nichts mitgeteilt wird, oder das, was für ihn wichtig ist, vorenthalten wird, gerät zunehmend in die Isolation. Dieser Ausschluss aus wahrhaftiger Kommunikation, in der möglicherweise andere über den Patienten reden, aber niemand wahrhaftig mit ihm redet, führt zunächst zu Pseudokommunikationsformen, langfristig aber eben in die Isolation.

Genauso schlimm ist es auch, wenn ein Patient sein Leiden niemand anderem mitteilen kann. Simone Weil hat dies auf den Punkt gebracht:

> Wer leidet, sucht sein Leid anderen mitzuteilen […], sei es durch Misshandlung, sei es dadurch, dass er ihr Mitleid hervorruft, um es so zu vermindern und derart vermindert er es in der Tat. Wer ganz unten ist, wen niemand bedauert, wer über niemand Gewalt hat, wer

es nicht mitteilen kann, bei dem bleibt das Leid in ihm und vergiftet ihn.[15]

Wahrheitsgemäße, authentische, einfühlsame Mitteilung ist auch deswegen mehr als Aufklärung, da es im Prozess des Wahrheitssuchens keine Einbahnstraße gibt, sondern mindestens zwei Menschen einander sich und etwas mitzuteilen haben. Für den Arzt, dem es um den Patienten geht, ist es wichtig, dessen Wertungsweise kennenzulernen und darauf Rücksicht zu nehmen. Wenn wir die ursprüngliche Erfahrung unseres Miteinander-Mensch-Seins als weltoffene Wesen nicht aus dem Auge verlieren, dann bedeutet wahrheitsgemäße Mitteilung, dass mindestens zwei Personen einander, sich und ihre Welt in dieser Weltoffenheit mitteilen, auch wenn dies immer nur perspektivisch gelingt und in seiner Perspektivität auch oft leidvoll bewusst wird. Zum Wahrheitsanspruch gehört auch das Eingestehen und Transparent-Machen der Unsicherheiten medizinischer Prognosen.

Das, was wir Aufklärung nennen, steht also immer im größeren Kontext der Wahrheit. Wahrheit ist keineswegs bloß eine moralische Implikation der Aufklärung, sondern umgekehrt.

Abschließend gilt es realistisch auch auf die Hindernisse für eine wahrheitsgemäße, authentische, einfühlsame und ausreichende Mitteilung auf Gegenseitigkeit im Arzt-Patienten-Verhältnis einzugehen. Es geht hierbei nicht vordergründig um die vielen technischen und organisatorischen Hindernisse, sondern um die grundlegenden, anthropologischen Gründe im Menschenbild der modernen Medizin, die sich dann in der Praxis auswirken.

5. Hindernisse auf der anthropologischen Ebene

In der Medizinethik werden viele normative Debatten geführt, die sich an der unterschiedlichen moralischen Bewertung von Handlungen festmachen, die aber nicht durch die unterschiedliche Bewertung der Handlung selbstverständlich werden, sondern erst durch das unterschiedliche Menschenbild, das der Bewertung zugrunde liegt. Dies gilt auch für die verschiedenen Konzepte des Arzt-Patienten-Gespräches. Giovanni Maio führt vier Menschenbilder an, die hinter der modernen Medizin stehen, die auf ihre hemmende Bedeutung für die therapeutische Part-

15 Zitiert nach dem ebenso einschlägigen wie empfehlenswerten Buch von Maximilian Gottschlich, Sprachloses Leid (s. Anm. 11), Vorwort.

nerschaft zwischen dem Arzt und seinem Team einerseits und dem Patienten andererseits zu befragen sind.[16]

5.1. Das mechanistische Menschenbild

Seit dem 19. Jahrhundert wird der Mensch als Mechanismus gesehen, der nach anschaulich naturwissenschaftlichen Gesetzmäßigkeiten funktioniert. Diesem mechanistischen Menschenbild verdanken wir auf der einen Seite enorme Fortschritte der Medizin. Die Übertragung einer sehr erfolgreichen Methode mit ihren Reduktionen auf das Verständnis des Menschen als Ganzes, beschert uns aber heute viele Probleme. Aufklärung bedeutet in diesem Kontext, dass Menschen einfach Mitteilung medizinischer Information über Organfunktionen und andere Parameter erhalten. Als krank werden in diesem Kontext ja nicht Personen, sondern nur Organe und Funktionen betrachtet, die man wägen, messen und zählen kann. Damit ist der Inhalt der Aufklärung erschöpft. Es gibt in diesem Horizont keine weitere Dimension. Wahrheit wird auf korrekte Mitteilung von Informationen reduziert.

Nun ist die naturwissenschaftliche Methode zwar ein wichtiges Instrument der Medizinforschung und Praxis, aber das Wesen der Medizin besteht nicht in der Methode – dies ist, wie das Wort Methode sagt, ein Weg zu einem Ziel –, sondern in der Zielsetzung selbst, nämlich den Menschen zu heilen und seine Leiden zu lindern.

Die Wahrheit, dass die Medizin zwar Hilfen bereitstellt, die Heilung aber von weiter her kommt und Zeit und günstige Bedingungen braucht, wird weitgehend ausgeblendet. »Medicus curat, natura autem sanat«, diese Weisheit gilt auch heute noch, und der Theologe ergänzt »Deus autem salvat«. Heilung und Heil dürfen nicht verwechselt werden. Die Medizin darf nicht mit Heilsansprüchen überfrachtet werden. Medizinisches Handeln einerseits, sowie Genesung (eine der schönsten Erfahrungen des Menschen) und Heilung andererseits, sowie die Hoffnung auf ein umfassendes Heil hängen zwar zusammen, sind aber in ihrer Eigenständigkeit zu respektieren, soll es nicht zu Verzerrungen im Menschenbild kommen.

5.2. Das ökonomische Menschenbild in der Medizin

Ein weiterer Schub zur Veränderung des Menschenbildes kommt durch die zunehmende Ökonomisierung des Lebens auch in die Medizin. Ver-

16 Giovanni Maio, Menschenbild als Grundfrage der medizinischen Ethik, in: H. E. Blum u. R. Haas (Hg.) Über das Menschenbild in der Medizin, Stuttgart 2004, S. 41-47.

mutlich verändert der Wirtschaftsliberalismus unser Menschenbild mehr als wir glauben.[17] Die kommunikative Komponente wird aus dem Behandlungsschema immer mehr ausgekoppelt und damit das Eingehen auf Sinn- und Wertungsfragen. Dies betrifft auch die Wahrheitsvermittlung und den Wahrheitsaustausch zwischen Arzt und Patient. Das Vertrauensverhältnis und Gesprächsklima zwischen dem Kranken und Behandlungsteam leidet darunter. Die Verschränkung des mechanistischen Menschenbildes mit der zunehmenden Ökonomisierung der Medizin verdrängt das Bild des Leidenden, der auf Hilfe, Fürsorge und vertrauensbegründete Beziehung angewiesenen ist.

Zunehmend wird das Leitbild des Patienten durch das Leitbild des Kunden ersetzt, der sich medizinische Leistungen souverän kaufen kann und soll – so er das Geld hat. Solche Tendenzen bedürfen einer kritischen Beobachtung. Dieses Leitbild aus der Kombination vom mechanistischen und wirtschaftsliberalistischen Menschenbild entspricht aber nicht der Wahrheit über den leidenden Menschen und auch nicht der Wahrheit über die Aufgabe des Arztes. Die Verknüpfung von Angewiesensein auf Hilfe und die Möglichkeit zum Teil schwerer Eingriffe in die körperliche Integrität des Patienten weisen dem Arzt eine Aufgabe zu, die durch die Kategorie eines Verkaufsvertrages nicht abgegolten werden kann. Aufklärung darf sich nicht auf einen Verweis auf etwaige Vertragsklauseln inklusive des Kleingedruckten reduzieren. Die Kombination von mechanistischem und liberalistischem Menschenbild entspricht nicht der Wahrheit über den Menschen. Die anthropologische Bedeutung der Hilfsbedürftigkeit, der Verletzlichkeit und der Endlichkeit des Menschen wird in diesem Verbund von Wirtschaft und Naturwissenschaft ausgeblendet. Damit ist schon der nächste blinde Fleck angesprochen.

5.3. Medikalisierung und Entfremdung des Sterbens

Unsere Gesellschaft mit ihren allgegenwärtigen Leitbildern tut sich schwer, das Sterben als wesentliche Erfahrung des Menschen wirklich sinnvoll anzunehmen. Davon ist auch die Medizin betroffen, die das Sterben zunehmend so medikalisiert, dass die Kommunikation über Sinnfragen zu kurz kommt. Als ein Sterbender sich diesen Medikalisierungsgesetzen nicht fügen wollte und dafür – wegen seiner Unangepasstheit – kritisiert wurde, soll er nach Tucholsky gesagt haben: »Entschuldigen Sie, ich sterbe zum ersten Mal.«

17 Vgl. Richard Sennett, Der flexible Mensch, Berlin 1998.

> Eine Gesellschaft, die sich nicht wirklich mit dem Sterben auseinandersetzen will, eine Klinik, die sich dafür aus ökonomischen Gründen nicht zuständig fühlt und der Arzt, der für die Sterbebegleitung weder von seinem verinnerlichten und vorgelebten Selbstverständnis, noch von seiner Ausbildung her gerüstet ist, all dies sind Defizite, die von einem reduktionistischen Menschenbild her rühren, von einem Menschenbild, in dem der Tod nicht mehr als Bestandteil der menschlichen Identität betrachtet wird, sondern in dem der Tod als etwas dem Menschen Fremdes und Losgelöstes empfunden wird.[18]

Dabei wäre der Mensch gerade beim Bestehen seiner letzten und vielleicht schwierigsten Lebensaufgabe – nämlich das zurückliegende Leben als Ganzes anzunehmen und als Angenommenes loszulassen – besonders auf die Hilfe seiner Mitmenschen angewiesen: auf eine wahrhaftige, authentische, einfühlsame und ausreichende Mitteilung. Das Bild des Menschen als eines Individuums, das autonom seine Wünsche äußert, ist daher genauso reduktionistisch wie das Bild des Menschen als Mechanismus und des Patienten als Kunde.

5.4. Das genetisierte Menschenbild

Eine vierte große Herausforderung für das Menschenbild ist das neue genetische Paradigma. Wiederum gilt es ethisch und theologisch seriöse wissenschaftliche Forschung im Dienst des Menschen zu begrüßen, im gleichen Atemzug aber vor der weithin feststellbaren Tendenz zu einer einseitigen Bestimmung des Menschen von den Genen her zu warnen. Wissenschaftlicher Fortschritt wird dann langfristig hilfreich sein, wenn wir gleichzeitig mit dem erweiterten Wissen auch die Reflexion über die menschliche Relevanz dieses Wissens vorantreiben. Dies wirkt sich unmittelbar auf den Prozess der ärztlichen Beratung und darüber hinausgehenden Aufklärung aus. Die Europäische Ethikberatergruppe warnte zum Beispiel am 24.2.2003 in einer kurzen Stellungnahme vor der Werbung für genetische Tests im Internet ohne Beratung.[19]

Dies ist nur eine besonders krasse Auswirkung, die der genetische Reduktionismus im Menschenbild unmittelbar auf die Kommunikation oder Kommunikationsdefizite zwischen Arzt und Genetiker einerseits

18 Giovanni Maio, (s. Anm. 16), S. 44.

19 Die Dokumente der Europäischen Ethikberatergruppe sind im Internet abrufbar unter: http://ec.europa.eu/bepa/european-group-ethics/index_en.htm (Stand: 16.4.2012).

und dem Patienten andererseits hat. Hinzu kommt, dass die Schere zwischen möglicher genetischer Diagnose für spätmanifestierende Krankheiten einerseits und der mangelnden Prophylaxe und Therapie andererseits gleichsam einen neuen medizinischen Menschentyp schafft: »den gesunden Kranken«.

Wenn der Mensch auf seine genetische Ausstattung reduziert wird, ist dies der erste Schritt zur Etikettierung und Stigmatisierung von Menschen mit einer bestimmten Genkonstellation. Schon aus naturwissenschaftlichen Gründen erweist sich eine solche Gruppierung der Menschen mit gesunden und mit kranken Genen in einer mehrfachen Weise als problematisch. Erstens trägt jeder Mensch rezessiv eine bestimmte Anzahl von krankmachenden Genen in sich. Zweitens wird immer deutlicher die Bedeutung der Epikgenetik gesehen, der Wechselwirkung zwischen den Genen und ihrer »Umwelt«. Drittens gilt es, die bislang viel zu wenig erforschte Wechselwirkung zwischen der genetischen Ausstattung und der frei gewählten Lebensform in den Blick zu nehmen.

Von besonderer Bedeutung ist das Gespräch des Arztes und Genetikers im Hinblick auf eine Pränatal- oder Präimplantationsdiagnose. In einer solchen Gesprächssituation hat der Arzt mindestens zwei mögliche PatientInnen vor sich: die Schwangere und das ungeborene Kind: im Falle der Präimplantationsdiagnose eine Frau mit Kinderwunsch und etlichen ihrer Embryonen in der Retorte. Eine bloße »Kundenaufklärung« hätte in dieser Situation besonders gravierende negative Folgen, nicht nur für den Patienten, sondern auch gesellschaftlich. In der Gesellschaft zeichnen sich ja bereits jetzt Veränderungen des Konzeptes von Elternschaft ab: Kinder werden nicht mehr unbedingt angenommen, sondern nur mehr nach Selektionsprozessen zugelassen. Dies hat nicht nur Folgen für die bei positiver Diagnose vernichteten Embryonen, sondern auch für die geborenen Kinder, die sich nicht um ihrer selbst willen, sondern um ihrer genetischen Eigenschaften willen überhaupt erst zum Leben »zugelassen« fühlen in dem Wissen, dass viele andere für sie »rechtzeitig vernichtet« wurden. Die Anforderungen an das ärztliche Gespräch werden immer höher.

Schon aber zeigt sich am Horizont die Gefahr eines neuerlichen Reduktionismus.

5.5. Die Roboterisierung des Menschenbildes

Unter den Neurowissenschaftlern mehren sich Stimmen, die Geist und Freiheit des Menschen mit dem Hinweis bestreiten, dass es sich dabei um eine Illusion handle, da alles im Menschen von »feuernden Neuronen« bestimmt sei. »Therapievisionen« beziehen sich auf die Implantation von ICT (Informations- und Kommunikationschip) in Gehirn und Körper des Menschen. Dies stellt keine ferne Utopie mehr dar. Solche Implantate im menschlichen Körper gibt es bereits in der Forschung und als »Eintrittskarten« in bestimmten Clubs und zur Zahlung, wenn man die Kreditkarte nicht bei sich hat oder haben möchte, dann können solche Chips in Reiskorngröße bereits jetzt in den Körper implantiert werden. Angesichts von bereits vorhandenen Konzepten unter dem Titel »Disappearing-Computer«, das heißt immer mehr interaktive Chips in den Körper selbst einzupflanzen und auch mit den Nerven zu verbinden, gilt es von vornherein wachsam zu sein, da eine Technik, die durchaus zu sinnvollen therapeutischen Anwendungen führen kann, auch gravierend missbrauchbar ist. Vor allem bei Prothesenträgern und Gelähmten zeichnen sich durchaus hilfreiche Anwendungen ab. Aber auch in diesem Zusammenhang ist darauf zu achten, dass diese Technik nicht nur für einige wenige Superreiche leistbar wird und bereits die Forschung sozial verträglich vorangetrieben wird.

Die ethischen Fragen beziehen sich vor allem auf den Datenschutz bei interaktiven Implantaten, auf die Kontrolle der Kontrollanwendungen und auf persönlichkeitsverändernde Applikationen. Ein Reduktionismus, der zur Roboterisierung des Menschenbildes führt, würde die Kommunikation zwischen Arzt und Patient nochmals verändern und sicher nicht zum Besseren. Die heilende Kraft des Wortes könnte sich dann noch weniger entfalten und dies wäre einer der größten Mängel der Medizin, die auf der einen Seite so große Fortschritte macht und auf der anderen Seite in Gefahr steht, die Zuwendung zum Menschen zu verlieren.

6. Abschluss

Wenn auf dem entwickelten, anthropologischen Hintergrund in der Medizin eine wahrheitsgemäße, authentische, einfühlsame Kommunikation auf Gegenseitigkeit gesucht, gelernt und weiterentwickelt wird, dann kann die Sprache ihre heilende Kraft in der Medizin besser entfalten, auch dann, wenn es – wie jedes medizinische Handeln – immer nur auf begrenzte, endliche Weise möglich ist und bleibt.

Die bekannte Sentenz »medicus curat, natura sanat« kann die Medizin herausfordern, ebenso mehr zu tun als auch realistisch bescheiden zu bleiben. Das kurative und lindernde Sorgen des Arztes um den Patienten bleibt unterbestimmt, wenn es nicht den sorgfältigen Umgang mit der heilenden Kraft des Wortes, dessen Kehrseite die schädliche Kraft des Wortes ist, bewusst mit einbezieht. Doch die Heilung wird letztlich in der Genesung gegeben, für die der Einsatz medizinischer Mittel, aber auch das Gespräch, notwendig oder zumindest hilfreich sein kann.

Abschließend ist nochmals auf die zunehmende Gefahr hinzuweisen, dass die Medizin sich einspannen lässt für illusionäre Erwartungen in unserer säkularisierten Gesellschaft, die von der Medizin nicht nur Hilfe bei der Heilung, sondern das Heil selbst erwarten. Als Theologe möchte ich daher die genannte Sentenz erweitern: »Medicus curat, natura sanat, Deus autem salvat.«

Literaturverzeichnis

Aristoteles: Metaphysik, Stuttgart 1970.

Beck, Matthias: Der Krebs und die Seele. Gen – Geist – Gehirn – Gott, Paderborn 2004.

Gottschlich, Maximilian: Sprachloses Leid. Wege zu einer kommunikativen Medizin, die heilsame Kraft des Wortes, Wien 1998.

Maio, Giovanni: Das Menschenbild als Grundfrage der medizinischen Ethik, in: Hubert E. Blum u. Rudolf Haas (Hg.): Über das Menschenbild in der Medizin, Stuttgart 2004, S. 41-47.

Peintinger, Michael: Therapeutische Partnerschaft. Aufklärung zwischen Patientenautonomie und ärztlicher Selbstbestimmung, Wien/New York 2003.

Schöne-Seifert, Bettina: Medizinethik, in: Julian Nida-Rümelin (Hg.): Angewandte Ethik. Die Bereichsethiken und ihre theoretische Fundierung, Stuttgart 1996.

Sennett, Richard: Der flexible Mensch, Berlin 1998.

Virt, Günter: Anthropologisch-ethische Grundlagen der sogenannten Aufklärung, in: Wiener Medizinische Wochenschrift 151 (2001), S. 213.

–: Wahrheit statt Aufklärung in der Arzt-Patient-Beziehung, in: Jean Pierre Wils u. Michael Zahner (Hg.): Theologische Ethik zwischen Tradition und Modernitätsanspruch. Festschrift für Adrian Holderegger, Freiburg/Fribourg 2005, S. 217-228.

–: Menschenwürde schon vor der Geburt?, in: Karl Baier u. Markus Riedenauer (Hg.): Die Spannweite des Daseins. Festschrift für Augustinus Karl Wucherer-Huldenfeld, Göttingen 2012, S. 221-235.

Wiesenhütter, Eckart: Blick nach drüben: Selbsterfahrungen im Sterben, Gütersloh 1995.

Wils, Jean Pierre u. Zahner, Michael (Hg.): Theologische Ethik zwischen Tradition und Modernitätsanspruch, Freiburg/Fribourg 2005, S. 217-228.

Manfred Oehmichen und Christoph Meissner

Das beredte Schweigen des Leichnams

Es ist schon ungewöhnlich, unter dem Generalthema »Macht und Ohnmacht des Wortes« auch den Leichnam mit einzubeziehen, der nun wahrhaftig kein Wort mehr von sich gibt und für immer schweigt. Aber dieses von Herrn v. Engelhardt selbst vorgeschlagene Thema ist typisch für den Jubilar, der über Hegel habilitierte und mit diesem Wortspiel die Dialektik mit witziger Absurdität verbindet, die zudem noch inhaltlich voll berechtigt ist. Es ist auch für den rechtsmedizinischen Laien unschwer erkennbar, was mit dem Thema gemeint ist, nämlich: Welche Schlussfolgerungen zu Fragen der Todesursache und des Tatablaufes sind aus der Auffindesituation, den Spuren im Umfeld des Ereignisortes und den Spuren – inklusive Verletzungen – am Körper des Leichnams bzw. auch des überlebenden Opfers erlaubt?

Das alles klingt im Vergleich zu den neusten neurophysiologischen und neurogenetischen Erkenntnissen von Frau Monyer und ihrem Mitarbeiter, v. Engelhardt junior, atavistisch. Ich könnte mir selbstverständlich auch vorstellen, über eine Expression von Genprodukten der Nervenzellen – auch nach Eintritt des irreversiblen Kreislaufstillstandes – noch Informationen über den Tatablauf und den Täter zu erhalten, wenn auch nicht gleich das »Konterfei« des Täters. Aber hierzu müssen erst noch die molekularen Methoden entwickelt werden, um ein Auffinden von Gedächtnisinhalten in Neuronen zu ermöglichen, wozu zusätzlich noch das Problem der Interpretation kommt. Zur Zeit bleibt das banale Spurenbild – neben Zeugenaussagen – die einzige Möglichkeit, eine Antwort auf die oben genannten Fragen zu erhalten.

Der Jurist also ist auf die »Spuren« angewiesen. Diese erhält man bei Besichtigung des Ereignisortes, des Leichenfundortes, durch die körperliche Untersuchung der Leiche oder des verletzten lebenden Opfers bzw. durch die Obduktion. Während die »Spuren« am Körper des Opfers ausschließlich Aufgabe des Rechtsmediziners sind, erfolgt die Spurensicherung außerhalb des menschlichen Körpers ganz wesentlich durch die Spurensicherung der Kriminaltechniker, die der Polizei zugeordnet sind.

Eine *Spur* ist laut H. G. König definiert durch die Formel S = E – A, d. h. von der Endsituation (= E – nach der Tat) muss der Ausgangssituation (= A – vor der Tat) abgezogen werden, wobei die Differenz die »Spur« (= S) darstellt. Als Spur wird nicht nur der DNA-Nachweis am

Zigarettenfilter, der Schuhsohlenabdruck im Schnee, der Fingerabdruck an der Glasscheibe, der Sperma-Nachweis oder das Haar angesehen, sondern auch »Verletzungen«. Das Ergebnis der »Spuren-Analyse«, d.h. die Zuordnung der Spuren (inkl. der Spuren, die die Kriminaltechnik registriert hat) zu einem bestimmten Geschehensablauf, ist am Ende die Aufgabe des Rechtsmediziners, der seine Überlegungen in Form eines Gutachtens tatsächlich in Worte fasst und begründet.

Anhand von drei Fällen werde ich im Folgenden die »Macht und Ohnmacht« des *Gutachtens* darstellen, das in den beschriebenen Fällen nahezu ausschließlich auf der Spurenanalyse fußt.

Fall 1: Macht des Wortes – Tod von Wolfgang Grams

Vorgeschichte

Wolfgang Grams und Birgit Hogfeld gingen als RAF-Mitglieder 1984 in den Untergrund. Der als V-Mann des Verfassungsschutzes eingesetzte Klaus Steinmetz konnte feststellen, dass sich beide am 27.06.1993 in Bad Kleinen zu einem Treffen verabredet hatten. Der Verfassungsschutz entschied, beide Personen festzunehmen, wozu am Bahnhof und Umgebung 38 Beamte des MEK des Bundeskriminalamtes (BKA), 37 Beamte der GSG 9 und weitere 22 Beamte im Einsatz waren. Am Nachmittag erfolgte der Zugriff in der Bahnunterführung Bad Kleinen durch 7 Beamte der GSG 9. Grams floh während eines wilden Schusswechsels auf den Bahnsteig, wobei Grams den Beamten Michael Newrzella tödlich verletzte. Grams selber wurde durch je einen Schuss ins Bein und in den Bauch verletzt, fiel dann auf die Gleisanlagen und blieb dort liegen. Schwer verletzt durch einen zusätzlichen Kopfschuss wurde Grams in die Neurochirurgische Universitätsklinik Lübeck transportiert, wo er noch vor dem ärztlichen Eingreifen verstarb.

Spurenanalyse

Wesentliche Verletzung war ein Kopfdurchschuss: im Bereich der rechten Schläfe fand sich eine halbkreisförmige Einschusslücke, nach cranial war die Haut eingerissen, die durch Schmauchantragungen und eine halbkreisförmige Stanzmarke gekennzeichnet war. Die übrigen Verletzungen (Steckschuss im rechten Bein und Bauchdurchschuss im Mittelbauch von rechts nach links waren bezüglich der Lebensgefährlichkeit im Vergleich mit der Kopf-Gehirn-Verletzung zu vernachlässigen. Aufgrund des makroskopischen Spurenbildes konnte der Kopfschuss durch eigene oder fremde Hand beigebracht sein. Als gesichert konnte festgestellt werden, dass die Todesursache der Kopfschuss war, mit der Folge eines zentralen Organversagens.

Folgeuntersuchungen

Bereits bei der äußeren Besichtigung der Leiche stellten die Obduzenten in Gegenwart der anwesenden BKA-Beamtin fest, dass es sich bei dem Kopfschuss um einen »aufgesetzten« Schuss handelte, was die BKA-Beamtin telefonisch unverzüglich dem Amt in Wiesbaden meldete. Später wurde festgestellt, dass diese Information offenbar nicht an den Leiter des BKA weitergegeben worden war. Ferner erschienen in der Illustrierten *Stern* Fotografien des Kopfes von Grams mit der Einschusslücke, Fotos, die offenbar vor der Obduktion im Leichenaufbewahrungsraum der Chirurgischen Universitätsklinik Lübeck gemacht worden waren. Im gleichen Magazin erschienen Fotografien der Handfeuerwaffe von Grams, die spritzerförmige Blutantragungen aufwiesen, die zu einem späteren Zeitpunkt, anlässlich von spurentechnischen Untersuchungen der Waffe in Münster, nicht mehr vorhanden waren. Bei Nachuntersuchungen am Tatort Bad Kleinen konnten Beamte des LKA Schleswig-Holstein noch mehrere Projektile im Schotter finden, die durch die Beamten des BKA übersehen worden waren. Eine Frau, die einen Kiosk auf dem Bahnhof Bad Kleinen unterhielt, bezeugte, dass Grams durch einen Polizeibeamten erschossen wurde. Hinterher wurde jedoch dokumentiert, dass diese Zeugin unter erheblichem Alkoholeinfluss stand und ihre Aussage nicht zu verwerten sei. Außerdem wurde durch Hans Leyendecker im Nachrichtenmagazin *Spiegel* die anonyme Aussage zweier Polizeibeamten veröffentlicht, die behaupteten, dass Grams erschossen worden sei – eine Information, die im Jahre 2007 durch den Verfasser dieser Nachricht in Frage gestellt wurde.[1]

Über ein Amtshilfeersuchen wurde die Züricher Stadt-Polizei in die Ermittlungen mit einbezogen, die durch eine morphologische Schmauchanalyse feststellen konnte, dass der Kopfschuss aus der Waffe von Grams erfolgt sein musste. Zur Frage der Schussabfolge gab die Züricher Polizei zusätzlich an, dass der Beinschuss zuerst erfolgt sein musste, der Bauchschuss an zweiter Stelle, und der Kopfschuss zuletzt. Als Todesursache wurde ohne Zweifel die Verletzung durch den Kopfschuss bezeichnet. Da die Frage der Selbst- bzw. Fremdbeibringung

1 Deutschlandfunk-Interview – Leyendecker: Journalisten müssen Zipfel der Wahrheit suchen, http://www.dradio.de/dlf/sendugen/interview_dlf/625246 (Stand: 16.4.2012).

nicht endgültig zu klären war,[2] wurden am Ende die Ermittlungen durch die Staatsanwaltschaft Schwerin eingestellt.

Formaljuristische Folgen

Durch den Anwalt der Angehörigen von Grams wurde gegen die Einstellung des Verfahrens bei dem Generalstaatsanwalt von Mecklenburg-Vorpommern Widerspruch eingelegt, der jedoch die Einstellung befürwortete. In einem Klageerzwingungsverfahren lehnte das Oberlandesgericht Rostock weitere Ermittlungen ab. Durch das Bundesverfassungsgericht wurde die Annahme der Beschwerde abgelehnt. Das Landgericht Bonn lehnte die Erstattung der Beerdigungskosten von Grams in einem Zivilklageverfahren ab. Der Europäische Gerichtshof für Menschenrechte in Straßburg entschied im Jahre 1999 einstimmig, dass die Beschwerde der Angehörigen gegen den Einstellungsbeschluss unbegründet sei.

Zivilrechtliche Folgen

Im Zusammenhang mit der groben Nachlässigkeit bei dem Einsatz der GSG 9 und mit den mangelhaften Ermittlungen traten von ihren Posten zurück: Generalbundesanwalt Alexander von Stahl, Bundesinnenminister Rudolf Seiters und der Leiter des BKA, Hans-Ludwig Zachert, während der BKA-Vize, Gerhard Köhler, ins Innenministerium versetzt wurde. Welche personellen Veränderungen innerhalb des BKA selbst erfolgten, blieb der Öffentlichkeit verborgen.

Über das spektakuläre Geschehen zum Tode von Wolfgang Grams wurde wiederholt zusammenfassend publiziert.[3]

Fall 2: Ohnmacht des Wortes – Tod eines Studenten

Vorgeschichte

Ein 27-jähriger Student war abends bzw. nachts mit dem Fahrrad in unterschiedlichen Wohnsiedlungen und Dörfern am südlichen Stadtrand von Köln unterwegs und suchte Bekannte und Freunde auf. Sicher

2 Ebd.

3 Vgl. etwa: Das GSG-9-Protokoll, in: FOCUS 29 (1993), online verfügbar unter http://www.focus.de/politik/deutschland/deutschland-das-gsg-9-protokoll_aid_141736.html (Stand: 16.4.2012).

konnte bezeugt werden, dass er bei einigen Bekannten zwei Glas Bier getrunken hatte. Am Morgen des Folgetages wurde er in einem kleinen Fluss, ca. 50 Meter flussabwärts von einer den Fluss überquerenden Straßenbrücke tot im Wasser schwimmend gesichtet. Das demolierte Fahrrad lag im Wasser unterhalb der Brücke.

Spurenanalyse

Der Leichnam war vollständig bekleidet. Bei der Obduktion konnten diskrete Zeichen einer Wasseraspiration festgestellt werden. Sichtbar und dominierend waren massive offene Kopfverletzungen über der gesamten Hemisphäre, ohne dass allerdings Abwehrverletzungen an Händen oder Armen vorhanden waren. Bei den Kopfverletzungen handelte es sich u.a. um grobe Hiebverletzungen, am ehesten durch Axt- oder Beil-Einwirkung verursacht; diese Verletzungen fanden sich im oberen und mittleren Gesichtsbereich mit mehrfacher kompletter Durchtrennung von Haut, Knochen und Gehirn. Eher kleinere Verletzungen mit Hautdurchtrennungen – und teilweise auch knöchernen Verletzungen – fanden sich im Bereich der Scheitel-, Hinterkopf- und Schläfenregion beiderseits. Durch mikroskopische Untersuchung der Hirnwunden wurde am Wundrand eine ausgeprägte Invasion von Leukozyten nachgewiesen

Es konnten ferner schwärzliche Antragungen an den Händen sowie am Rumpf gesichert werden, die an Ölspuren denken ließen. Blutantragungen fanden sich an den weißen Turnschuhen, besonders am oberen Lederrand der Schuhe.

Als Todesursache wurden massive mehrfache Kopfverletzungen mit Eröffnung des Schädelinnenraumes (offenes Schädelhirntrauma) und der Folge eines zentralen Organversagens angesehen, wobei jedoch die Atemöffnungen offenbar erst dann unter die Wasseroberfläche gerieten, als noch eine diskrete Atemtätigkeit bestand.

Weitere Ermittlungen

Von den Obduzenten wurde noch am Obduktionstisch eine massive, mehrzeitige Fremdeinwirkung mit Werkzeugspuren verdeutlicht. Die anwesenden Polizeibeamten gingen hingegen von einem Unfall aus und nahmen an, dass der Student mit dem Fahrrad – möglicherweise im betrunkenen Zustand – die Straßenoberfläche an der Brücke verpasst hatte und rechts neben der Brücke die Böschung zum tiefer gelegenen Fluss hinabgefahren sei. Die Polizei wies besonders darauf hin, dass sich im Flussbett zahlreiche große, scharfrandige und spitze

Steine befänden, die die Kopfverletzungen unschwer erklären könnten. Die ermittelnden Beamten wollten erst das abschließende Gutachten abwarten, bevor ein Ermittlungsverfahren wegen eines Tötungsdeliktes eingeleitet werden sollte, was offenbar durch die Staatsanwaltschaft gestützt wurde.

Zusätzliche rechtsmedizinische Analysen

Bei den oben erwähnten schwärzlichen Antragungen handelte es sich um Kohlenstoff mit Öl gemischt. Bezogen auf diesen Fall konnte es sich um Ölschmutz von der Fahrradkette oder aus einer ölverschmutzten Werkstatt handeln. Durch eine Alkoholbestimmung im Blut wurde eine Alkoholkonzentration von 1,7‰ festgestellt.

Die zahlreichen, teils offenen, teils geschlossenen Kopfverletzungen ließen sich mit einem einfachen Sturz auf hervorstehende Steine nicht erklären, sondern nur im Sinne von mehrfachen Verletzungen, die zudem recht typische Werkzeugspuren aufwiesen, wie Axt/Beil, Hammer, Schraubenzieher/Meißel. Von wesentlicher Bedeutung müssen ferner die Blutantragungen an den Schuhen angesehen werden, die nur durch eine Traumatisierung in senkrechter Stellung des Studenten – im Sinne von Abtropfspuren – erklärbar waren. Erklärbar sind die Blutantragungen in keinem Fall, wenn die blutenden Verletzungen erst im fließenden Wasser erfolgt wären.

Schließlich konnte durch eine feingewebliche Untersuchung festgestellt werden, dass um die Hirnverletzungen herum zahlreiche Leukozyten aggregiert waren, als Hinweis auf eine immunologische Reaktion, d. h. dass der Kreislauf des Opfers nach erfolgten Traumatisierung noch längere Zeit funktionsfähig war. Der Tod ist mithin nicht unmittelbar nach den Schlageinwirkungen eingetreten, sondern erst mit Verzögerung, ein Phänomen, das sich unschwer mit der diskreten Ertrinkungssymptomatik vereinbaren ließ.

Juristische Folgen

Das Gutachten erhielt die Staatsanwaltschaft ca. 4 Wochen nach dem Auffinden der Leiche. Erst dann begann die Polizei auch mit den weiteren Ermittlungen, die allerdings komplett negativ verliefen. Eine Tat konnte nicht verifiziert werden und ein Täter wurde nicht ermittelt.

3. Fall: Spurenanalyse nach 5000 Jahren – Ötzi

Vorgeschichte

Am 19.9.1991 wurde in den Ötztaler Alpen, oberhalb des Niederjochferners in 3200 m Höhe, durch das bergwandernde Ehepaar Simon aus Nürnberg am Rande eines auftauenden Gletschers die gefriergetrocknete, mumifizierte Leiche eines Mannes gefunden. Der Leichnam stammte offenbar aus der Jungsteinzeit und lag seit 5300 Jahren im Gletschereis. Der Fund war für Mitteleuropa hochgradig spektakulär, so dass für ihn ein gesondertes Museum eingerichtet wurde. Der Leichnam wird unter konstanten Temperatur- und Feuchtigkeitsbedingungen aufbewahrt und wird bzw. wurde von internationalen Spitzenforschern untersucht. Dabei wurde darauf geachtet, dass der Körper als Ganzes intakt blieb: eine Obduktion hat nicht stattgefunden.

Der Leichnam ist 158 cm groß und das Lebensalter wird auf etwa 45 Jahre geschätzt. Alle folgenden Beobachtungen und Bilder sind dem Buch »Südtiroler Archäologisches Museum«[4] bzw. dem Bericht von Lippert et al.[5] entnommen. Die bei der Untersuchung von Ötzi angewendeten Methoden sind auch im Fach Rechtsmedizin bekannt und werden bei speziellen Fragestellungen ebenso angewendet.

Identität von Ötzi

Mit Hilfe der Radiokohlenstoffdatierung wurde der Todeseintritt auf den Zeitraum 3359 bis 3105 v. Chr. datiert. Durch Untersuchungen eines Archäobotanikers, H. Dickson, wurden Moospflanzen am Fundort sichergestellt, untersucht und unterschiedlichen Landstrichen zugeordnet.[6] Unter anderem wurde eine Moosart »Nickera complanata« gefunden, die im unteren Vinschgau beheimatet ist.[7] Dieser Befund erwies sich als vereinbar mit den genetischen Untersuchungen; so ließ sich Ötzi einer Bevölkerungsgruppe zuordnen, die im unteren Vinschgau beheimatet ist.[8] Auch die Isotopen-Analyse von Zähnen und Knochen

4 Südtiroler Archäologisches Museum, Die Gletschermumie, Bozen 2008.
5 Andreas Lippert et al., Vom Leben und Sterben des Ötztaler Gletschermannes. Neue medizinische und archäologische Erkenntnisse, in: Germania 85 (2007), H. 1, S. 1-21.
6 Südtiroler Archäologisches Museum, Die Gletschermumie, Bozen 2008.
7 Wolfgang Müller, Origin and Migration of the Alpine Iceman, in: Science 302 (2003), H. 5646, S. 862-866.
8 Andreas Lippert u.a., Vom Leben und Sterben des Ötztaler Gletschermannes (wie Anm. 5).

auf den Mineralgehalt (Sr, Pb, O, C) sprechen für diese topische Zuordnung: danach kam Ötzi wahrscheinlich aus dem Eisacktal.[9]

Weiterhin konnte festgestellt werden, dass die Haare eine hohe Konzentration von Kupfer aufwiesen, so dass angenommen werden kann, Ötzi hat sich zeitweilig in Regionen mit Kupferverhüttung aufgehalten. Die Zähne erweisen sich als stark abgenutzt, was auf den Verzehr von Getreide und den darin enthaltenen Mahlsteinpartikeln zurückgeführt wird.

Der Abnutzungsgrad der Gelenke ist eher geringgradig und lässt annehmen, ebenso wie der Besitz des Kupferbeils, dass Ötzi einer höheren sozialen Schicht zuzuordnen ist. Bei der Mageninhaltsanalyse wurde u. a. festgestellt, dass in der letzten Mahlzeit, die Ötzi ca. zwei Stunden vor Eintritt des Todes zu sich genommen haben soll, Steinbockfleisch enthalten war.

Todesart und Todesursache

Die wesentliche Verletzung konnte im Jahre 2001 mittels CT dokumentiert werden: Unter dem linken Schulterblatt steckt die Spitze eines Pfeiles, der von hinten eingedrungen sein muss, wo sich u. a. auch eine Hautdurchtrennung fand. Erörtert wird u. a., dass durch diesen Pfeil die Unterschlüsselbeinarterie verletzt wurde, da in gleicher Körperregion auch Veränderungen nachweisbar werden, die für einen großen inneren Bluterguss sprechen. Ob allerdings diese Verletzung todesursächlich war, wird noch diskutiert. Horst Seidler, Humanbiologe aus Wien, geht davon aus, dass als Todesursache eher »Erschöpfung« und »Erfrieren« anzusehen sei. Andere Autoren konnten mittels CT am Gehirn Veränderungen beobachten und gehen von einem Schädelhirntrauma aus,[10] wobei unklar blieb, ob dieses Trauma durch einen Schlag erfolgte oder durch Sturz erklärt werden kann.[11]

Am linken Arm fand sich ferner eine Schnittverletzung, ebenso an der rechten Hand – beides am ehesten im Sinne einer Abwehrverletzung zu interpretieren. Am ganzen Körper wurden Kratzspuren festgestellt. Diese Befunde deuten darauf hin, dass Ötzi in eine tätliche Auseinandersetzung verwickelt gewesen war.

9 Vgl. Ötzi-Genom entschlüsselt, in: Scinexx, online verfügbar unter: http://www.g-o.de/wissen-aktuell-12016-2010-07-28.html (Stand: 16.4.2012).

10 Vgl. die Notiz des Südtiroler Archäologiemuseums unter: http://www.iceman.it/de/node/25 (Stand: 16.4.2012).

11 Andreas Lippert u. a., Vom Leben und Sterben des Ötztaler Gletschermannes (wie Anm. 5).

Somit ist zweifelsohne davon auszugehen, dass Ötzi – wie auch immer – gewaltsam zu Tode gekommen ist und dass somit die Todesart als »nichtnatürlich« anzusehen ist. Offenbar aber handelte es sich nicht um ein Tötungsdelikt mit dem Motiv eines Raubes, da sich sonst das damals sehr wertvolle Kupferbeil nicht mehr bei der Leiche befunden hätte; eher ist von einer Beziehungstat oder einem Racheakt auszugehen.

Tatrekonstruktion

Zur Dynamik des Geschehens konnte u. a. eine Pollenanalyse des Darminhaltes zusätzliche Informationen geben. Offenbar hielt sich Ötzi am Tage des Todes in verschiedenen Vegetationszonen auf. Zunächst befand er sich auf Höhe der Baumgrenze, damals etwa in einer Höhe von 2400 m. Er muss dann in das Etschtal oder Schnalzstal abgestiegen sein und sich etwa sechs Stunden vor dem Tode wieder hinauf in Richtung Tisenjoch bewegt haben. Da der Pfeilschaft sich nicht am Leichenfundort befand, ist davon auszugehen, dass der Täter ihn entfernt hat. Da ferner in der letzten Nahrungsaufnahme u. a. Fleisch des Steinbocks nachgewiesen werden konnte,[12] ist die zunächst gestellte Hypothese, Ötzi geriet in solche Berghöhe auf der Flucht vor Feinden, eher unwahrscheinlich.

Aufgrund dieser Anschlussdaten ist wohl am ehesten davon auszugehen, dass sich Ötzi – aus welchen Gründen auch immer – in Gletschernähe befand, möglicherweise, weil er verfolgt wurde. Hier erhielt er die Schussverletzung, die nicht tödlich war. Es kam zu einer tätlichen Auseinandersetzung, in deren Verlauf er Blut verlor und, möglicherweise, als Folge der Schädelhirnverletzung bewusstlos wurde und im Koma erfror. Das mag zwar im Detail nicht der allgemeinen Lehrmeinung entsprechen, würde jedoch m. E. sehr gut zu allen bisherigen Befunden passen.

Bedeutung des Wortes

Der Fall Ötzi ist inzwischen ein Begriff in der wissenschaftlichen Literatur geworden, wobei in diesem Fall alle nur bekannten forensischen und archäologischen Methoden (Spurenanalysen) zur Anwendung kamen und publiziert wurden. Trotz einer Liegezeit des Leichnams Ötzi

12 Vgl. Ötzis letztes Mahl: Steinbock, in: Die Presse, 22.1.2011; online verfügbar unter: http://diepresse.com/home/science/672057/Ötzis letztes_Mahl_Steinbock (Stand: 16.4.2012).

von ca. 5000 Jahren besteht mithin die Möglichkeit einer umfassenden Analyse, so dass sogar der Geschehensablauf – jedenfalls zum Teil und mit einigen Fragezeichen – rekonstruiert werden kann. Die Funktion des »Wortes« aber steht hier zusätzlich für den wissenschaftlichen Transfer von Methoden von einer wissenschaftlichen Disziplin zu einer anderen, bedingt durch die zahlreichen offenen Fragen, die an diesem Fall durch Anwendung fachspezifischer Methoden geklärt werden können.

Diskussion

Die Fallauswahl erfolgte unter dem Gesichtspunkt des Generalthemas dieses Buches: Macht und Ohnmacht des Wortes. Dabei wurde je einmal darauf abgezielt, festzuhalten, dass Befunde an der Leiche, die mittels rechtsmedizinischem Gutachten verbalisiert werden, zu erheblichen Folgen führen können, oder auch – andererseits – trotz gravierender Verletzungsspuren mit mündlichem und schriftlichem Hinweis auf eine vorsätzliche Tat ohne Folgen bleiben kann. Der dritte Fall demonstriert, dass derartige Spurenanalysen auch noch Tausende von Jahren nach dem Tod Informationen vermitteln können, und dass hier das Wort auch auf der Ebene des wissenschaftlichen Methoden-Transfers eine wesentliche Aufgabe übernimmt.

Im *Fall 1* (Tod von W. Grams) ging es um die unfassbaren und umfangreichen Folgen, die nach der verbalen – noch gar nicht »schriftlich« erfolgten – Aussage eines Rechtsmediziners bei der äußeren Besichtigung der Leiche anlässlich der Obduktion in der Bundesrepublik auftraten. Die Hinweise auf einen »aufgesetzten« Schuss ließen sich sowohl im Sinne eines »Suizids« als auch im Sinne einer »Hinrichtung« interpretieren. Die Entscheidung hierüber erwies sich am Ende als unmöglich, zumal die spärlichen Zeugenaussagen sich rückwirkend offenbar als nicht verwertbar erwiesen.

Während die Spurensicherung an der Leiche systematisch und lege artis erfolgte, erwies sich die Spurensicherung im Umfeld der Leiche, die durch das BKA erfolgte, als inkomplett und kritikwürdig. Gleichzeitig aber wurde offenbar Bildmaterial dieses kritischen Falles in den Medien veröffentlicht, was ohne Absprache mit den Behördenleitern erfolgte. Die Konsequenzen waren vor allem durch die Entlassung bzw. durch den Rücktritt von Behördenleitern und des zuständigen Bundesinnenministers spektakulär, unabhängig von den nicht öffentlich bekannt gewordenen personellen Folgen innerhalb des BKA.

Im *Fall 2* (Tod eines Studenten) stand die voreingenommene Überzeugung der ermittelnden Polizeibehörde der primären Aussage der

Rechtsmediziner – schon während der Obduktion – gegenüber. Die Staatsanwaltschaft enthielt sich ihrer Meinung und wartete das endgültige, schriftliche Gutachten ab. Das Gutachten enthielt weiterführende Untersuchungen einschließlich einer traumatologischen Analyse der Verletzungsspuren, histologischer Untersuchungen, Analyse von Fremdantragungen und toxikologischer Untersuchungen. Diese Untersuchungen benötigen – trotz aller Eilbedürftigkeit – Zeit, die von der Polizei jedoch aufgrund der eigenen, andersgearteten Meinung nicht für weitere Ermittlungen genutzt wurde. Als nach vier Wochen das Gutachten eindeutig nachwies, dass sich der Todesfall als Tötungsdelikt erwies, gab es keine relevanten Zeugen mehr, noch Spuren, in einem im Übrigen unübersehbaren Umfeld (es blieb unbekannt, wo sich der Student in dieser Nacht überall aufgehalten hatte), so dass am Ende die Ermittlungen ins Leere liefen. Die Folgen der Spurenanalysen blieben bis auf den heutigen Tag negativ, obgleich von extremen und vielseitigen und spurenintensiven Verletzungen ausgegangen werden musste.

Der *Fall 3* (Tod von »Ötzi«) wurde geschildert, da Dietrich v. Engelhardt als Medizin-Historiker tätig war und der Fall »Ötzi« mit seiner Vorgeschichte von 5000 Jahren Liegezeit u.a. sicher auch als »historisch« bezeichnet werden kann. Auch noch nach 5000 Jahren kann also eine Leiche durch Analyse der Spuren Aussagen ermöglichen, die Hinweise auf den möglichen Tatablauf geben. Der Fall wird ferner in dem von Dietrich v. Engelhardt besonders geliebten Land »Italien« bearbeitet, was ein weiteres Argument für die Berechtigung dieses Falles im Zusammenhang mit dieser »Festschrift zum 70. Geburtstag« gelten kann. Außerdem erfolgte an diesem Fall ein Transfer von Methoden von einer Disziplin in eine andere, ein Vorgang, der Dietrich v. Engelhardt als Medizin-Historiker und -Ethiker sowohl aus der medizinischen wie auch aus der naturwissenschaftlichen Fakultät in Lübeck zur Genüge bekannt sein dürfte, zumal er in beiden Fakultäten zugleich Mitglied und auch Dekan gewesen ist.

Literaturverzeichnis

Das GSG-9-Protokoll, in: FOCUS. Nr. 29, 1993, online: http://www.focus.de/politik/deutschland/deutschland-das-gsg-9-protokoll_aid_141736.html.

Deutschlandfunk-Interview – Leyendecker: Journalisten müssen Zipfel der Wahrheit suchen, online verfügbar unter: http://www.dradio.de/dlf/sendungen/interview_dlf/625246 (Stand: 16.4.2012).

Lippert, Andreas; Gostner, Paul; Egarter-Vigel, Eduard; Perntner, Patrizia: Vom Leben und Sterben des Ötztaler Gletschermannes. Neue medizinische und archäologische Erkenntnisse, in: Germania 85 (2007), H. 1, S. 1-21.

Müller, Wolfgang: Origin and Migration of the Alpine Iceman, in: Science 302, Nr. 5646, 2003-10, S. 862-866.

Ötzis letztes Mahl: Steinbock, in: Die Presse, 22.1.2011; online verfügbar unter: http://diepresse.com/home/science/672057/Ötzis_letztes_Mahl_Steinbock (Stand: 16.4.2012).

Ötzi-Genom entschlüsselt, in: Scinexx, online verfügbar unter: http://www.g-o.de/wissen-aktuell-12016-2010-07-28.html (Stand: 16.4.2012).

Peters, Butz: Tödlicher Irrtum, Frankfurt am Main 2008.

Südtiroler Archäologisches Museum: Die Gletschermumie, Bozen 2009.

Südtiroler Archäologiemuseum: [Notiz], online verfügbar unter: http://www.iceman.it/de/node/25 (Stand: 16.4.2012).

Peter Stulz

Zum Selbstverständnis der modernen Chirurgie

»[...] ohne Wunder zu heilen und
ohne Worte Wunder zu tun [...].«

I. Hinführung zum Thema

> Sprache und Grenzsituationen gehören zur Medizin seit ihrem Beginn, liegen ihrem anthropologischen Ursprung zugrunde – ein leidender Mensch wendet sich an einen helfenden Menschen – und werden auch weiterhin unaufhebbar bei allen diagnostisch-therapeutischen Fortschritten ihr Wesen ausmachen.[1]

Dieser paradigmatische Eröffnungssatz stammt aus der Feder unseres Jubilars, Herrn Prof. Dr. Dietrich von Engelhardt. Wissenschaften und Künste – also auch die Medizin – sind fundamental auf das Wort und die Sprache bezogen. Dass der Sprache, Kommunikation und Verständigung sowie dem Verstehen besonders in einer komplexen Sozialbeziehung wie der Arzt-Patient-Konstellation eine wesentliche Bedeutung zukommt, ist evident.

Der dominante Einfluss der Naturwissenschaften auf die Medizin, ihre zunehmende Ökonomisierung und Vertechnisierung sowie ihr »Strukturwandel« (Wolfgang Wieland) haben insgesamt zu einer eigentümlichen Sprachlosigkeit in der Beziehung zwischen Arzt und Patient geführt sowie eine Verengung des ärztlichen Blicks auf die Krankheit (disease) als pathophysiologisches Phänomen begünstigt.[2] Ein »Verschwinden des Dialogischen« wird reklamiert,[3] die »Notwendigkeit einer sprechenden Medizin« gefordert.[4]

1 Dietrich von Engelhardt, Dimensionen der Sprache in Grenzsituationen, in: Hans W. Ingensiep u. Theda Rehbock (Hg.), »Die rechten Worte finden ...« Sprache und Sinn in Grenzsituationen des Lebens, Würzburg 2009, S. 21-37.

2 Hans W. Ingensiep u. Theda Rehbock, Einleitung, in: dies. (Hg.), »Die rechten Worte finden ...« (wie Anm. 1), S. 9ff.

3 Linus S. Geisler, Sprachlose Medizin? Das Verschwinden des Dialogischen, in: Imago Hominis 4 (1997), H. 1, S. 47-55.

4 Linus S. Geisler, Sprechstunde Medizin – Luxus oder Notwendigkeit, in: Medizinische Klinik 87 (1992), S. 274-277.

II. Chirurgie – und ihre Sprachlosigkeit

Der Chirurgie als (rein) technische Disziplin der Medizin droht heute in besonderem Maße die Gefahr, ihre ärztliche Aufgabe des Gesprächs zu vernachlässigen. Zahlreiche Studien und Befragungen von Patienten führen zum Ergebnis, dass vor allem in der Anästhesie und Chirurgie ein markantes Kommunikationsdefizit herrsche.

Es scheint, dass die moderne Medizin und Chirurgie gleichzeitig mit ihrem stürmischen Wissenszuwachs und ihren bahnbrechenden Erfolgen die menschliche Sprache verlieren. Offenbar macht der überstürzte technische Fortschritt stumm. Ist Sprachlosigkeit tatsächlich das »Markenzeichen«, vielleicht sogar das »Gütesiegel« der heutigen Chirurgie?

Zukünftigen Entwicklungen in der modernen Chirurgie wie z.B. minimalinvasiven Verfahren und der Robotertechnik liegt ein (rein) naturalistisches Menschenbild bzw. ein Maschinenbild des Menschen zugrunde, welches erstmals Descartes (1596-1650) und ein halbes Jahrhundert später der französische Arztphilosoph La Mettrie (1709-1751) sowie der materialistische Aufklärer d'Holbach (1723-1789) propagiert haben. Der menschliche Körper und seine Teile werden als physikalische Dinge unter anderen physikalischen Dingen betrachtet. Es ist zumindest während der Operation zweckmäßig, Teile des Körpers oder Körpersubstanzen als materielle Dinge zu sehen.

Die Hightech-Chirurgie mit zunehmender Mechanisierung und Virtualisierung hat jedoch ihren Preis, nämlich Spezialisierung, Apparatisierung und Entpersönlichung des Arzt-Patienten-Verhältnisses. Spezialisierung führt aus der physikalistisch/materialistischen Sicht des Chirurgen in die »Zerlegung« des Patienten in die Teile seiner Leiblichkeit, aus der Sicht des Patienten in eine Aggregatsvorstellung seiner selbst: Maschinenersatz aus zusammenwirkenden Einzelmaschinen. Apparatisierung führt aus der Arzt- und Patienten-Perspektive zu einem Arzt-Maschinen-Patienten-Verhältnis und noch einmal zum Maschinenbild des Menschen, virtuell oder real, auf dessen Hintergrund sich auch der gesunde Mensch zunehmend nur noch als eine gut gehende Maschine versteht. Diese Entwicklung führt zu Entpersönlichung und in die Anonymisierung von Krankheit, Heilung und Tod.[5]

»Erstens ist Medizin Technik; zweitens ist Medizin *auch* Technik« (!). Dieser markante Satz wurde bereits 1927 von Viktor von Weizsäcker ausgesprochen, einem bedeutenden Mediziner zu Beginn des 20. Jahrhunderts, welcher der Sprache in der Medizin, ihrer thera-

5 Jürgen Mittelstraß, Der Chirurg als moderner Demiurg, in: Neue Zürcher Zeitung v. 2./3.8.1997.

peutischen Bedeutung und ihrer anthropologischen Dimension in der Arzt-Patienten-Kommunikation besondere Aufmerksamkeit zugewandt hat.[6]

Im Schlepptau der zunehmenden Technikeuphorie und unter dem Diktat eines vehement technischen Imperativs in der Chirurgie wird immer wieder von »Chirurgischer Kunst« gesprochen, einem überhöhten sozialromantischen Begriff. Was die Chirurgie als Kunst ausmacht, entzieht sich letztlich einer präzisen und erschöpfenden Definition. Der Begriff bleibt unscharf; er lässt sich nicht über ästhetische Kriterien erfassen. Ein Definitionsversuch sei in wenigen Kernsätzen in Anlehnung an Johannes Fischer zusammengefasst:

Wird Chirurgie als Kunst aufgefasst, dann sind dabei das ärztliche Handeln und die Interaktion zwischen Arzt und Patient gemeint.

Ist der Gegenstand der chirurgischen Wissenschaft der Körper, so ist der Bezugspunkt der chirurgischen Kunst die *Person* des Patienten, die sich von ihrem Leib und ihrer Psyche unterscheidet und gleichwohl mit diesen eine Einheit bildet. Eine »psycho-physische Kausalität« lässt sich Viktor von Weizsäcker zufolge ebenso wenig unterlaufen, wie sich die beiden beteiligten Dimensionen, die somatische und die psychische, isolieren lassen. Wenn ich eine operative Verengung der Herzklappe oder stenosierende Verkalkung eines Koronargefäßes habe, dann *bin* ich krank – genauer: *dann ist mein Ich* erkrankt –, und damit ist der behandelnde Chirurg konfrontiert.

Ist aus der Perspektive der Chirurgie als praktischer Wissenschaft der Patient bloß ein beliebiger Fall mit einer bestimmten Krankheit (disease), so ist er für die »chirurgische Kunst« ein unverwechselbares Individuum, ein Unikat im wahrsten Sinne des Wortes mit einem Leiden (illness), welches einen Helfer sucht.

III. Chirurgische Grenzsituationen

Neben dem anthropologischen Mediziner Viktor von Weizsäcker hat eine weitere wirkungsmächtige Gestalt, der Arzt/Philosoph Karl Jaspers (1883-1969), sich intensiv der Sprache in der Medizin gewidmet. Das Problem der zwischenmenschlichen Verständigung war für ihn als Psychiater das wichtigste Anliegen; er entwickelte eine eigene Philo-

6 Bruno Küppers, Viktor von Weizsäcker. Zur aktuellen Bedeutung seiner Anthropologischen Medizin, in: Weiland, René (Hg.), Philosophische Anthropologie der Moderne, Weinheim 1995, S. 225-233, hier S. 228.

sophie der Kommunikation. »Existenz verwirklicht sich nur in der Kommunikation«.[7] Jaspers unterschied verschiedene Formen der Kommunikation; die »existentielle Kommunikation« war für ihn die intersubjektiv anspruchsvollste Art einer Verständigung. Ihre drei wesentlichen Komponenten bilden die Bereitschaft, sich vom andern Menschen in Frage stellen zu lassen; der feste Wille zu einem nicht egoistischen Engagement für den andern; die Entschlossenheit, den andern Menschen in der Möglichkeit seiner Selbstverwirklichung als prinzipiell gleichrangig (unabhängig vom sozialen Status, vom Bildungsgrad etc.) anzuerkennen.[8] Aufgrund des Konzepts der Selbstverwirklichung in der »existentiellen Kommunikation« wird Jaspers auch der Philosophie des Dialoges zugeordnet. H. U. von Balthasar sieht in Jaspers neben Martin Buber einen der »beiden großen Dialogisten unserer Zeit«.[9]

Jaspers hat eine weitere Vokabel eingeführt, die für sein philosophisches Denken als Existenzphilosoph prägend war, den Begriff der »Grenzsituation«. Damit wollte er eine Grundbefindlichkeit des menschlichen Daseins charakterisieren. Der Mensch befindet sich ständig und unausweichlich in einem Netz von Konstellationen, auf die er denkend, fühlend, wollend und handelnd reagieren muss. Hat er die eine Situation bewältigt, muss er sich schon mit der nächsten auseinandersetzen. Dabei macht er die Erfahrung, dass bestimmte Typen von Situationen sich wiederholen; Jaspers bezeichnet sie als Grenzsituationen.

> Situationen wie die, dass ich immer in Situation bin, dass ich nicht ohne Kampf und ohne Leid leben kann, dass ich unvermeidlich Schuld auf mich nehme, dass ich sterben muss, nenne ich Grenzsituationen. Sie wandeln sich nicht, sondern nur in ihrer Erscheinung; sie sind auf unser Dasein bezogen, endgültig. Sie sind nicht überschaubar; in unserem Dasein sehen wir hinter ihnen nichts anderes mehr. Sie sind wie eine Wand, an die wir stoßen, an der wir scheitern.[10]

Situationen und Erlebnisse des Leidens und Erleidens, des Kämpfens und Ertragens sowie des Sterbens werden als Ausnahmesituationen im

7 Karl Jaspers, Philosophie Bd. II, Existenzerhellung, Berlin/Heidelberg/New York 1973, S. 242.
8 Kurt Salamun, Karl Jaspers, Würzburg 2006, S. 64 ff.
9 Hans Urs von Balthasar, Einsame Zwiesprache. Martin Buber und das Christentum, Köln 1958, S. 15.
10 Karl Jaspers, Philosophie Bd. II, (wie Anm. 7), S. 201 ff.

Rahmen chirurgischer Großeingriffe erfahren, gehören jedoch aufgrund ihrer Unausweichlichkeit zugleich zur menschlichen Grundsituation, zur conditio humana, indem sich in ihnen die Grenzen menschlicher Existenz manifestieren. »[...] aus ihnen lernt Existenz (der Mensch) gleichzeitig die tiefe Bescheidenheit ihrer unaufhebbaren Abhängigkeit vom schicksalhaft Gegebenen und ihre eigene Absolutheit als freier Ursprung«.[11]

In chirurgischen Grenzsituationen ist nicht so sehr die manuelle Geschicklichkeit eines Technikers als vielmehr die ärztliche Kompetenz des Chirurgen gefordert. *Es gibt Ziele in der Chirurgie, die nicht rein instrumentellen Charakter haben, für die das medizinische Handeln nicht Mittel ist, sondern die im Vollzug ärztlichen Handelns und in der Kommunikation zwischen Arzt und Patient realisiert werden.* Zur Erläuterung dieser These werden in der Folge drei spezifische chirurgische Grenzsituationen besonders hervorgehoben:

1. Das präoperative Aufklärungsgespräch
2. Die Grenzsituation bei malignem Leiden
3. Die »mors in tabula«

Ganz allgemein stellen chirurgische Grenzsituationen für den Patienten *und* seinen Chirurgen eine außerordentliche, eine jeweils einmalige Herausforderung und Aufgabe dar. Für den betroffenen einzelnen Menschen geht es in dieser Situation um nichts Geringeres als um seine je eigene Existenz, um ihn selbst in seinem einzigartigen und unverwechselbaren Selbstsein, um dieses Selbstsein als Mensch. In all diesen Situationen darf sich die Kommunikation nicht auf ein isoliertes Gespräch beschränken, sondern Aufklärung und Erörterung sind als prozessualer Vorgang zu begreifen.[12] Aufklärung als Prozess ist notwendig, weil diese Gesprächssituationen enorm angstbesetzt sind, manchmal sogar traumatisierend. Zusätzlich können die Betroffenen erwiesenermaßen oft nur Bruchteile der gegebenen Information aufnehmen und verarbeiten. Die Möglichkeit, den Arzt (Gesprächspartner) kontinuierlich immer wieder konsultieren zu können, ist daher für die Familie extrem wichtig, um auch eventuelle Behandlungsschritte jederzeit möglichst gut zu verstehen und die notwendigen Maßnahmen mit- und ertragen zu können. Auf der anderen Seite muss der Chirurg fortlaufend beobachten, wie die Betroffenen das Gespräch ertragen und verarbeiten, damit

11 Jeanne Hersch, Quer zur Zeit. Essays, Zürich 1989, S. 42.

12 Christine von Busch-Hartwig, »Wir stehen mit dem Rücken an der Wand«, in: Ingensiep u. Rehbock (Hg.): »Die rechten Worte finden ...« (wie Anm. 1), Würzburg 2009, S 211-223.

Missverständnisse aufgeklärt werden können und eine verständnisvolle psychologische Unterstützung möglich wird.

1. *Das präoperative Aufklärungsgespräch:* Im chirurgischen Alltag stellt das präoperative Aufklärungsgespräch eine häufig unterschätzte Aufgabe für den Arzt dar. Formale Aspekte wie eine juristisch korrekte Durchführung und Dokumentation stehen im Vordergrund; für einen vertrauensbildenden zwischenmenschlichen Kontakt fehlt es sehr oft an Zeit – und Bereitschaft; es dominiert der professionelle Aspekt eines Routinevorgangs. In aller Regel ist der Patient vor einem notwendigen chirurgischen Eingriff vom Ausmaß einer Herzoperation von Angst erfüllt: Angst vor Schmerzen, Angst vor der Narkose – erwache ich wieder? – Angst vor dem Stilllegen des Herzens – beginnt es wieder zu schlagen? – Letztlich Angst vor den unverständlichen Apparaten und dem Ausgeliefertsein an die absolute Macht technischer Kompetenz. Der Patient ist in dieser Angst auf sich selber zurückgeworfen. Sie treibt ihn in eine Welt des bloßen Reagierens. Die Fähigkeit zu einer eigenen Entscheidung, einem persönlichen Urteil, einer selbstverständlichen Kommunikation ist ihm genommen. In dieser Situation ist das intuitive Einfühlungsvermögen des Arztes im Chirurgen in die Individualität und innere Wirklichkeit des Patienten gefordert.

Die Operationsindikation, d.h. die Entscheidung über die Notwendigkeit einer Operation, ist der wichtigste Pfeiler im »Unternehmen Operation«. Die indikatorische Entscheidung – ob, wann und wie operiert wird – hängt von der Einschätzung des Chirurgen ab, von seiner Erfahrung, seinem theoretischen Wissen und nicht zuletzt von seiner Risikobereitschaft. Es gilt dabei, das patientenabhängige Risiko objektiv und »quantitativ« abzuschätzen, was dem Patienten – statt ihm zu nützen – auch schaden, ihn gefährden kann. Die Indikation ist nicht nur ein intellektueller Vorgang, sondern erfordert vom Chirurgen auch ein großes Einfühlungsvermögen. Es geht darum, das Kranksein des Patienten auf seine chirurgische Relevanz hin zu prüfen. Dabei ist es wichtig, die Befindlichkeit des Patienten zu erspüren und sein Leiden auf dem Hintergrund von Lebenssituation und Biographie zu verstehen. Der Chirurg muss in dieser Phase vom biomechanistischen Denken des reinen Technikers abstrahieren können, um sich als Arzt mit dem Patienten als Person und Individuum intensiv auseinanderzusetzen. Das Internet kann das ärztliche Gespräch nicht ersetzen. Der User wird geradezu inflationär mit Informationen überflutet, ohne ihn jedoch zu orientieren. In der Indikationsstellung ist die Autonomie des Patienten oberstes Primat. Der Arzt mit seiner Fachkompetenz leistet dabei eine Entscheidungshilfe unter Einbezug der individuellen Wirklichkeit des Patienten, seines Leidensdruckes und seiner Lebensqualität. »Sein Operieren kennzeichnet im Chirurgen den Techniker, seine Indikationsstellung im Chirurgen den Arzt«, lautet ein Diktum des berühmten Heidelberger Chirurgen K. H. Bauer (1960).

Neben den vielfältigen Untersuchungen und der eingehenden Information über Befund und Diagnose ist vor allem die Aufklärung über Dringlichkeit, Angemessenheit, Zweckmäßigkeit und Ausmaß des operativen Vorgehens sowie ein sorgfältiges Abwägen des Risikos von zentraler Bedeutung. Gerade im heutigen Trend allgemeiner »Exhibition« und Verniedlichung von Operationen durch alle möglichen Medien höchst unterschiedlichen Niveaus tut ein ehrliches und nüchternes (oft ein ernüchterndes) Gespräch über die Erwartungen an die Chirurgie und über die möglichen Aussichten nach der Operation not. Sehr oft wird zu viel oder Falsches erwartet von einer in medizinischen Publikationen und vor allem in der Laienpresse sowie im Fernsehen hochstilisierten Chirurgie, ihrer Erfolge und ihrer technischen Fortschritte. Der Glaube an die Macht der Chirurgie ist enorm. Erwartet wird: ein präziser Schnitt, radikale Entfernung des Übels aus dem Körper, all dies – cito, tuto, iucunde, also – rasch, sicher, elegant, komplikations- und schmerzlos, erstklassig um- und versorgt. Es gehört zur Humanität des operativen Faches, sich in der Prognose seiner Möglichkeiten von nüchterner Sachlichkeit leiten zu lassen. Andernfalls fördert die Chirurgie die Illusion, die Gesundheit sei ein Konsumgut, das in beliebiger Menge aus dem Warenhaus der Medizin bzw. aus dem Ersatzteillager der Chirurgie und aus der Werkstatt des Operateurs bezogen werden kann.

Die Kommunikation von Risiken, dass während oder nach der Operation vital gefährdende Komplikationen auftreten können (wie z. B. eine schwere Blutung, eine lokale oder generalisierte Infektion, eine Lungenembolie, eine Pneumonie, eine Insuffizienz eines Bronchialstumpfes oder einer Darmanastomose, eine schwere Herzinsuffizienz usw.) ist komplex und facettenreich; denn es geht um die Kommunikation von Wahrscheinlichkeiten und Unsicherheiten. Die renommierte englische Zeitschrift *British Medical Journal* hat im September 2003 eine vollständige Nummer dem Problem der Risiko-Kommunikation gewidmet (risk communication – illusion or truth?).[13] Die forsche, herzlose Mitteilung von nackten statistischen Zahlen, nicht selten zur juristischen Absicherung, greift zu kurz und kann zu einem Vertrauensmissbrauch zwischen Arzt und Patient führen. Das moderne Interaktionsmodell eines »shared decision making« (Partizipation im Entscheidungsprozess zu einer Intervention) zwischen Arzt und Patient, welches den viel zitierten »informed consent« ablöst und erweitert, bedarf einer tiefgreifenden

13 British Medical Journal 327 (2003), H. 7417.

Orientierung (und nicht nur Information) über mögliche Komplikationen des Eingriffs und deren Bedrohung. Dabei ist die ärztliche Kompetenz angesprochen, denn die individuellen Perspektiven des Patienten und dessen Begleitumstände müssen erfasst werden. Eine unterstützende Risiko-Kommunikation ist wesentlich abhängig vom gegenseitigen Respekt und Vertrauen zwischen Arzt und Patient. Expertise, Empathie, Ehrlichkeit, Glaubwürdigkeit, Engagement, sowie eine innere Verbundenheit im Sinne Jaspers' – »Schicksalsgefährte« – sind die wesentlichen Komponenten eines Gesprächs über Risiken, welches dem Patienten auch Unterstützung bieten soll – eine echte »existentielle Kommunikation«. »In this way a balance may be struck between the ›high touch‹ and the ›high tech approaches‹.«[14]

2. *Grenzsituation bei malignem Leiden:* Es gibt für den Chirurgen und den Patienten nach einem rein diagnostischen Eingriff wie einer chirurgischen Biopsie oder einer Exploration einer Körperhöhle mit der Feststellung der Inoperabilität eines bösartigen Tumors (z.B. zentrales Bronchialkarzinom mit Infiltration des Mediastinums, oder Kolonkarzinom mit diffuser peritonealer Metastasierung) kaum eine schwierigere Situation als die Mitteilung der Diagnose einer lebensbedrohlichen, unheilbaren Krankheit. Prototypisch für diesen Anspruch war und ist das klassische Aufklärungsgespräch über die »Wahrheit am Krankenbett«. In solchen Situationen sind Chirurgen mit den Grenzen ihrer technischen Möglichkeiten konfrontiert und müssen sich und dem Patienten eingestehen, dass medizinische Verfahren zur Heilung des Krebsleidens sehr beschränkt, ja inexistent sind.

Der Chirurg ist nach Erwachen des Patienten aus der Narkose der erste Mediziner, der in die Rolle des »Unheil-Überbringers« gerät. Es gehört zur ärztlichen Kunst, eigene Gefühle der Rat- und Hilflosigkeit, aber auch diejenigen seiner Patienten und seiner Angehörigen aushalten und ertragen zu können. Die Reaktionsmuster der Patienten auf »schlechte Nachrichten« sind sehr unterschiedlich und vielfältig, je nach Alter, Geschlecht, biografischem und kulturellem Hintergrund. Es brechen heftige Emotionen durch wie Verzweiflung, Wut und Trauer; aber auch die beherrschte, gottergebene Hinnahme des Schicksals, insbesondere bei Patienten mit religiösem Hintergrund, ist nicht unüblich. Krebs: ein hässliches Wort, eine bedrohliche Diagnose; eine Zäsur auch im Leben der Angehörigen. Für sie bricht eine Welt zusammen, werden Lebensräume von einem Moment auf den andern zerstört, beginnt

14 Adrian Edwards, Elwyn Glyn u. Al Mulley, Explaining risks: Turning numerical data into meaningful pictures, in: British Medical Journal 324 (2002), H. 7341, S. 827-830.

eine unsichere Reise zwischen Angst, Hoffnung und Erschöpfung. Häufige Fragen an den Arzt betreffen die weitere Prognose der Erkrankung, existentielle Fragen nach dem Sinn des Todes, Schuldfragen und auch andere, die medizinisch nicht beantwortet werden können.

Die Mitteilung einer zum Tode führenden Erkrankung dürfen Ärzte ihren Patienten nicht ersparen. Die Art und Weise, wie eine schlechte Nachricht dem Patienten und seinen Angehörigen übermittelt wird, hängt eng mit der Persönlichkeit und mit der Erfahrung des Arztes zusammen sowie seiner Expertise in der »existentiellen Kommunikation«. Eine kurze und knappe Mitteilung des Unvermeidlichen auf einer gewöhnlichen Visite: »Sie haben Krebs« (um das eigene Unbehagen zu verbergen), ist herzlos. Eine sanfte, empathische Art der Mitteilung des Unvermeidbaren wird als geglückt betrachtet, wenn der Patient Gefühle zeigen und weinen kann. Das Ansprechen von Gefühlen und deren Zulassen muss im einfühlsamen Gespräch möglich sein. Der Arzt steht dem Patienten bei und gibt ihm das Gefühl, verstanden und nicht allein in seiner Not, in seiner Grenzsituation zu sein. Der Arzt muss sich bemühen, alle Informationen, die aus seiner Sicht wichtig für das Verständnis der Erkrankung sind, dem Patienten in einer verständlichen Sprache mitzuteilen. Zu bedenken ist dabei, dass für Betroffene, die schlechte Nachrichten erhalten, automatisch psychische Abwehrmechanismen zum Schutz der eigenen Psyche in Funktion treten, z.B. Verleugnung und Verdrängung. Dadurch nimmt der Patient selektiv oder verzerrt nur diejenigen Informationen auf, die er in diesem Moment der Extrembelastung verkraften kann. Wichtig ist, dass im Gespräch genügend Platz für die Vorstellung des Patienten, seine Fragen, aber auch Fragen der Angehörigen zur Verfügung stehen. Wenn es die Krankheitssituation erlaubt, sollte die Mitteilung einer »schlechten Nachricht« gekoppelt mit einer positiven Botschaft überbracht werden, z.B. dem Angebot von weiteren Gesprächen oder einer kontinuierlichen Betreuungsbereitschaft. Es gehört zur kommunikativen Kompetenz des Chirurgen, dass er in dieser schwierigen Situation nicht zu einem billigen Tröster wird, der dem Patienten falsche Hoffnungen macht und unrealistische Versprechen gibt, weil er die eigene Grenzsituation und Hilflosigkeit schlecht erträgt.

Für die zumindest trostspendende oder Hoffnung einflößende, lebensstiftende Wirkung des Wortes steht ein Einsatz der Sprache, der anspruchsvoll ist, nicht diktiert und resümiert, formalisiert und vereindeutigt, sondern der individuell kommentiert und aufnimmt, was nur erzählt, nicht statistisch fixiert werden kann: das Leben. Bei diesem Spracheinsatz ergibt sich eine Arbeitsteilung: Auf der einen Seite steht das Leben des Patienten, von dem sein aktueller Zustand ein untrennbarer und nicht isolierbarer Teil ist; auf der anderen Seite steht der Arzt, der noch weniger über den Kranken sagen kann, als dieser über sich selbst – »Individuum est ineffabile«. Diese wechselseitige Angewiesenheit macht beide im Idealfall zu Verbündeten und den Arzt zum »Schicksalsgefährten«.

3. *Die Grenzsituation eines unerwarteten intraoperativen Todes:* Obwohl intraoperative Todesfälle (glücklicherweise) sehr selten auftreten, sind sie gerade in der hochkomplexen Chirurgie, wie bei Herzeingriffen im Kreislaufstillstand, eine Realität.[15] Grundsätzlich kann jede invasiv medizinische Intervention am Patienten zu dessen Tod führen. Was immer auch die Ursachen sein mögen: eine »mors in tabula«, wie der entsprechende Fachausdruck aus der forensischen Medizin lautet, gehört zu den dramatischsten Schicksalsschlägen, welche einen Patienten und seine Angehörigen, aber auch den verantwortlichen Chirurgen treffen können; dessen Kommunikation ist eine eminent ärztliche Aufgabe und sicher auch die schwierigste, die der Operateur zu erfüllen hat; eine Delegation etwa an einen Spitalseelsorger oder gar an einen Assistenten ist auch für einen Chefarzt nicht zulässig und entspricht in aller Regel dem Ausweichen in der eigenen Grenzsituation. Es gehört zum deontologischen Selbstverständnis eines verantwortungsbewussten Chirurgen, mit den Angehörigen selbst ein persönliches, von menschlicher Anteilnahme getragenes Gespräch zu führen – und sei es nachts um zwei Uhr. Es geht ja nicht darum, »forciert« Trost spenden zu wollen; wir erfahren es immer wieder von Neuem: Gerade eine chirurgische Grenzsituation dieser Dramatik – sowohl für die Angehörigen als auch für den Arzt – stellt für Sprache und Sinnfindung des Menschen eine besondere Herausforderung dar. Es ist wohl eine bekannte Erfahrung, dass Worte in solchen Situationen versagen können, dass wir sprachlos werden, ja dass Schweigen oft eine angemessenere Reaktion ist als hilfloses Gerede. Immer geht es darum, durch behutsam »redendes Schweigen« den Angehörigen eine Gegenwelt zu eröffnen, in der Bestand hat, was sie leiden lässt. Es geht auch darum, den Hinterbliebenen zu zeigen, dass der Verstorbene nicht ein bloßer Fall war. Wenn wir der Versuchung widerstehen, vor trostlos Weinenden davonzulaufen, ehren wir ihren Schmerz und trösten ohne viele Worte. Eine von Mitgefühl getragene Begleitung kann weitere Gespräche zu einem späteren Zeitpunkt

15 Bei den folgenden Ausführungen handelt es sich um einen Extrakt einer größeren Arbeit von mir mit dem Titel: »Vulnerando sanamus«. Der chirurgische Eingriff als Schicksal, in: Giovanni Maio (Hg.): Abschaffung des Schicksals? Menschsein zwischen Gegebenheit des Lebens und medizinisch-technischer Gestaltbarkeit. Freiburg 2011, S. 208-223.

notwendig machen, wenn quälende Fragen im Zusammenhang mit dem außergewöhnlichen Todesfall auftreten.

> Keine noch so gründliche Voruntersuchung, keine noch so ausgedehnte Erfahrung schützt uns vor Misserfolgen. Sie wirken tage- – oder besser nächtelang, ja wochenlang nach, und ich kann mir nicht vorstellen, dass es einen verantwortungsbewussten Chirurgen gibt, der in solcher Situation von quälenden Selbstvorwürfen frei bleibt.[16]

Die persönliche Verarbeitung dieser Grenzsituation ist unter den Chirurgen sehr facettenreich. »It's part of the job«, lautet eine eher saloppe, arrogante und hilflose Äußerung. Das »Abgehärtet-Sein« dem Tod gegenüber – als eine Art Schutzmechanismus – kann sich in einer menschlichen Grundhaltung zeigen, die von den Angehörigen als Gleichgültigkeit und Mangel an Empathie verstanden wird. Eine andere Extremform von Reaktionen sind Insuffizienzgefühle, die in einem Burnout-Syndrom ausarten können. Für sie ergeben sich heutzutage Möglichkeiten, mit einem erfahrenen Supervisor die Themen »Tod« und »Umgang mit dem Tod« besprechen zu können.

Mein persönlicher Weg führte in aller Regel vom Operationssaal in die Spitalkapelle. Das Gebet war für mich die Kraft, ja die einzige Kraft, dank derer ich mich selbst in schwierigsten Momenten der selbstdestruktiven Isolation nicht ganz allein fühlte. Das Akzeptieren und Aushalten der eigenen Unvollkommenheit fiel mir immer sehr schwer. Ein inniges Bittgebet um ein demütiges Anerkennen meiner eigenen Grenzen und meiner Fehlbarkeit verlieh mir Hilfe und Trost in der persönlichen Bewältigung der eigenen Grenzsituation. Im Gebet fand ich auch die notwendige Kraft, meine Arbeit immer wieder mit Gottvertrauen aufzunehmen und nicht zurückzuschrecken vor dem Risiko des nächsten Eingriffs und der damit verbundenen Verantwortung für den mir anvertrauten Patienten.

IV. »… ohne Worte Wunder zu tun …« Zum chirurgischen Selbstverständnis

Die technische Herausforderung durch den operativen Akt kann wohl faszinieren und reizvoll sein; aber die hippokratische »Philanthropie« darf nicht fehlen. Kopf, Hand und Herz sollten in einem ausgewogenen Verhältnis sein beim Ausüben des »Handwerks« (Cheir-urgia).

16 Rudolf Nissen, Chirurgisches Dilemma, in: Deutsche medizinische Wochenschrift H 89 (1964), S. 589-594.

Sehr viel tiefer und formvollendeter spricht das Dichterwort. Goethe stellt in seinem *Wilhelm Meister* eine Romanfigur vor, die nach langem Suchen schließlich als Spätberufener zum Wundarzt wird und dabei von der Erkenntnis beherrscht ist, dass der Chirurg sich dem »höchsten aller Geschäfte widmet«, Goethe nennt es auch »das Göttlichste«. Es soll aber dabei bedacht werden, dass dieses Dichterwort über die Chirurgie nicht nur als Verklärung der Arbeit am Operationstisch zu lesen ist, sondern als Hinweis für die kaum überbietbare und – in der Person des Chirurgen und Arztes – immer zugleich technische und humane Verantwortung, die er übernimmt, wenn er zum Messer greift, um mit Goethes Worten »ohne Wunder zu heilen und ohne Worte Wunder zu tun«.

Nach Jaspers ist die Medizin auf das naturwissenschaftliche *Erklären* sowie auf das geisteswissenschaftliche *Verstehen* gleichermaßen angewiesen.[17] Mit diesem Gedanken von Dietrich von Engelhardt möchte ich meinen Beitrag abschließen. Die Medizin und Chirurgie von heute bedürfen einer Rückbesinnung: Ihre einseitige, dominant naturwissenschaftliche Ausrichtung braucht als komplementäre Ergänzung eine Erweiterung durch geisteswissenschaftliche Normen. Im 21. Jahrhundert ist es eine vordringliche Aufgabe der Medizin, eine Synthese zwischen dem naturwissenschaftlich-technisch-technologischen Paradigma und einer geisteswissenschaftlich-humanistischen Kultur anzustreben.

17 Dietrich von Engelhardt, Erklären und Verstehen. Karl Jaspers im Kontext der Medizin- und Philosophiegeschichte, in: ders. u. Jürgen Gerigk (Hg.), Karl Jaspers im Schittpunkt von Zeitgeschichte, Psychopathologie, Literatur und Film, Heidelberg 2009, S. 17-36, hier S. 17ff.

Literaturverzeichnis

Balthasar, Hans Urs v.: Einsame Zwiesprache. Martin Buber und das Christentum, Köln 1958.

British Medical Journal, Volume 327 (2003), H. 7417.

Busch-Hartwig, Christine v.: »Wir stehen mit dem Rücken an der Wand«, in: Hans W. Ingensiep u. Theda Rehbock (Hg.): »Die rechten Worten finden …«. Sprache und Sinn in Grenzsituationen des Lebens, Würzburg 2009, S. 211-223.

Edwards, Adrian, Elwyn, Glyn u. Mulley, Al: Explaining risks: Turning numerical data into meaningful pictures, British Medical Journal 324 (2002), H. 7341, S. 827-830.

Engelhardt, Dietrich v.: Dimensionen der Sprache in Grenzsituationen, in: Hans W. Ingensiep u. Theda Rehbock (Hrsg.): »Die rechten Worten finden …«. Sprache und Sinn in Grenzsituationen des Lebens, Würzburg 2009, S. 21-37.

–: Erklären und Verstehen – Karl Jaspers im Kontext der Medizin – und Philosophiegeschichte, in: ders. u. Horst-Jürgen Gerigk (Hg.): Karl Jaspers im Schnittpunkt von Zeitgeschichte, Psychopathologie, Literatur und Film, Heidelberg 2009.

Geisler, Linus S.: Sprachlose Medizin? Das Verschwinden des Dialogischen, in: Imago Hominis 4 (1997), H. 1, S. 47-55.

–: Sprechstunde Medizin – Luxus oder Notwendigkeit?, in: Medizinische Klinik 87 (1992), S. 274-277.

Hersch, Jeanne: Quer zur Zeit. Essays, Zürich 1989.

Ingensiep, Hans W. u. Rehbock, Theda: Einführung, in: dies. (Hg.): »Die rechten Worte finden …«. Sprache und Sinn in Grenzsituationen des Lebens, Würzburg 2009.

Jaspers, Karl: Philosophie Bd. II, Existenzerhellung, Berlin/Heidelberg/New York 1973.

Küppers, Bruno: Viktor von Weizsäcker: Zur aktuellen Bedeutung seiner Anthropologischen Medizin, in: René Weiland (Hg.): Philosophische Anthropologie der Moderne, Weinheim 1995, S. 225-233.

Mittelstrass, Jürgen: Der Chirurg als moderner Demiurg, in: Neue Zürcher Zeitung v. 2./3. August 1997.

Nissen, Rudolf: Chirurgisches Dilemma, in: Schweizerische medizinische Wochenzeitschrift 1964, S. 13.

Salamun, Kurt: Karl Jaspers, Würzburg 2006.

Stulz, Peter: »Vulnerando sanamus«. Der chirurgische Eingriff als Schicksal, in: Giovanni Maio (Hg.): Abschaffung des Schicksals? Menschsein zwischen Gegebenheit des Lebens und medizinisch-technischer Gestaltbarkeit, Freiburg 2011, S. 208-223.

V.
Ausblick

Mariacarla Gadebusch-Bondio

Vom Gewicht des Wortes

Der redegewandte Arzt als humanistisches Ideal

I Do come with words as med'cinal as true,
Honest as either, to purge him of that humour
That presses him from sleep.
Paulina, in: William Shakespeare,
The Winter's Tale, II.3.

Jedem Beruf sind Haltungen, Umgangsformen und Sprache eigen. Für diejenigen, die den Beruf ›verkörpern‹, und für die Außenstehenden sind es wesentliche Erkennungsmerkmale. Zusammen bilden sie eine professionelle Ästhetik. Beherrscht und überzeugend eingesetzt, kann die Ästhetik des ärztlichen Berufes beim Patienten Vertrauen erwecken, bei Kollegen Anerkennung, beim Pflegepersonal Respekt. Ein Kristallisationspunkt ärztlicher Professionalität ist die Sprache. »Reden ist Gold« heißt die 2011 von einem Patientenbündnis herausgegebene Broschüre. Befragen, Zuhören, Informieren und Mitteilen schlechter Nachrichten sind wesentliche Elemente der ärztlichen Redekunst.[1] Was trägt zur guten Ausübung dieser Kunst bei? Das bewusste Anwenden des je nach Ansprechpartnern passenden Vokabulars, des richtigen Tons und Stimmvolumens sowie der adäquaten Stimmlage; ein ruhiges, durch Blickkontakt zugewandtes Sprechen ohne Unterbrechungen durch Telefon, Personal etc.; die Zeit, die dem Patienten eingeräumt wird, damit er oder sie in Ruhe nachdenken, nachfragen und sprechen kann. Studien, die die Wahrnehmungen von Patienten während der Mitteilung einer schlechten Nachricht durch den Arzt untersuchen (v. a. Krebsbefunde) zeigen, dass bereits *vor* dem Gespräch eine Reihe von äußerlichen Faktoren die Stimmungslage des Betroffenen beeinflussen. Bezogen auf den Raum, in dem das Gespräch stattfindet, bewertet die große Mehrheit der Befragten (99,2 %) einen ruhigen, geschützten Ort als wichtig. Als sehr positiv wird vermerkt (86,4 %), wenn dafür gesorgt wurde, dass niemand und nichts während des persönlichen Gesprächs mit dem Arzt stören konnte. Beinahe alle Befrag-

1 Aktionsbündnis Patientensicherheit (Hg.), Reden ist Gold. Kommunikation nach einem Zwischenfall, Bonn 2011.

ten (98,3 %) deklarieren Klarheit, Verständlichkeit und Schlichtheit der ärztlichen Mitteilung als äußerst wünschenswert. Gleich darauf folgen Warmherzigkeit und fürsorgliche Aufmerksamkeit des Arztes während der Mitteilung (91,5 %), das Bestehen-Lassen von Hoffnung (91,4 %), die sorgfältige Wortwahl (87,2 %) und die Fähigkeit, die vom Patienten gestellten Fragen zu beantworten (95,7 %).[2]

Bei der Mitteilung einer Nachricht, die das Leben eines Menschen verändern kann, ist die Art, *wie* diese ausgesprochen wird, entscheidend. In derartigen Situationen zählt jedes gesagte Wort; auch Ungesagtes kann beträchtliche Folgen haben.

Traditionell gehört es zu den Eigenschaften eines guten Arztes zu wissen, was in den unterschiedlichsten Situationen gesagt oder verschwiegen werden sollte und wie. Durch Schicklichkeit, Taktgefühl und Selbstbeherrschung können übereilte, verletzend wirkende Aussagen, wie pessimistische Einschätzungen oder negativ konnotierte medizinische Bezeichnungen (Krebs, Tumor) vermieden werden, ohne dass Falsches gesagt wird. Ärztliches Auftreten wirkt als besonders versiert, wenn Professionalität und Natürlichkeit miteinander harmonieren, wenn der Eindruck entsteht, dass der Arzt oder die Ärztin in ihrem Verhalten genuin sind.[3] Gekonntes Arztsein ist in der Regel nicht angeboren. Fachmännische Verhaltenstechniken müssen bewusst und unbewusst erlernt und eingeübt werden, bevor sie wie ein maßgeschneidertes Kleid sitzen und wirken. Pierre Bourdieus Theorie der feinen Unterschiede, die ›geschmacksbildend‹ jeden Menschen prägen und seine Herkunft verraten, kann für die Ästhetik des ärztlichen Habitus, insbesondere ihren Kern, die Sprache, geltend gemacht werden.[4]

Markenzeichen eines guten Arztes ist seit Hippokrates und Platon seine Redekunst. Der Arzt, der die Sprache nicht beherrscht und das Maß im Gespräch verliert, wird als ungebildet und gefährlich bezeichnet. Der Arzt, der mit dem Wort bedacht umgeht, der sorgfältig spricht und dem einfachsten Patienten alles erklären kann, gilt hingegen als der ›gerechte‹ und gute Arzt. Wie diese antiken Einstellungen zum redegewandten Arzt in das kollektive Gedächtnis der Medizin eingeflossen sind, zeigen die im 16. und 17. Jahrhundert entstandenen Konzepte vom ärztlichen Ethos und die entsprechenden Erziehungsprogramme

2 J. T. Ptacek u. John J. Ptacek, Patients' Perceptions of Receiving Bad News about Cancer, in: Journal of Clinical Oncology 19 (2001), H. 21, S. 4160-4164, hier S. 4162.

3 Michael O'Donnell, The Night Bernard Shaw taught us a lesson, in: British Medical Journal 333 (2006), S. 1338 ff.

4 Pierre Bourdieu, Die feinen Unterschiede. Kritik der gesellschaftlichen Urteilskraft, Frankfurt a. M. 1982, S. 120-125.

für angehende Mediziner. Ausgehend von einem Blick auf die antiken Vorstellungen von der Bedeutung ärztlicher Redekunst sollen im Folgenden stellvertretend drei dieser Konzepte vorgestellt werden: Gabriele Zerbis *De cautelis medicorum* (1495), Leonardo Botallos *I doveri del medico e del malato* (1565) und Rodrigo de Castros *Medicus politicus* (1614).

1. Redekunst als klassische ärztliche Tugend

Bei der Charakterisierung der ärztlichen Haltung im Umgang mit Laien und Kollegen gehören traditionell die Rede und das Gespräch (lògos) zu den wichtigsten Bewertungskriterien.

Im Zentrum der platonischen Unterscheidung zwischen dem »Sklavenarzt« und dem freien Arzt stehen Sprechen-, Besprechen- und Überzeugen-Können. Der Sklavenarzt behandelt Sklaven wie ein Tyrann, d.h. ohne zu erklären, was er tut. Ganz anders der redegewandte, freie Arzt.

> Der freie Arzt dagegen behandelt meistens die Krankheiten der Freien und beobachtet sie; und indem er sie von ihrem Entstehen an und ihrem Wesen nach erforscht, wobei er sich mit dem Kranken selbst und mit dessen Freunden bespricht, lernt er teils selbst manches von den Kranken, teils belehrt er auch, soweit er es vermag, den Patienten selbst und verordnet ihm nicht eher etwas, bis er ihn irgendwie davon überzeugt hat; dann erst versucht er, indem er durch Überredung den Kranken immer wieder beschwichtigt, ihn zur Gesundheit zu führen und damit Erfolg zu haben.[5]

Die antike Medizin, zunächst Hippokrates und noch ausführlicher Galen, hat zahlreiche Beispiele von Gesprächen am Krankenbett geliefert, die vom verantwortlichen und unverantwortlichen Verhalten des Arztes im Dialog mit dem Patienten zeugen.[6] Die Kunst der vertrauenerweckenden ärztlichen Rede ist zuvorderst von therapeutischem Wert. Mit der richtigen Rede gewinnt der Arzt den Patienten als Verbündeten im Kampf gegen die Krankheit.[7] Ein Arzt, der sich als guter Redner erweist, wird bewundert und respektiert.

5 Platon, Nomoi/Gesetze, Darmstadt 2005, 720a, S. 269.

6 Vgl. Karl Deichgräber, Medicus gratiosus. Untersuchungen zu einem griechischen Arztbild, Darmstadt 1970, S. 33-38.

7 Hippokrates, Prognostic, in: Gesamtausgabe, Bd. 2, Cambridge 2006, S. 7-8; ders., Aphorisms, in: Gesamtausgabe, Bd. 4, Cambridge 2006, S. 99.

Aus ästhetischer Sicht kann eine angenehme Stimme den Kranken erfreuen, Dissonanzen hingegen verletzen ihn.[8] In seinen Kommentaren zu den hippokratischen *Epidemien* beschreibt Galen, welche Wirkung Stimmen und Geräusche auf das Ohr des Patienten haben, und bemerkt zugleich, wie schlechte Nachrichten den Kranken bekümmern können. Sorge erregende Worte betrüben das Gehör der Seele und gefährden den ohnehin desolaten Zustand des Kranken, der geschont werden sollte.[9]

Zudem ist gezieltes Einsetzen von Körpersprache, Gestik, Mimik, Stimme usw. für die Gestaltung der ärztlichen Identität grundlegend. Für den Arzt, der sich in einem kontinuierlichen kommunikativen Austausch mit Studenten, Kollegen, Pflegepersonal sowie Familienangehörigen des Patienten befindet, ist die Beherrschung dieser ›Körpertechniken‹ ein Zeichen kompetenten Auftretens. Der Arzt, der diese Verhaltensmodi meisterhaft beherrscht, der danach mühelos lebt, ›verkörpert‹ seinen Beruf. Dann sind es nicht mehr nur Körpertechniken, sondern »Techniken des Selbst«, die für Kohärenz und Selbstschutz sorgen.[10]

In der Frühen Neuzeit bemühen sich einige Mediziner um Definition und Perfektionierung des ärztlichen Habitus. Es werden Verhaltensregeln erarbeitet, die für die unterschiedlichsten Situationen im ärztlichen Alltag Orientierung geben sollen. Ethische und ästhetische Aspekte sind in diesem Programm eng miteinander verwoben. Die ständige Arbeit an sich, im bewussten Praktizieren der *cura sui* soll Ärztepersönlichkeiten formen, die den Stand mit seinem altehrwürdigem Berufsethos repräsentieren dürfen; zugleich entspricht der vollkommene Arzt dank seiner Haltung den Erwartungen der Patienten. Ihre Reaktionen muss er stets aufmerksam beobachten, um angemessen darauf reagieren zu können. Wahrnehmen und Wahrgenommen-Werden treten in der Arzt-Patient-Begegnung in den Vordergrund. Gesehenes, Gehörtes, Gerochenes, Geschmecktes und Berührtes sind für Arzt und Patient Elemente, die zur Urteilsbildung führen. In diesem dynamischen

8 Hans Baumgarten, Galen über die Stimme, Testimonien der verlorenen Schrift, Göttingen 1962.

9 Galen, Hippocratis Epidem. VI et Galeni in illum commentarius II. Bd. XVII 1-B, Leipzig 1821-1833, S. 994-1001; Hippokrates, Epidemics 6, in: Gesamtausgabe, Bd. 2, Cambridge 2006, S. 225: »Arrangements for the sick person and inquiry about the disease: what is explained, what kind of things, how it must be accepted; the reasoning; what relates to the patient, what relates to those who are present, and the people elsewhere.« Siehe Deichgräber, Medicus gratiosus, S. 27.

10 Siehe Michel Foucault, Die Sorge um sich, in: ders., Die Hauptwerke, übers. von Ulrich Rauff u. Walter Seitter, Frankfurt a. M. 2008, S. 1375-1582.

Austausch möchten der Kranke und sein Arzt geachtet, respektiert und gehört werden. Zu vermeiden ist all das, was das Gegenteil provoziert. Mit den Strategien, derartige Zielsetzungen mühelos zu erreichen, befassen sich einige Autoren deontologischer Texte in der Frühen Neuzeit.

2. Der achtsame Arzt und seine Sprache

In seinem Werk über die ärztliche *cautela*[11] widmet sich der Medizinprofessor und päpstliche Arzt Gabriele Zerbi (1445-1505) der Erziehung und Perfektionierung des Arztes.[12] Der Begriff *cautela* (Umsicht, Vorsicht, Behutsamkeit, aber auch Schutz, Schutzmittel) umfasst die gesamte Spannbreite reflektierter ärztlicher Handlungen, d.h. von rein pragmatischen Ratschlägen zur Bewältigung alltäglicher Situationen im Umgang mit Patienten bis hin zu ethischen Überlegungen den ärztlichen Beruf betreffend. Zerbi vertritt ein neuartiges Interesse an der Person des Arztes, dessen wissenschaftliches und moralisches Profil er genau charakterisiert.[13] Der *medicus cautus* als humanistisches Arzt-

11 Gabriele Zerbi, Opus perutile de cautelis medicorum editum a clarissimo philosopho ac medico magistro Gabriele Zerbo veronense theorice medicine ordinariam studii patavini publice legente sub anno domini MCCCCLXXXXV, (Christophorus de Pensis), Venedig 1495 (es folgten: Venedig 1503, Pavia 1508, Pavia 1517, Lyon 1524, Pavia 1528, Lyon 1582 mit Pantaleon, Pillularium und Summa lacticiniorum compacta) a3v-b2r: »Capitulum tertium. De modo se habendi medici secundum dispositiones tam animae quam corporis ex tempore acquisitas«. Siehe auch: Friedrich W.O. Bandtlow, Die Schrift des Gabriel de Zerbis: de cautela medicorum, Leipzig 1925; Roger K. French, The Medical Ethics of Gabriele Zerbi, Amsterdam/Atlanta, 2003, S. 72-97; David E. J. Linden, Gabriele Zerbi's De cautelis medicorum and the Tradition of Medical Prudence, 1999, S. 19-37; Gabriele Zerbi, Gerontocomia: On the Care of the Aged, and Maximianus, Elegies on Old Age and Love, Philadelphia 1988, S. 10-16; .

12 Weitere Schriften von Zerbi sind: Quaestiones metaphysicae, Bologna 1482 (als ein Kommentar der Metaphysik von Aristoteles); Gerontocomica, scilicet de senum cura, atque victu, Rom 1489; Liber anathomie, Venedig 1502 (gedruckt: 1533) (Anatomia infantis postum 1537 von Johannes Dryander in Marburg herausgegeben).

13 Zu den Vorläufern von Zerbis *De cautelis* gehören: Der 4. Kommentar Galens zum 6. Buch der *Epidemien* Hippokrates'; der salernitanische *De adventu medici ad aegrotum*, XI./XII. Jh. Anonym, (ed. Henschel Breslau 1850, De Renzi 1853, L. Stroppiana 1956); Ps. Arnaldo von Villanova, De cautelis medicorum (13.-14 Jh.), Basel 1585, Sp. 1533-1558; Albertus Zancariis (aus Bologna und an der dortigen Universität in der der 2. Hälfte des

ideal wird in seiner äußerlichen Erscheinung und den wünschenswerten psychischen Eigenschaften konturiert. Vor allem aber zeichnet Zerbi den Weg, den jeder angehende Mediziner durchlaufen muss, um einem solchen Ideal zu entsprechen: Auf 16 Folioseiten und innerhalb sechs unterschiedlich langer Kapitel entwickelt Zerbi eine Reihe pragmatischer ärztlicher Kautelen, um zukünftigen Ärzten die beste Führung in ihrer Tätigkeit und im Leben nahezubringen.[14]

Ausgehend von der überaus schwierigen Position des Arztes, der, so Zerbi, oft mit feindseligen und neidischen, ja auch triebhaften Menschen zu tun hat und immer in der Lage sein sollte, seinen Wissens- und Erfahrungsschatz dem individuellen Patienten anzupassen, Fehler zu vermeiden und seine Ehre zu bewahren, entwirft Zerbi seinen Katalog von Ratschlägen.

Die Sprache deklariert er als eine Kernkompetenz des Arztes. Er soll kein »Schwätzer«, sondern eher bedächtig im Sprechen sein. Zudem muss er Geheimnisse bewahren können. Die Bedeutung der ärztlichen Schweigepflicht betont Zerbi mit Hinweis auf solche Krankheiten, die die Betroffenen auch innerhalb ihrer Familien nicht bekannt geben möchten (Hämorrhoiden oder gynäkologische Erkrankungen). Zerbis redegewandter Arzt pflegt es zudem, kohärente, sich nicht widersprechende Äußerungen von sich zu geben.[15] Wenn sich ihm der günstige Augenblick zum Reden bietet, soll er »schmuckvoll und schön« sprechen: Durch geeignete Exempel und lehrreiche Gleichnisse wird er schwierige medizinische Zusammenhänge plastisch erläutern und die Vorstellungskraft seiner Zuhörer stimulieren.[16]

Die gepflegte und jeder Situation angemessene ärztliche Rede beschränkt sich jedoch nicht auf Inhalt, Wortwahl und Sprachstil. Sie ist mit einem entsprechenden Auftreten, mit bewusstem Einsatz von Mimik und Gestik verbunden. Vor allem bei der Anamnese, die auch die

14. Jh. tätig), De cautelis medicorum habendis, 14. Jh. (siehe Morris, Manuel, Die Schrift des Albertus Zancariis aus Bologna »De cautelis medicorum habendis«, Leipzig 1914; von *De cautelis* existieren fünf Handschriften, sie wurde erst im 19. Jh. gedruckt); Cristoforo Barzizza (in Padua zw. 1434-1440), Introductorium sive janua ad omne opus practicum (Bergamo) und Collectiones de medici atque aegri ufficio libellus (um die 400 Aphorismen).

14 Gebriele Zerbi, Opus perutile, Prolog, a1r.

15 Gabriele Zerbi, Opus perutile, Kapitel 3, a4r-v: »De modo se habendi medici secundum dispositiones tam animae quam corporis ex tempore acquisitas«, .

16 Gabriele Zerbi, Opus perutile, a4v: »Cum autem datur sibi loquendi tempus oportunum sit medicus affabilis ornate: et pulcre loquens. utaturque aliquando parabolis id est proverbiis similitudinibus ymaginationibus formis vel rerum signis.«

Befragung der Angehörigen (z.B. schon auf dem Weg zum Kranken) einschließt, aber auch bei der Diagnose- und Prognosemitteilung ist die Beherrschung der gesamten Rhetorik-Kunst notwendig. Regulierung und Steuerung des Informationsflusses und klare Vermittlung therapeutischer Maßnahmen gehören zu den ärztlichen Aufgaben. Wenn Zerbi die Abläufe der Visite beschreibt, konkretisiert er sein Idealbild des redegewandten Arztes: Dieser muss sich, taktvoll und einfühlsam, genau überlegen, was er sagt oder zu verstehen gibt. Bei der ersten Visite von der Beichte zu sprechen, ist beispielsweise ein großer Fehler, denn dadurch wird der beunruhigende Eindruck des bevorstehenden Todes erweckt.[17] Eine therapeutische Wirkung können Worte haben, wenn sie die Hoffnung des Patienten nähren und sein Gemüt erheitern.[18] Das Gesundheitsversprechen gehört für Zerbi zu den ärztlichen Aufgaben, auch wenn dies Notlügen impliziert.[19] Insbesondere bei der Prognosemitteilung soll der Arzt äußerst vorsichtig, klug und nicht übereilt die Zukunft voraussagen.[20] Er wird lieber schweigen, als etwas sagen, worüber er sich unsicher ist.[21] Durch Selbstbeherrschung kann der Arzt in delikaten Situationen Worte und Gesten unterlassen, die beim Kranken Misstrauen erwecken könnten; zu erröten wäre beispielsweise ein Zeichen ärztlicher Unsicherheit, weshalb dies auch strikt zu vermeiden ist.[22]

17 Gabriele Zerbi, Opus perutile, Kapitel 4: »Capitulum quartum de modo se habendi medici erga patientes et maxime erga egrotantes«, b3v: »Non audebit autem medicus post primam visitationem: immo post signorum aegrotantis inspectionem ullo modo amplius de confessione illi sermonem facere.«

18 Siehe dazu Mariacarla Gadebusch Bondio, Verità e menzogna nel dialogo tra medico e paziente (XV-XVII), in: I castelli die Yale. Quaderni di filosofia 12 (2012), S. 71-85.

19 Gabriele Zerbi, Opus perutile, Kapitel 4, b3r »Erit continuo medicus promittens spem salutis: immo et patientis animum mellitis suasionibus in leticiam et gaudium alliciens: et eius spem nutriens.« Und ibid., b4vr: »Et ad infirmum denuo reversus firmam ei promittat salutem: et non vereatur etiam mendaciis uti: sunt enim hec officiosa mendacia: et salutem ei promittat: pollicitus enim dives quilibet esse potest iuxta illud. Promittunt medici: tractant fabrilia fabri.«

20 Gabriele Zerbi, Opus perutile, Kapitel 4, Abschnitt: »Capitulum de cautela in prognosticando« c1r-v: Non enim debet medicus ad interrogata subito respondere: sed prius supra interrogata cogitet. [...] Si interrogatus semper velociter respondes dubitandum esse. Silere enim tutius est et satis existit laudabile medico et aures ut aiunt proverbio porrigere mercatoribus«.

21 Gabriele Zerbi, Opus perutile, c1r: »[...] inter medicorum sapientes convenit medicum oportere esse sagacem: et astutum non precipitem: nec festinum: in futurorum pronunciatione.«

22 Gabriele Zerbi, Opus perutile, c2r: »Sic enim se habens medicus: neque erubescet: neque dictorum suorum eum penitebit: Non presumet medicus

Gute Prognosen sind mit fröhlicher Stimme, schlechte mit einem entsprechend ernsthaften Ton auszusprechen.[23] Anzeichen des bevorstehenden Todes des Kranken sind für den Arzt ein Signal, seine Haltung zu diversifizieren. Traurige Miene, »herabhängendes Gesicht« und unterdrückte Stimme sind einer derartigen Situation angemessen. Auch in den verzweifelten Momenten darf der Arzt die Anwesenden daran erinnern, dass ein Wunder immer geschehen kann.[24]

Der Mediziner, der sich diesem Ideal von ärztlicher Selbstbeherrschung und Kompetenz nähern und ein *medicus peritus* sein möchte, wird im besten Fall von Natur aus gute Sitten besitzen und sie nach und nach perfektionieren. Die Möglichkeit einer nicht allzu edlen Herkunft beurteilt Zerbi zwar als hinderlich, aber überwindbar.[25] Bewusst wird er gegen die Zeugnisse seiner niederen Herkunft – etwa bäuerliche und »wilde« Umgangsformen – antreten müssen. Zerbi fordert, dass ein solcher Arzt sich umso mehr anstrengen sollte, um durch Anpassung und kluges Verhalten die Sitten zu erlernen,[26] die seinen Wert erhöhen werden, »besonders, wenn er gegen die Zeugen seiner Abstammung arbeitet, mit einem umso größeren Zügel der Vernunft«.[27] Das Profil des lobenswerten Arztes ist das eines gerechten, mit dosierten Worten

in egritudinibus alicuius momenti coram patiente sive literatus fuerit sive non: verbum aliquod proferre: immo nec gestu ostendere aliquid: unde possit eger suspitionem sumere: aut de sua salute diffidere.«

23 Gabriele Zerbi, Opus perutile, c2v : »De salute autem iudicium depositurus medicus sermonem amplificet: et letum se ostendat: nunquam vero sic de morte.«

24 Gabriele Zerbi, Opus perutile, c2r: »Si in egro apparuerint signa mortis: et medicus percipiat aliquid signum bonum non mutetur a proposito nisi illud permanserit: pronunciaturus medicus mortem infirmi id faciat simulata mestitia vultu demisso: et voce sublata: id tamen necessarium esse non dicat: ne deo derogare videatur: nisi essent mortis signa apparentia: tunc dicendum est salutem ipsius nutu divino contingere: sive miraculose: neque postquam iudicium deposuerit de morte medicus id reiterare velit nisi scitentur quae sunt eius.

25 Petrus de Abanus ist hier für Zerbi eine wesentliche Referenz: Petrus de Abanus, Conciliator differentiarum philosophorum praecipue medicorum, Vendig 1490, a4v.

26 Gabriele Zerbi, Opus perutile, d1v: Nam et si ut plurimum peritus medicus: ut ait Conciliator: sit naturaliter agrestium morum ut aiunt feralium. Tum forte: vel qui a vili et sterili stipite natus intumescens domum et contumeliosus factus: precipue cum fuerit aliqualiter incrassatus.

27 Gabriele Zerbi, Opus perutile, d1v: »[...] sed naturalibus tantum moribus ut apparet [...] attamen consuetudine et arte conetur medicus laudabilis mores aquirere, qui et magis in precio erit hiis dotatus: precipue quando contra eius nativitatis signatores tali freno rationis operabitur.«

sprechenden, konzilianten, wahrheitsliebenden Mannes, der in allen Situationen mit Maß agiert und reagiert.[28]

3. Das Wort des Arztes und des Kranken

Gut sechzig Jahre nach Zerbi widmet sich der in Frankreich tätige und aus Turin stammende Mediziner Leonardo Botallo (1519-1588) den Pflichten des Arztes und des Kranken. Die daraus resultierende Deontologie reguliert die Arzt-Patient-Beziehung und stellt die Verantwortlichkeit aller Beteiligten in den Vordergrund.[29] Grundlegend ist die Überzeugung, dass Arzt und Patient eine Partnerschaft eingehen, die nur dann erfolgreich die Krankheit bekämpfen kann, wenn sich beide an bestimmte Verhaltensregeln halten. Die Sprache des Arztes wird bereits zu Beginn der Abhandlung thematisiert. Wenn nun ein Arzt seine Kenntnisse der griechischen Sprache gern demonstriert und sich als Experte der rhetorischen Kunst geriert, wird dieser durchaus redegewandte Mann, wie Botallo bemerkt, wahrscheinlich kein guter Arzt sein. Die Medizin ist eine schwierige und langwierige Kunst, argumentiert der Autor, wenn man zu viel Zeit mit dem Lernen von Sprachen, Rhetorik und Argumentationsstilen verbringt, bleibt wenig für das Medizinstudium übrig. Übertriebene Eloquenz ist für Botallo ein deutliches Signal für Oberflächlichkeit und frivole Eitelkeit.[30]

Ein integerer Arzt unterscheidet zwischen dem Wesentlichen und dem Unwesentlichen. Er muss sich eher ein Wissen aneignen, das der Heilung des Kranken dient, als viel Aufwand für die Perfektionierung

28 Gabriele Zerbi, Opus perutile, d2v: »Plurima laude digna est modestia in omni artificio. Maxime tamen in medico. Sed mixta sit astutie et sagacitati nam non minus vituperatur nimia simplicitas: quam superflua duplicitas et triplicitas: et omnino non sit medicus immemor eius quod Horatius: Et modus in rebus: sunt certi denique fines: Quos ultra citraque nequit consistere rectum.

29 Leonardo Botallo, Tractatus de medici et aegri munere, Lyon 1565, auch in: ders., Opera Omnia, Lyon 1660; Im Frontispiz steht der leicht variierte Titel: Commentarioli duo, alter de medici, alter de aegroti munere [...]. Siehe auch Leonardo Botallo, I doveri del medico e del malato, Turin 1981; Mariacarla Gadebusch Bondio u. Leonardo Botallo, De via sanguinis – edizione, traduzione ed analisi di un testo riscoperto nel '600, 2005, S. 663-694.

30 Leonardo Botallo, Tractatus de medici, 18: »Ostendat igitur, obsecro, is medicus, qui dicendi facondia, vel Graecas effert literas, non plura sibi superasse occulta in medicina, quam cognita in dictis linguis habeat. [...] Fucus igitur Medico , et stimulus in aliena ab arte est nimia elegantia, ac variarum lingua rum inquisitio, et in Mathematicis nimia assiduitas.«

seiner rhetorischen Fähigkeiten zu betreiben. Zentral für eine gelungene und gesundheitsfördernde Arzt-Patient-Beziehung ist das Vertrauen des Kranken in seinen Arzt (*aegri in medico confidentia*).[31] Welcher Arzt verdient das Vertrauen des Patienten? Derjenige, der im hippokratischen Sinne wenig irrt, seine Kunst ausgezeichnet ausübt und die passende Haltung beherrscht.[32] Professionelle ärztliche Haltung ist demzufolge das Ergebnis akkurater Körperpflege (Haarschnitt, Fingernägel und passender Duft) und versierten Verhaltens (Bewegung, Schritt, Sprachstil).[33] Botallo beschreibt das sich bereits in der ersten Begegnung von Arzt und Patienten ergebende Spiel gegenseitigen Wahrnehmens und Wahrgenommen-Werdens. Diese ästhetische Dimension der Arzt-Patient-Beziehung tritt in den Vordergrund, wenn der Autor sich auf scheinbar kleine Details konzentriert, wie Körper und Mundgeruch oder benutzte Parfumsorten. Der Arzt sollte beispielsweise ein leichtes Parfum verwenden, denn Organe wie Herz, Gehirn und Leber können dadurch positiv beeinflusst werden. Angenehme Gerüche sind gesundheitsfördernd und erfreuen den Geist, während die unangenehmen ihn deprimieren.[34] Durch die olfaktorischen Sinneswege lassen sich bei den unterschiedlichen Patienten individuelle Reaktionen psychophysischer Natur feststellen, die der Arzt aufmerksam beobachten und berücksichtigen sollte, um sie lenken zu können. Die Kleidung sollte weder zu luxuriös noch abgenutzt sein, weder Arroganz noch Vernachlässigung verraten – denn in beiden Fällen wird der Arzt kritisiert. Die äußerliche Erscheinung müsse mit dem Habitus und der Gestik harmonieren und eine gewisse *modestia animi* ausstrahlen.[35] Von Genussmitteln, die einen Verlust der Selbstkontrolle verursachen können, soll der Arzt sich fernhalten: Der Weinkonsum lässt die Menschen reden, wenn sie lieber schweigen sollten, und verleitet sie dazu, Dinge zu sagen, die besser geheim gehalten werden sollten.[36] Die Visite stellt für Botallo – wie auch für Zerbi – eine wichtige Prüfstelle dar. Der Arzt soll ohne Eile und nicht mit zu schnellem, alarmierend wirkendem

31 Leonardo Botallo, Tractatus de medici, S. 19.

32 Hippokrates, Über die alte Medizin, Düsseldorf/Zürich 2006, S. 285f.

33 Leonardo Botallo, Tractatus de medici, S. 24.

34 Leonardo Botallo, Tractatus de medici, S. 23: »Medicus namque suaves odores, omnibus hominibus, vel pluribus gratos, temperate ferre utile est, tum etiam patientibus ipsis. Laetatur enim iis et cor, et cerebrum, immo quidem et iecur ipsum: unum namque ex quinque sensibus ad integram corporis constitutionem a natura effectis, animumque solantur suaves odores, quos urgent graves.«

35 Ebd., S. 25.

36 Ebd., S. 24.

Schritt in den Raum eintreten und sich mit einer gewissen Natürlichkeit dem Patienten vorstellen.[37]

Mit der Sprache, der Vermittlerin von Emotionen und Affekten, muss der Arzt geschickt und behutsam umgehen: Botallo empfiehlt, nebulöse und bombastisch klingende Reden zu vermeiden. Was die Art zu sprechen verraten kann, veranschaulicht Botallo mit Hilfe eines Gleichnisses: »Wie ein Lächeln Zeichen für eine heitere und ein Seufzen für eine traurige Stimmungslage ist, so weist eine freche, unverschämte, falsche und boshafte Art zu sprechen auf Übermut, Falschheit und Boshaftigkeit des Geistes hin.«[38]

Feinfühlig bemerkt Botallo, dass moderates Scherzen und ein entsprechend heiterer, Hoffnung vermittelnder Gesichtsausdruck sich auf den Patienten beruhigend auswirken.[39] Eine Prise Humor ist auch in ernsthaften Situationen empfehlenswert (*Nil sane prohibet quo minus sermo lepidus idem sit et honestus*).[40] Traurigkeit hingegen bekümmert den Patienten. Zu lautes Sprechen irritiert ihn, wie auch übertriebene Gesprächigkeit des Arztes. Der geschwätzige Arzt wirkt arrogant, unsympathisch und vermittelt den Eindruck mangelnder Selbstkontrolle.[41] Noch gefährlicher ist es, wenn ein Arzt schlecht über andere redet oder Falsches sagt. Man wird ihn für boshaft, hinterlistig und verleumderisch halten. Ein Mensch, der hingegen ehrlich, entgegenkommend und anmutig spricht, gilt als gütig, vorsichtig, gescheit und mild.[42] Ehrlichkeit in Wort und Tat sind Attribute des integeren Arztes. Maß in allen Dingen zu halten, ermöglicht, laut Botallo, Fehler zu vermeiden. Auch in Bezug auf die Sprache ist die Vermeidung von Extremen empfehlenswert; weder soll man gesprächig noch schweigsam sein. Zudem

37 Ebd., S. 25: »Ingressus etiamnum ad patientes ipsos, nec citra praemeditationem facere licet, ne subitario vel citatione cursu obstrepersus fias, unde patienti, vel aliis, qui adsunt, noxam facias.«

38 Ebd., S. 27: »Restant sermones, ex quibus potissime cordis et mentis intima exponuntur: quare non exigua prudentia est, linguam loco coercere, et, dum licet, solvere. Non igitur sit haec garrula, vel ventosa, vel subdola, non maledica: nam sicuti cordis hilaritatem, risus, moestitiam suspiria explicant; ita linguae protervia ac procacitas, dolus ac maledicentia animi petulantiam scurrilitatemque, fraudem et saevitiem, attestantur.«

39 Ebd.

40 Ebd., S. 27f.

41 Ebd., S. 28: »Quid si clamosa oratio vel garrula? Quatit aures illa ac ferit, simul et odium parit, quasi ex audacia fuerit producta: haec incontinentia attestatur.«

42 Ebd.: »[...] si ex procaci, mendosa, atque maledica lingua improbum nomine esse concludamus, vel probum, prudentem, atque humanum, cuius oratio pura, docilis, comisque fuerit.«

können Ärzte und Chirurgen, wenn sie Ansprechbarkeit (*affabilitas*) und liebevolle Zuwendung (*pietas*) zu vereinigen wissen, erstaunliche Ergebnisse auch in den langwierigsten Fällen erreichen, wenn z.B. der Patient verzweifelt ist und von Todesangst geplagt wird, Fälle, in denen auch die Angehörigen deprimiert und überfordert sind. Nur eine »gewissenhafte und Zuversicht spendende Rede« (*religiosa affabilisque oratio*) kann die Schäden mildern und die Furcht vor schmerzhaften unheilbaren Krankheiten nehmen.[43]

Botallo schenkt dem Patienten, seinen Wahrnehmungen und Reaktionen besonderes Interesse. Die Ehrlichkeit des Patienten ist eine Grundvoraussetzung für eine sinnvolle und erfolgversprechende Behandlung. Um eine korrekte Diagnose zu erstellen, benötigt der Arzt Informationen, die sich auf die Gegenwart, aber auch auf die Vergangenheit des Erkrankten beziehen. Wenn der Patient etwas verschweigt, erfindet oder beschönigt, können Genese und Ursachen seiner Erkrankung im Dunkel bleiben. Seine Heilung wird gefährdet.[44]

Die Ausführungen Botallos zeigen, wie ästhetische und ethische Elemente in der Sprache des Arztes verflochten sind. Denn das, was dem Patienten gesagt wird, soll wahr sein, die Art aber, *wie* ihm dies mitgeteilt wird, kann variieren; eine Entscheidung liegt vor, moralische Werte und professionelles Ethos fließen in das Selbstbild des Sprechenden ein; das Gesagte hängt von den Absichten des Arztes im Augenblick der Mitteilung ab. Dasselbe gilt für das Nicht-Gesagte. Was aber in allen Fällen für den Zuhörenden, der auch der Betroffene ist, zählt, ist die Art, *wie* etwas ausgesprochen oder verschwiegen wird. Die Wortwahl und die Modalitäten einer Aussage – das bestätigen Patienten und Angehörige regelmäßig – können überzeugend, verletzend, Hoffnung spendend oder zerstörend sein.

4. Der immerwährende Wunsch nach der Hoffnung spendenden Rede

Die humanistischen Ideale vom redegewandten Arzt sind heute noch aktuell. Verwurzelt in der klassischen antiken Medizin, fanden sie zwischen dem 16. und 17. Jahrhundert nicht nur in Italien oder Frankreich (Botallo war in beiden Ländern zu Hause) angesehene Fürsprecher. Auch in Deutschland waren es die Befürworter eines durchdachten

43 Ebd., S. 46f.

44 Ebd., S. 58: »Anteacta igitur vita, et desertum a se solum medico ut exponat patiens, utile est.«

beruflichen Ethos, die sich mit den Fragen des ärztlichen Auftretens und der Kommunikation mit Patienten, Angehörigen und Kollegen befassten. Rodrigo de Castro, der portugiesische Mediziner jüdischer Abstammung, kann hier als drittes und letztes Beispiel genannt werden. In Hamburg, wo er sich als Arzt niedergelassen hatte, verfasste er sein bekanntes Werk *Medicus Politicus* (1615), in dem das humanistische Arztideal alttestamentarisch flankiert fortlebt.[45] Eine kluge, umsichtige Grundhaltung (*prudentia*) und würdevolles Auftreten (*decorum*) kennzeichnen de Castros Arzt. Angemessenheit, Dezenz und ein zivilisierter Umgang mit allen Menschen (*civilitas*), je nach Alter, Geschlecht und Typus, gehören zu seinen Stärken.[46] Wie Botallo achtet auch de Castro auf den Eindruck, den der Arzt beim Patienten hinterlässt. Um das Vertrauen des Patienten gegenüber dem Arzt zu fördern, empfiehlt de Castro eine Reihe von Maßnahmen: Haltung und Gestik sollten weder Demut noch Arroganz zum Ausdruck bringen.[47] Der Gesichtsausdruck (*figura faciei*) sollte nachdenklich und ein wenig traurig, aber nicht verbittert erscheinen.[48] Wie seine Vorgänger beschreibt de Castro die Modalitäten der Visite und wiederholt die bekannten Strategien. Vom ruhigen Schreiten ins Krankenzimmer bis hin zur Regulierung der Häufigkeit der Patientenbesuche je nach Art und

45 Rodrigo de Castro, geboren in Lissabon, studierte Medizin und Philosophie in Salamanca. In Hamburg kämpfte er im Jahre 1596 gegen die Pest und verfasste den *Tractatus brevis de natura et causis pestis, quae hoc anno MDXCVI Hamburgensem civitatem afflixit* (Hamburg 1596). So durfte er als marrano ausnahmsweise ein Haus in der Altstadt erwerben. Benedict de Castro (geb. um 1597 Hamburg, gest. 31.1.1684 ebd.), einer der Söhne Rodrigos, war wie der Vater ein gefragter Leibarzt an den europäischen Fürstenhöfen. Zu seinen Patienten gehörte z.B. Christine von Schweden. Siehe Hermann Kellenbenz, Sephardim an der unteren Elbe. Über ihre wirtschaftliche und politische Bedeutung vom Ende des 16. bis zum Beginn des 18. Jahrhunderts (Vierteljahrschrift für Sozial- und Wirtschaftsgeschichte, Beiheft 40), Wiesbaden 1958, S. 323-331; Anne Wigger, Vom ›metasanos‹ zum ›médico perfecto‹. Zum literarischen Bild des Arztes im Spanien des 16. Jahrhunderts, Berlin 2001.

46 Rodrigo de Castro, Medicus politicus. Sive de officiis medico-politicis tractatus […], Hamburg 1614, Lib. III, 3, S. 121.

47 Rodrigo de Castro Medicus politicus, Lib. III, 4, S. 125: »Totius vero corporis gestum neque humilem prae se ferat, ut contemptum mereatur, neque fastu quodam atque arrogantia turgentem, ut invidiam sibi conciliet.«

48 Ebd.: »Figuram quidem faciei habeat meditabundam ac subtristem, non tamen amarulentam, contumax inim esse videbitur, et omnes odio habens: qui vero in risum exsolutus est, ac nimium hilaris, onerosus interdum judicatur, unde illud: medicus garrulus aegrotanti alter morbus.«

Schweregrad der Krankheit.[49] Das Maß zu halten in allen Belangen gilt weiterhin als goldene Regel, um Fehlern vorzubeugen: Zu laute Stimme, zu viel reden und irritierende bzw. sorgenerregende Aussagen sind zu vermeiden.

Es ist kein Gemeinplatz, dass der Arzt seiner Sprache – seiner Art und Weise zu sprechen – große Aufmerksamkeit beimessen muss.[50] De Castro begründet die Notwendigkeit, die richtigen Worte, den passenden Ton und den angemessenen Stil beim Reden zu treffen, mit der Empfindlichkeit des Kranken. Denn der Kranke an sich ist kleinmütig und skeptisch (*pusillanimes et suspiciosi*)[51] und wenn ein gesprächiger Arzt ihm alles erzählt, mitunter auch traurige oder furchterregende Dinge, wird er niedergeschlagen und ängstlich. Daher sollte der Arzt auch den Angehörigen vermitteln, bzw. sie ermahnen, höchst achtsam zu sein mit dem, was sie dem Kranken mitteilen, denn nichts ist wichtiger als die Erhaltung einer festen Hoffnung auf Genesung (*firma salutis spes*).[52]

Dem menschlichen, maßvollen, feinfühligen Arzt (*humanus, moderatus et suavis*)[53], der wie ein Gott Bewunderung und Respekt erweckt, ist der Patient gehorsam. Dieser Arzt sieht gut und vornehm aus. Obwohl er ein Meister der Selbstbeherrschung ist, wirkt er natürlich und

49 Ebd., S. 126: »Introitus ad aegros placidus esto, isque nec nimis frequens, nec admodum rarus: id fiet, si bis in die accedat, temetsi nonnulli aegri a saepius visentibus afficiantur molestia: alii crebro se invisi magnopere laetantur, et medici non aliter quam Angeli cujuspiam adventum expectant. Accessum igitur suum moderabitur secundum aegrotantis affectionem, et semper gravitatem quandam adjunctam comitati retinebit, ex qua intelligi queat, languentis salutem maximae sibi curae esse.« [...] »Meminisse insuper in ingressu oportet, et sessionis, et auctoritatis, et breviloquentiae, et responsionis ad ea, quae occurrunt, ac promptitudinis ad ministeria, ut nihil tamen cum perturbatione fiat, visitabit, diligenter iis occurrens, quae per errorem fieri solent.«

50 Ebd.: »Providere igitur debet medicus, ut neque intempestive accedat, neque petulanter, aut cum strepitu, garrulitate, elata voce, aut incessu, aut aspectu, aut alio quovis modo indecoro: quidam enim extenti ac patentes introeunt ac sedent: nonnulli fracti et molles: alii incurvi et abjecti, qui omnes excessus devitandi sunt, et inter eos mediocrem esse tentandum est. Jam vero sermones cum aegris recte a medico instituantur, sintque graves ac sine soloecismis, docti, non agrestes, neque stolidi semperque monendi aegri, ut bono animo sint.«

51 Ebd., S. 126.

52 Ebd., S. 127.

53 Ebd.

ehrlich. Seine Eleganz besteht auch darin, dass er künstliche Schminke vermeidet.[54]

Die angeführten Beispiele können als Zeugnis für eine historisch bedeutende Entwicklung in der Medizin betrachtet werden, eine Entwicklung, die einen wertvollen Aktualitätsgehalt hat. Autoren deontologischer Texte wie Zerbi, Botallo und de Castro waren sich bewusst, dass ethische und ästhetische Kompetenzen für die Formung eines professionellen Mediziners und für die Gestaltung einer erfolgreichen Arzt-Patienten-Beziehung unverzichtbar sind. Im Zentrum des Kompetenzenkanons, den die drei Autoren entwickelt haben, steht die ärztliche Redekunst. Dass ein guter Redner, insbesondere als Arzt, einfühlsam, taktvoll und höchst aufmerksam auf die kleinsten Zeichen seines Zuhörers reagieren muss, das hatten bereits die antiken Autoritäten mit lehrreichen Exempeln demonstriert. Die frühneuzeitlichen Mediziner, die sich dieser Tradition verpflichtet fühlten, wollten für ihre Zeitgenossen und für heranwachsende Ärztegenerationen Instrumente bereitstellen, um sie in die Lage zu versetzen, sich dem Ideal eines *medicus optimus* anzunähern. Nach der ätzenden Kritik an der Ärzteschaft, deren Gipfel Francesco Petrarca erreicht hatte, musste die sophistisch angehauchte und irreführende ärztliche Wortgewalt zurück zu einer heilsamen Wortkunst geführt werden.[55] Techniken zur Schulung eines ethischen und ästhetischen Habitus sind noch nie zuvor so detailliert wie in den Texten zum *optimus medicus* und *medicus politicus* erarbeitet worden. Das Programm ärztlicher Selbstbeherrschung, das hier entworfen wurde, kann mit der Sorge um sich selbst, wie sie durch die antike Medizin propagiert wurde, verglichen werden.[56] Bezogen auf das Auftreten eines professionellen Mediziners enthält ein solches Programm auch selbstkritische Komponenten. Die Sorge um sich selbst, wie sich diese in der frühneuzeitlichen Medizin herauskristallisiert hat, ist an die Vertreter

54 Ebd., S. 124: »Postulat rerum ordo, ut medicum ita institutum decenti veste ornemus: ac eius vultum accurate delineemus, non fuco ullo quidem, pigmentis, aut lenocinio, sed iis indiciis, quae vere possint compositum animum, et reconditam sapientiam demonstrare. Huic pertinet elegantia a qua gratiosi Ascelpiadae olim, hodie excellentes appellantur medici, et artificem exterius ornat.« Der Hinweis auf das ungeschminkte Gesicht lässt vermuten, dass Ärzte in Norddeutschland zu Beginn des 17. Jahrhunderts der Natur gegebenenfalls mit künstlichen Mitteln nachhalfen.

55 Siehe Francesco Petrarca, Invective contra medicum, Invectiva contra quendam magni status nomine sed nullius scientie aut virtutis, hg. v. Francesco Bausi, Firenze 2005.

56 Sabrina Grimaudo, Difendere la salute. Igiene e disciplina del soggetto in »De sanitate tenda« di Galeno, Napoli 2006; Michel Foucault, Der Gebrauch der Lüste, in: Die Hauptwerke (wie Anm. 10), S. 1154-1370.

eines Berufes gerichtet, die die gesellschaftlichen Erwartungen an sie nicht immer befriedigen können und sich umso intensiver bemühen müssen, wenig zu irren bzw. zu schaden. Die stete Konkurrenz mit anderen heilkundig tätigen Gruppen erhöht den Bedarf nach interner Kohäsion: Ein klares Berufsethos wirkt sich in einem solchen Zusammenhang identitätsbildend und abgrenzend aus. Der Arzt, dem es gelingt diesen Beruf glaubwürdig zu ›verkörpern‹, der in allen Situationen gewissenhaft und *souverän* auftritt, trägt dazu bei, den guten Ruf der Heilkunst zu bewahren. Es wird ihm sogar gelingen, wenn man Gabriele Zerbi Glauben schenken darf, sich über eine bescheidene Herkunft hinwegzusetzen und sich seines professionellen Status würdig zu erweisen.

Den Ausführungen über die Sprache des Arztes, die uns die antiken und humanistischen Ärzte hinterlassen haben, ist die Betonung der Tragweite aller Gespräche zwischen Arzt und Krankem gemeinsam. Das Gewicht des ausgesprochenen Wortes wird schwerer und folgenreicher, wenn die Situation durch ungleiche Abhängigkeit geprägt ist, vor allem aber, wenn der Schweregrad der Krankheit hoch ist. Der Kranke ist körperlich und seelisch vulnerabel. Er ist vom Arzt abhängig. Dies macht ihn aufmerksamer, ja alert und übermäßig sensibel. Das Wissen darum motivierte vormoderne Mediziner, eine kunstvolle Methodik des Zuhörens und des Beobachtens von nonverbalen Zeichen zu entwickeln, die sie befähigte, angemessen und individuell zu reagieren und zu sprechen.

Heute, in Zeiten, in denen die Autonomie des Patienten zum bioethischen Prinzip avanciert ist, mögen derartige Haltungen veraltet erscheinen und zum Schmunzeln anregen.[57] Brauchen die zur Aufklärung verpflichteten Ärztinnen und Ärzte von heute nicht eher die Gabe, sich klar und verständlich zu äußern, damit ihre Patienten in die Lage versetzt werden, autonom zu entscheiden oder kompetent am Prozess der Entscheidungsfindung zu partizipieren? Sind die Zeiten, in denen die wahrhaftige Mitteilung an den Patienten und die integere Rede des Arztes als Grundbedingungen für einen heilsamen Therapieprozess notwendig waren, längst vorbei?

57 Siehe Giovanni Maio, Mittelpunkt Mensch: Ethik in der Medizin. Ein Lehrbuch, Stuttgart 2012, S. 119-149; Franz J. Illhardt, Ungelöste Probleme der Autonomie. Unterwegs zu einem neuen Konzept, in: ders. (Hg.), Die ausgeblendete Seite der Autonomie. Kritik eines bioethischen Prinzips, Berlin 2008, S. 189-203; Dietrich von Engelhardt, Erklären und Verstehen – Karl Jaspers im Kontext der Medizin- und Philosophiegeschichte, in: ders. u. Horst-Jürgen Gerigk (Hg.), Karl Jaspers im Schnittpunkt von Zeitgeschichte, Psychopathologie, Literatur und Film, Heidelberg 2009, S. 17-36.

Nein, denn heute wie vor Jahrhunderten ist die Interaktion zwischen Arzt und Patient ein komplexes, emotionales und durch Sinneswahrnehmungen geleitetes Spiel von Fragen, Antworten, Gegenfragen, stillen Andeutungen und klaren bis mehrdeutigen Zeichen. Die alten, vergessenen Texte über den *optimus medicus* haben für uns heutzutage einen außergewöhnlichen Wert: Dort wird den Lesern, den Medizinern, ein Spiegel vorgehalten. Die Beschreibung der Reaktionen von Kranken und Angehörigen auf bestimmtes Benehmen sowie auf das Aussehen des Arztes, auf seine Stimme, Wortwahl etc. bezeugt, wie aufmerksam und wertschätzend sich manche altehrwürdige Kollegen mit den Wahrnehmungen ihrer Patienten auseinandergesetzt haben. Blickt man auf die eingangs erwähnte psychoonkologische Studie, sieht man, wie zeitüberdauernd, unveränderlich gewisse Wünsche von Betroffenen sind: Eine ruhige Atmosphäre, ein geschützter Raum, eine schlichte unverblümte Art zu reden, Warmherzigkeit und fürsorgliche Aufmerksamkeit, die Kunst der Erhaltung oder der Nicht-Zerstörung von Hoffnung durch wohlüberlegte Worte erinnern deutlich an *affabilitas* und *pietas* des umsichtigen Arztes.

Literaturverzeichnis

Aktionsbündnis Patientensicherheit (Hg.): Reden ist Gold. Kommunikation nach einem Zwischenfall, Bonn 2011.

Bandtlow, Friedrich W. O.: Die Schrift des Gabriel de Zerbis: de cautela medicorum, Leipzig 1925.

Barzizza, Christoforo: Introductorium sive janua ad omne opus practicum (Bergamo), Padua zw. 1434-1440.

–: Collectiones de medici atque aegri ufficio libellus (um die 400 Aphorismen).

Baumgarten, Hans: Galen über die Stimme, Testimonien der verlorenen Schrift, Göttingen 1962.

Bourdieu, Pierre: Die feinen Unterschiede. Kritik der gesellschaftlichen Urteilskraft, Frankfurt a. M. 1982.

Botallo, Leonardo: Tractatus de medici et aegri munere, Lyon 1565.

–: I doveri del medico e del malato, L. Carerj und A. Bogetti Fassone (Hg.), Turin 1981.

De Abanus, Petrus: Conciliator differentiarum philosophorum praecipue medicorum, Venedig 1490.

De Castro, Rodrigo: Tractatus brevis de natura et causis pestis, quae hoc anno MDXCVI Hamburgensem civitatem afflixit, Hamburg 1596.

–: Medicus politicus. Sive de officiis medico-politicis tractatus [...], Hamburg 1614.
Deichgräber, Karl: Medicus gratiosus. Untersuchungen zu einem griechischen Arztbild, Darmstadt 1970, S. 33-38.
Engelhardt, Dietrich v.: Erklären und Verstehen – Karl Jaspers im Kontext der Medizin- und Philosophiegeschichte, in: ders. und Horst-Jürgen Gerigk (Hg.): Karl Jaspers im Schnittpunkt von Zeitgeschichte, Psychopathologie, Literatur und Film, Heidelberg 2009, S. 17-36.
Foucault, Michel: Die Sorge um sich, in: ders.: Die Hauptwerke, übers. von Ulrich Raulff und Walter Seitter, Frankfurt a.M. 2008, S. 1375-1582.
–: Der Gebrauch der Lüste, in: ders.: Die Hauptwerke, übers. von Ulrich Raulff und Walter Seitter, Frankfurt a.M. 2008, S. 1154-1370.
French, Roger K.: The Medical Ethics of Gabriele Zerbi, in: Doctors and Ethics. The Earlier Historical Setting of Medical Ethics, hg. von A. Wear u.a., Amsterdam/Atlanta 2003, S. 72-97.
Gadebusch Bondio, Mariacarla u. Botallo, Leonardo: De via sanguinis – edizione, traduzione ed analisi di un testo riscoperto nel '600, in: Medicina nei secoli, Journal of History of Medicine 17 (2005), H. 3, S. 663-694.
Gadebusch Bondio, Mariacarla: Verità e menzogna nel dialogo tra medico e paziente (XV-XVII), in: I castelli di Yale. Quaderni di filosofia (La conversazione: un tema fra storia, arte e filosofia dal medioevo al Settecento) 12 (2012), S. 71-85.
Galen: Hippocratis Epidem. VI et Galeni in illum commentarius II., in: C. G Kühn, Claudii galena opera omnia, Leipzig 1821-1833, Bd. XVII 1-B.
Grimaudo, Sabrina: Difendere la salute. Igiene e disciplina del soggetto in »De sanitate tenda« di Galeno, Napoli 2006.
Hippokrates: Prognostic, in: Gesamtausgabe, Bd. 2, Cambridge 2006.
–: Aphorisms, in: Gesamtausgabe, Bd. 4, Cambridge 2006.
–: Epidemics 6, in: Gesamtausgabe, Bd. 7, Cambridge 2006.
–: Über die alte Medizin, hg. u. übers. v. C. Schubert und W. Leschhorn, Düsseldorf/Zürich 2006, S. 285-86.
Illhardt, Franz J.: Ungelöste Probleme der Autonomie: Unterwegs zu einem neuen Konzept, in: ders. (Hg.): Die ausgeblendete Seite der Autonomie. Kritik eines bioethischen Prinzips, Berlin 2008, S. 189-203.
Kellenbenz, Hermann: Sephardim an der unteren Elbe. Über ihre wirtschaftliche und politische Bedeutung vom Ende des 16. bis zum Beginn des 18. Jahrhunderts, Wiesbaden 1958.

Linden, David E. J.: Gabriele Zerbi's De cautelis medicorum and the Tradition of Medical Prudence, in: Bulletin of the History of Medicine 73 (1999), H. 1, S. 19-37.

Maio, Giovanni: Mittelpunkt Mensch: Ethik in der Medizin. Ein Lehrbuch, Stuttgart 2012.

Morris, Manuel, Die Schrift des Albertus Zancariis aus Bologna »De cautelis medicorum habendis«, Leipzig 1914.

O'Donnell, Michael: The Night Bernard Shaw taught us a lesson, in: British Medical Journal 333 (2006), S. 1338 ff.

Petrarca, Francesco: Invective contra medicum, Invectiva contra quendam magni status nomine sed nullius scientie aut virtutis, hg. v. Francesco Bausi, Firenze 2005.

Platon: Nomoi/Gesetze, in: Platon. Werke in acht Bänden. Griechisch und Deutsch, bearb. und übers. v. Klaus Schöpsdau, Bd. 8, IV, Darmstadt 2005.

Ptacek J. T. u. Ptacek, John J.: Patients' Perceptions of Receiving Bad News about Cancer, in: Journal of Clinical Oncology 19 (2001), H. 21, S. 4160-4164.

Villanova, Arnaldo de: De cautelis medicorum (13.-14 Jh.), in: ders.: Arnaldi Villanovani philosophi et medici summi opera omnia, Basel 1585, Sp. 1533-1558.

Wigger, Anne: Vom ›metasanos‹ zum ›médico perfecto‹. Zum literarischen Bild des Arztes im Spanien des 16. Jahrhunderts, Berlin 2001.

Zerbi, Gabriele: Quaestiones metaphysicae, Bologna 1482.

–: Opus perutile de cautelis medicorum editum a clarissimo philosopho ac medico magistro Gabriele Zerbo veronense theorice medicine ordinariam studii patavini publice legente sub anno domini MCCCCLXXXXV, (Christophorus de Pensis), Venedig 1495

–: Gerontocomia: On the Care of the Aged, and Maximianus, Elegies on Old Age and Love, übers. aus dem Lateinischen von L. R. Lind, Philadelphia, 1988.

–: Gerontocomica, scilicet de senum cura, atque victu, Rom 1489.

–: Liber anathomie, Venedig 1502.

–: Anatomia infantis postum, hg. v. Johannes Dryander, Marburg 1537.

Auswahlbibliographie

aus dem Werk Dietrich von Engelhardts

Hegels philosophisches Verständnis der Krankheit, in: Sudhoffs Archiv 59 (1975), S. 225-246.

mit Heinrich Schipperges: Die inneren Verbindungen zwischen Philosophie und Medizin im 20. Jahrhundert, Darmstadt 1980.

Teleologie in der Medizin des 20. Jahrhunderts, in: Neue Hefte für Philosophie 20 (1981), S. 72-93.

Normalität und Krankheit, in: Hans Schaefer (Hg.): Funk-Kolleg »Umwelt und Gesundheit – Aspekte einer sozialen Medizin«, Bd. 1, Frankfurt a. M. 1982, S. 39-61.

mit Johann Glatzel u. Adrian Holderegger: Abweichung und Norm, in: Franz Böckle u. a. (Hg.): Christlicher Glaube in moderner Gesellschaft, Bd. 16, Freiburg i. Br. 1982, S. 5-58.

Philosophische Grundlagen der Psychiatrie des 20. Jahrhunderts, in: Werner Janzarik (Hg.): Psychopathologische Konzepte der Gegenwart, Stuttgart 1982, S. 4-18.

Zur Subjektivität und Ethik des Kranken in historischer Sicht, in: Hero Silomon (Hg.): Technologie in der Medizin. Folgen und Probleme, Stuttgart 1983, S. 105-117.

Medizin in ihren Beziehungen zur Philosophie im Zeitalter der Aufklärung, in: Mitteilungen der Technischen Universität Carolo-Wilhelmina zu Braunschweig 18 (1983), H. 1, S. 59-65.

Schellings philosophische Grundlegung der Medizin, in: Hans Jörg Sandkühler (Hg.): Natur und geschichtlicher Prozeß: Studien zur Naturphilosophie F. W. J. Schellings, Frankfurt a. M. 1984, S. 305-325.

Virtue and medicine during the enlightenment in Germany, in: Earl E. Shelp (Hg.): Virtue and medicine. Explorations in the character of medicine, Dordrecht 1985, S. 63-79.

Philosophie und psychiatrische Praxis, in: Werner Janzarik (Hg.): Psychopathologie und Praxis, Stuttgart 1985, S. 1-16; span.: Filosofía y praxis psiquiátrica, in: Dietrich v. Engelhardt, José Alberto Mainetti, Roberto Cataldi Amatriain, Luisa Meyer (Hg.): Bioética y Humanidades Médicas, Buenos Aires 2004, S. 147-163.

Der Umgang des Kranken mit der Krankheit im Medium der Literatur, in: Helmut Piechowiak (Hg.): Ethische Probleme der modernen Medizin, Mainz 1985, S. 158-176.

Kausalität und Konditionalität in der modernen Medizin, in: Heinrich Schipperges (Hg.): Pathogenese. Grundzüge und Perspektiven einer Theoretischen Pathologie, Berlin 1985, S. 32-58.

Mit der Krankheit leben. Grundlagen und Perspektiven der Copingstruktur des Patienten, Heidelberg 1986.

Changing health concepts in historical perspective, in: B.Z. Nizetic, H.G. Pauli u. P.-G. Svensson (Hg.): Scientific approach to health and health care, Kopenhagen 1986, S. 131-140.

Alternativmedizin versus Reparaturmedizin, in: Anders leben, Lüneburg 1989, S. 83-99.

Hg.: Ethik im Alltag der Medizin: Spektrum der medizinischen Disziplinen, Berlin 1989, Basel ²1997, ital. Milano 1994, lit. Vilnius 1997, türk. Istanbul 2000, ²2001, estn. Tartu 2002.

Humanität auch in der Sprache der Medizin. Aufgaben, Chancen und Gefahren, in: Katholischer Krankenhausverband Deutschlands e.V. (Hg.): Humanität auch in der Sprache – ein Anspruch an das Katholische Krankenhaus, Freiburg i.Br. 1990, S. 7-28.

L'uomo, entità biologica e persona, in: Paolo Cattorini (Hg.): Scienza ed etica nella centralità dell'uomo, Milano 1990, S. 51-59.

Medizin in der Literatur der Neuzeit, Bd. 1-2, Hürtgenwald 1991 u. 2000.

The Principle of subjectivity (V.v. Weizsäcker) in the anthropological medicine of the 20th century, in: Rudolf Käser u. Vera Pohland (Hg.): Disease and medicine in modern German cultures, Ithaca 1990, S. 120-130; span.: El principio de la subjetividad (Viktor von Weiszäcker) en la antropología médica del siglo XX, in: Dietrich v. Engelhardt, José Alberto Mainetti, Roberto Cataldi Amatriain, Luisa Meyer (Hg.): Bioética y Humanidades Médicas, Buenos Aires 2004, S. 65-74.

Von der Stilistik des ganzen Lebens zum Haferschleim. Das 19. Jahrhundert als Wendepunkt in der Geschichte der Diätetik, in: Uwe Schultz (Hg.): Speisen, Schlemmen, Fasten. Eine Kulturgeschichte des Essens, Frankfurt a.M. 1993, ²1995, S. 285-298.

Cultura e medicina, in: Salvino Leone u. Salvatore Privitera (Hg.): Dizionario di bioetica, Acireale 1994, S. 215-221; auch in: Salvino Leone u. Salvatore Privitera (Hg.): Nuovo dizionario di bioetica, Arcireale 2004, S. 263-269.

Wissenschaft und Philosophie der Natur um 1800. Prinzipien, Dimensionen, Perspektiven, in: Kai Torsten Kanz (Hg.): Philosophie des Organischen in der Goethezeit. Studien zu Werk und Wirkung des Naturforschers Carl Friedrich Kielmeyer (1765-1844), Stuttgart 1994, S. 252-269.

Die Arzt-Patient-Beziehung in Geschichte und Gegenwart, in: Ulmensien. Schriftenreihe der Universität Ulm 8 (1994), S. 9-22.

Health and disease. History of the concepts, in: Warren T. Reich (Hg.): Encyclopedia of bioethics, Bd. 2, New York ^{2}1995, S. 1085-1092; ^{3}2004, S. 1057-1065 (hg.v. Stephen G. Post).

Wahrheit am Krankenbett im geschichtlichen Überblick, in: PRAXIS Schweizerische Rundschau 14 (1996), S. 432-439.

Von den Grenzen der Medizin und der Macht der Freundschaft: »Ein ärztliches Gutachten« in *A Tale of Two Cities* (1859) von Charles Dickens in medizinhistorischer Sicht, in: Klaus Manger (Hg.): Die Wirklichkeit der Kunst und das Abenteuer der Interpretation, Festschrift für Horst-Jürgen Gerigk, Heidelberg 1999, S. 93-107.

Krankheit, Schmerz und Lebenskunst: Eine Kulturgeschichte der Körpererfahrung, München 1999.

Il rapporto medico-paziente in mutamento. Iieri, oggi, domani, in: Medicina e Morale (1999), S. 265-299; auch in: Carmelo Palmisano (Hg.): Fondamenti di bioetica, Potenza 2001, S. 53-71.

Gesundheit und Krankheit im Wandel der Kulturgeschichte, in: Wolfgang Schlicht u. Hans Hermann Dickhuth (Hg.): Gesundheit für alle: Fiktion oder Realität?, Stuttgart 1999, S. 13-35.

Chancen und Grenzen der Medizin aus anthropologischer Sicht, in: Heinrich Günther u. Gerhard Ehninger (Hg.): Tradition und Fortschritt in der Onkologie; Regensburg 1999, S. 13-29.

Subjectivity and ethics: the patient, in: The Lancet 354 (2000), S. 47.

Krebs in der Literatur zwischen Phänomenologie und Symbolik, in: Wolfgang Eckart (Hg.): 100 years of organized cancer research, Stuttgart 2000, S. 191-196.

mit Horst-Jürgen Gerigk, Guido Pressler u. Wolfram Schmitt (Hg.): Schmerz in Wissenschaft, Kunst und Literatur, Hürtgenwald 2000.

Il sollievo della sofferenza nella storia della medicina, in: Elio Sgreccia (Hg.): Storia della medicina e storia dell'etica medicina verso il terzo millenio, Soveria Mannelli 2000, S. 7-22.

Begriff und Aspekte der Tiefenpsychologie in historischer Sicht, in: Manfred Cierpka u. Peter Buchheim (Hg.): Psychodynamische Konzepte, Berlin 2001, S. 5-12.

Krankheitsbegriff, Behandlungsziel und Therapeut-Patienten-Beziehung im Wandel der Geschichte, in: Gunter Kruse u. Stefan Gunkel (Hg.): Psychotherapie in der Zeit – Zeit in der Psychotherapie, Hannover 2001, S. 139-156.

Das Bild des Arztes in medizinhistorischer Sicht, in: Karl Huth (Hg.): Arzt – Patient. Zur Geschichte und Bedeutung einer Beziehung, Tübingen 2001, S. 31-47.

Neurose und Psychose in der Medizin um 1900, in: Thomas Sprecher (Hg.): Literatur und Krankheit im Fin de Siècle (1890-1914). Thomas Mann im europäischen Kontext, Frankfurt a.M. 2002, S. 213-231.
Therapie als Kultur – Kultur als Therapie, in: Hermes A. Kick (Hg.): Ethisches Handeln in den Grenzbereichen von Medizin und Psychologie (= Ethik interdisziplinär, 4), Münster 2002, S. 10-23.
Ethos und Ethik des Kranken in Vergangenheit und Gegenwart – Rechte, Pflichten, Tugenden, in: Zeitschrift für medizinische Ethik 49 (2003), S. 3-19.
Prinzipienethik versus Tugendethik in der Medizin, in: Manfred Oehmichen, Hans-Jürgen Kaatsch u. Hartmut Rosenau (Hg.): Praktische Ethik in der Medizin, Lübeck 2003, S. 37-52.
Die Welt der Medizin im Werk von Thomas Mann, in: Michael Braun u. Birgit Lermen (Hg.): man erzählt Geschichten, formt die Wahrheit. Thomas Mann – Deutscher, Europäer, Weltbürger, Frankfurt a.M. 2003, S. 257-290.
Il dialogo fra medicina e filosofia in Kant nel contesto storico, in: Corrado Bertani u. Maria Antonietta Pranteda (Hg.): Kant e il conflitto delle facoltà, Bologna 2003, S. 253-265.
Jaspers und die Psychopathologie im Dialog von Medizin und Philosophie, in: Giorgio Penzo (Hg.): Karl Jaspers: Esistenzialismo e scienze umane, Pisa 2003, S. 181-190.
Schmerz und Leiden im Dialog von Natur und Kultur, in: Peter Stulz (Hg.): Theologie und Medizin, Zürich 2004, S. 13-34.
Disease between phenomenology and symbolism in literature, in: Angela Locatelli (Hg.): La conoscenza della letteratura. The knowledge of literature, Bergamo 2004, S. 153-172.
Kunst des Sterbens – Sterben in der Kunst, in: Hermes Andreas Kick, Jochen Taupitz (Hg.): Ethische Orientierung in Grenzsituationen des Lebens: Lebenskunst und Sterbekunst, Sterbebegleitung und Trauerarbeit (= Affekt, Emotionen, Ethik, 1), Münster 2004, S. 115-126.
Misslungenes und gelingendes Sterben in der Literatur, in: Andrea Braunberger-Myers u. Kurt W. Schmidt (Hg.): Ars moriendi – die Kunst des (gesegneten) Sterbens, Frankfurt a.M. 2004, S. 9-39.
Vom Geist der Psychotherapie – Stationen und Impulse im historischen Kontext, in: Otto F. Kernberg, Birger Dulz u. Jochen Eckert (Hg.): Wir: Psychotherapeuten – über sich und ihren »unmöglichen« Beruf, Stuttgart 2005, S. 222-234.
Vom Dialog der Medizin und Literatur im 20. Jahrhundert, in: Bettina von Jagow u. Florian Steger (Hg.): Repräsentationen. Medizin und Ethik in Literatur und Kunst der Moderne, Heidelberg 2004, S. 21-40.

Vom Sinn der Sinne im Dialog zwischen Natur und Kultur oder vom Geist der Synästhesie, in: Dietrich v. Engelhardt und Rainer Wild (Hg.): Geschmackskulturen. Vom Dialog der Sinne beim Essen und Trinken, Frankfurt a.M 2005, S. 17-33.

Medizin zwischen Kunst und Wissenschaft, in: Dietrich v. Engelhardt u. Felix Unger: Ästhetik und Ethik in der Medizin, Weimar 2006, S. 65-82.

Lebenskunst (ars vivendi): Kunst des Krankseins (ars aegrotandi) und Kunst des Sterbens (ars moriendi), in: Zeitschrift für medizinische Ethik 52 (2006), S. 239-248.

Anthropologische Medizin – historische Entwicklung, Perspektiven der Zukunft, in: Peter Stulz, Dominic Kaegi u. Enno Rudolph (Hg.): Philosophie und Medizin, Zürich 2006, S. 23-37.

Therapy as art – art as therapy, in: Angela Locatelli (Hg.): La conoscenza della letteratura. The knowledge of literature, Bd. 6, Bergamo 2007, S. 123-136.

Das Ignorabimus Du Bois-Reymonds in Medizin und Psychiatrie, in: Kurt Bayertz, Gerhard Myriam u. Walter Jaeschke (Hg.): Weltanschauung, Philosophie und Naturwissenschaft im 19. Jahrhundert. 3: Der Ignorabimus-Streit, Hamburg 2007, S. 98-116.

Il tema della vulnerabilità. Riflessioni a partire dalla dichiarazione dell'Unesco, in: Fabrizio Turoldo (Hg.): La globalizzazione della bioetica, Roma 2008, S. 143-155.

Medizin zwischen Wissenschaft und Kunst, in: Wiener klinische Wochenschrift 120 (2008), S. 715-722.

Geisteskrankheit im Medium der Literatur, in: Zeitschrift für medizinische Ethik 54 (2008), S. 221-234.

Das kranke und sterbende Kind im Medium der Literatur der Neuzeit, in: Bettina von Jagow u. Florian Steger (Hg.): Jahrbuch Medizin und Literatur 2 (2008), S. 155-176.

Erklären und Verstehen – Karl Jaspers im Kontext der Medizin- und Philosophiegeschichte, in: Dietrich v. Engelhardt u. Horst –Jürgen Gerigk (Hg.): Karl Jaspers im Schnittpunkt von Zeitgeschichte, Psychopathologie, Literatur und Film, Heidelberg 2009, S. 17-36.

Spiegare e comprendere in medicina e psichiatria, in: Pierdaniele Giaretta, Antonio Moretto, Gian Franco Gensini u. Marco Trabucchi (Hg.): Filosofia della medicina. Metodo, modelli, cura ed errore, Bologna 2009.

Dimensionen der Sprache in Grenzsituationen, in: Hans Werner Ingensiep u. Theda Rehbock, (Hg.): »Die rechten Worte finden …«. Sprache und Sinn in Grenzsituationen des Lebens, Würzburg 2009, S. 20-37.

Sinn durch Heilung? Heilung durch Sinn? Medizin zwischen Heilkunde und Heilkunst, in: Gerhard Schaefer, (Hg.): Nicht-gebildete Bildung? Schule auf der Suche nach Sinn, Frankfurt a.M. 2009, S. 188-214.

Illusion Gesundheit – ein Plädoyer für das fragmentarische Leben aus medizinhistorisch-ethischer Sicht, in: Markus Höfner, Stephan Schaede u. Günter Thomas (Hg.): .Endliches Leben. Interdisziplinäre Zugänge zum Phänomen der Krankheit, Tübingen 2010, S. 3-24.

Euthanasie in Geschichte und Gegenwart – im Spektrum zwischen Lebensbeendigung und Sterbebeistand, in: Sybille Gerstengarbe, Joachim Kaasch, Michael Kaasch, Andreas Kleinert u. Benno Parthier (Hg.): Vorträge und Abhandlungen zur Wissenschaftsgeschichte 2010 (= Acta Historica Leopoldina, 55), Halle/Saale 2010, S. 187-212.

F.M. Dostojewskij: *Der Spieler.* Phänomene, Ursachen, Ziele und Symbolik einer Sucht, in: Dostoevsky Studies, n.s. 14 (2010), S. 89-114.

Die soziale Welt des Kranken im Medium der Literatur. Angehörige – Freunde – Gesellschaft, in: Hartmut Remmers (Hg.): Pflegewissenschaft im interdisziplinären Dialog, Osnabrück 2011, S. 73-92.

Erklären und Verstehen in der Psychiatrie. Genese und Bedeutung im Kontext der Medizin- und Philosophiegeschichte, in: Zeitschrift für medizinische Ethik 47 (2011), S. 99-112.

Ars longa, vita brevis: Historischer Hintergrund und aktuelle Bedeutung des hippokratischen Aphorismus, in: Hippokrates heute I. Imago Hominis 28 (2011), S. 93-102.

Rechte, Pflichten und Tugenden in Gesundheit und Krankheit, in: Lebensstil und Verantwortung. Imago Hominis 18 (2011), S. 161-170.

Schuld und Sühne, Verbrechen und Strafe im Spiegel der Kultur- und Medizingeschichte, in: Hermes Andreas Kick u. Wolfram Schmitt (Hg.): Schuld. Bearbeitung, Bewältigung, Lösung. Strukturelle und prozessdynamische Prozesse (= Affekt, Emotion, Ethik,10), Berlin 2011, S. 21-43.

Krankheit als Schicksal und Chance. Wandel und Kontinuität im Spiegel der Medizin- und Kulturgeschichte, in: Giovanni Maio (Hg.): Abschaffung des Schicksals? Menschsein zwischen Gegebenheit des Lebens und medizin-technischer Gestaltbarkeit, Freiburg i.Br. 2011, S. 146-175.

Altern und Alter im Medium der Literatur und Künste, in: Giovanni Maio (Hg.): Altwerden ohne alt zu sein? Ethische Grenzen der Anti-Aging-Medizin, Freiburg i.Br. 2011, S. 299-324.

Einführung, in: Dietrich v. Engelhardt (Hg.): Verrat. Geschichte, Medizin, Philosophie, Kunst, Literatur, Heidelberg 2012, S. 1-5.

Alexander von Humboldt – Wissenschaft, Philosophie, Kunst und Philosophie im Dialog, in: focus uni lübeck 29 (2012), S. 6-15.

Die Autorinnen und Autoren

DIETRICH VON ENGELHARDT, Prof. Dr. phil. med. habil., em. Univ.-Prof. für Medizin- und Wissenschaftsgeschichte. 1969 Promotion in Heidelberg in Philosophie. Mitarbeiter eines kriminologischen Forschungsprojektes und kriminaltherapeutische Tätigkeit am Institut für Kriminologie Heidelberg. Seit 1971 parallel Assistent am Heidelberger Institut für Geschichte der Medizin. 1976 Habilitation in der Fakultät für Naturwissenschaftliche Medizin Heidelberg und Ernennung zum Professor. 1983-2007 Direktor des Instituts für Medizin-und Wissenschaftsgeschichte der Universität zu Lübeck. 1993-1996 Prorektor der Universität. 1995 Aufnahme in die Deutsche Akademie der Naturforscher Leopoldina. 1998-2002 Präsident der Akademie für Ethik in der Medizin. Seit 1998 Dozent an der Internationalen Hochschule für Kunsttherapie und Kreativpädagogik in Bad Wildbad/Hamburg. 2000-2004 Vorsitzender der Ethikkommission der Universität zu Lübeck, 2003-2007 Vorsitzender des Klinischen Ethikkomitees der Universität zu Lübeck. 2001-2010 Vizepräsident des Landeskomitees für Ethik in Südtirol. 2008-2011 Komm. Direktor des Instituts für Geschichte und Ethik der Medizin der Technischen Universität München. Seit 2009 Dozent der Asklepios Medical School Budapest/Hamburg.

Forschungsschwerpunkte: Theorie der Medizin und Naturwissenschaften; Geschichte der Medizinischen Ethik; Ethik im Medizinstudium; Medizin in der Literatur der Neuzeit; Naturphilosophie Schellings und Hegels; Naturwissenschaften und Medizin in Idealismus und Romantik; Umgang des Kranken mit der Krankheit (Coping); Selbstverständnis der Naturwissenschaftler und Mediziner in der Geschichte; Biographien von Naturwissenschaftlern und Medizinern; Europäische Wissenschaftsbeziehungen im 18. und 19. Jahrhundert.

Mariacarla Gadebusch Bondio, Prof. Dr. phil. rer. medic., ist Philosophin und Medizinhistorikerin. Nach der Promotion an der Freien Universität Berlin (1995) und Forschungsaufenthalten an der Herzog August Bibliothek (Wolfenbüttel) erfolgte 2003 die Habilitation an der Medizinischen Fakultät der Universität Greifswald zum Thema »Medizinische Ästhetik und plastische Chirurgie zwischen Antike und früher Neuzeit«. Sie leitet seit April 2011 das Institut für Geschichte und Ethik der Medizin an der Technischen Universität München. Forschungsschwerpunkte: Medizin und Philosophie (Medizinische Ästhetik, Norm und Abweichung in medizinisch-anthropologischen Körpermodellen und Menschentypologien, 16. bis 20. Jh.) Medizinische Kultur- und Ethikgeschichte (Genese und Herausbildung medizinischer Ethik; Anatomie und Präparierpraxis; Kulturgeschichte des Blutes; Kulturgeschichte der Hand); Geschichte der Psychiatrie (Entwicklung und Institutionalisierung der Kriminalanthropologie, 19. bis 20. Jh.)

Publikationenauswahl: Konzepte des Humanen. Ethische und kulturelle Herausforderungen (Hg. mit Hania Siebenpfeiffer), Freiburg/München 2012; Medizinische Ethik in der DDR – Erfahrungswert oder Altlast? (Hg. mit Hartmut Bettin), Berlin 2010; Die Hand – Elemente einer Medizin- und Kulturgeschichte (Hg.), Berlin 2010; Wissen und Gewissen – Historische Untersuchungen zu den Zielen von Wissenschaft und Technik (Hg. mit Thomas Stamm-Kuhlmann), Berlin 2009; Exempla medicorum. Die Ärzte und ihre Beispiele (14. bis 18. Jh.), (Hg. mit Thomas Ricklin), Florenz 2008; Medizinische Ästhetik. Kosmetik und plastische Chirurgie zwischen Antike und früher Neuzeit (Humanistische Bibliothek, Reihe 1, Abhandlungen 52), München 2005; Blood in History and Blood Histories (Micrologus' Library, Bd. 13), Florenz 2005.

Matthias Bormuth, Prof. Dr., Heisenbergprofessur für Vergleichende Ideengeschichte im Karl-Jaspers-Haus der Universität Oldenburg. Nach dem Medizinstudium Promotion zu Karl Jaspers mit dem Titel »Lebensführung in der Moderne. Karl Jaspers und die Psychoanalyse« (Stuttgart 2010). Medizinethische Habilitation »Ambivalenz der Freiheit. Suizidales Denken im 20. Jahrhundert« (Göttingen 2008). Nach längeren Assistentenjahren am Tübinger Institut für Ethik und Geschichte der Medizin Humboldt- und Heisenberg-Stipendiat für Comparative Intellectual History an der City University und der Columbia University in New York. Publikationen zur Medizingeschichte und -ethik, sowie zur Kulturwissenschaft und Ideengeschichte. Mitherausgeber der »Korrespondenzen« von Karl Jaspers im Wallstein Verlag und gemeinsam mit Dietrich v. Engelhardt verantwortlich für den Band »Psychiatrie – Medizin – Naturwissenschaften«, der im Herbst 2012 erscheinen wird.

Gian Franco Frigo, Prof. Dr. phil., war bis zu seiner Emeritierung (2011) Professor für Geschichte der Philosophie an der Universität Padua. Seine Haptinteressen gelten dem Deutschen Idealismus, insbesondere der Naturphilosophie Goethes, Schellings und Hegels, sowie den Beziehungen zwischen Philosophie und Wissenschaft in der Moderne. Er leitet die Reihe »Schellinghiana« (Istituto Italiano di Studi Filosofici, Neapel), ist Mitglied des Beirats der »Internationalen Schelling-Gesellschft« und des wissenschaftlichen Beirats der Reihe »Wissenschaftskultur um 1900« (Franz Steiner Verlag, Stuttgart).

Publikationsauswahl: »Die bessere Richtung der Wissenschaften«. Schellings »Vorlesungen ueber die Methode des akademischen Studiums« als Wissenschafts- und Universitätsprogramm, Stuttgart 2011 (zusam. mit Paul Ziche); Von der spekulativen Rolle des Lichts in Schellings Naturphilosophie. In: Dietzsch, S. u. Ludwig, A. (Hg.): Achim von Arnim und sein Kreis, Berlin 2010; Bildungskraft und Bildungstrieb bei Kant. In: Ernst-Otto Onnasch (Hg.), Kants Philosophie der Natur. Ihre Entwicklung im Opus postumum und ihre Wirkung, Berlin 2009.

Horst-Jürgen Gerigk, Prof. Dr. phil., lehrt seit 1974 als Professor für Russische Literatur und Allgenmeine Literaturwissenschaft an der Universität Heidelberg. Zu seinen Arbeitsgebieten gehören die russische, deutsche und amerikanische Literatur, die Geschichte der Ästhetik von Kant bis Heidegger sowie der Hollywood-Film. Er war von 1998 bis 2004 Präsident der Internationalen Dostojewskij-Gesellschaft, ist seit 2008 korrespondierendes Mitglied der Akademie der Wissenschaften zu Göttingen und wurde für das Wintersemester 2011/12 mit der »Humboldt-Professur« der Universität Ulm ausgezeichnet. Jüngste Veröffentlichungen: Ein Meister aus Russland. Beziehungsfelder der Wirkung Dostojewskijs. Vierzehn Essays, Heidelberg 2010; Puschkin und die Welt unserer Träume. Zwölf Essays zur russischen Literatur des 19. und 20. Jahrhunderts, Ulm 2011.

Frederick Gregory, Prof. Dr. phil., ist emeritierter Professor für Wissenschaftsgeschichte an der Universität von Florida. Er hat an der Universität von Harvard promoviert und wurde danach an das History Department nach Florida berufen. Seine Forschungsschwerpunkte liegen in der Geschichte der Naturwissenschaft in Deutschland während der 18. und 19. Jahrhunderts. Sein Interesse gilt vor allen Dingen dem

Verhältnis von Naturwissenschaft und Religion. Wichtige Veröffentlichungen: »Proto-monism in German Philosophy, Theology, and Science, 1800-1845«, in: Monism: Science, Philosophy, Religion, and the History of a Worldview, New York 2012; Natural Science in Western Civilization, 2 Bde., Boston 2007.

HANS WERNER INGENSIEP, Prof. habil. Phil., Dr. rer. nat., Biologe und Philosoph, lehrte von 2003 bis 2008 am Institut für Medizin- und Wissenschaftsgeschichte der Universität zu Lübeck. Seitdem lehrt er Philosophie, Bioethik und Wissenschaftsgeschichte an der Universität Duisburg-Essen am Institut für Philosophie und am Zentrum für Medizinische Biologie. Unter dem Direktorium von Prof. Dr. Dietrich von Engelhardt wurde ein BMBF-Projekt zur Sprache in der Medizin initiiert. Die Ergebnisse wurden publiziert als: »Die rechten Worte finden …« Sprache und Sinn in Grenzsituationen des Lebens. Würzburg. 2009 (hg. v. Hans Werner Ingensiep und Theda Rehbock).

Aktuelle Buchpublikation: Der kultivierte Affe. Philosophie, Geschichte und Gegenwart, Stuttgart 2012.

HERMES A. KICK, Prof. Dr. med., ist Direktor des Instituts für medizinische Ethik, Grundlagen und Methoden der Psychotherapie und Gesundheitskultur Heidelberg-Mannheim, IEPG und Professor für Psychiatrie der Universität Heidelberg. Er ist Mitglied der Akademie für Ethik in der Medizin Göttingen und Mitglied der Europäischen Akademie der Wissenschaften und Künste, Wien – Salzburg. Neben zahlreichen wissenschaftlichen Publikationen zum Problemkreis der klinischen Psychiatrie setzte er sich in den letzten Jahren verstärkt auf der Grundlage eines anthropologischen Ansatzes mit ethischen Aspekten des therapeutischen Prozesses auseinander. Psychotherapeutisch vertritt er einen tiefenpsychologisch fundierten, in vielen und wesentlichen Punkten schulübergreifenden integrativen Ansatz, der sich an anthropologischen Konstanten, die geisteswissenschaftlich und kulturwissenschaftlich ausgewiesen sind, ebenso orientiert wie an empirischen Effizienzkriterien.

Literatur zum Thema: Grenzsituation und Wertebildung – eine prozessdynamische Interpretation nach Karl Jaspers, in: Engelhardt, D. von, Gerigk H.-J. (Hg.): Karl Jaspers im Schnittpunkt von Zeitgeschichte, Psychopathologie, Literatur und Film. Heidelberg 2009, S. 73-88; Identität und personale Verantwortung als Grundlage von Vertrauen, in: Kick H., Unger F. (Hg.): Verantwortung und Vertrauen. Grundlage einer zukunftsfähigen Gesellschaft. Heidelberg 2009, S. 89-102

Gerrit Hohendorf, PD, Dr. med., ist Facharzt für Psychiatrie und Psychotherapie und Privatdozent an der Technischen Universität München. Er arbeitet als wissenschaftlicher Assistent am Institut für Geschichte und Ethik der Medizin der Technischen Universität München und leitet das Motivationsprogramm für Menschen mit Abhängigkeitserkrankungen an der Toxikologischen Abteilung des Klinikums rechts der Isar, München. Seine Forschungsschwerpunkte liegen im Bereich der Geschichte der Psychiatrie, der Geschichte der Medizin im Nationalsozialismus und der Geschichte und Ethik der Sterbehilfe und der Reproduktionsmedizin. Zusammen mit dem NS-Dokumentationszentrum München und dem »Arbeitskreis Psychiatrie und Fürsorge im Nationalsozialismus« wirkt er am Gedenkbuch für die ermordeten Psychiatriepatienten in München und an einem Zeitzeugenprojekt zu den nationalsozialistischen Medizinverbrechen in München mit.

Publikationsauswahl: Die nationalsozialistische »Euthanasie«-Aktion »T4« und ihre Opfer (Hg. mit Maike Rotzoll, Petra Fuchs und anderen), Paderborn 2010; »Das Vergessen der Vernichtung ist Teil der Vernichtung selbst«. Lebensgeschichten von Opfern der nationalsozialistischen »Euthanasie« (Hg. zusammen mit Maike Rotzoll, Petra Fuchs, Ulrich Müller und Paul Richter), Göttingen 2007.

Ingrid Kästner, Prof. Dr. med., ist Fachärztin für Pharmakologie und Toxikologie (Schwerpunkt Psychopharmakologie), war bis 2007 Professorin für Medizingeschichte am Karl-Sudhoff-Institut für Geschichte der Medizin und der Naturwissenschaften in Leipzig und leitet jetzt an der Akademie gemeinnütziger Wissenschaften zu Erfurt die Projektgruppe »Europäische Wissenschaftsbeziehungen«. Forschungsschwerpunkte sind die Geschichte der Neurowissenschaften und die europäischen Wissenschaftsbeziehungen, insbesondere die deutsch-russischen Beziehungen in Medizin und Naturwissenschaften im 19. und 20. Jahrhundert.

Letzte Buchpublikationen: Wissenschaftskommunikation in Europa im 18. und 19. Jahrhundert (Hg.), Aachen 2009; mit Sorokina, M. J., Zur Geschichte der Homöopathie im post-revolutionären Russland und der UdSSR. Nach Dokumenten aus dem Archiv des russischen Homöopathen Dr. med. Nikolaj E. Gabrilovič (1865-1941), Essen 2010; Botanische Gärten und botanische Forschungsreisen (Hg. mit Kiefer, J.), Aachen 2011; Beschreibung, Vermessung und Visualisierung der Welt (Hg. mit Kiefer, J.), Aachen 2012.

Karl Ludwig Kohlwage, Bischof i.R., geboren 1933 in Salzgitter und in Lübeck aufgewachsen. Theologiestudium in Hamburg, Heidelberg und Chicago, Vikar in einer deutschstämmigen Gemeinde in Kansas, danach in Lübeck. 10 Jahre Pastor in Flensburg, 20 Jahre Propst (Dekan) im Kirchenkreis Stormarn bei Hamburg, 1991 – 2001 Bischof der Nordelbischen Evangelisch-Lutherischen Kirche für den Sprengel Holstein-Lübeck und Vorsitzender der Kirchenleitung. Schwerpunkte waren Diakonie und Medienarbeit (Vorsitzender des Diakonischen Rates der EKD, NDR Rundfunkrat, Hamburgische Anstalt für neue Medien, langjährige praktische Mitarbeit für die Kirche im Rundfunk), als Vorsitzender der EKD-Kommission für Ausländerfragen und ethnische Minderheiten in die Zuwanderungskommission der Bundesregierung berufen und besonders mit der Asyl- und Flüchtlingsproblematik befasst. Verheiratet mit Renate Kohlwage, zwei erwachsene Kinder.

Helmut Koopmann, Prof. Dr. phil. Dr. h.c., hat in Bonn und Münster Germanistik, Anglistik und Philosophie studiert; er wurde 1960 promoviert, habilitierte sich 1968 in Bonn und war von 1969-1974 Ordentlicher Professor für Neuere deutsche Philologie an der Universität Bonn und ab 1974 Ordentlicher Professor für Neuere deutsche Literaturwissenschaft an der Universität Augburg. Er nahm zahlreiche Gastprofessuren in den USA (University of Kansas; University of North Carolina; Washington University; University of California at Davis), in Südafrika (University of Johannesburg), China (Peking University), Italien (Istituto universitario orientale, Napoli) und Indien (University of Mumbai) wahr. Die University of Johannesburg verlieh ihm 1998 die Ehrendoktorwürde. Er wurde 2001 emeritiert. Hauptarbeitsgebiete: Deutsche Literatur vom 18. bis 20. Jahrhundert, besonders Goethe, Schiller, Heine, Thomas und Heinrich Mann.

Letzte Buchpublikationen: Thomas Mann – Heinrich Mann. Die ungleichen Brüder, München 2005; Goethe – Neue Ansichten, Neue Einsichten (Mhg.), Würzburg 2007; Schiller-Handbuch (Hg.), Stuttgart 2011.

Giovanni Maio, Prof. Dr. med., M.A. (phil.) ist Universitätsprofessor für Medizinethik und Bioethik an der Universität Freiburg und Direktor des Instituts für Ethik und Geschichte der Medizin. Er hat sich 2000 bei Dietrich von Engelhardt an der Universität Lübeck habilitiert. 2001 gab er mit Volker Roelcke die erste Festschrift für Dietrich von Engelhardt, anlässlich seines 60. Geburtstages heraus (Medizin und Kultur, Stuttgart/New York 2001). Als studierter Philosoph und Arzt mit eigener klinischer Erfahrung ist er Mitglied zahlreicher Ethik-Gremien. So wurde er von Bundesregierung in die Zentrale Ethikkommission für Stammzellforschung berufen; außerdem wurde er in den Ausschuss für ethische Grundsatzfragen der Bundesärztekammer berufen und von der Deutschen Bischofskonferenz zu deren Berater berufen. Sein Hauptaugenmerk gilt den philosophischen und theologischen Grundlagen der Medizinethik; er versucht, anthropologische Grundfragen in den Mittelpunkt medizinethischer Reflexionen zu rücken.

Neueste Veröffentlichungen: Mittelpunkt Mensch – Ethik in der Medizin (Hg.), Stuttgart/New York 2012; Abschaffung des Schicksals? Menschsein zwischen Gegebensein des Lebens und medizintechnischer Gestaltbarkeit (Hg.), Freiburg i. Br. 2011; Altwerden ohne alt zu sein? Ethische Grenzen der Anti-Aging-Medizin (Hg.), Freiburg/München 2011; Kinderwunsch und Reproduktionsmedizin. Ethische Herausforderungen der technisierten Fortpflanzung (Hg.), Freiburg/München 2012); Mensch ohne Maß? Reichweite und Grenzen anthropologischer Argumente in der biomedizinischen Ethik (Hg.), Freiburg/München 2008.

Christoph Meissner, Prof. Dr. med., ist stellvertretender Leiter des Instituts für Rechtsmedizin des Universitätsklinikums Schleswig-Holstein. Studium der Chemie in München und Medizin in Regensburg und Lübeck, Promotion zum Dr. med. am Institut für Humangenetik der Universität zu Lübeck bei Prof. Schwinger, Habilitation für Rechtsmedizin an der Universität zu Lübeck, seit 1991 Aufbau des DNA-Labors am Institut für Rechtsmedizin; Leiter des DNA-Labors; 2002 Wissenschaftspreis der Deutschen Gesellschaft für Rechtsmedizin, Vorsitzender der Sektion I der Deutschen Gesellschaft für Gerontologie und Geriatrie e. V., Vorsitzender des Bundesverbandes der Sachverständigen für Abstammungsgutachten in der Bundesrepublik Deutschland e. V., seit 2011 außerplanmäßiger Professor an der Universität Lübeck, tätig am Institut für Rechtsmedizin. Mitherausgeber des Buches »Aging«, Lübeck 2002.

Luis Montiel, Prof. Dr. med., ist Doktor in Medizin, Professor für Geschichte der Medizin an der Complutense Universität (Madrid, Spanien) und Präsident der *Sociedad Española de Historia de la Medicina.* Seine Forschungsschwerpunkte konzentrieren sich auf die naturphilosophische Medizin der deutschen Romantik, den tierischen Magnetismus, die geschichte der Psychologie und die Verhältnisse zwischen Literatur und Medizin.

Letzte Buchpublikationen: El rizoma oculto de la psicología profunda. Gustav Meyrink y Carl Gustav Jung, Madrid 2012; La médecine en révolution. Sciences et philosophie de la nature au tournant du XVIIIe et du XIXe siècle (mit E. Arquiola), Paris, 2012; ; Histoire sommaire de la maladie et du somnambulisme de lady Lincoln (Hg. mit N. Edelman u. J.-P. Peter), Paris 2009; Magnetizadores y sonámbulas en el romanticismo alemán, Madrid 2008.

MANFRED OEHMICHEN, Prof. Dr. med., habilitierte sich im Jahre 1977 im Fach Neuropathologie am Institut für Hirnforschung der Universität Tübingen; nach Wechsel in das Fach Rechtsmedizin wurde die Habilitation auf dieses Gebiet erweitert. Nach einer Tätigkeit als Oberarzt und Professor am Institut für Rechtsmedizin in Köln erhielt er im Jahre 1990 den Ruf an die Universität Lübeck, leitet das Institut bis zum Jahr 2000. Von 2000 bis 2005 war er zusätzlich Direktor auch des Instituts für Rechtsmedizin an der Universität Kiel. Seit seiner Pensionierung im Jahr 2005 ist er als Maler tätig. Schwerpunkte seiner wissenschaftlichen Tätigkeit: Zytologie des Liquor cerebrospinals und ihre diagnostische Wertigkeit; Blut-Monozyten/Makrophagen als Vorläuferzellen der Mikroglia im Zentralen Nervensystem; morphologische Kriterien der Wundaltersbestimmung; forensische Neuropathologie.

Wichtigste Publikationen: Cerebrospinal Fluid Cytology, Stuttgart 1976; Mononuclear Phagocytes in the Central Nervous System, Berlin/Heidelberg/New York 1978; Die Wundheilung, Berlin/Heidelberg/New York 1990; Forensic Neuropathology and Associated Neurology, Berlin/Heidelberg/New York 2006/2009.

ERNST R. PETZOLD, Prof. Dr. med., nach Studium der evangelischen Theologie und Humanmedizin Facharzt für Innere Medizin und Psychotherapeutische Medizin. Von 1975-1990 Leiter der Sektion Klinische Psychosomatik der Medizinischen Universitätsklinik Heidelberg. Von 1990-1991 Lehrstuhlvertretung Medizinische Universitätsklinik Homburg / Saar. Von 1991-2003 Lehrstuhlinhaber sowie Klinikdirektor für Psychosomatische Medizin und Psychotherapie der RWTH Aachen. Mitglied der Viktor-von-Weizsäcker-Gesellschaft. Von 1997-2009 erster Vorsitzender der Deutschen Balintgesellschaft. Von 1999-2003 Mitglied der Projektgruppe Palliativmedizin der RWTH Aachen. Seit 2004 Supervisor für Tutoren der Tübinger Anamnesegruppen und der »theologischen Runde« der evangelischen Studentengemeinde Tübingen.

Mitbegründer und Herausgeber des Balint Journals (seit 2000); Psychotherapeutische Medizin – Psychoanalyse, Psychosomatik, Psychotherapie (zusammen mit H.H.Studt), Berlin/New York 2000; Strukturen zur Versorgung posttraumatisch erkrankter Patienten (zusammen mit Arne Hofmann, Guido Flatten und Torsten Siol), in: Guido Flatten, Ursula Gast, Arne Hofmann, Wolfgang Wöller, Luise Reddemann, Torsten Siol (Hg.): Posttraumatische Belastungsstörung. Leitlinie und Quellentext, Stuttgart 2001, S. 143-151; Leben im Übergang – begleitet sterben (Hg., zusammen mit Strasser, K. u. Körber), Gütersloh 2013.

Wolfram Schmitt, Prof. Dr. med. Dr. phil., geb. 1937, ist Facharzt für Psychiatrie, Psychotherapie und Nervenheilkunde, Literaturwissenschaftler (Germanistik, Latinistik) und Professor für Geschichte der Medizin an der Universität des Saarlandes und der Universität Heidelberg. Er war Ärztlicher Direktor der SHG-Kliniken Sonnenberg und Chefarzt der Psychiatrischen Klinik in Saarbrücken. Forschungsschwerpunkte sind die historischen und philosophischen Grundlagen der Psychiatrie und Psychotherapie, die Beziehungen der Psychiatrie zur Literatur, Probleme der psychiatrischen Pathographie und Grundfragen der medizinischen Lebenskunst.

Buchpublikationen: Magie und Mantik bei Hans hartlieb (Salzburger Beiträge zur Paracelsusforschung 6), Wien 1966; Deutsche Fachprosa des Mittelalters, Berlin/New York 1972; Theorie der Gesundheit und Regimen sanitatis im Mittelalter, Heidelberg 1973. Wissenschaftliche Beiträge zur Geschichte der Seelenheilkunde (Hg. mit G. Wahl), Band 1-4, Reichenbach 1994-2001; Schriften zur Psychopathologie, Kunst und Literatur (mit D. v. Engelhardt u. a.), Bd. 1-7, Hürtgenwald 1990-2003; Affekt, Emotion, Ethik (mit H. A. Kick u. a.), Veröffentlichung des Instituts für medizinische Ethik, Grundlagen und Methoden der Psychotherapie und Gesundheitskultur Mannheim, Bd. 2, 10, 11, Münster 2004, 2011, 2012.

Heinz Schott, Prof. Dr. med. Dr. phil., ist approbierter Arzt, hat in Medizin und Philosophie promoviert, habilitierte 1982 an der Universität Freiburg (Institut für Geschichte der Medizin) und ist seit 1987 Professor für Geschichte der Medizin an der Universität Bonn, wo er seither das Medizinhistorische Institut leitet. Seine Forschungsschwerpunkte sind Medizinische Anthropologie in Geschichte und Gegenwart; Geschichte der Psychiatrie, Psychotherapie und Psychoanalyse; Medizin zwischen Aufklärung und Romantik (insbesondere Mesmerismus); Medizin in Renaissance und früher Neuzeit (insbesondere Paracelsismus).

Lezte Buchpublikationen: Gesundheit im Spiegel der Disziplinen, Epochen und Kulturen (Hg. mit Gönemeyer D., Kobusch T., Schott H.), Tübingen 2008 (= Ars Medicinae. Die Wissenschaft der Medizin und das Heil des Menschen, Bd. 1); Geschichte, Theorie, Ethik der Medizin. Ein Lehrbuch (mit Bruchhausen W., Schott H., unter Mitarbeit von Forsbach R.), Göttingen 2008; Geschichte der Psychiatrie. Krankheitslehren – Irrwege – Behandlungsformen (mit Schott H., Tölle R.) München 2006.

Peter Stulz, Prof. em. Dr. med., geb. 1946 in Ennetbürgen NW. 1974 Promotion an der Universität Basel. 1986 Venia docendi für Chirurgie. 1987-1994 Leitender Arzt und Stellvertreter des Chefarztes an der Klinik für Herz- und Thoraxchirurgie der Universität Basel, ab 1995-1997 Ordinarius und Chefarzt in dieser Klinik. 1998-2008 Chefarzt der Klinik für Herz-, Thorax- und Gefäßchirurgie des Kantonsspitals Luzern und bis 2005 Vorsteher des chirurgischen Departements. 2009 Emeritierung.

Hg. mehrerer Symposiumsbände: 2003 Musik und Medizin: zwei Künste im Dialog; 2004 Theologie und Medizin: ein interdisziplinärer Dialog über Schmerz und Leiden, Heil und Heilung; 2005 Literatur und Medizin; 2006 Philosophie und Medizin: zwei entfernte Verwandte?; 2007 Medien und Medizin: Medizin als Medienereignis, jeweils erschienen in Zürich.

Federico Vercellone, Prof. Dr. phil., Professor für Ästhetik an der Universität von Turin, hat das Forschungszentrum für Morphologie »Francesco Moiso« gegründet.

Zahlreiche Veröffentlichungen zur Ästhetik der Romantik und des zwanzigsten Jahrhundert, zum Nihilismus und zum Thema Bild und Morphologie, u. a. Einführung in den Nihilismus, München 1998; Nature del tempo. Novalis e la forma poetica del romanticismo tedesco, Mailand 1998; L'estetica dell'Ottocento, Bologna 1999; Storia dell'estetica moderna e contemporanea (zusammen mit A. Bertinetto und G. Garelli), Bologna 2003; Morfologie del moderno, Genova 2006; Oltre la bellezza, Bologna 2008 (Premio Filosofico Castiglioncello 2009); Pensare per immagini (zusammen mit Olaf Breidbach), Mailand 2010; neue deutsche erweiterte Fassung mit dem Titel: Anschauung Denken. Zum Ansatz einer Morphologie des Unmittelbaren, München 2011; Le ragioni della forma, Mailand 2011.

Günter Virt, Prof. Dr. theol., (geboren 1940 in Wien) ist katholischer Priester und emeritierter Professor für Moraltheologie nach Lehrtätigkeiten an den Universitäten Tübingen, Paderborn, Salzburg und Wien, war Mitglied der Forschungsethikkommission der Medizinischen Fakultät der Uni Wien, der Ethikkommission beim Bundeskanzleramt in Wien von 2001 bis 2009, ist Mitglied der European Group on Ethics in Sciences and Technologies, die den Präsidenten der europäischen

Kommission berät seit 2001 und Begründer des Instituts für Ethik und Recht in der Medizin an der Universität Wien.

Ausgewählte Publikationen: Epikie. Verantwortlicher Umgang mit Normen, Mainz 1983; Neues Lexikon der christlichen Moral (Hg. mit H. Rotter), Innsbruck 1990; Leben bis zum Ende, Innsbruck 1998; Damit Menschsein Zukunft hat, Würzburg 2007 (dort im Anhang ein Überblick über viele wissenschaftliche Artikel).

Gefördert durch die Possehl-Stiftung
und die Reinhold-Jarchow-Stiftung in Lübeck

Bibliografische Information der Deutschen Nationalbibliothek
Die Deutsche Nationalbibliothek verzeichnet diese Publikation in der Deutschen Nationalbibliografie; detaillierte bibliografische Daten sind im Internet über http://dnb.d-nb.de abrufbar.

www.wallstein-verlag.de
Vom Verlag gesetzt aus der Stempel Garamond
Umschlaggestaltung: Susanne Gerhards, Düsseldorf
Druck und Verarbeitung: Hubert & Co, Göttingen
Gedruckt auf säure- und chlorfreiem, alterungsbeständigem Papier

ISBN 978-3-8353-1148-0